U0211116

The Essence of Minimally Invasive Surgery for Liver, Biliary Tract, and Pancreas:

Clinical Thinking and Perioperative Management

肝胆胰微创手术精粹：临床思维与围手术期管理

张成武◎主编

ZHEJIANG UNIVERSITY PRESS
浙江大学出版社
·杭州·

图书在版编目（CIP）数据

肝胆胰微创手术精粹：临床思维与围手术期管理 /
张成武主编. -- 杭州：浙江大学出版社，2024. 8.
ISBN 978-7-308-25142-6

Ⅰ. R656

中国国家版本馆 CIP 数据核字第 2024ET2582 号

肝胆胰微创手术精粹：临床思维与围手术期管理

张成武　主编

策划编辑	张　鸽（zgzup@zju.edu.cn）	
责任编辑	张　鸽	
特约编辑	奚莱蕾	
责任校对	季　峥	
封面设计	续设计-黄晓意	
出版发行	浙江大学出版社	
	（杭州市天目山路148号　邮政编码310007）	
	（网址：http：//www.zjupress.com）	
排　　版	杭州晨特广告有限公司	
印　　刷	浙江省邮电印刷股份有限公司	
开　　本	787mm×1092mm　1/16	
印　　张	27	
字　　数	560千	
版 印 次	2024年8月第1版　2024年8月第1次印刷	
书　　号	ISBN 978-7-308-25142-6	
定　　价	358.00元	

《肝胆胰微创手术精粹:临床思维与围手术期管理》

编委会

主　编　张成武

副主编　刘　杰　刘军伟　金丽明　尚敏杰　窦常伟

编　委　（按姓名拼音排序）

曹黎东　陈潇远　成　剑　冯　霞　顾宗廷

贾杭栋　江　恺　梁红霞　梁　磊　刘金明

卢　毅　沈国樑　宋广元　孙晓东　陶　亮

陶　然　王　强　王志敏　魏芳强　肖遵强

谢志杰　杨晓燕　姚伟锋　张军港

主编简介

张成武，主任医师，教授，硕士研究生导师，浙江省人民医院肝胆胰外科、微创外科主任，从事普外科（肝胆胰外科）的临床工作30余年。浙江省医学重点学科带头人，浙江省"151"人才。兼任中国抗癌协会第四届肝癌专业委员会委员，中国医师协会外科医师分会机器人外科专家工作组委员，中国医疗保健国际交流促进会胰腺病学分会常委，中国医药教育协会腹部肿瘤专业委员会常委，国际肝胆胰协会中国分会胆道结石外科专业委员会委员，浙江省医师协会肿瘤外科医师分会副会长，浙江省抗癌协会肝胆胰肿瘤专业委员会副主任委员，浙江省抗癌协会胆道肿瘤专业委员会副主任委员，浙江省康复医学会普通外科康复专业委员会副主任委员，浙江医学会肿瘤外科分会委员，浙江省医学会微创外科分会委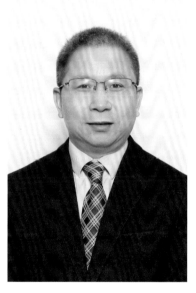
员，浙江省医师协会外科医师分会委员，浙江省医师协会微创外科专业委员会委员，浙江省医师协会胰腺病专业委员会委员，浙江省抗癌协会肿瘤微创分会委员，浙江省医学鉴定专家库成员。兼任《中国肿瘤》《肝胆胰外科杂志》《浙江临床医学杂志》编委，《中华肝胆外科杂志》通讯编委，*World Journal of Gastroenterology*、*Journal of Cancer Research and Therapeutics*、《浙江医学》《临床肝胆病杂志》等杂志审稿专家。副主编《腹腔镜肝胆胰脾手术难点与技巧》《肿瘤微创手术学》。先后赴上海东方肝胆外科医院、德国Charite医学中心、美国Johns Hopkins医院、Colorado大学医院和香港威尔斯亲王医院学习访问。擅长肝胆胰外科疾病，特别是肝胆胰良恶性肿瘤、胆道结石、肝硬化门静脉高压症的腹腔镜/机器人辅助微创外科手术治疗。多项科研成果获省、厅级奖励，以第一/通讯作者发表专业论文100多篇，SCI论文20多篇。

前言

PREFACE

以腹腔镜手术和机器人辅助手术为代表的微创外科是外科发展的重要方向之一。1985年9月,德国外科医师埃里希·缪和(Erich Mühe)完成了世界上首例腹腔镜胆囊切除术(laparoscopic cholecystectomy,LC),标志着微创外科时代的到来。腹腔镜胆囊切除术最初展示了腹腔镜手术所具有的手术痛苦轻、术后恢复快等特点,使其成为腹腔镜手术在普外科领域"大爆炸"的点火器。经过30多年的发展,随着器械的更新、手术技术的进步以及手术经验的不断积累,腹腔镜手术也日趋成熟,应用范围覆盖普外科所有专业。由于肝胆胰手术相对复杂,所以腹腔镜技术在肝胆胰外科的应用推广相对较晚且进展较慢。然而,肝胆胰腹腔镜手术近年来已得到快速发展,并应用于肝切除术、胰十二指肠切除术、肝门部胆管癌根治性切除术等复杂疑难手术。实践证明,与开腹手术比较,腹腔镜手术具有术中出血少、术后疼痛轻、术后恢复快、住院时间短、美容效果好等诸多微创优势,并可安全地应用于恶性肿瘤的根治性切除。虽然目前绝大多数肝胆胰外科手术可以在腹腔镜下完成,但常规腹腔镜手术有二维视野、器械操作活动受限、缺乏触觉反馈和"筷子"效应等不足,并且操作者需要较长的学习曲线,因此这也限制了其在肝胆胰外科复杂手术中的进一步普及和应用。1997年,美国直观外科公司(Intuitive Surgical)开发的达芬奇机器人手术平台正式应用于临床。达芬奇机器人辅助手术系统具有高倍放大的稳定的三维手术视野、7个自由度的灵活的内腕功能和震颤过滤功能、良好的人体工程学设计等,显著提高了腹腔镜下手术操作的精细程度和手术质量;另外,其还具有远程手术功能,可进一步拓展微创手术的应用场景。达芬奇机器人辅助手术系统较好地弥补了传统腹腔镜手术的不足,推动了微创外科手术进一步发展。研究表明,与常规腹腔镜手术相比,机器人辅助手术具有术中出血少、中转开腹率低、术后住院时间短等优点,并且手术学习曲线较短,可获得良好的肿瘤学效果。微创外科不仅是外科技术的革新,更是理念的更新,学习和掌握微创手术技术是对现代外科医生的基本要求。

早在1991年10月,浙江省人民医院普外科邹寿椿教授成功开展了浙江省首例腹腔镜胆囊切除术,为我们开启了微创外科之门;2014年10月始,学科团队在省内率先开展达芬奇机器人辅助肝切除术、胰十二指肠切除术等。30多年来,我们致力于腹腔镜及机器人辅助等微创手术技术在肝胆胰外科领域的应用与创新,在严格遵循肿瘤治疗规范的基础上,积极探索微创手术在肝胆胰恶性肿瘤根治性切除中应用的临床价值。我们于 2016 年顺利完成完全腹腔镜下Ⅲa 型肝门部胆管癌根治术,并将手术视频发表在 *Surgical Endoscopy*;在国内较早开展腹腔镜/机器人辅助胆囊癌根治性切除术,目前已常规开展复杂肝切除、胆道恶性肿瘤根治性切除、胰腺恶性肿瘤根治性切除、保留功能的胰腺切除、门奇静脉断流联合巨脾切除等各种复杂微创手术;积极探索影像学三维重建、3D 打印模型、ICG 实时荧光导航等新技术在肝胆胰精准微创手术中的应用。在历任学科带头人的引领下,我们在肝胆胰微创外科领域不断耕耘,积累了一定的临床经验,并初步形成了精准微创的学科特色。

外科治疗是一项复杂的系统工程。在微创外科时代,合理且规范的微创手术和基于加速康复外科(enhanced recovery after surgery,ERAS)理念的围手术期管理是外科治疗取得满意效果的根本所在。围手术期管理包括完善精确的术前评估、精细的术中管理以及周密及时的术后处理。成功的围手术期管理有赖于正确的临床决策,而良好的临床思维、多学科诊疗模式是做出正确临床决策的前提,并应该贯穿于外科治疗的整个过程。因此,对于年轻外科医生,除需要进行规范化的手术技能培训外,还应加强临床思维能力的训练,以提高围手术期管理能力。

为总结和分享肝胆胰微创手术治疗的经验,我们从近些年腹腔镜或机器人辅助手术病例中精选了 50 例临床资料完整、具有代表性的典型病例,以相应微创手术方式的规范化操作流程为核心,兼顾病例诊治的临床思维和围手术期管理进行阐述,并进行病例点评、技术要点和难点分析以及相关前沿进展讨论等。本书分为肝脏、胆道、胰腺和脾四篇,涵盖荧光导航腹腔镜胆囊切除术、腹腔镜左肝外叶切除术和感染性坏死性胰腺炎腹腔镜脓肿清创术等常规手术,以及腹腔镜二步肝切除术、机器人辅助肝门部胆管癌根治性切除术、机器人辅助胰十二指肠切除术等复杂疑难手术,以期较全面地展示肝胆胰外科微创手术的最新技术进展和治疗理念,抛砖引玉,供同道们参考和借鉴。

本书在编写过程中得到了科室全体医护人员的大力支持,他们齐心协力,在繁忙的工作之余精心挑选病例、查阅相关文献,付出了宝贵的时间和精力,在此向他们表示感谢。此外,还要感谢浙江大学出版社张鸽老师在本书编写过程中给予的指导和大力支持,同时特别感谢树兰(杭州)医院王帅博士为本书精心绘制了手术示意图。

囿于单中心的诊治经验且编写水平,书中难免存在不足之处,敬请各位同仁批评指正,以便再版时更正、更新。

2024 年 7 月 8 日于杭州

目 录

CONTENTS

第二篇　胆　道

第三篇　胰　腺

第四篇　脾　脏

第一篇　肝　脏

一、腹腔镜肝尾状叶巨大血管瘤切除术

▶▷ 引　言

肝尾状叶位于肝脏较深位置,被三个肝门所包绕,且贴近下腔静脉。其手术操作空间狭小,视野难以显露,因此手术难度大,术中易发生大出血等严重并发症。腹腔镜肝尾状叶手术更是极具挑战性的复杂手术,曾一度被认为是肝脏手术的禁区。然而,自2006年首次报道腹腔镜下肝尾状叶切除以来,随着对肝脏解剖学认识的深入、腔镜技术的不断发展和外科器械的进步,尤其是3D腹腔镜的视野放大作用,使得腹腔镜手术在肝尾状叶肿块切除方面具有开腹手术不可比拟的优势,腹腔镜下肝尾状叶切除手术在全球越来越多的医疗中心成功开展。在多方面的验证中,其安全性和有效性得到了充分证实。

▶▷ 病情简介

患者,男性,54岁,因"发现肝血管瘤4年,伴腹胀半年余"入院。患者4年前体检发现肝脏肿物,进一步行肝胆增强MR检查(2019年9月1日),结果提示:肝内多发占位,尾状叶为著,大小约为98mm×68mm,考虑血管瘤可能。因手术风险高,患者拒绝手术,并定期复查。

近半年来,患者反复感右上腹部胀痛不适。2023年6月29日复查肝胆增强MR示:肝内多发占位,尾状叶为著,大小约为111mm×70mm,考虑血管瘤。为进一步手术治疗,收入我科。

▶▷ 入院实验室检查

血常规:白细胞计数 $5.67×10^9$/L,血红蛋白143g/L,血小板计数 $138×10^9$/L。

凝血功能:凝血酶原时间10.8s,部分凝血活酶时间25.1s。

肝功能:白蛋白47.4g/L,总胆红素50.7μmol/L,谷丙转氨酶86U/L,谷草转氨酶54U/L。

肿瘤标志物:甲胎蛋白2.6μg/L,癌胚抗原1.8μg/L,糖类抗原19-9 6.3U/mL。

▶ ▷ **入院影像学检查**

　　肝胆增强MR(图1-1-1):肝内多发占位,肝Ⅰ段为著,大小约为111mm×70mm,T_1期低信号,T_2期稍高信号,DWI期高信号,增强扫描各期逐渐向内填充;肿块包膜完整,肿瘤紧贴门静脉,压迫腔静脉。

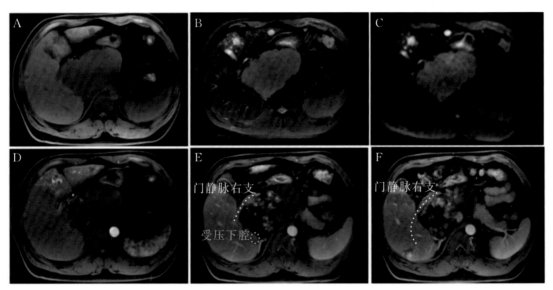

图1-1-1　肝胆增强MR。图A:T_1期;图B:T_2期;图C:DWI期;图D:动脉期;图E:门静脉期;图F:静脉期

▶ ▷ **术前管理**

◆ **术前诊断**

肝血管瘤。

◆ **手术方式**

　　该患者肝尾状叶巨大占位,考虑血管瘤,肿瘤紧贴压迫腔静脉、门静脉及其分支,手术难度大,术前评估未见明显手术禁忌,拟行腹腔镜下左侧入路肝尾状叶肿瘤切除术。

▶ ▷ **手术步骤**

　　1.体位及Trocar孔布局:全麻后气管插管,消毒铺巾,患者取头高脚低平卧位,右侧抬高。于脐上偏右1~2cm做小切口,气腹针穿刺,建立人工气腹,气腹压力维持在12~14mmHg。以10mm穿刺器穿刺腹腔作为观察孔,置入腹腔镜明视下先于左腋前线肋缘下置入12mm Trocar作为主操作孔,分别位于腋前线及其与脐的连线交叉点的腹直肌外缘置5mm穿刺器,于右侧相对位置分别置5mm及12mm穿刺器,置入各种操作器械(图1-1-2)。

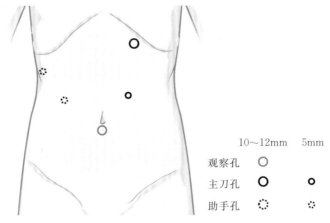

观察孔
主刀孔
助手孔

10~12mm   5mm

图1-1-2　体位及Trocar孔布局

2.探查腹腔:腹腔内无腹水,所见盆腔、腹膜、小肠、结肠及胃壁未及明显占位病变,肝色鲜红,表面可见多发占位病变,大小约为1cm,肝门部可见尾状叶巨大占位,大小约为15cm,与周围血管关系密切(图1-1-3)。根据术前影像学及术中超声检查结果,决定行腹腔镜下肝尾状叶切除+胆囊切除术。

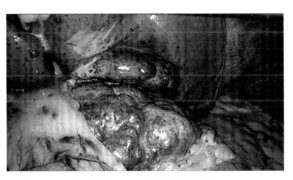

图1-1-3　腹腔探查情况

3.切除胆囊,放置肝门阻断带:胆囊位于肿瘤上方,与肿瘤关系密切,为充分暴露术野,予以胆囊切除,游离胆囊动脉、胆囊管,分别上Hem-o-lok夹夹闭后切断,电凝分离胆囊床,完整剥离胆囊,胆囊床创面彻底止血,随后用超声刀打开小网膜,于第一肝门放置阻断带(图1-1-4)。

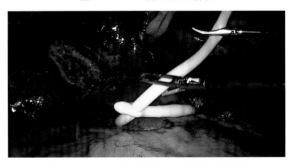

图1-1-4　切除胆囊,放置肝门阻断带

4.游离左肝周围韧带:将左肝向上抬起,离断肝胃韧带(图1-1-5),随后离断肝圆韧带(图1-1-6)、镰状韧带及左侧冠状韧带,直至左肝三角韧带,将左肝向右下牵拉,充分游离左半肝(图1-1-7)。

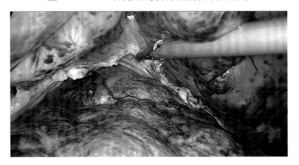

图1-1-5　离断肝胃韧带

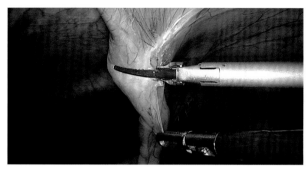

图 1-1-6　离断肝圆韧带

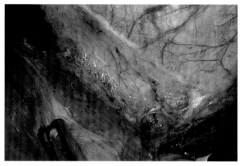

图 1-1-7　游离肝周韧带

5.分离肿瘤与肝实质间隙:将左肝继续向上抬起,充分游离肿瘤周围组织,注意夹闭肝胃韧带内 Arantius 韧带,避免出血而干扰操作视野(图 1-1-8)。继续向右上抬起左肝,同时向右翻起肝十二指肠韧带,沿肿瘤与肝实质交界处向上分离肿瘤,注意肝脏来源肿瘤供血动脉(图 1-1-9)和门静脉分支,以及回流静脉(图 1-1-10),分别予以结扎离断,继续向上游离出左肝静脉(图1-1-11)。

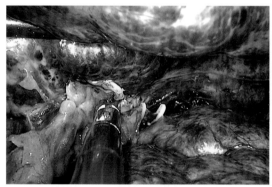

图 1-1-8　离断 Arantius 韧带

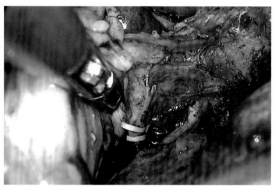

图 1-1-9　离断肿瘤供血动脉

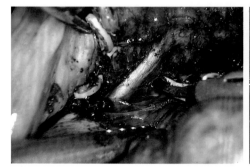

图 1-1-10　离断肿瘤回流静脉

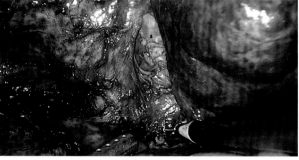

图 1-1-11　游离左肝静脉

6.分离肿瘤与下腔静脉间隙:继续从头侧向下分离肿瘤与肝实质间隙,在左肝静脉根部下方见肿瘤另一支回流静脉,予以分离后结扎离断(图 1-1-12)。将肿瘤下牵拉,继续从头侧向肝门部方向分离,肿瘤与下腔静脉关系密切,分离时注意避免损伤下腔静脉(图

1-1-13),所遇肝短静脉予以夹闭后离断,必要时可用4-0 Prolene线缝扎止血(图1-1-14),肿瘤与肝实质交界部分予以超声刀配合超声外科吸引器(CUSA)离断肝实质,创面电凝止血(图1-1-15)。彻底止血,冲洗腹腔,检查无活动性出血,肝创面放置腹腔引流管1根(图1-1-16)。清点器械纱布无误后,逐层关腹。

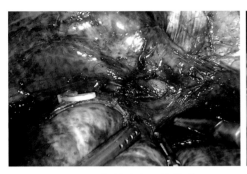

图1-1-12 离断肿瘤回流静脉

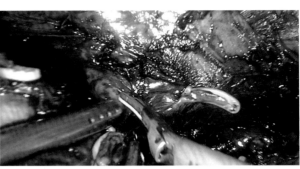

图1-1-13 沿肿瘤与下腔静脉间隙分离

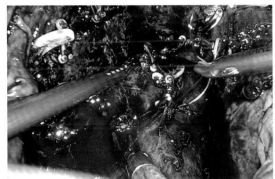

图1-1-14 缝扎出血的肝短静脉

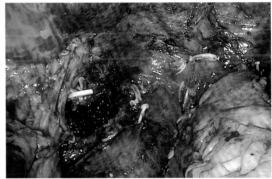

图1-1-15 完整切除后创面

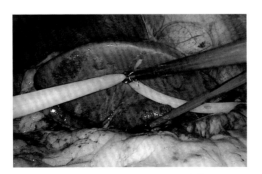

图1-1-16 创面放置引流管

▶▷ 术后病理

"尾状叶肿瘤"标本:肿块大小为19cm×12cm×6cm,组织学分型为海绵状血管瘤,周围肝细胞伴轻度脂肪变性。

▶▷ 术后管理

1.术后第1天予以流质饮食。根据患者胃肠道适应情况,于第3天改半流质饮食,同时予以护肝利胆、抗感染等支持治疗,鼓励患者早期下床活动。

2.术后复查血常规、血生化、凝血功能等。术后第1天血常规:白细胞计数 16.4×10^9/L,中性粒细胞比89.9%,血红蛋白122g/L,血小板计数 131×10^9/L,C反应蛋白48.3mg/L;血生化:白蛋白37.8g/L,总胆红素44.6μmol/L,直接胆红素5.7μmol/L,谷丙转氨酶125U/L,谷草转氨酶114U/L,肌酐81.0μmol/L;凝血功能:凝血酶原时间10.7s,国际标准化比率0.98。加强护肝利胆治疗。术后第3天复查血常规:白细胞计数 12.93×10^9/L,中性粒细胞比77.7%,血红蛋白114g/L,血小板计数 117×10^9/L,C反应蛋白52.8mg/L;肝功能及凝血功能已基本在正常范围内。

3.术后腹腔引流180～300mL淡血性液体。术后第3天复查腹部CT提示腹腔内无明显积液。腹腔引流管引流量逐日减少,第5天引流约80mL淡黄色腹水样液体。予以退管处理后,于第7天拔除腹腔引流管。术后第8天,患者出院。

4.患者术后病理为肝海绵状血管瘤,为良性肿瘤,嘱门诊定期复查。

▶▷ 病例点评

肝尾状叶位于肝左、右叶背部中央,体积小于肝脏的10%。Kumon将尾状叶分成三部分:Spiegel叶、腔静脉旁部以及尾状突。Spiegel叶是尾状叶的左侧部分,腔静脉旁部是尾状叶的中间部分,而尾状突是尾状叶的右侧部分。与其他肝段不同,尾状叶具有独立的管道系统,门静脉三联也形成Glissonean鞘,并分为左蒂和右蒂进入尾状叶,分别经不同管道注入尾状叶的三个部分。尾状叶的静脉血一般不是汇合成静脉干后再汇入下腔静脉,而是直接通过存在于肝后下腔静脉前间隙(尾状叶与下腔静脉之间的潜在性间隙)的多支肝短静脉汇入下腔静脉,因此尾状叶的每个区域可以独立切除。

近年来,全球许多医学中心对腹腔镜下尾状叶切除术进行了相关报道,也说明腹腔镜下行尾状叶切除手术具备安全性和可行性。腹腔镜手术更易获得理想的手术角度与视野,清晰且放大的显示有助于处理重要血管。腹腔镜技术也因其创伤小、术中出血少、术后恢复快等优势,逐渐替代大部分传统的开腹手术。在腹腔镜隧道视野下,下腔静脉游离操作可以在狭小空间内进行,较细的肝短静脉得以放大清晰显示,便于逐一分离切断。对于经验丰富的医师来说,下腔静脉与肝脏之间的游离一般不难操作。隧道视野下还有尾状叶背侧游离的优势。在腹腔镜离断操作过程中,止血是非常重要的,一旦发生出血,即使出血量不大,有时候也会导致视野不清而造成中转开放手术。可采取的方法包括入肝血流阻断、电凝止血、应用超声刀、CUSA等。腹腔镜尾状叶肿瘤切除最好控制在较小的肝切除范围,使手术操作具有一定空间;但是对于较大的肿瘤,特别是紧贴肝静脉的肿瘤,操作难度和风险巨大。

◆ **尾状叶不同手术路径的选择及技术要点**

尾状叶肿块切除常用的手术入路有四种:左侧入路、右侧入路、左右联合入路和前入路。手术方式包括单独部分或全尾状叶切除和联合其他肝段部分或全尾状叶切除术,术中常需超声引导明确肿瘤大小及手术范围。在术前,术者应对患者病情进行全面评估,结合自身经验,采用最适合患者的切口、路径和手术方式。

(1)左侧入路:主要适用于Spiegel叶的肿瘤。充分游离左侧肝周韧带及周围结缔组织,切开小网膜囊,向右下方牵拉翻转Spiegel叶,切开腔静脉韧带,分离并结扎Spiegel叶入下腔静脉左侧壁的肝短静脉,再上提第一肝门,分离出Spiegel叶的门静脉三联并结扎,最后沿下腔静脉左侧壁、腔静脉旁部与Spiegel叶之间的外切迹切除Spiegel叶。

(2)右侧入路:主要适用于右尾状叶靠近腔静脉旁部或尾状突部的肿瘤。充分游离右侧肝周韧带及周围结缔组织,向左侧牵拉翻转右肝,暴露下腔静脉,分离并结扎右尾状叶(腔静脉旁部和尾状突部)入下腔静脉右侧壁的肝短静脉,上提第一肝门,分离出右尾状叶的门静脉三联并结扎,再将右尾状叶从相邻的右肝后叶上离断下来,并沿Spiegel叶与腔静脉旁部之间的外切迹离断肝组织以切除右尾状叶。需注意的是,右尾状叶与右肝后叶实质无明显界限,不易区分。应用术中B超引导下穿刺右肝后叶门静脉分支并注射亚甲蓝,可显示右肝后叶的边缘,从而确定尾状叶右侧的界线。而在术中,切断尾状叶的门静脉三联后,尾状叶的颜色也会随之改变,这有利于分清界限。当肿瘤巨大或肿瘤侵及右肝后叶时,在充分评估患者肝功能的情况下,必要时需联合切除右肝后叶或右半肝。

(3)左右联合入路:主要适用于肿瘤侵犯全尾状叶,以及尾状叶肿瘤较大,单纯的左侧或右侧入路均难以显露时。可先采用左侧入路,将Spiegel叶从下腔静脉左侧壁及第二肝门上分离下来,再通过右侧入路将尾状突与腔静脉旁部从下腔静脉及右肝后叶上分离下来,从而将尾状叶完整切除。离断肝短静脉时,若肿瘤较大导致空间狭小而不易操作,可先用钛夹夹闭再予以离断。

(4)前入路(即正中入路):主要适用于尾状叶肿瘤过大甚至侵犯肝静脉或肝硬化严重的患者,可最大限度地保留无瘤肝组织,防止术后肝衰竭的发生。充分游离双侧肝周韧带及结缔组织,按上述左侧及右侧入路分别结扎肝短静脉,随后沿肝正中裂稍偏右或者稍偏左切开,以避开中肝静脉(也可术中使用B超确定并躲避中肝静脉)直达第一肝门,一般可较好地暴露左、右肝蒂。分离结扎其通向尾状叶的门静脉三联,再分离结扎尾状叶在第二肝门处回流入左、中、右肝静脉的肝短静脉,剥离尾状叶,最后将左右半肝对端缝合以防止内疝形成。部分学者认为前入路具有暴露充分、最大限度降低手术风险的优点,是单独尾状叶切除术的最佳路径选择。亦有学者认为,虽然随着超声刀等手术器械的不断改进,断肝操作较以前简单、安全,但一旦出现大血管出血,可因缺乏肝脏压迫而导致止血效果有限,故前入路对术者要求较高,术中操作必须十分谨慎。

◆ 腹腔镜肝尾状叶血管瘤治疗难点及经验总结

对于肝尾状叶的血管瘤,肝动脉栓塞术、射频消融治疗因风险极高和可能发生严重的并发症而不被作为常规治疗方法,手术切除仍然是首选的治疗方法。相较于传统开腹手术,腹腔镜手术具有创伤小、视野放大、操作更精细、出血少的优势,对于肝尾状叶的血管瘤,其优势更加明显。但对于肝尾状叶巨大血管瘤(直径>10cm),因瘤体较大、显露困难,术者可操作空间狭小,手术难度还是较大的。对于此类手术,由于观测孔角度的原因,最困难的是显露、处理瘤体后方的部分。有学者指出,通过间断的全肝血流阻断使瘤体变软、缩小,有利于显露瘤体后方的肝组织。

本例患者血管瘤体积较大,越过下腔静脉的前方。对于这类病例,本中心的经验是,预先安全结扎离断下腔静脉左侧的肝短静脉,再处理瘤体与肝脏的界面,这样有利于控制术中出血,提高手术的安全性。术者对肝短静脉及门短静脉采取先游离后离断的方法,首先尽可能裸化初级门静脉,游离门短血管的近心端和远心端,分离出足够安全的空间再离断肝短静脉的近端、远端,必要时用5-0 Prolene缝合线缝扎汇入下腔静脉的断端。对于细小的门短静脉(直径1～2mm),可以选择超声刀原位离断;对于稍粗的血管,可以选择钛夹和Hem-o-lok夹夹闭后离断;对于不是特别粗的门短静脉,建议首选小号钛夹,这样可以为后续操作留出更大的空间。另外,术中与麻醉医生配合,合理降低中心静脉压,可以有助于处理术中意外大出血。

肝尾状叶解剖位置与结构的特殊性使得腹腔镜下肝全尾状叶切除成为一项高难度的手术。但是随着外科技术的发展,只要掌握好手术指征,术前精确评估规划,术中根据尾状叶肿瘤的大小选择合适的入路,实施精准的肝门解剖和精细的肝实质离断,腹腔镜下肝全尾状叶切除还是安全可行的。

(梁　磊　沈国樑)

▶▷ 参考文献

[1]洪晟乾,严雨楼,祁付珍.腹腔镜肝尾状叶切除术五例临床体会[J].肝胆胰外科杂志,2022,34(12):727-730+743.

[2]金兆星,邱国腾,薛帅,等.腹腔镜下肝尾状叶切除术的安全性及可行性研究[J/OL].(2023-03-22).腹部外科:1-7.

[3]张军,方路,黄勇,等.腹腔镜肝尾状叶巨大血管瘤切除的临床体会[J].中华腔镜外科杂志(电子版),2019,12(4):236-238.

[4]赵国栋,姜楠,张修平,等.机器人半肝联合全尾状叶切除术方法与技巧[J].中国实用外科杂志,2022,42(9):1069-1072.

二、荧光导航腹腔镜解剖性肝S3段切除术

▶▷ 引 言

解剖性肝切除是指完整切除解剖上相对独立的亚肝段、肝段或联合肝段的技术，其以整块切除肿瘤及潜在微小转移病灶和侵袭血管为特征，与沿肿瘤边界一定切缘的非解剖性肝切除相对应。左肝外叶由于位置相对游离，解剖结构清晰，术中易暴露和止血，所以腹腔镜左肝外叶切除成为标准和入门术式。当肿瘤局限于肝S3段、病灶较小时，单纯解剖性肝S3段切除比解剖性左肝外叶切除可以保留更多功能性肝实质，尤其对于肝硬化严重的患者，保留更多功能性肝实质可以降低术后肝衰竭的发生风险。

▶▷ 病情简介

患者，男性，68岁，因"发现甲胎蛋白（AFP）升高1月余"入院。患者1个月前在外院体检发现AFP升高（100ng/mL），进一步查上腹部MR提示：左肝外叶见一结节状占位病变，大小约为2.0cm×1.8cm，考虑恶性肿瘤。3天前至当地医院复查，上腹部平扫+增强CT提示：左肝外侧段结节，考虑恶性肿瘤。

患者有既往糖尿病病史20余年，口服格列齐特治疗；高血压病史20余年，口服氯沙坦钾氢氯噻嗪片治疗。血糖、血压控制良好。

▶▷ 入院实验室检查

血常规：白细胞计数 $6.37×10^9$/L，红细胞计数 $4.92×10^{12}$/L，血红蛋白149g/L，血小板计数 $203×10^9$/L。

凝血功能：凝血酶原时间10.3s，部分凝血活酶时间23.4s。

肝功能：白蛋白48.8g/L，总胆红素14.7μmol/L，谷丙转氨酶12U/L，谷草转氨酶20U/L。

血清肿瘤标志物：甲胎蛋白124.4μg/L，癌胚抗原5.3μg/L，异常凝血酶原23.2mAu/mL。

乙肝相关检查：HBsAg(+)，HBeAg(+)，HBcAb(+)，HBV-DNA定量 $4.86×10^3$U/mL。

▶ ▷ 入院影像学检查

肝胆增强MR:肝S3段可见结节状占位,大小约为21mm×22mm,结节与周围肝脏界限清楚,DWI期呈高信号,弥散受限(图1-2-1A);T$_2$期呈高信号(图1-2-1B);平扫期呈低信号(图1-2-1C),T$_1$期呈低信号;增强扫描动脉期结节整体呈不均匀强化(图1-2-1D);静脉期(图1-2-1E)及平衡期(图1-2-1F)强化减弱,呈"快进快出"。

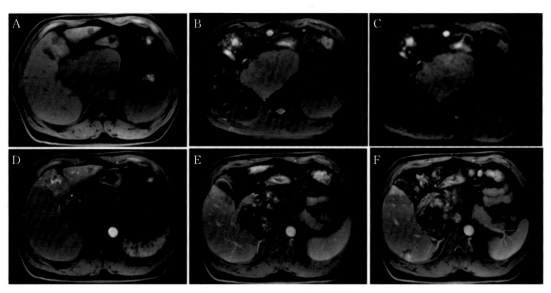

图1-2-1 肝胆增强MR检查

▶ ▷ 治疗决策

结合病史及入院检查结果,肿瘤位于肝S3段,大小约为21mm×22mm,门静脉、肝动脉及肝静脉未见肿瘤侵犯,无肝外转移,患者诊断首先考虑肝细胞癌(hepatocellular carcinoma,HCC)。术前评估肿瘤分期CNLC Ⅰa期,与门静脉矢状部存在安全距离,Child-Pugh A级,吲哚菁绿15分钟滞留率(ICGR15)为3.8%,PS评分0分。经多学科诊疗(multi-disciplinary treatment,MDT)讨论后,决定行荧光导航腹腔镜解剖性肝S3段切除术。

▶ ▷ 手术步骤

1.体位及Trocar孔布局(图1-2-2):患者取仰卧位,头高脚低(30°),用气腹针建立气腹,压力维持在12~14mmHg;操作者位于患者左侧,观察孔位于脐水平,主操作孔(12mm)位于肋缘下锁骨中线,副操作孔(5mm)位于主操作孔和观察孔连线中点外侧1cm左右;助手位于患者右侧,两个操作孔(5mm)分别位于右侧腋前线肋骨下缘水平及右侧锁骨中线脐上方2cm水平。

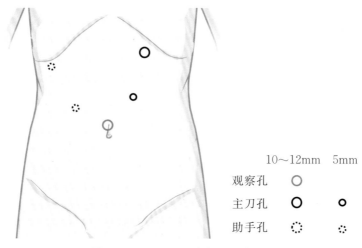

	10～12mm	5mm
观察孔	○	
主刀孔	◉	○
助手孔	◌	◌

图1-2-2 Trocar孔布局示意

2.肝脏游离和超声探查：打开肝胃韧带，预置第一肝门阻断带（图1-2-3A），离断肝圆韧带和镰状韧带（图1-2-3B），结合术中荧光见肝肿块呈明显绿染（图1-2-3C）。腹腔镜超声定位门静脉矢状部和S3段肝蒂位置（图1-2-3D）。

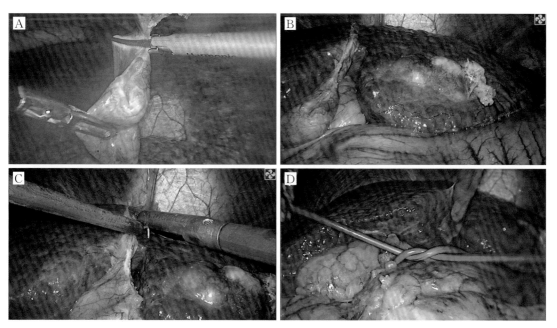

图1-2-3 肝脏游离和超声探查

3.S3段肝蒂处理：用超声刀切开肝实质，用Hem-o-lok夹夹闭离断左肝静脉末梢（图1-2-4A），利用CUSA解剖分离出S3段肝蒂2支（图1-2-4B和图1-2-4C），"鞘外法"用Hem-o-lok夹分别夹闭后离断S3段肝蒂（图1-2-4D）。

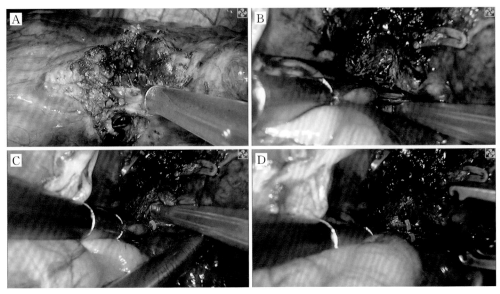

图1-2-4 S3段肝蒂处理

4.荧光反染：经外周静脉注入吲哚菁绿（indocyanine green,ICG）0.05mg/kg进行荧光反染,确定S3段的边界,用电钩在肝脏膈面（图1-2-5A）及脏面（图1-2-5B）标记肝脏预切线。

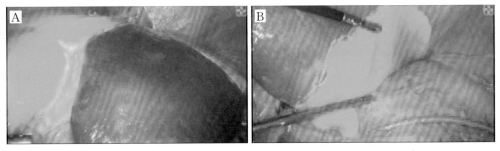

图1-2-5 荧光反染

5.肝脏实质离断：用超声刀配合CUSA沿预切线离断肝实质,显露并离断左肝静脉V3分支（图1-2-6A）,保护左肝静脉主干。解剖离断S2段与S3段之间的段间静脉（图1-2-6B）,完整切除S3段（图1-2-6C）。荧光显示剩余肝脏血供良好（图1-2-6D）,不放置腹腔引流管。术中出血100mL,无输血。

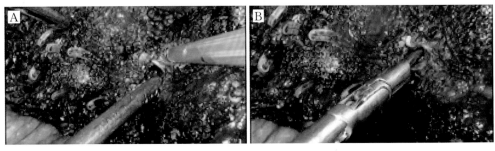

图1-2-6 肝实质离断和肝创面

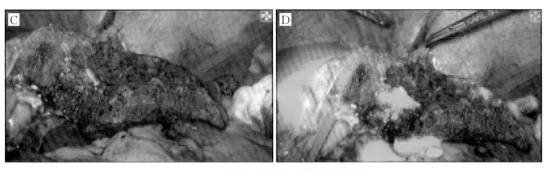

图1-2-6(续) 肝实质离断和肝创面

6.术后标本(图1-2-7)及病理:肝细胞癌(小肝癌,细梁型,Ⅱ级),大小为2.1cm×2.0cm,MVI(一),无神经及邻近器官侵犯,周围肝组织和纤维组织增生,切缘阴性。

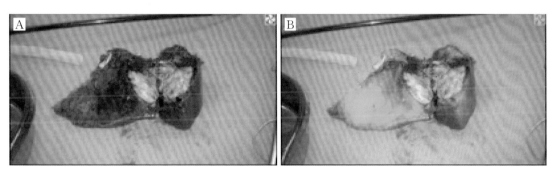

图1-2-7 术后标本

▶▷ 术后管理

1.术后予以护肝、预防感染、补液、利尿等对症支持治疗。

2.术后第1天、第3天、第5天复查血常规、生化、凝血功能等,术后第5天肝功能基本恢复正常。

3.术后鼓励患者呼吸锻炼,早期下床活动,避免患者发生肺部感染与下肢深静脉血栓形成。

4.术后第1天,进流质饮食,拔除尿管,下床活动;第2天,进半流质饮食;术后第3天,复查腹部CT,腹腔和肝周未见明显积液;第5天,患者出院。

5.患者肝细胞癌(HCC)诊断明确,单发小肝癌,MVI(一),TNM分期[第8版美国癌症联合委员会(American Joint Committee on Cancer,AJCC)]$T_1N_0M_0$ Ⅰ期,切缘足够,术后无须预防性经肝动脉化疗栓塞术(transarterial chemoembolization,TACE),定期复查,随访2年无复发征象。

▶ ▷ 病例点评

随着医学影像技术不断提高和对肝脏解剖学有了新的认识，肝脏外科经历了楔形肝切除、规则性肝叶切除、不规则性局部切除、解剖性肝段切除等发展阶段。目前，多项研究认为相较于非解剖性肝切除，解剖性肝切除可以使患者获得更好的预后和更长的生存期。近年来，腹腔镜解剖性亚肝段、肝段、联合肝段、肝区、半肝乃至更大范围的肝切除已被广泛应用于肝细胞癌的外科治疗，其安全性、可行性和有效性已得到广泛认可。精准肝切除以解剖性肝段切除为基础和前提，了解肝脏分段解剖，行病变部位完整肝段切除，并最大限度地保存残余肝体积，保护其功能，维持门静脉、肝动脉、肝静脉、肝内胆管结构的完整性，保证剩余肝脏充分发挥代偿功能。按最小损伤的原则，精准肝切除旨在追求彻底清除目标病灶的同时，确保剩余肝脏解剖结构完整和功能性体积最大化，并最大限度地控制术中出血和全身性创伤侵袭。

腹腔镜肝切除术具有术中出血少、术后疼痛轻、术后并发症发生率低和患者住院时间短等优势，其治疗肝脏恶性肿瘤的可行性和安全性也已逐渐得到证实，并且其临床应用已越来越多。然而，由于器械活动空间有限、触觉反馈缺乏、出血控制困难等，腹腔镜下解剖性肝切除的手术复杂性和难度显著增加。近年来，随着对肝脏外科学解剖的进一步认识、腹腔镜术中超声和ICG荧光导航技术的应用，腹腔镜解剖性肝切除术得以在经验丰富的专业中心逐渐开展，手术安全性有了极大的提高。与腹腔镜解剖性半肝切除术相比，解剖性肝段或亚肝段切除的手术操作更加精细、复杂、耗时，要求术者不仅熟知肝内解剖，还要有丰富的腹腔镜手术经验。

本例患者肿瘤直径较小，为小肝癌，若行左肝外叶切除会损失太多肝脏；若行不规则切除，则术中难以把握肿瘤边界，不能保证肿瘤有足够的切缘，易造成肿瘤残留而导致术后复发。原发性肝癌以肝内转移多见，其肝内转移的主要方式是肝癌细胞通过侵犯所在肝段内门静脉分支，并随门静脉血流在荷瘤肝段内播散形成微转移灶。解剖性肝切除是沿着门静脉，系统性地将一个肝段及其所属门静脉分支支配的区域连同动脉一并切除。腹腔镜解剖性肝S3段切除不仅保留了更多的功能性肝实质，而且相比于传统开腹手术，其在创伤、出血、术后疼痛、并发症控制等方面都更有优势。

肝S3段位于左肝外叶足腹侧，比邻S2段和S4b段。S3段肝蒂较表浅，沿肝圆韧带和镰状韧带的左侧离断肝实质显露门静脉矢状部，S3段门静脉位于矢状部左侧第一分支，通常有1～2支。S3段的肝动脉通常来源于左肝动脉，与门静脉走行一致，也可以来自胃左动脉来源的副左肝动脉。通常情况下，左肝静脉沿S2段与S3段间的平面走行，但当左肝静脉为多分支型时，肝实质内无明显解剖标志。

◆ 腹腔镜解剖性肝S3段切除的技术要点

先处理S3段肝蒂，获得缺血分界线后沿缺血分界线结合肝内左肝静脉走行确认断肝平面，或通过荧光染色获得S3段轮廓，完成S2段和S3段肝实质劈离。手术流程如下。①游离左肝外叶,在门静脉矢状部左侧采用鞘外或鞘内解剖法解剖S3段肝蒂并预夹闭,获得缺血分界线,或通过ICG荧光正染法或反染法获得S3段轮廓。②从肝圆韧带左侧缘沿镰状韧带、脐裂静脉完成S3段和S4b段的肝实质劈离,沿左肝静脉或ICG荧光分界线完成S3段和S2段的肝实质劈离。③需要处理的管道主要有S3段肝蒂和左肝静脉分支。

对于本例患者,先沿肝圆韧带和镰状韧带的左侧离断肝实质,显露门静脉矢状部,矢状部左侧显露S3段肝蒂共2支,鞘外法分别夹闭后离断,再通过外周静脉注射ICG荧光反染获得S3段轮廓,沿荧光边界劈离肝实质,达到解剖性肝S3段切除。

ICG荧光显像可在术中实时、精准地评估肿瘤切缘,同时还可对残余肿瘤进行显像。ICG荧光显像在腹腔镜解剖性肝切除中的应用主要有正染和反染两种方式。正染法通过术中超声检查引导或直视下解剖后,经目标肝段门静脉分支注射ICG以达到染色的效果,它允许调整染色强度和面积,清晰识别段间平面,便于切除后上肝段(S7段、S8段)。然而,穿刺相关门静脉分支在技术上仍具有挑战性,需要术者熟练地运用腹腔镜超声。反染法是阻断目标肝段肝蒂血流后,于外周静脉注射ICG,达到除目标肝段以外的其他肝段染色的效果。与正染法相比,反染法的操作更简便,主要适用于周边肝段(肝S2、S3、S4b、S5、S6段),因为门静脉蒂较为表浅,易于解剖。ICG荧光显像技术在提高手术精准性、降低手术风险、减少术后复发等方面发挥了积极作用,为实施解剖性肝切除提供了新的策略与手段。

(卢 毅 刘军伟)

▶▷ 参考文献

[1] Kim S, Han HS, Sham JG, et al. Laparoscopic anatomical S3 segmentectomy by the glissonian approach[J]. Surg Oncol, 2019, 28: 222.

[2] Monden K, Sadamori H, Hioki M, et al. Cranial approach to the left hepatic vein in laparoscopic anatomic liver resec-tions of segment 2 and segment 3[J]. Surg Oncol, 2020, 35: 298.

[3] 曾道炳,邸亮,丁兢,等.腹腔镜解剖性左肝外叶切除的技术改进[J].肝胆胰外科杂志,2018,30(4):324-326.

[4] 中国研究型医院学会肝胆胰外科专业委员会,《中华消化外科杂志》编辑委员会.腹腔镜解剖性肝切除手术操作流程及技术标准中国专家共识(2023版)[J].中华消化外科杂志,2023,22(7):810-823.

三、腹腔镜解剖性肝S4段切除术

►▷引 言

肝癌沿门静脉播散是肝癌术后复发的重要危险因素,完整的肝段切除既符合肿瘤根治性治疗原则,又可以减少术中出血,降低术后并发症的发生率。当肿瘤完全位于肝S4段内,未侵犯其他肝段和周围重要血管时,在保证足够切缘的条件下,肝S4段切除相比于左半肝切除可以保留更多的功能性肝实质。对于肝硬化严重及肝功能不佳的患者来说,肝S4段切除术对于预防术后短期甚至长期的肝功能衰竭具有一定意义。然而,腹腔镜解剖性肝S4段切除会比左半肝切除增加一个肝创面,而且需要完整保留左肝外叶的出入肝管道,对手术技术的要求更高。

►▷病情简介

患者,男性,61岁,因"体检发现肝占位1周"入院。患者1周前体检,至当地医院查腹部B超,提示肝内偏强回声结节,首先考虑增生性结节,肝癌待排。进一步行MR检查,提示肝S4段占位性病变,径约13.5mm,原发性小肝癌可能性大。为进一步诊治,收入我科。

患者患慢性乙型肝炎多年,未服药治疗。

患者2年前因食管恶性肿瘤($T_{1b}N_0M_0$)行食管癌根治术;1年前因脾功能亢进、血小板减少行脾动脉栓塞术。

►▷入院实验室检查

血常规:白细胞计数$2.27×10^9$/L,红细胞计数$4.03×10^{12}$/L,血小板计数$43×10^9$/L,血红蛋白134g/L。

凝血功能:凝血酶原时间13.4s,部分凝血活酶时间26.7s。

肝功能:白蛋白33.3g/L,总胆红素21.2mmol/L,总胆汁酸30.5mmol/L,谷丙转氨酶

87U/L,谷草转氨酶88U/L。

血清肿瘤标志物:甲胎蛋白77.6mg/L,糖类抗原19-9 248.2U/mL,癌胚抗原4.0mg/L,异常凝血酶原34.2mAu/mL。

乙肝相关检查:HBsAg(+),HBeAg(+),HBcAb(+);HBV-DNA定量:2.46×10⁵U/mL。

▶▷ 入院影像学检查

肝胆增强MR(普美显):肝S4段见一类圆形异常信号灶,大小约为19mm×16mm。DWI呈稍高信号(图1-3-1A),T_2WI呈稍高信号(图1-3-1B)。增强后动脉期明显强化(图1-3-1C),肝胆特异期未摄取呈低信号(图1-3-1D)。肝内血管分布走行正常,门静脉主干不增宽,腔内未见充盈缺损。

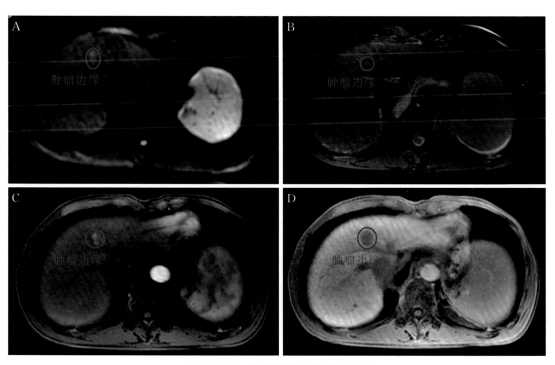

图1-3-1 肝胆增强MR(普美显)

▶▷ 治疗决策

结合病史及入院检查结果,患者S4段单发肿瘤,增强MR"快进快出"表现,肝动静脉系统均未见肿瘤侵犯,同时乙肝阳性,诊断首先考虑肝细胞癌。术前评估肿瘤分期CNLC Ⅰa期,肝功能Child-Pugh评分A级,ICGR15为7.3%,PS评分0分,患者肝硬化严重合并脾功能亢进,入院时血小板水平较低,予阿伐曲泊帕40mg qd口服升血小板,5天后复查血小板计数89×10⁹/L。经MDT讨论后,为保留更多功能性肝实质,避免术后肝衰竭,决定行腹腔镜解剖性肝S4段切除术。

▶▷ 手术步骤

1. 体位及 Trocar 孔布局（图 1-3-2）：患者取仰卧位，头高脚低 30°，用气腹针建立气腹，压力维持在 12～14mmHg；操作者位于患者右侧，观察孔位于脐部，主操作孔（12mm）位于左侧锁骨中线肋骨下缘水平，副操作孔（5mm）位于主操作孔与脐部连线的腹直肌外缘；助手站于患者右侧，两个操作孔（5mm）分别位于右侧相应位置。

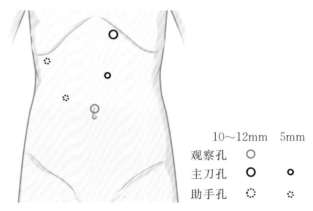

	10～12mm	5mm
观察孔	○	
主刀孔	⬤	○
助手孔	⬚	⬚

图 1-3-2　Trocar 孔布局示意

2. 游离肝脏和超声定位：探查腹腔，排除肝内、腹腔及腹膜转移，离断部分肝胃韧带，显露肝十二指肠韧带和 Winslow 孔，预置第一肝门阻断带（图 1-3-3A）；用超声刀离断肝圆韧带（图 1-3-3B）和镰状韧带（图 1-3-3C）分离至肝顶部处，显露第二肝门，超声定位肿瘤边界、中肝静脉和左肝静脉走行（图 1-3-3D），描绘预切线。

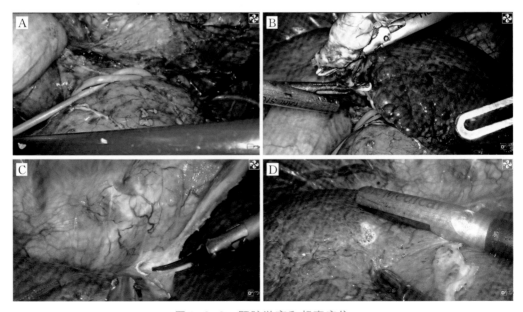

图 1-3-3　肝脏游离和超声定位

3.显露 S4 段肝蒂:用超声刀沿肝圆韧带和镰状韧带右侧劈离肝实质(图 1-3-4A),充分游离门静脉矢状部两侧肝实质,显露门静脉矢状部(图 1-3-4B),在矢状部右侧游离 S4a 和 S4b 段肝蒂,逐一用 Hem-o-lok 夹结扎离断 S4 肝蒂(图 1-3-4C~F),遇到出血时可行 Pringle 法血流阻断下进行肝蒂解剖。

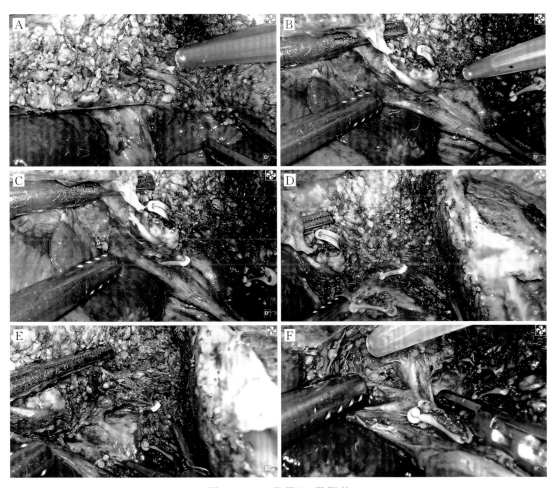

图 1-3-4 显露 S4 段肝蒂

4.显露左肝静脉和脐裂静脉:夹闭所有 S4 段肝蒂后,显示肝脏缺血分界线,在肝脏表面描绘出缺血分界线(图 1-3-5A)。将 S4 段向右侧翻起,从足侧开始依次完成 S4 段与 S3 段、S2 段的劈离,显露左肝静脉根部(图 1-3-5B)。将 S4 段向头侧翻起,显露脐裂静脉(图 1-3-5C),用 Hem-o-lok 夹结扎离断(图 1-3-5D),紧贴脐裂静脉前方游离 S4 段背侧面(图 1-3-5E),至第二肝门,显露脐裂静脉与左肝静脉根部汇合,用 Hem-o-lok 夹结扎离断回流左肝静脉的 V4(图 1-3-5F)。

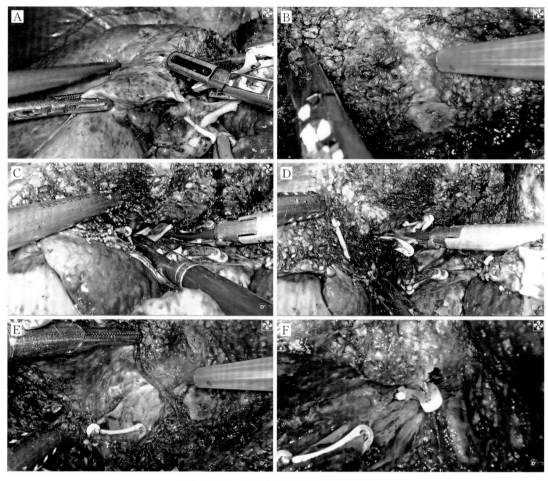

图 1-3-5 显露左肝静脉和脐裂静脉

5.显露中肝静脉:将 S4 段向右侧牵拉,沿缺血分界线依次完成 S4 段与 S5 段、S8 段劈离(图 1-3-6A),显露中肝静脉根部(图 1-3-6B),与左侧切缘汇合,用 Hem-o-lok 夹结扎离断中肝静脉的 S4 段回流支(V4),完成 S4 段切除(图 1-3-6C 和 D)。

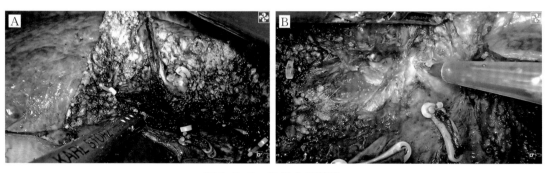

图 1-3-6 显露中肝静脉

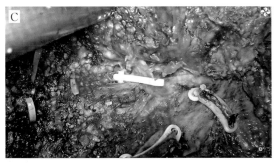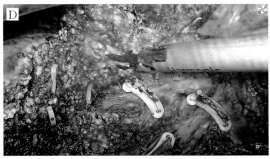

图 1-3-6(续)　显露中肝静脉

6. 止血和冲洗：创面彻底止血，冲洗腹腔，确认无出血和胆汁渗漏，肝创面放置腹腔引流管1根。切肝过程采用第一肝门阻断2次，每次15min，间隔5min，术中出血100mL，无输血。

7. 术后病理：肝细胞癌（细梁型），中分化，结节型，大小为1.6cm×1.6cm×1.5cm，周围肝组织纤维组织增生，假小叶形成；MVI(-)，血管侵犯(-)，胆管侵犯(-)，神经侵犯(-)，切缘(-)。

▶▷术后管理

1. 术后予以护肝、预防感染、补液、利尿等对症支持治疗。

2. 术后第1天、第3天、第5天复查血常规、生化、凝血功能等，术后第5天肝功能基本恢复正常。

3. 术后鼓励患者呼吸锻炼，早期下床活动，避免发生肺部感染与下肢深静脉血栓形成。

4. 术后第1天进流质饮食，拔除尿管，下床活动；第2天进半流质饮食；术后第5天复查腹部CT，腹腔和肝周未见明显积液，拔除腹腔引流管；第6天，患者出院。

5. 患者肝细胞癌诊断明确，单发小肝癌，MVI(-)，TNM分期（第8版AJCC）$T_1N_0M_0$Ⅰ期，切缘足够。术后无须预防性应用TACE，定期复查，随访3年无复发征象。

▶▷病例点评

肝脏内部解剖结构复杂，并且因个体差异而存在较大的差异性，同时肝脏血管十分丰富，因此术前准确判断肿瘤与邻近血管的关系，对手术入路的选择和肝内重要血管的保护尤为重要。一方面，根据术前影像三维重建和3D打印，将传统的2D CT或MR图像转化为3D影像，更形象直观地展示肿瘤与脉管的关系，模拟肿瘤的门静脉及肝静脉流域，还可以计算剩余肝体积，规划手术入路和路径，为手术安全实施保驾护航。另一方面，ICG荧光染色被广泛应用于肝段的定位分界，以腹腔镜超声及术中荧光标记，引导术者选择正确的断肝平面，做到真正意义上的解剖性肝切除。

肝S4段位于肝脏中部，其上为中肝静脉和左肝静脉根部，左侧为镰状韧带，右侧为Rex-Cantlie线及中肝静脉，足侧为游离状态，背侧为第一肝门及肝尾状叶。左肝内叶肝蒂多为分支型,均来自矢状部右侧缘,部分患者可见明显的S4a段和S4b段分支,静脉回流主要通过中肝静脉及脐裂静脉回流。左肝内叶的解剖性切除可以有左侧入路和右侧入路。右侧入路以半肝线为路线,先离断右侧面肝实质。左侧入路较为常用,先处理左肝内叶肝蒂,获得缺血分界线后沿缺血分界线结合中肝静脉和脐裂静脉走行离断肝实质。

腹腔镜解剖性肝S4段切除的前提在于术中解剖出S2段、S3段肝蒂并予以保护,难点在于脐裂静脉、S5段肝静脉和S4b段肝静脉的识别,及断肝平面的确定。因脐裂静脉同时引流S3段肝静脉,故术中结扎需十分小心,错误离断易造成肝S3段瘀血,最终迫使术者在术中将手术方式更改为左半肝切除术。而对于肝硬化或肝功能欠佳的患者,拟定的S4段术式改为左半肝切除将过多切除自身肝组织,大大增加术后肝功能衰竭的发生风险。因此,术前三维重建是十分必要的,可以明确脐裂静脉的走行及位置,术中在肝圆韧带入路切肝时可以有针对性地保护脐裂静脉。同时因脐裂静脉末梢由V5与V4b汇合而成,如直接从脏面切开肝实质寻找其主干,则易损伤V5而造成肝S5段瘀血。

腹腔镜解剖性肝S4段切除的手术要点主要包括:①降低肝门板,必要时切除胆囊;②沿肝圆韧带和镰状韧带右侧劈离肝实质,逐一寻找并结扎S4段各支肝蒂至第一肝门,头侧劈离至左肝静脉、中肝静脉共干;③沿中肝静脉从头侧至足侧劈离背侧肝实质;④沿左肝内叶右侧缺血分界线从足侧向头侧劈离肝实质,与左侧肝脏断面及背侧肝脏断面汇合。本例患者S4段肝蒂有4支,逐一结扎离断后才能准确显示S4段缺血分界线,有条件还可以进行荧光反染,指导肝切除过程中肝内断面的把握。

基于门静脉左支的解剖及分部,为达到解剖性切除,临床上多行左半肝切除或S3段联合S4段切除。而S4段的体积仅占肝脏体积的10%,故肝S4段切除对手术患者肝脏储备功能要求不高,ICGR15宜小于20%。现有的专家共识中,肝S4段切除适用于位于肝S4段浅表部位或突出于肝脏表面的肿瘤,而肿瘤位于肝S4段深部或深及中肝静脉平面时建议肝S4段连同尾状叶一同切除。再次强调术前评估的重要性。对于肝S4段肝癌,与行左半肝切除术相比,行保留S2段、S3段的解剖性肝S4段切除术后的无瘤生存及生存时间是否存在差异,目前尚无明确文献报道。故当肿瘤贴近门静脉左支时,应选择左半肝切除;而肿瘤位于肝S4段深处贴近中肝静脉时,应选择肝S4段及尾状叶切除或肝中叶切除。

(卢　毅　刘军伟)

▶▷参考文献

[1]Zhang J, Guo X, Qiao Q, et al. Anatomical study of the hepatic veins in segment 4 of the liver using three-dimensional visualization[J]. Front Surg, 2021, 8: 702280.

[2]卢鹏,王宏光.吲哚菁绿荧光引导腹腔镜解剖性肝段切除术[J].中华消化外科杂志,2020,19(2):139-144.

[3]王鹏飞,陈明易,卢实春,等.吲哚菁绿荧光引导腹腔镜解剖性肝脏Ⅵ段切除手术流程[J].中华肝胆外科杂志,2019,25(3):228-229.

四、荧光导航腹腔镜解剖性肝S5段切除术

▶▷ 引　言

解剖性肝切除能完整切除肿瘤所在门静脉流域的肝实质,既符合肿瘤根治性治疗原则,又可以减少术中出血,降低术后并发症的发生率。肝S5段位于右肝前叶,比邻S4b段、S8段和S6段,因此S5段切除后肝创面大,包括头侧、左侧、右侧和背侧4个断面。肝S5段的肝蒂解剖变异众多,且其所处的解剖部位特殊,导致肝S5段切除范围的标定和解剖性肝切除存在一定的难度,荧光导航腹腔镜可实现肝内断肝平面的实时引导。

▶▷ 病情简介

患者,男性,61岁,因"体检发现肝占位10天"入院。患者10天前体检,至当地医院查腹部B超,提示肝占位性病变,甲胎蛋白94.1ng/mL,建议进一步检查。遂至上级医院查腹部CT,提示肝S5段富血供结节,长径约20mm,恶性肿瘤考虑。为进一步诊治,收入我科。患者有多年慢性乙肝病史,未服药治疗。

▶▷ 入院实验室检查

血常规:白细胞计数$6.66×10^9$/L,红细胞计数$4.78×10^{12}$/L,血小板计数$229×10^9$/L,血红蛋白154g/L。

凝血功能:凝血酶原时间10.8s,部分凝血活酶时间26.8s。

肝功能:白蛋白48.0g/L,总胆红素16.6mmol/L,谷丙转氨酶34U/L,谷草转氨酶37U/L。

血清肿瘤标志物:甲胎蛋白93.2mg/L,糖类抗原19-9 3.3U/mL,癌胚抗原1.7mg/L,异常凝血酶原76.5mAu/mL。

肝炎相关检查:HBsAg(+),HBeAb(+),HBcAb(+);HBV-DNA定量:低于最低定量限。

▶▷ 入院影像学检查

　　肝胆增强MR:肝S5段可见结节状异常信号影,大小约为20mm×17mm。DWI呈高信号(图1-4-1A),T_2WI稍高信号(图1-4-1B)。增强扫描动脉晚期可见强化,边缘假包膜征(图1-4-1C),延迟期退出(图1-4-1D)。肝内血管分布走行正常,门静脉主干不增宽,腔内未见充盈缺损。

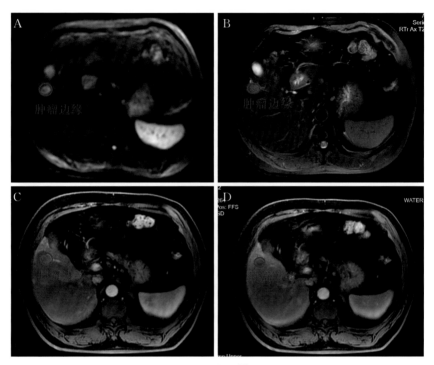

图1-4-1　肝胆增强MR

▶▷ 术前评估

　　结合病史及入院检查结果,患者S5段肿瘤,增强MR"快进快出"表现,有假包膜,同时乙肝病毒阳性,诊断首先考虑肝细胞癌。术前评估肿瘤分期CNLC Ⅰa期,肝功能Child-Pugh评分A级,ICGR15为4.5%,PS评分0分,无明显手术禁忌。经MDT讨论后,决定行荧光导航腹腔镜解剖性肝S5段切除术。

▶▷ 手术步骤

　　1.体位及Trocar孔布局:患者取平卧位,头高脚低30°～45°,用气腹针建立气腹,压力维持在12～14mmHg;操作者位于患者左侧,观察孔位于脐下,主操作孔(12mm)位于剑突下2cm腹正中线偏右,副操作孔(5mm)位于主操作孔与脐部连线中点;助手站于患者右侧,两个操作孔(5mm)分别位于右侧腋前线肋骨下缘水平及右侧锁骨中线脐上方2cm水平(图1-4-2)。

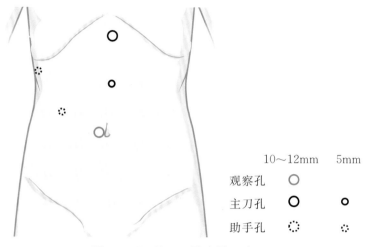

	10~12mm	5mm
观察孔	○	
主刀孔	●	○
助手孔	⊙	⊙

图1-4-2　Trocar孔布局示意

2.切除胆囊和超声定位:探查腹腔排除肝内及远处转移。解剖胆囊三角,游离胆囊管及胆囊动脉(图1-4-3A),分别用Hem-o-lok夹夹闭后切断,切除胆囊(图1-4-3B),胆囊床创面彻底止血。离断部分肝胃韧带,预置第一肝门阻断带(图1-4-3C)。用超声定位肿瘤边界,以及中肝静脉和右肝静脉走行(图1-4-3D)。

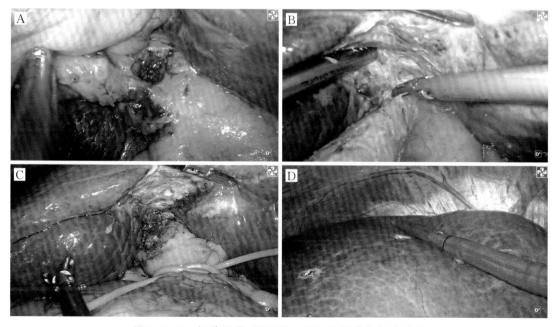

图1-4-3　切除胆囊、预置第一肝门阻断带和超声定位

3.中肝静脉显露：术中用超声定位中肝静脉和右肝静脉走行,结合表面Rex-Cantlie线描绘预切线。沿中肝静脉走行,足侧入路超声刀切开肝实质,显露中肝静脉末梢(图1-4-4A),近端用Hem-o-lok夹夹闭离断(图1-4-4B)。以中肝静脉为路标,沿中肝静脉右侧离断肝实质。

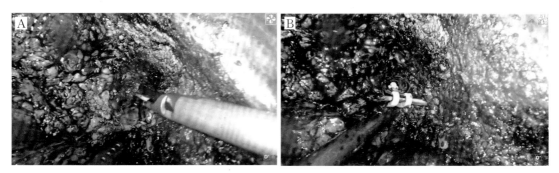

图1-4-4 显露中肝静脉

4.显露S5段肝蒂：降低肝门板,沿右肝蒂主干向远端分离,显露右肝前叶肝蒂和右肝后叶肝蒂(图1-4-5A);继续解剖右肝前叶肝蒂,显露S5和S8段肝蒂(图1-4-5B);S5肝蒂分支多,逐一显露游离后用Hem-o-lok夹夹闭离断(图1-4-5C～F),注意保护S8段肝蒂。

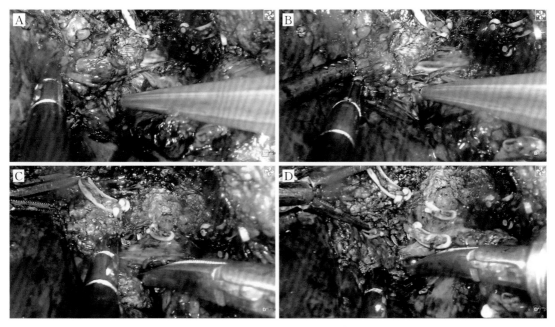

图1-4-5 显露S5段肝蒂

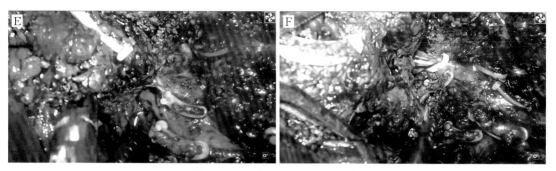

图 1-4-5(续) 显露 S5 段肝蒂

5.荧光反染和右肝静脉显露:外周静脉注射ICG(0.05mg/kg)进行荧光反染,可见S5
与S6分界线(图1-4-6A),ICG荧光导航下沿分界线离断肝实质,用Hem-o-lok夹夹闭离
断汇入中肝静脉的S5段腹侧支(V5v)(图1-4-6B),逐步完成S5段与S4b段劈离,再向右
沿段间静脉分离S5段和S8段,最后用Hem-o-lok夹夹闭离断汇入右肝静脉的S5背侧支
(V5d)(图1-4-6C),头侧和足侧夹击汇合完成S5段和S6段劈离(图1-4-6D)。切肝过程
采用第一肝门血流阻断1次,时间15min。

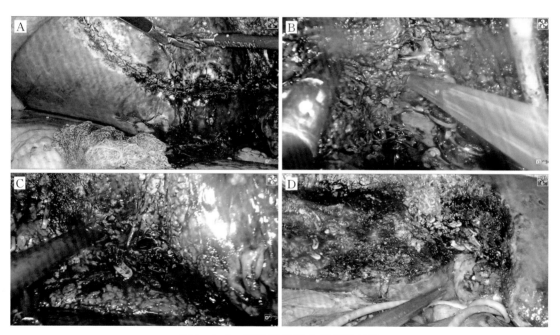

图 1-4-6 荧光反染和右肝静脉显露

6.标本和创面:延长脐部切口,取出标本,肝创面仔细止血后,冲洗腹腔,确认无出
血和胆汁渗漏,肝创面放置引流管1根,清点器械无误后缝合切口。术中出血约100mL,
无输血。

▶▷ 术后管理

1.术后予以护肝、预防感染、补液、利尿等对症支持治疗。

2.术后第1天、第3天、第5天复查血常规、生化、凝血功能等,第5天肝功能基本恢复正常。

3.术后鼓励患者呼吸锻炼,早期下床活动,避免发生肺部感染与下肢深静脉血栓形成。

4.术后第1天进流质饮食,拔除尿管,下床活动;第2天进半流质饮食;术后第5天复查腹部CT,腹腔和肝周未见明显积液,拔除腹腔引流管;第6天,患者出院。

5.患者术后病理提示肝细胞癌、单发小肝癌,MVI(−),TNM分期(第8版AJCC)$T_1N_0M_0$ Ⅰ期,切缘足够,术后无须预防性使用TACE,定期复查,随访2年无复发征象。

▶▷ 病例点评

腹腔镜解剖性肝切除手术操作复杂,器械空间及灵活性受限,缺乏触觉反馈,出血控制及特殊肝段显露困难,被认为是难度和风险较大的手术。近年来,腹腔镜解剖性肝切除经历了从简单的左肝外侧叶切除,到复杂的半肝和扩大半肝切除,再到精准的肝段和亚肝段切除,克服技术瓶颈和理念束缚,初步形成流程化、标准化、规范化的操作体系。

完成腹腔镜解剖性肝切除的几个关键点:①肿瘤所在门静脉区段;②该区段在肝表面的边界、肝实质内的边界;③沿该区段边界切除肿瘤及区段边界的描绘;④该区段肝蒂离断及区段间走行肝静脉的保护。对于肿瘤所在肝段,及肿瘤与血管的关系,一般能通过术前的影像学检查进行确定,而对术时的判断则需要丰富的临床经验。在微创手术时代,确定荷瘤肝段的表面边界以及肝实质内的边界较为困难,一方面体现在流入道、流出道变异多;另一方面则是出于在腹腔镜下视角的原因,断肝平面易出现偏差。

S5段肝蒂主要发自右肝前叶肝蒂近段,分支较多,因此S5段通常呈头侧大、足侧小的形态。此外,部分右肝后叶肝蒂也发出S5段背侧支。S5段静脉回流主要汇入中肝静脉和右肝静脉,部分患者存在S5段和S8段间静脉。肝S5段解剖变异众多且其所处的解剖部位特殊,导致肝S5段切除范围的标定和解剖性切除存在一定的困难。通常采用超声引导肝段门静脉注射ICG或循肝门Glissonean蒂入路鞘外解剖法,以划定切除边界。但事实上,S5段的门静脉分支多为4~5支,这也导致直接穿刺S5段门静脉注射ICG染色的成功率较低。

腹腔镜解剖性肝S5段切除的要点包括:先解剖第一肝门,降低右前肝门板,以及右前与右后之间的肝门板,沿肝中静脉裂劈肝实质显露右肝前叶肝蒂,逐一处理S5段各分支肝蒂后,沿缺血分界线或荧光边界,以左侧入路结合右侧入路沿肝内标志性静脉离断肝实质,显露部分右肝静脉和中肝静脉,部分患者可显露S5段和S8段间静脉。

对于本例患者,我们沿中肝静脉右侧劈离部分S5和S4b肝实质,降低肝门板,显露右侧肝蒂,循肝门Glissonean蒂入路鞘外解剖S5段肝蒂。在肝实质离断过程中,主要采用超声刀配合CUSA的操作手法。应用CUSA在接近大血管及肝门等重要结构时,可以仔细地分离出细小的管道结构,再予以结扎或电凝,非常可靠。相比于其他腔镜硬器械,CUSA发生血管损伤的风险大大降低。

S5段与S8段分界面无明确肝内标志,或以段间静脉为两者的界限;而段间静脉很细,显露困难,影响解剖界线的划分。中山大学孙逸仙纪念医院陈亚进教授团队提出A-P-R三角解剖,即右肝前叶肝蒂(AP)、右肝后叶肝蒂(PP)和右肝静脉在足侧腹腔镜视角投影成三角位置关系。这个三角内包含右肝主要的流入道、流出道结构,对于实施右侧肝段、联合肝段切除均有实际的解剖学意义。S5段的多支肝蒂从右肝前叶肝蒂或右肝后叶肝蒂发出,通过A-P-R三角解剖便于寻找处理P5,结合Laennec膜的间隙肝外钝性分离,往往不需要切开肝实质或少量切开肝实质即可完成多支P5的结扎离断,从而获得缺血分界线,标定S5段的范围。A-P-R三角空间狭小,其解剖操作在肝脏劈离之前进行,往往需要边分离边打开肝门部的部分肝实质,术中能量器械或操作工具进出易损伤肝内管道结构,造成出血或胆漏,影响术野而延误手术进程。因此,我们在解剖A-P-R三角时常规使用Pringle法阻断第一肝门。A-P-R三角解剖能在术中准确地寻找到S5段分支,精准划分肝表面缺血分界线,但对肝实质内的区段划分主要还是依靠ICG染色。

腹腔镜解剖性肝段切除范围的划定包括以下两个步骤。①确定肝段表面边界:一方面,腹腔镜为足侧视角,适合循Glissonean蒂肝门解剖;另一方面,腹腔镜的放大效应使肝门结构更为清楚,只要找准Glissonean鞘与肝脏Laennec膜的间隙,循Glissonean蒂寻找目标段的肝蒂就会比较容易,出血少,也不易损伤胆管。对于大多数患者,按照Launois肝内Glissonean蒂入路可以成功地从肝门解剖出各个肝段或亚肝段肝蒂。如果肝段肝蒂共干较长,从肝门部解剖困难,则可以先解剖相应肝叶的肝蒂,阻断后会在肝表面出现相应缺血分界线,或者也可离断部分肝实质再寻找相应肝蒂。但腹腔镜技术的难点主要在于操作角度、器械限制,加上肝门空间狭小,即便术中已显露出拟阻断肝蒂,也难以通过腹腔镜器械完成360°游离。此时如果盲目夹闭,可能导致夹闭不全甚至误损伤,因此我们通常采用血管夹实行夹闭,根据缺血边界进一步离断肝实质,在达到肝蒂360°游离后,再予以外科夹夹闭或直线切割闭合器直接离断。②确定肝实质内边界:可通过荧光反染法来实现肝实质内边界染色,反染后虽然在短时间内可以看到理想的肝段显色,但随着肝实质离断过程中染料的弥散,肝实质内的染色引导仍存在偏差。因此,需要熟练掌握整体操作过程。

不同时代对外科手术有不同的要求。手术的精准化、细致化及规范化符合时代进步的要求。当解剖复杂、边界难以确定时,可以适当拓宽思路,调整手术顺序、步骤,以达到精准肝切除的目的。肝脏手术的关键在于肝内血管的处理、精准的术前规划和模块化的手术操作流程,以有助于提高手术质量,降低手术风险,减少术后相关的并发症,保证手术的安全性。

(卢 毅 刘军伟)

▶▷参考文献

[1]Furukawa K, Haruki K, Onda S, et al. Laparoscopic left ventral hepatic segmentectomy (with video)[J]. Surg Oncol, 2021, 37: 101571.

[2]蔡守旺,陈继业,韩骏,等.腹腔镜解剖性肝段切除治疗肝癌技术要点探讨[J].中华肝胆外科杂志,2023,29(5):321-323.

[3]王鹏,荣维淇,张建,等.A-P-R三角解剖联合ICG荧光染色腹腔镜解剖性肝S5段切除术[J].中华肝脏外科手术学电子杂志,2022,11(5):498-502.

五、荧光导航腹腔镜肝 S6 段切除术

▶▷ 引 言

在根治肿瘤的前提下,腹腔镜肝段切除保留了更多的肝脏功能,对局限于某一肝段内的肿瘤,是较理想的手术方式。ICG荧光显像技术为肝脏切除术中可视化提供了一种新的工具,可以在肝脏表面和肝实质内部标定肝段界面,实时引导肝实质离断,提高腹腔镜解剖性肝切除术的精准度。无论是正染还是反染,肝段的成功染色都需要外科医师熟练地使用术中超声技术,以顺利实施术前根据二维影像及三维重建所确定的手术规划。肝S6段位于右肝后叶,大多由1~2支三级分支供血,由于S6段位置较靠边缘,所以较易分离阻断,操作上可沿Rouviere沟解剖出右肝后叶肝蒂,找到并切断S6段的三级分支,获得S6段缺血分界线,配合荧光显影,完整切除S6段。

▶▷ 病情简介

患者,男性,67岁,因"腰背痛1年余,发现肝占位3天"入院。患者腰背痛1年余,3天前于我院肝脏超声检查,提示肝内偏高回声结节,不除外恶性肿瘤。患者入住肿瘤内科,查PET/CT提示:肝S6段低密度灶FDG代谢增高,考虑恶性、原发性肝癌可能。为求进一步诊治,由肿瘤内科转入我科。患者既往左上肺癌术后1年,乙肝病史30余年,口服恩替卡韦治疗1年余。

▶▷ 入院实验室检查

血常规:白细胞计数 $5.02×10^9$/L,红细胞计数 $7.74×10^{12}$/L,血小板计数 $233×10^9$/L,血红蛋白 148g/L。

凝血功能:凝血酶原时间11.4s,部分凝血活酶时间27.1s。

肝功能:白蛋白45.1g/L,总胆红素22.6μmol/L,谷丙转氨酶10U/L,谷草转氨酶22U/L。

血清肿瘤标志物:甲胎蛋白2.7μg/L,糖类抗原19-9 46U/mL,癌胚抗原3.0mg/L,异常凝血酶原215mAu/mL。

乙肝相关检查:HBsAg(+),HBeAg(—),HBcAb(—);HBV-DNA定量:1.5×10³U/mL。

►▷ 入院影像学检查

1. 肝胆增强 MR:右肝 S6 段见一结节样异常信号,边界尚清晰,大小范围约为25mm×21mm,DWI期呈高信号(图1-5-1A),T₁期低信号(图1-5-1B),T₂期稍高信号(图1-5-1C),动脉期肿块内部呈不均匀明显强化(图1-5-1D),静脉期(图1-5-1E)及延迟期(图1-5-1F)强化逐渐减弱。

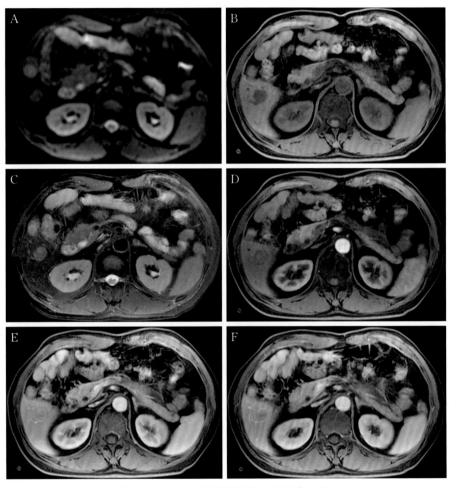

图 1-5-1 入院肝胆增强 MR 检查结果

2. 全身PET/CT(图1-5-2):肝脏大小、形态无殊,肝S6段结节样低密度影,边界尚清晰,FDG代谢增高,SUV_{max}约为4.8,考虑恶性、原发性肝癌可能。

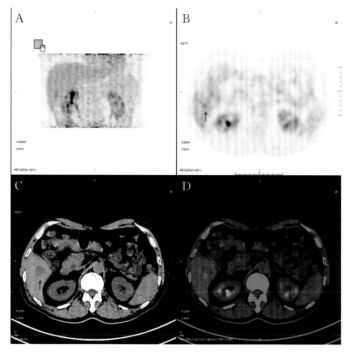

图 1-5-2　入院 PET/CT检查结果

▶▷ 术前管理

◆ 治疗决策

结合病史及入院检查结果,患者既往有乙肝病史,肝胆增强MR提示右肝后叶占位,符合肝细胞癌"快进快出"的典型影像学特点,PET/CT未见转移灶,首先考虑原发性肝癌,直径约为3cm,术前评估肿瘤分期CNLC Ⅰa期,肝功能Child-Pugh评分A级,ICGR15为3.6%,PS评分0分,其余检验检查未见手术禁忌,可行解剖性肝切除手术。

◆ 手术策略

该例患者所患为肝S6段肿瘤,位置较靠边缘,因此较易分离阻断,更有利于术中操作。术中患者采取仰卧位,右侧腰背部用沙袋垫高,则更有利于术区暴露。术前肝功能评估符合腹腔镜肝S6段切除手术的要求。

▶▷ 手术步骤

1.体位及Trocar孔布局(图1-5-3):患者取仰卧位,头高脚低(30°),右侧抬高(约30°);用气腹针建立气腹,压力维持在12~14mmHg;操作者位于患者左侧,观察孔位于脐水平偏右1cm,主操作孔(12mm)位于剑突下腹正中线偏右1cm,副操作孔(5mm)位于主操作孔与脐部连线中点;助手站于患者右侧,两个操作孔(5mm,5mm)分别位于右侧腋前线肋骨下缘水平与右侧锁骨中线脐水平上方约2cm。

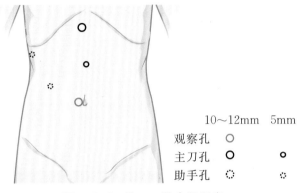

10～12mm　5mm

观察孔　○

主刀孔　● ○

助手孔　⊙ ⊙

图1-5-3　Trocar孔布局示意

2.探查腹腔：术中见腹腔内无明显积液，腹膜、盆腔、肠系膜等未见明显异常。胆囊常大。肝脏质地软，肿瘤位于右肝后叶下段，大小约为2cm×3cm，未侵出肝表面。术中荧光导航下见右肝肿块明显绿染，术中超声探查其余肝脏未见明显肿块及结节。

3.超声刀游离、显露肝十二指肠韧带和Winslow孔，打开肝胃韧带，预置第一肝门阻断带（图1-5-4）。

4.游离肝周韧带，将右肝向上、向左翻起，游离右肝（图1-5-5）。

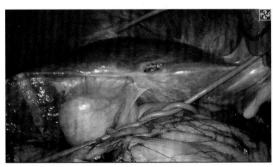

图1-5-4　预置肝门阻断带

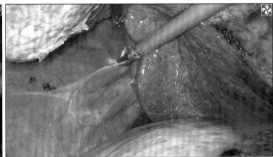

图1-5-5　游离肝周韧带

5.解剖Rouviere沟，切开少许肝组织，找到往S6段方向的Glissonean鞘，用大直角钳掏出，然后用血管阻断钳夹闭控制血流（图1-5-6），观察可见右肝后叶下段缺血分界线（图1-5-7）。

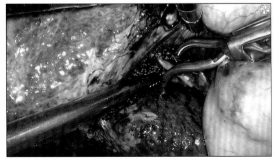

图1-5-6　解剖并暂时阻断门静脉右后下支

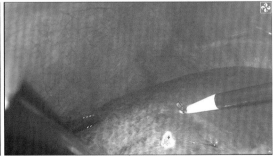

图1-5-7　右肝后叶下段缺血分界线

6.结合术中超声及术中荧光导航定位右肝静脉以及肿瘤位置,确认肿瘤位于S6段内(图1-5-8),经外周静脉注射ICG 0.25mg(25mg溶于100mL生理盐水,注射1mL),荧光镜下可见S6段未染色,余肝染色良好(图1-5-9)。沿着肝脏表面缺血分界线和染色界线确定肝脏预切线(图1-5-10),用超声刀配合CUSA切开肝包膜,逐步解离肝实质及肝断面管道,遇稍大的管道用Hem-o-lok夹夹闭后离断,完整显露S6段肝蒂,在直视下解剖Glissonean鞘的各条分支,分别用Hem-o-lok夹夹闭离断门静脉支、动脉支和胆管支(图1-5-11~图1-5-13)。继续游离肝脏找到肝S6段汇入右肝静脉的属支(图1-5-14),用Hem-o-lok夹夹闭离断,移除标本(图1-5-15)。

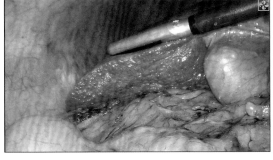

图1-5-8　术中超声定位肿瘤和右肝静脉

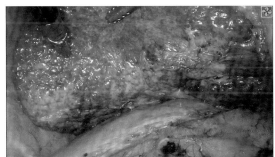

图1-5-9　术中荧光导航定位肿瘤

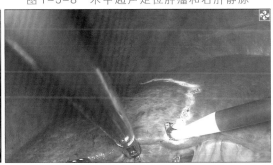

图1-5-10　电凝标记预切线

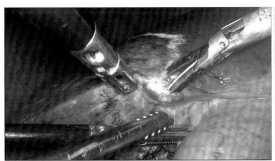

图1-5-11　开始解离肝实质

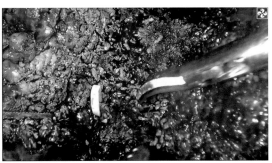

图1-5-12　离断门静脉右后下支

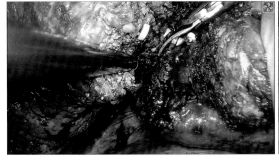

图1-5-13　解剖离断右后下叶肝动脉及胆管

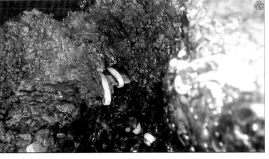

图1-5-14　处理右肝静脉分支

7.肝创面仔细止血后(图1-5-16),沿脐周做长约5cm纵行切口,取出标本,冲洗腹腔,确定无出血和胆漏后,肝创面处置1根引流管,清点器械无误后关腹。

8.术后标本(图1-5-17)。

9.术后病理大体观:肿瘤大小为3.5cm×2cm×1.5cm,有包膜,结节型。镜下组织学类型:肝细胞癌(细梁型、透明细胞型)。组织学分级:肝细胞癌(Ⅱ~Ⅲ级);无卫星灶;无肉眼脉管癌栓;镜下微血管侵犯(M_1);无胆管侵犯;无神经侵犯;切缘阴性;TNM分期(第8版AJCC)为$pT_1N_0M_0$。

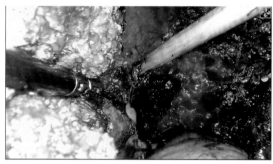

图1-5-15　完整切除标本　　　　　　　　图1-5-16　术后肝脏创面

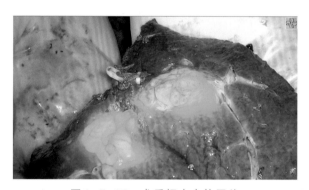

图1-5-17　术后标本大体照片

▶▷ **术后管理**

1.术后第1天,进流质饮食;第2天,进半流质饮食。鼓励患者早期下床活动。

2.术后第1天复查:白细胞计数$6.73×10^9$/L,血红蛋白114g/L,血小板计数$149×10^9$/L,C反应蛋白33.9mg/L,白蛋白34.5g/L,谷丙转氨酶111U/L,谷草转氨酶170U/L,总胆红素29.8μmol/L,直接胆红素5.7μmol/L,凝血酶原时间13.5s;术后第3天复查:白细胞计数$6.24×10^9$/L,血红蛋白120g/L,血小板计数$153×10^9$/L,C反应蛋白122.1mg/L,白蛋白35.9g/L,谷丙转氨酶94U/L,谷草转氨酶75U/L,总胆红素24.4μmol/L,直接胆红素5.6μmol/L。术后第3天复查腹部CT示腹腔内无明显渗出、积液,予以拔除腹腔引流管。术后第4天,患者出院。

3.患者肝细胞癌诊断明确,直径为3.5cm,肝细胞癌组织学分级Ⅱ～Ⅲ级,MVI(+),考虑术后仍存在高复发风险,术后予以口服抗病毒药物,预防性应用TACE治疗1次。

▶▷技术要点

目前,对于位于单一肝段的肿瘤,一般建议在保证手术切缘阴性的情况下进行腹腔镜解剖性单一肝段或亚肝段切除,以保留更多有功能的肝实质。对于局限于S6段的肝脏肿瘤,腹腔镜肝S6段切除术大多为首选的手术方法,但如何判定肝段甚至亚肝段之间的边界一直是临床的一个难题,需要全面的术前评估和手术规划。目前,多数中心在术前将二维影像学方法与三维重建技术相结合,划分肝段和亚肝段、测量肝脏体积、评估目标肝蒂、观察目标管道情况和肿瘤比邻情况等。

肝S6段位于右肝后叶,位置较靠近边缘,平卧时前方虽有肝S5段阻隔,但除非肝脏因各种原因明显向右侧旋转导致肝段转位,否则常规情况下S6段在手术中相对较易暴露,必要时需抬高右侧躯体以获得更好的手术视野,右肝后区的Glissonean鞘解剖变异较多,但S6段的Glissonean鞘位置相对固定且表浅,大多数由1～2支三级分支供血,易分离和阻断,因此多数情况下行腹腔镜肝S6段切除不需要进行术前三维重建。

本例患者没有进行术前三维重建,因此在手术过程中,Rouviere沟的解剖对于肝脏切除线的确定就尤为重要。Rouviere沟由肝门部向肝脏右侧横行,是肝S5段与S6段分界的表面解剖学定位标志,其靠近肝门侧为右肝蒂的下缘或右肝后叶肝蒂的起始部,相对较易识别,向右外露部分多为S6段的Glissonean鞘,部分患者Rouviere沟为隐匿性,在肝表面难以辨认,可以沿右肝蒂向右侧横行切开肝实质,在深部寻找目标肝段的Glissonean鞘。对Glissonean鞘的处理可分为鞘内法和鞘外法。在单一肝段切除术中,鞘内法对于肝蒂的解剖暴露要求更高,操作更为复杂,尤其对于位置深的肝蒂,如果存在门静脉变异或者门短静脉等情况,更易导致大出血;鞘外法操作相对简单,不易损伤血管,利于快速阻断。对于本例患者,我们先采用鞘外法,解剖Rouviere沟,向右侧横行打开部分肝实质,找到往S6段方向的Glissonean鞘,用血管阻断钳夹闭控制血流,形成肝表面缺血分界线,配合术中超声定位肿瘤边界和右肝静脉走行,协助确定肝脏切除线。

实施腹腔镜肝段或亚肝段切除术的关键难点是确定切肝平面。由于肝脏各段之间的分界线实际较为复杂,严格来说不是平面,而是曲面,加上可能存在血管变异,上述S6段目标肝蒂血流控制后形成的缺血分界线和超声定位右肝静脉的走行虽然已经可以基本确定S6段切除平面,但可能仍不完善。目前,ICG荧光显影是协助确定平面的另一个行之有效的方法,分为正染法和反染法。正染法需经超声引导将穿刺针精准穿刺S6段门静脉并注入ICG溶液,技术要求高,耗时长,临床使用受限;反染法是目前临床常用的方法,在阻断S6段血流后,经外周静脉注射ICG溶液,荧光腹腔镜下观察可见S6段未染色,余肝着色良好。根据荧光染色分界线配合缺血分界线以及肿瘤边界线,可进一步更精准地引导切肝平面,在确保肿瘤理想切缘的同时最大限度保留功能性肝实质。

在精准肝切除导航配合低中心静脉压控制技术之下,在术中注意S6段肝蒂的解剖和右肝静脉的属支分离。腹腔镜肝S6段切除术一般很少发生大血管损伤而造成难以控制的出血,如有出血可采用双极电凝、Hem-o-lok夹闭、缝扎等方法止血。本中心常规预置第一肝门阻断带,必要时可行Pringle法进行全肝入肝血流阻断,然后用相应方法止血。

随着微创技术的发展,外科医生对腹腔镜手术的理解不断加深,经验不断积累,技术不断进步,加上手术器械不断更新,导航工具不断改进,腹腔镜下肝段或亚肝段切除术也在不断成熟。腹腔镜肝S6段切除作为操作相对简单的一种术式,已经成为绝大多数中心治疗单一肝S6段肿瘤的首选。随着肝脏解剖学的进一步发展,日后腹腔镜肝切除术也将更加精细化和标准化。

(刘军伟 卢 毅)

▶▷ 参考文献

[1]李斌,姜小清.重视"门短静脉"解剖在围肝门手术中的意义[J].中国实用外科杂志,2019,39(2):145-148.

[2]曾永毅,罗柳平.浅谈肝蒂优先入路的腹腔镜解剖性肝切除术[J].中华肝胆外科杂志,2023,29(7):481-485.

[3]中国研究型医院学会肝胆胰外科专业委员会,董家鸿,郑树国.腹腔镜解剖性肝切除手术操作流程及技术标准中国专家共识(2023版)[J].中华消化外科杂志,2023,22(7):810-823.

[4]中华医学会外科学分会肝脏外科学组,陈孝平.增强与混合现实技术联合吲哚菁绿分子荧光影像导航腹腔镜肝段、亚肝段切除术中国专家共识(2023)[J].中华外科杂志,2023,61(11):929-936.

六、荧光导航腹腔镜解剖性肝S7段切除术

►▷引　言

在腹腔镜下肝切除术的难度评估中,肝S7段被列为最高难度部位,主要是因为此部位在右肝后叶上区,位置极深且被肋弓所覆盖,并受到周围韧带等阻挡,操作空间十分狭小,并且比邻右肝静脉,切除过程中易发生难以控制的大出血而中转开腹。腹腔镜手术有其独特的优势,腹腔镜镜头深入操作面附近,视野更全面、操作更精准,放大作用便于结构的辨认,结合术中超声便可更精准地判断肿瘤与周围血管的解剖位置关系,同时配合术中左侧半旋转体位与调整Trocar的布局,便可获得更宽敞的操作空间,最终提高离断肝脏的效率和安全可控性。

►▷病情简介

患者,女性,63岁,因"发现右肝占位半月"入院。半月前,患者体检CT检查发现肝S7段结节,大小约为22mm×25mm,原发性肝癌可能,无腹胀、腹痛,无畏寒、发热,无恶心、呕吐,无肤黄、眼黄、尿黄等不适。为进一步诊治,收入我科。患者既往有乙肝病史,长期口服恩替卡韦,无手术史。

►▷入院实验室检查

血常规:白细胞计数 $4.18×10^9$/L,红细胞计数 $4.09×10^{12}$/L,血小板计数 $207×10^9$/L,血红蛋白137g/L。

凝血功能:凝血酶原时间11.4s,部分凝血活酶时间25.9s。

肝功能:白蛋白43.8g/L,胆红素17.3mmol/L,谷丙转氨酶15/L,谷草转氨酶24L。

血清肿瘤标志物:甲胎蛋白13g/L;异常凝血酶原31.17mAu/mL;糖类抗原19-93.3U/mL;癌胚抗原1.7mg/L。

肝炎相关检查:HBsAg(+),HBcAb(+);HBV-DNA定量:低于最低定量限。

▶▷ 入院影像学检查

　　肝胆增强 MR：肝 S7 段可见异常信号灶，大小约为 22mm×25mm，T_1 期低信号（图 1-6-1A），T_2 期稍高信号（图 1-6-1B），DWI 期高信号（图 1-6-1C），动脉期强化明显（图 1-6-1D），门静脉期强化程度下降（图 1-6-1E），平衡期呈相对低信号（图 1-6-1F），肿块包膜完整。

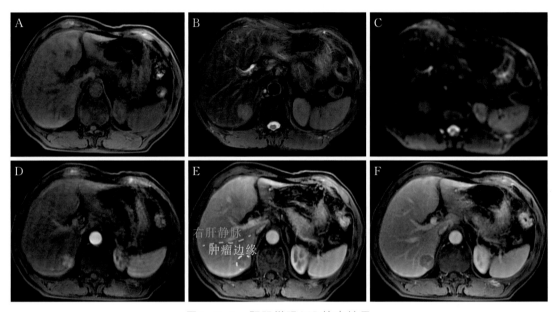

图 1-6-1　肝胆增强 MR 检查结果

▶▷ 术前评估

　　结合病史及入院检查结果，患者肝 S7 段肿瘤，增强 MR"快进快出"表现，同时乙肝阳性，诊断首先考虑肝细胞癌。术前评估肿瘤分期 CNLC Ⅰa 期，与右肝静脉存在安全距离，肝功能 Child-Pugh 评分 A 级，ICGR15 为 5.1%，PS 评分 0 分，无明显手术禁忌，经MDT 讨论后，决定行腹腔镜解剖性肝 S7 段切除术。

▶▷ 手术步骤

　　1.体位及 Trocar 孔布局（图 1-6-2）：患者取仰卧位，头高脚低 30°，右侧垫高 45°；用气腹针建立气腹，压力维持在 12～14mmHg；主刀位于患者左侧，观察孔位于右锁骨中线脐上 4cm，主操作孔（12mm）位于剑突下腹正中线偏右 1cm，副操作孔（5mm）位于主操作孔与脐部连线中点；助手站于患者右侧，两个操作孔（5mm）分别位于右侧腋中线肋骨下缘水平及右侧腋前线脐上方 5cm 水平。

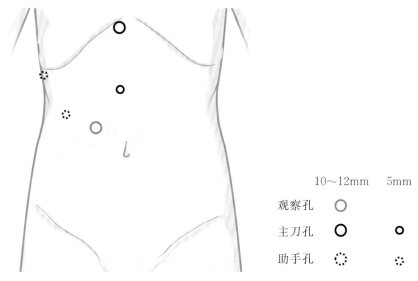

10～12mm　　5mm

观察孔　　○

主刀孔　　●　　　　●

助手孔　　◌　　　　◌

图1-6-2　Trocar孔布局示意

2.肝脏游离：探查腹腔，排除远处转移，打开肝胃韧带，游离肝十二指肠韧带，预置第一肝门阻断带。将右肝向上向左翻起，用超声刀离断肝结肠韧带、右肝肝肾间隙筋膜、肝肾韧带（图1-6-3A）、右三角韧带（图1-6-3B）和部分冠状韧带，直至显露下腔静脉，从足侧向头侧分离肝后下腔静脉右侧软组织，夹闭并离断部分肝短静脉（图1-6-3C）。用超声刀离断肝圆韧带，近腹前壁剪开镰状韧带（图1-6-3D），分离至第二肝门，继续离断右冠状韧带至完全游离右肝（图1-6-3E），显露右肝静脉及中肝静脉根部（图1-6-3F）。

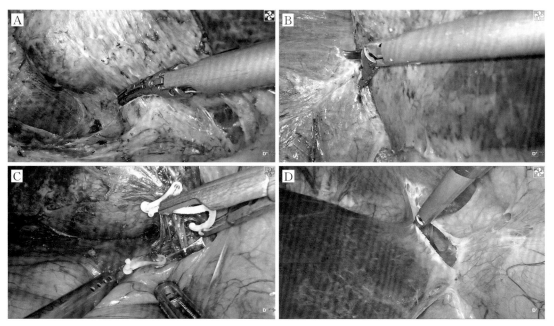

图1-6-3　肝脏游离

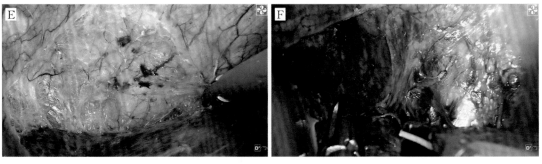

图 1-6-3(续) 肝脏游离

3.荧光和超声定位标记切线:荧光显影肿瘤位置(图 1-6-4A),结合术中超声定位病灶部位及范围,定位 S7 肝蒂位置和右肝静脉走行,电凝标记预切线(图 1-6-4B)。

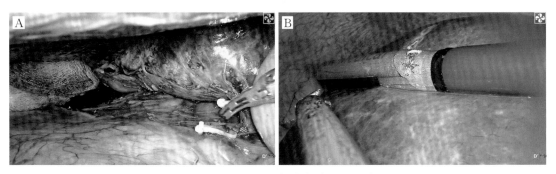

图 1-6-4 荧光和超声定位标记切线

4.处理 S7 段肝蒂:用超声刀沿预切线打开肝包膜,由浅入深,由足侧向头侧,由腹侧向背侧逐步分离、夹闭和离断,小血管可以用双极电凝凝闭后离断,较大的血管用 Hem-o-lok 夹夹闭后再离断;先显露 S7 段肝蒂腹侧支(图 1-6-5A),用 Hem-o-lok 夹夹闭后离断;继续向背侧分离肝实质,显露 S7 段肝蒂背侧支(图 1-6-5B),同样夹闭后离断。

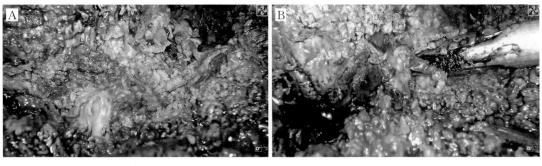

图 1-6-5 S7 段肝蒂的处理

5.右肝静脉显露:沿段间静脉逐步完成 S7 与 S6 的劈离,沿右肝静脉走行分离 S7 与 S8 之间肝实质,显露右肝静脉主干,将汇入右肝静脉的 V7 各属支逐一结扎离断(图 1-6-6A),全程显露右肝静脉主干(图 1-6-6B),最后将汇入肝后下腔静脉的肝短静脉结扎离断(图

1-6-6C），完成S7段切除，荧光可见肿瘤切缘足够（图1-6-6D）。

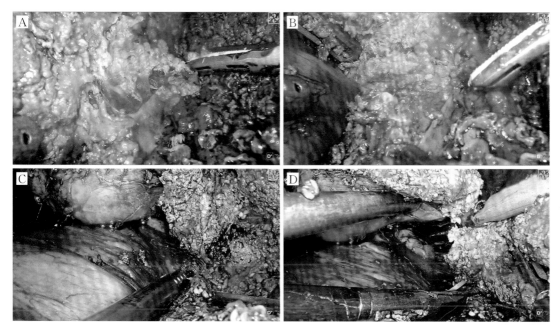

图1-6-6 右肝静脉显露和肿瘤切缘

6.创面彻底止血，冲洗腹腔，确认无出血和胆汁渗漏，肝创面放置腹腔引流管1根。切肝过程采用第一肝门阻断2次，每次15min，间隔5min，术中出血100mL，无输血。

▶ ▷ 术后管理

术后第1天，进流质饮食；第2天，进半流质饮食，鼓励患者早期下床活动。术后第1天、第3天及第5天，动态监测血常规、肝功能、凝血功能等指标。术后第5天，肝功能基本恢复正常。术后第3天，腹腔引流管颜色淡血性，量少于100mL，复查腹部CT见肝周、腹腔无明显积液，拔除腹腔引流管。术后第6天，患者出院。

术后病理提示肝细胞癌，2.5cm×2.3cm×2.2cm，MVI（－），TNM分期（第8版AJCC）$T_1N_0M_0$ Ⅰ期，术后未行预防性TACE，定期复查，随访1年未见明显复发情况。

▶ ▷ 病例点评和技术要点

按照2018年巴黎蒙苏利医院（Institut Mutualiste Mont-souris，IMM）制定的分级标准，腹腔镜肝S7段切除被列为难度等级最高的肝切除术（Ⅲ级）。肝S7段位于肋弓右后上方，从腹侧视角切除，显露困难，不易获得良好的操作空间。解剖性肝S7段切除需显露右肝静脉和下腔静脉，在断肝时易出现不可控制的大出血。因此，降低手术难度的关键是充分游离右肝显露目标肝段、获得足够的操作空间、有效控制肝离断面出血。

◆ 腹腔镜解剖性肝 S7 段切除的主要难点

1.肝 S7 段显露困难：在腹腔镜足侧视角下，肝 S7 段主要被肝 S5 段、S6 段和 S8 段遮挡，显露欠佳。通常将患者右侧抬高30°～45°，取斜坡卧位，配合手术床反转，患者体位可在完全平卧位和完全左侧卧位间自由切换。左侧卧位可以增加右肝后间隙的暴露；或采用胸腔镜联合腹腔镜，经胸腔肋间隙穿刺辅助腹腔镜的手术方式更安全；或运用双窥视孔，增加右上腹窥视孔来辅助手术。

2.腹腔镜器械操作困难：腹腔镜肝 S7 段切除时，术者常面临器械操作距离长、角度欠佳和灵活度受限等问题，手术操作尤为困难。建议将 Trocar 布局相应向右季肋区偏移，Trocar 布局主要有两种：①反"L"形布局；②右侧肋缘下斜形设计 3～4 个操作孔，再根据需要在肋间作操作孔。

3.肝 S7 段肝蒂解剖困难：肝 S7 段肝蒂走行于右半肝背侧肝实质深部，操作空间小，暴露困难，且解剖变异多，日本学者将右肝后叶门静脉的分支特点分为 4 种类型：2 分叉 2 主支型、2 分叉 3 主支型、弓状型和独立分支型。术前三维重建以及 3D 模型打印，术中运用超声引导下门静脉穿刺 ICG 荧光染色获得肝 S7 段门静脉流域等，均有助于解剖肝 S7 段肝蒂。

4.肝实质离断时易发生大出血：肝 S7 段静脉主要回流到右肝静脉。右肝静脉主干是腹腔镜解剖性肝 S7 段切除术最重要的肝内路标。右肝静脉通常是肝脏最主要的回流静脉，管径粗、属支多，走行水平位置最低，静脉压力最高，行肝脏离断时易出血。准确识别肝断面的血管，维持低中心静脉压力以及运用门静脉阻断，尽可能减少创面渗血，保持创面清爽。

◆ 腹腔镜解剖性肝 S7 段切除的手术要点

先完全游离右半肝至腔静脉前方，结扎离断肝短静脉。显露右肝后叶肝蒂根部，寻找 S7 段肝蒂，穿刺目标门静脉注射 ICG 荧光正染或离断目标肝蒂后荧光反染。沿缺血分界线或荧光边界离断肝实质，左侧显露右肝静脉右侧壁，背侧显露腔静脉右前侧壁，足侧显露段间静脉，结扎离断 S7 段肝静脉。寻找肝 S7 段肝蒂常用方法有两种。①尾背侧入路，即从右肝后叶肝蒂背侧分离肝 S7 段肝蒂，可顺 Laennec 膜间隙分离或直接离断部分尾状突进行解剖。②"减法"原则，即首先分离悬吊右肝后叶肝蒂主干和肝 S6 段肝蒂，再将右肝后叶肝蒂悬吊带绕开并减去肝 S6 段肝蒂，悬吊出肝 S7 段肝蒂。对于门静脉右后支主干较长、分支较晚的患者，可采用周围肝蒂解剖+反向阻断方法，即不直接解剖目标肝蒂，而是将目标肝蒂的周围肝蒂分离并阻断，从而反向获得目标肝段的缺血分界线。右肝静脉的显露方法包括头侧入路、背侧入路和腹侧入路等，其中头侧以及背侧运用较多。也有学者采用侧方入路，从肝 S6 段和 S7 段间平面起，采用超声刀小口压榨办法，垂直于右肝静脉主干的方向从右向左离断肝实质，显露和确认右肝静脉主干后再朝向头侧，以右肝静脉右侧壁为指引离断左侧平面。

本例患者病灶位置较深，为了充分显露病灶，首先通过采用左侧半旋转体位并结合

Trocar的布局调整来扩大手术视野；然后采取"由近及远""由后向前""先下后上"的策略进行肝周围组织游离操作，即先游离脏面肝肾韧带，接着游离肝膈面右冠状韧带、右三角韧带，再游离肝圆韧带、镰状韧带，使肝脏充分游离，暴露病变位置；随后将右肝向左下牵拉同时配合左侧半旋体位，获得更大的操作空间。

在手术路径方面，对本例患者采用腹侧右肝静脉优先入路，遵循"从前向后"和"从足侧向头侧"的策略，序贯处理右肝静脉平面以上和右肝静脉平面以下；亦可采用背侧右肝静脉优先入路，以右肝静脉主干所在平面为界，将肝实质离断分为两个过程，即右肝静脉平面以上和右肝静脉平面以下。通过背侧入路离断右肝静脉平面以下肝实质，到达右肝静脉主干平面并全程显露右肝静脉后，再从前入路行右肝静脉平面以上的腹侧肝实质离断。此时由于右肝静脉主干已完全显露，其平面以下肝实质均已离断，故再从前入路离断肝实质相对安全。此外，还有肝蒂优先背侧入路，首先沿Rouviere沟显露右肝后叶肝蒂，继而切开约2cm肝实质，并沿右肝后蒂游离，牵开1～2支较粗的S6段肝蒂后，即可显露位于其外后方、走向头背侧的S7段肝蒂，悬吊并以无损伤止血管夹夹闭，观察肝S7段分界线。肝蒂优先的肝切除术符合解剖性肝切除理念，缺血分界线行解剖性肝切除使手术更加精准，确保剩余肝脏结构完整和功能性体积最大化。同时，优先处理S7段肝蒂，后处理其流出的肝静脉支，避免先断肝静脉支造成相应肝段瘀血、创面渗血，最大限度地控制手术出血。

肝S7段属于困难部位的腹腔镜解剖性肝段切除术，但随着技术的进步和手术入路的优化，腹腔镜下肝S7段切除术也是安全可行的，并且术前全面评估、术中掌握好手术径路和断肝技术是至关重要的。

（卢　毅　刘军伟）

▶▷ 参考文献

[1]李云峰,尹新民.腹腔镜解剖性肝Ⅶ段切除术的难点与应对策略[J].中华消化外科杂志,2021,20(2):178-183.

[2]高胜强,姜静华,罗建生,等.3D腹腔镜肝Ⅶ段病灶前切除术22例疗效分析[J].中国内镜杂志,2021,27(2):87-90.

[3]中国研究型医院学会肝胆胰外科专业委员会.腹腔镜肝切除术治疗肝细胞癌中国专家共识(2020版)[J].中华消化外科杂志,2020,19(11):1119-1134.

[4]曹君,陈亚进.腹腔镜下解剖性原位前入路Ⅶ段切除[J].中华肝胆外科杂志,2019,25(2):136-137.

[5]Cao J, Li WD, Zhou R, et al. Totally laparoscopic anatomic S7 segmentectomy using in situ split along the right intersectoral and intersegmental planes[J]. Surg Endosc, 2021, 35(1): 174-181.

[6]Liu Q, Li J, Wu K, et al. Laparoscopic anatomic liver resection of segment 7 using a caudodorsal approach to the right hepatic vein[J]. Surg Oncol, 2021, 38: 101575.

七、荧光导航腹腔镜头侧入路解剖性肝S8段切除术

▶▷ 引 言

肝S8段紧邻第一、二、三肝门,位于下腔静脉、中肝静脉、右肝静脉之间,上缘紧靠膈顶。典型的S8段肝蒂由右肝前叶肝蒂发出主干,而后分出腹侧支和背侧支。肝静脉常作为术中确定肝S8段切除平面的重要肝内解剖标志。肝S8段切除因位置深在,解剖关系复杂,手术切除风险较大,被认为是困难部位肝脏切除。腹腔镜肝S8段切除的手术入路主要有头侧入路和足侧入路,前者技术难度较高,后者易损伤肝静脉,可根据患者具体情况和术者经验个体化选择。

▶▷ 病情简介

患者,女性,57岁,因"发现甲胎蛋白升高7个月,肝占位3日"入院。患者7个月前体格检查甲胎蛋白49mg/L,查肝脏MR未见明显异常。7个月来,患者动态复查甲胎蛋白,结果呈持续升高趋势。3天前,患者为求进一步诊治,在外院查PET-CT提示肝S8段小占位,考虑肝细胞癌可能。为进一步诊治,收入我科。患者有慢性乙肝病史8年余,口服替诺福韦治疗1个月。

▶▷ 入院实验室检查

血常规:白细胞计数$3.60×10^9$/L,红细胞计数$4.36×10^{12}$/L,血小板计数$84×10^9$/L,血红蛋白147g/L。

凝血功能:凝血酶原时间11.5s,部分凝血活酶时间24.2s。

肝功能:白蛋白40.4g/L,总胆红素18.9mmol/L,谷丙转氨酶18U/L,谷草转氨酶24U/L。

血清肿瘤标志物:甲胎蛋白265.8mg/L,糖类抗原19-9 18.7U/mL,癌胚抗原2.4mg/L,异常凝血酶原35.2mAu/mL。

肝炎相关检查:HBsAg(+),HBcAb(+);HBV-DNA定量:低于最低定量限。

▶▷ 入院影像学检查 ─────────────────────

　　肝胆增强 MR：肝 S8 段近膈顶可见类圆形异常信号影，径约为 13mm。DWI 呈高信号（图 1-7-1A），T_2WI 呈高信号（图 1-7-1B）。增强扫描动脉期明显强化（图 1-7-1C），延迟期强化低于同层肝实质（图 1-7-1D）。肝内血管分布走行正常，门静脉主干不增宽，腔内未见充盈缺损。

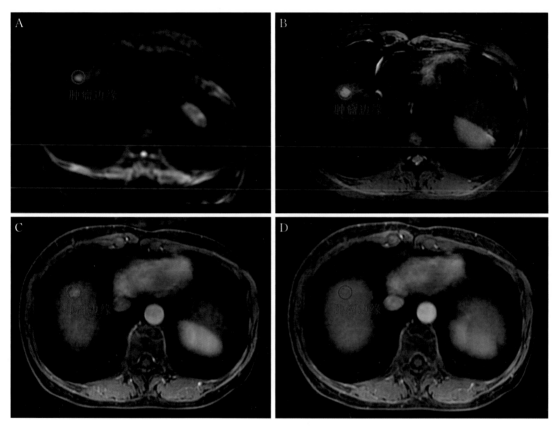

图 1-7-1　肝胆增强 MR

▶▷ 治疗决策 ─────────────────────

　　结合病史及入院检查结果，患者肝 S8 段单发肿瘤，增强 MR"快进快出"表现，肝动静脉系统均未见肿瘤侵犯，同时乙肝病毒阳性，诊断首先考虑肝细胞癌。术前评估肿瘤分期 CNLC Ⅰa 期，肝功能 Child-Pugh 评分 A 级，ICGR15 为 7.3%，PS 评分 0 分，无明显手术禁忌，经 MDT 讨论后，决定行腹腔镜解剖性肝 S8 段切除术。

▶▷ 手术步骤

1.体位及Trocar孔布局(图1-7-2):患者取平卧位,头高脚低30°~45°;用气腹针建立气腹,压力维持在12~14mmHg;操作者位于患者左侧,观察孔位于脐上2cm,主操作孔(12mm)位于剑突下腹正中线偏右,副操作孔(5mm)位于主操作孔与脐部连线中点;助手站于患者右侧,两个操作孔(5mm)分别位于右侧腋前线肋骨下缘水平和锁骨中线脐上方2cm水平。

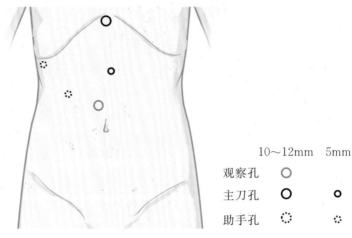

	10~12mm	5mm
观察孔	◯	
主刀孔	◯	○
助手孔	⬭	⬭

图1-7-2　Trocar孔布局示意

2.游离肝脏和超声定位:探查肝S8段可见大小约2cm的肿块(图1-7-3A),边界尚清,肝脏呈中重度结节性肝硬化表现,余肝脏表面未见明显恶性结节。离断肝圆韧带及镰状韧带至第二肝门,离断部分右冠状韧带和三角韧带,显露中肝静脉、右肝静脉根部和腔静脉窝。荧光镜导航结合术中B超定位,以明确肿瘤位置,确认无其他肝内转移病灶,确认肿瘤与肝内主要血管的解剖关系并确定肝脏肿块边缘(图1-7-3B)。离断部分肝胃韧带,预置第一肝门阻断带。

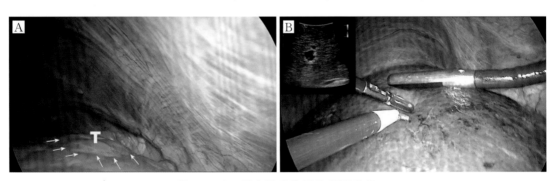

图1-7-3　探查肿瘤位置和超声定位

3.显露中肝静脉:术中超声定位中肝静脉和右肝静脉走行,定位S8段肝蒂主干或S8段肝蒂腹侧支(P8v)和背侧支(P8d),结合表面Rex-Cantlie线确定断肝平面,采用头侧入路,从中肝静脉根部开始向足侧离断肝实质,终点为S8段肝蒂主干水平面与Rex-Cantlie线交点,夹闭离断前裂静脉(AFV)(图1-7-4A)、S8段腹侧回流支(V8v)(图1-7-4B)、S8腹侧亚段和背侧亚段间静脉(图1-7-4C)等中肝静脉回流支,全程显露中肝静脉(图1-7-4D),逐步完成S8段和S4a段劈离。

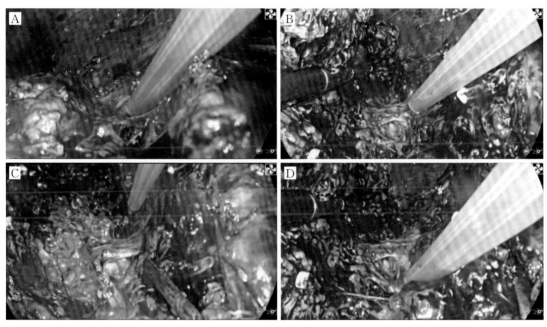

图1-7-4 显露中肝静脉和S8腹侧段回流支

4.显露S8段肝蒂和荧光反染:继续向右侧离断肝实质,将S8段向头侧翻起,逐步显露S8段肝蒂(图1-7-5A),包括腹侧支(P8v)和背侧支(P8d),阻断嵌试夹闭后确认缺血分界线(图1-7-5B),外周静脉注射ICG(0.05mg/kg)进行荧光反染,术中超声再次确认肿瘤切缘满意后,用Hem-o-lok夹分别夹闭离断P8v(图1-7-5C)和P8d(图1-7-5D)。

5.显露右肝静脉:荧光反染显示S8边界并标记足侧和右侧预切线(图1-7-6A),沿足侧切线逐步向右离断肝实质至右侧切线,完成S8段和S5段劈离,沿中肝静脉根部向腔静脉窝方向离断肝实质显露右肝静脉根部,从右肝静脉根部向足侧离断肝实质,显露右肝静脉(图1-7-6B),解剖游离S8段背侧回流支(V8d)用Hem-o-lok夹夹闭离断(图1-7-6C),逐步完成S8段和S7段劈离(图1-7-6D)。切肝过程采用第一肝门血流阻断共2次,每次15min,间隔5min。

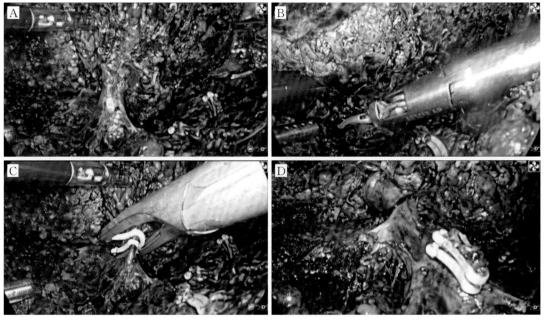

图 1-7-5　解剖处理 S8 肝蒂

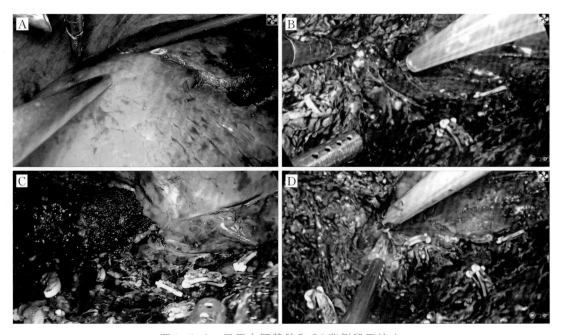

图 1-7-6　显露右肝静脉和 S8 背侧段回流支

6.完成肝切除：完成 S8 段切除，用双极电凝彻底止血，冲洗腹腔，确认无出血和胆漏后，在肝创面处放置 1 根引流管，清点器械无误后缝合切口。术中出血约 200mL，无输血。

7.术后标本及病理：肝细胞癌，大小为 1.3cm×1.2cm×1cm（图 1-7-7），无卫星灶，MVI（－），切缘阴性。

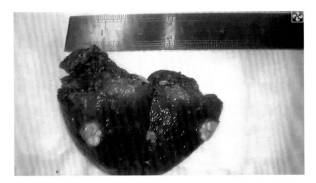

图 1-7-7　荧光显示标本肝 S8 段肿瘤和切缘

▶ ▷ 术后管理

术后患者予以护肝、预防感染、补液、利尿等对症支持治疗。

术后第 1 天、第 3 天、第 5 天复查血常规、生化、凝血功能等,第 5 天肝功能基本恢复正常。

术后鼓励患者呼吸锻炼,早期下床活动,避免发生肺部感染与下肢深静脉血栓形成。术后第 1 天,进流质饮食,拔除尿管,下床活动。第 2 天,进半流质饮食。术后第 5 天,复查腹部 CT,腹腔和肝周未见明显积液,拔除腹腔引流管。术后第 6 天,患者出院。患者肝细胞癌诊断明确,单发小肝癌,MVI(-),TNM 分期(第 8 版 AJCC)$T_1N_0M_0$ I 期,切缘足够,术后无须预防性应用 TACE,定期复查,随访 2 年无复发征象。

▶ ▷ 病例点评和技术要点

随着腹腔镜手术器械的优化和手术技术的改进,腹腔镜肝脏切除手术的可行性和安全性已得到广泛认可,肝脏切除的范围不断扩大,手术难度不断提高。随着对肝脏解剖的了解更加深入,我们发现肝实质内的平面与肝表面的标记并不在同一平面上,而是呈现凹凸不平、肝段间相互交错的立体结构,且术者不能通过视觉检查和触觉反馈确定切除范围,这增加了腹腔镜下解剖性肝切除的难度。荧光导航技术及术中超声在复杂肝脏切除术中具有重要价值,不仅可以明确肿瘤部位、大小,发现肿瘤肝内转移病灶并了解病灶与肝内各重要管道的关系,确定手术切除的范围和深度,减少术中意外损伤和出血,而且可以实时引导肝脏离断的平面,使手术在正确的界面进行,从而更安全、更完整地切除肿瘤。

S8 段位于肝脏上段,紧邻腔静脉、右肝静脉及中肝静脉等重要但易受损的结构,术中操作不慎易造成大出血和 CO_2 气栓等严重并发症。因此,腹腔镜 S8 段切除被认为是困难部位肝切除。S8 段肝蒂由右肝前叶肝蒂终末分支形成,分为主干型和分支型,分支型包括腹侧支、背侧支以及外侧支。S8 段静脉回流由前裂静脉(anterior fissure vein,

AFV)分为腹侧(V8v)和背侧(V8d)引流区域,AFV和V8v多汇入中肝静脉,V8d多汇入右肝静脉,与S5段以段间静脉为界。

腹腔镜解剖性肝S8段切除常用入路包括头侧入路和足侧入路,前者技术难度较高,后者易损伤S5段肝蒂和肝静脉。头侧入路即先从腔静脉窝解剖出中肝静脉和右肝静脉,循静脉向足侧解剖至S5段、S8段肝蒂分叉,该入路的优势是可降低足侧入路解剖静脉主干时发生肝静脉撕裂的风险。足侧入路以S8段肝蒂水平为起点,一方面沿中肝静脉向第二肝门方向逐步解剖离断肝实质;另一方面沿段间静脉向右完成S8段与S5段劈离,解剖离断S8段肝蒂后,再沿右肝静脉从足侧向头侧逐步解剖离断肝实质。

◆ 腹腔镜解剖性肝S8段切除的主要难点

腹腔镜解剖性肝S8段切除的主要难点在于肝静脉的显露和S8段肝蒂的阻断。术前可通过影像学检查、三维重建和3D打印模型等评估中肝静脉、右肝静脉和S8段肝蒂的解剖和变异情况,术中主要利用腹腔镜超声来定位中肝静脉、右肝静脉和S8段肝蒂,利用缺血分界线和荧光染色技术来判断肝S8段边界。ICG荧光染色技术主要有正染和反染两种方法。正染法通过术中超声引导穿刺目标肝段门静脉分支注射ICG进行荧光染色,根据染色范围确定S8段边界。反染法是阻断目标肝段肝蒂血流后,于外周静脉注射ICG,染色除目标肝段以外的其他肝段的效果。正染法对术中超声和穿刺技术具有更高的要求,尤其是分支型肝蒂,需准确穿刺所有分支门静脉进行染色来保证足够切缘;反染法操作相对简便。

在标记S8与S4b分界线时,可采用无损伤血管阻断钳临时夹闭左肝蒂,在肝脏表面会出现左右半肝的缺血分界线(即Rex-Cantli线),该缺血界面与中肝静脉在肝脏表面的投影是相一致的,标记后可作为S8段解剖性切除的左侧切线。在第二肝门,从头侧开始,靠近中肝静脉的根部,该血管腹侧的肝实质菲薄,而静脉壁厚,很容易显露出中肝静脉的前正中壁,沿静脉壁外的Laennec膜间隙,从头侧向尾侧一边追溯中肝静脉主干,一边离断血管腹侧的肝实质。然后,再结扎、离断中肝静脉的S8段腹侧段的属支,主要包括前裂静脉和V8v,即完成S8段与S4a段的劈离。如遇到肝静脉损伤,可根据不同的肝静脉损伤分型,给予可吸收止血纱布压迫、血管夹夹闭、镜下缝合等相应处理。S8段肝蒂的寻找主要依靠术中超声,结合S5段、S8段间肝静脉的分支走行予以定位。寻及S8段肝蒂并阻断后可以确定S8表面缺血分界线,同时也可验证肝蒂是否夹闭完全。S8段肝蒂分为主干型和分支型,其分支包括腹侧支、背侧支以及外侧支,可逐一予以结扎,确认处理,也可将G8主干直接夹闭后离断。本例患者S8段肝蒂为分支型,我们在解剖确认后分别夹闭离断。此时,主要的入肝血流阻断后,肝表面可见缺血分界线,同时我们在外周静脉注射ICG,通过荧光反染技术进一步确认S8段界限。在肝实质内,我们以中肝静脉、右肝静脉走行为路标进行肝实质离断,最后完成肝S8段解剖性切除。

◆ 腹腔镜解剖性肝S8段切除的技术要点

1.寻找并处理S8段肝蒂各分支。

2.显露右肝静脉、中肝静脉、腔静脉窝。

3.显露 S5 段与 S8 段间静脉。

具体操作流程可遵循如下步骤:先离断肝圆韧带、镰状韧带至第二肝门,显露中肝静脉、右肝静脉根部和腔静脉窝;利用术中超声定位中肝静脉,结合表面 Rex-Cantlie 线确定断肝平面,沿中肝静脉头侧离断至腔静脉窝,足侧可至段间静脉。解剖 S8 段肝蒂并阻断,获得缺血分界线。在肝脏表面沿缺血分界线,肝实质内沿中肝静脉、右肝静脉,结合头侧、背侧右肝静脉及足侧缺血分界线离断肝实质,完成解剖性肝 S8 段切除。

（卢　毅　刘军伟）

▶▷ 参考文献

[1]陈雪芳,熊子慧,叶青,等.经 Glissonean 鞘左、右半肝血流阻断法在腹腔镜解剖性肝中叶切除术中的应用[J].肝胆胰外科杂志,2023.35(1):25-29.

[2]Monden K, Sadamori H, Hioki M, et al. Intrahepatic Glissoneanean approach for laparoscopic bisegmentectomy 7 and 8 with root-side hepatic vein exposure[J]. Ann Surg Oncol, 2022, 29(2): 970-971.

[3]Ke J, Liu F, Liu Y. Glissoneanean pedicle transection with hepatic vein exclusion for hepatocellular carcinoma: a comparative study with the pringle maneuver[J]. J Laparoendosc Adv Surg Tech A, 2020, 30(1): 58-63.

[4]Ferrero A, Lo Tesoriere R, Giovanardi F, et al. Laparoscopic right posterior anatomic liver resections with Glissoneanean pedicle-first and venous craniocaudal approach[J]. Surg Endosc, 2021, 35(1): 449-455.

[5]肖亮,周乐杜.腹腔镜解剖性肝切除手术入路选择[J].中国普通外科杂志,2021,30(1):9-15.

八、腹腔镜左肝外叶切除术

▶▷引　言

左肝外叶主要包含肝S2段和S3段。左肝外叶的入肝血流和胆汁引流在S2段和S3段肝蒂,出肝血流在左肝静脉。因此,只要处理好S2段和S3段肝蒂和左肝静脉,就可以顺利完成左肝外叶切除术。随着科学技术的进步,腹腔镜肝切除术发展迅速,各种腹腔镜器械在不断地迭代,外科医生的手术技术也日趋成熟。腹腔镜左肝外叶切除术是腹腔镜肝叶切除的基础,已被大多数外科医生认为是治疗左肝外叶病变的金标准。

▶▷病情简介

患者,男性,79岁,因"体检发现左肝占位1周"入院。患者1周前体检发现左肝低回声占位(未见检查报告),当时无腹痛、腹胀,无呕血、黑便,无乏力、食欲缺乏等相关症状,遂至我院门诊就诊。腹部CT平扫提示:肝左叶可疑强化灶。进一步查肝脏MR增强示:肝S2段结节,表现欠典型,肿瘤性病变可能性大,肝门部多发淋巴结稍大。为求进一步手术治疗,入住我科。

▶▷入院实验室检查

血常规:白细胞计数$5.25×10^9$/L,血红蛋白139g/L,血小板计数$191×10^9$/L。

凝血功能:凝血酶原时间10.3s,部分凝血活酶时间27.2s。

生化:白蛋白61.5g/L,总胆红素17.7mol/L,谷丙转氨酶25U/L。

肿瘤标志物:甲胎蛋白2.8μg/L,癌胚抗原2.0μg/L,糖类抗原19-9 6.1U/mL,异常凝血酶原150.17mAu/mL。

肝炎指标:乙肝小三阳,HBV-DNA定量$2.3×10^4$U/mL。

▶▷ 入院影像学检查

1.肝脏超声（图 1-8-1）：实质 S2 段内见偏低回声团，切面大小约为 15mm×14mm×20mm，边界清，内回声欠均匀。

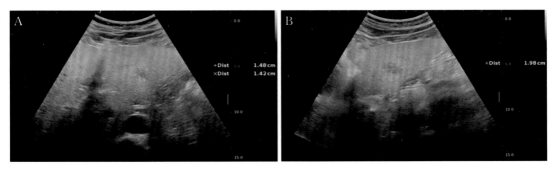

图 1-8-1　肝脏超声

2.肝胆增强 MR（图 1-8-2）：肝 S2 段见斑片状结节影，呈低 T_1 高 T_2 信号，DWI 呈高信号，增强后动脉期强化不明显，门静脉期及延迟期均匀明显强化，肝胆期未见摄取。诊断示：肝 S2 段结节，表现欠典型，肿瘤性病变可能性大，肝门部多发淋巴结稍大。

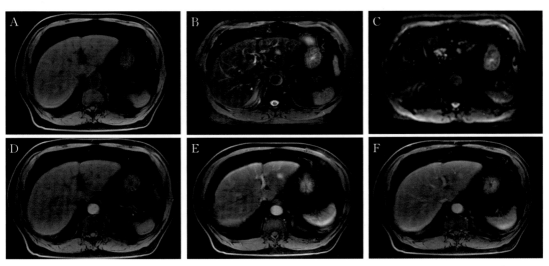

图 1-8-2　肝胆增强 MR：A.T_1 期；B.T_2 期；C.DWI 期；D 动脉期；E.门静脉期；F.延迟期

▶▷ 术前管理

◆ 术前诊断

肝占位性病变：恶性待排（S2 段）；慢性乙型病毒性肝炎。

◆ 手术策略

该例患者为左肝外叶占位性病变，考虑肿瘤性病变，不除外恶性，肿瘤大小约为

15mm×14mm×20mm,未见肝内外转移。术前血常规、生化、凝血功能、肿瘤指标等皆正常,但有乙肝小三阳,异常凝血酶原升高。经MDT讨论后,考虑恶性可能性大,我们选用经前入路腹腔镜下鞘外解剖左肝外叶切除术。

►▷手术步骤

1.体位及Trocar孔布局:患者取平卧位,全麻后气管插管,消毒铺巾。于脐上做小切口,用气腹针穿刺,建立人工气腹,气腹压力12mmHg。取五孔法操作,脐部置10mm Trocar作为观察孔;主操作孔位于左锁骨中线肋缘下,置入12mm Trocar;副操作孔5mm位于两者之间;助手操作孔位于右腹腋前线肋缘下与锁骨中线脐上2cm(图1-8-3)。

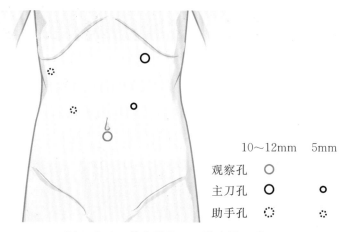

	10~12mm	5mm
观察孔	○	
主刀孔	●	●
助手孔	⊙	⊙

图1-8-3 体位及Trocar孔布局示意

2.探查腹腔:腹腔内无腹水,所见盆腔、腹膜、小肠、结肠及胃壁未及明显占位病变,肝脏呈轻度肝硬化表现,表面尚光滑,术中超声探查见左肝外叶2cm大小低信号肿块(图1-8-4)。根据术前影像学及术中超声结果,遂决定行腹腔镜左肝外叶切除术。

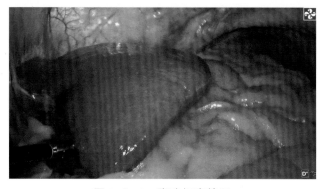

图1-8-4 腹腔探查情况

3.游离左肝周围韧带:将左肝向上抬起,离断肝胃韧带、左三角韧带(图1-8-5),游离左冠状韧带至左肝静脉(图1-8-6),不必完整暴露左肝静脉,以防损伤下腔静脉。

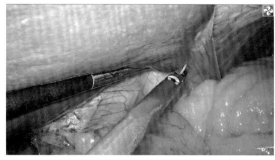
图1-8-5　离断左三角韧带

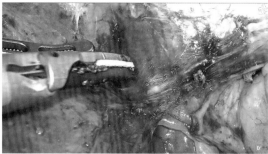
图1-8-6　游离左冠状韧带

4.离断肝实质:电钩沿镰状韧带左侧1cm处做预切线(图1-8-7),超声刀由下向上、由浅入深、由膈面至脏面、小口慢进的方法打薄肝实质(图1-8-8),粗略暴露S2段、S3段肝蒂,不要完全暴露,只要保证直线切割闭合器插入即可(图1-8-9),可结合双极创面止血。钳夹左三角韧带,将左肝外叶向左下方适度牵拉,再次置入直线切割闭合器完整跨越左肝静脉(图1-8-10)。闭合器头端完全暴露于肝上缘约1.5cm(图1-8-11),调整直线切割闭合器角度偏左10°后离断血管,将左肝外叶完整切除(图1-8-12)。完整切除左肝外叶,置入标本袋中,经脐下孔扩大后取出,送检。术中快速冰冻切片病理提示:肝脏恶性肿瘤,高分化肝细胞癌首先考虑。未放置腹腔引流管。

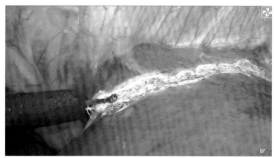
图1-8-7　电钩做预切线

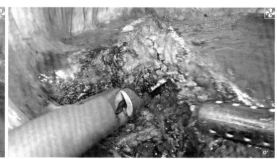
图1-8-8　超声刀离断肝实质

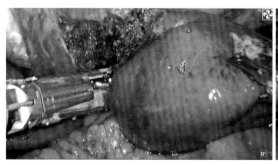
图1-8-9　直线切割闭合器夹闭左肝外叶肝蒂

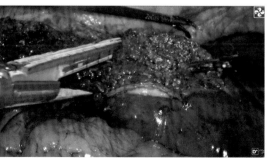
图1-8-10　直线切割闭合器夹闭左肝静脉

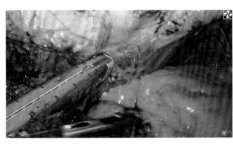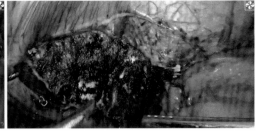

图 1-8-11 确认直线切割闭合器头端露出　　　图 1-8-12 术后创面情况

▶▷ 术后病理

肿瘤大体呈结节型,大小为 2.5cm×1.5cm×1.5cm,包膜不完整,组织学类型(分级)为肝细胞癌(Ⅱ级);切缘阴性;镜下微血管侵犯(-);卫星灶(-)。TNM 分期(第 8 版 AJCC)为 $T_1N_0M_0$。

▶▷ 术后管理

1.术后第 1 天予以流质饮食,第 2 天改半流质饮食,同时予以护肝利胆、抗感染等支持治疗,鼓励患者早期下床活动。

2.术后第 1 天复查血常规:白细胞计数 10.23×10⁹/L,中性粒细胞比 87.3%,血红蛋白 140g/L,血小板计数 195×10⁹/L,C 反应蛋白 40.9mg/L;血生化:白蛋白 38.0g/L,总胆红素 40.1μmol/L,直接胆红素 7.8μmol/L,谷丙转氨酶 180U/L,谷草转氨酶 137U/L,肌酐 82.4μmol/L;凝血功能:凝血酶原时间 10.7s,国际标准化比率 1.00。加强护肝利胆治疗。术后第 3 天复查,血常规、肝功能及凝血功能已在正常范围。

3.手术中未放置腹腔引流管。术后第 3 天复查腹部 CT 提示术区少量积液。术后第 5 天,患者出院。

4.患者术后病理提示恶性,TNM 分期(第 8 版 AJCC)为 $T_1N_0M_0$,且为高分化肝细胞癌,无微血管侵犯(MVI),遂予以门诊定期随访。

▶▷ 病例点评和技术要点

随着腹腔镜技术的发展,肝切除术已进入精准肝切除时代,对手术质量提出了更高的要求,即最大限度保护脏器、减少创伤,实现最佳康复效果。左肝外叶切除是腹腔镜肝切除的标准入门手术。左肝外叶位置较好,术中容易游离,解剖结构清晰明确,术中较方便暴露和止血,这些都促使左肝外叶切除成为每位施行腹腔镜肝切除的医师的必经之路。解剖性左肝外叶切除的优势如下。①更加符合肿瘤根治原则要求。肝细胞癌主要经门静脉系统播散转移。因此,术中必须严格根据解剖学分布,阻断或离断荷瘤肝段的血管,防止术中癌细胞通过门静脉发生转移,减少术后复发及肝内转移的机会。

②保护肝功能。手术保留了健侧肝脏的入肝血流,不会影响健侧肝组织的正常血供,也不会影响术中血流动力学的稳定,肠系膜血流仍可通过健侧肝脏回流,最大限度地保留肝脏功能,降低术后发生肝功能衰竭和胃肠道瘀血、水肿的风险。③减少出血。通过Glissonean 蒂解剖肝切除术可精确控制切除肝段血流,且可根据缺血分界线实现切除肝段界限,降低手术中大出血的风险。

◆ **解剖性左肝外叶切除操作流程**

解剖性左肝外叶切除操作流程如下。①游离左肝外叶:离断左三角韧带和冠状韧带,可根据切除范围决定是否离断镰状韧带和肝胃韧带。②离断肝实质:沿镰状韧带从腹侧或足侧开始离断肝实质。③血流阻断:直接处理或使用直线切割闭合器离断 S2 段和 S3段肝蒂,以及左肝静脉,残端确切止血。④特殊情况处理:对有脐裂静脉者,根据其走行解剖至左肝静脉根部,用直线切割闭合器或直接处理左肝静脉。解剖性左肝外叶切除技术标准包括:①确切处理 S2 段和 S3 段 Glissonean 蒂,包括鞘外及鞘内阻断法,以及左肝静脉离断;②对有脐裂静脉者,根据其走行解剖至左肝静脉根部,直接处理左肝静脉。

◆ **解剖性左肝外叶切除的难点**

解剖性左肝外叶切除的难点在于控制出血,即 Glissonean 蒂和左肝静脉的处理。Glissonean 蒂主要包括鞘外及鞘内阻断法,两种手术方式各有优劣。

(1)鞘外解剖 Glissonean 蒂法:利用肝门自然间隙阻断入肝血流后根据缺血分界线进行断肝,手术简单便捷。随着腹腔镜器械的不断进步,越来越多的肝胆外科医师会选择用直线切割闭合器离断 Glissonean 蒂,在一定程度上避免血管夹夹闭不全、脱落,以及结扎、缝合不牢靠等问题。如本案例中采用的"两步两钉"法,大大降低了手术难度,缩短了手术时间。根据肝脏的解剖特点,门静脉矢状部肝脏体表投影位于肝镰状韧带下方,而左肝内叶的 Glissonean 鞘位于门静脉左支矢状部的右侧,且脏面以上的 1/5、膈面以下的 1/3 处是无主要血管区,所以沿镰状韧带左侧 1cm 处由浅入深地打薄肝组织,不会损伤左肝内叶的血管和胆管进而引起大出血;如有出血,使用双极电凝止血即可。术中尽量减少血管夹的使用,以免直线切割闭合器离断肝蒂时造成闭合不全。同时,若直线切割闭合器使用不当,可导致主要胆管、血管损伤,且术中难以发现,术后处理困难,往往造成严重后果。我们中心的经验是:①在置入直线切割闭合器时,必须出头并完整夹合Glissonean 蒂,在激发直线切割闭合器前,向头侧及左侧调节直线切割闭合器并关节凸向上,同时向足侧及右侧牵拉肝脏;②在激发直线切割闭合器时,操作轻柔缓慢,保持直线切割闭合器水平稳定,离断肝蒂后若断端有出血,建议用 4-0/5-0 Prolene 线连续缝合止血;③腹腔镜鞘外解剖离断技术有着严格的适应证,对于位于主肝管的肝胆管结石、肿瘤邻近或累及肝门部、肝癌合并肝门部门静脉癌栓或胆管癌栓等患者,都不建议行肝蒂鞘外解剖离断。

(2)鞘内解剖 Glissonean 蒂法:先分别解剖与离断肝叶段胆管支、肝动脉及门静脉,再实施肝切除。该手术方法的优势是可清楚解剖出肝门区管道;而劣势则是易受视野、器械操作灵活性的限制,并且费力、费时、难度高,有可能造成管道结构损伤,同时还易出现大出血现象,最终被迫中转开腹。

我们中心的经验是:首先基于术中超声定位中肝静脉,如无术中超声,则可在Arantius韧带腹侧、肝Ⅱ段Glissonean蒂头侧切开少许肝实质,避免过多切开而损伤中肝静脉主干或分支。随后,保持下方肝门板张力,钝性分离肝方叶与肝门板移形处,此时可采用Pringle法血流阻断技术,减少创面出血,保持手术创面干净清爽,肝门板可采用直线切割闭合器离断,以减少出血。后续肝实质只需用超声刀小切口离断即可,创面可配合双极电凝止血。

◆ **左肝静脉的处理要点**

①熟悉手术路径及左肝静脉解剖:解剖性左肝外叶切除的理想层面为经过肝圆韧带切迹左侧处的矢状面,该层面主要血管为肝门静脉左肝外叶上段支、肝门静脉左肝外叶下段支、左肝静脉主干、左肝静脉的左后上缘支,均分布在上2/3,且在膈面至脏面1/3～4/5的范围。根据该解剖层次仔细分离解剖,正确处理门静脉左肝外叶分支和左肝静脉,切除左肝外叶较安全。②打薄肝脏:尽可能多地将肝表面的肝实质以超声刀切断,减小断肝平面的厚度,以便内镜直线切割闭合器对肝内剩余管道结构进行夹合切断。③控制中心静脉压:在离断肝实质时,可将气腹压降至10mmHg以下,同时将中心静脉压控制在0cmH$_2$O,以减少断肝时的出血。④直线切割闭合器离断注意点:左肝静脉常规以内镜直线切割闭合器切断,不要过多游离,闭合器在尽量靠近膈肌的同时要角度向左,以免夹闭部分下腔静脉,适度牵拉并根据闭合的肝组织厚度选择合适成钉高度的钉仓是至关重要的。⑤出血处理方案:术中若遭遇肝静脉破裂出血,应及时、准确地判断其严重程度及是否可控。在有效控制出血的条件下,显露并确认出血来源血管及其管径、走行、破裂位置、大小等,选择用能量器械凝闭、可吸收止血纱布压塞、血管夹结扎、镜下缝合等进行迅速止血,必要时中转开腹处理。

腹腔镜左肝外叶切除手术相对简单、易操作,但开展此手术仍需严格掌握手术指征,术前应通过影像学技术详细了解肝脏血管、胆管系统的解剖关系,拟定需要处理的血管、胆管,确定手术入路并评估手术的难度和风险,同时还要求术者有扎实的腹腔镜手术操作技术。

(梁 磊 刘军伟)

▶▷ **参考文献**

[1]黄海,彭健,莫世发,等.腹腔镜下Glissonean蒂横断式解剖性肝切除临床研究[J].中国内镜杂志,2015(7):714-717.

[2]周兵,孙勇,刘玲,等.腹腔镜下"两步两钉法"在左肝外叶切除术中的临床应用[J].腹部外科,2021(3):211-215.

[3]王超,余德才,吴星宇,等.腹腔镜下Glissonean蒂横断法肝段切除策略[J].中华普外科手术学杂志(电子版),2017(5):380-382.

[4]吕少诚,史宪杰,王宏光,等.腹腔镜左肝外叶切除规范化手术方案的探讨[J].中华腔镜外科杂志(电子版),2021(2):95-98.

九、Glissonean鞘外离断联合头背侧入路腹腔镜解剖性左半肝切除术

肝细胞癌是最常见的消化系统恶性肿瘤,其发病率高居全球恶性肿瘤第五位。肝切除术是根治肝癌的一种重要手段,而微创技术可以使患者术后恢复更快,有经验的大中心已常规开展腹腔镜左半肝切除术。手术最重要的环节就是对肝脏的流入道(Glissonean鞘)和流出道(肝静脉)的解剖和阻断。入肝血流阻断分为鞘内法和鞘外法。其中,鞘外法因具有可缩短手术时间、减少出血量等优势,尤其适用于腹腔镜左半肝切除术。切肝过程主要有头背侧入路和尾腹侧入路。头背侧入路指从第二肝门向第一肝门离断肝脏,循肝静脉为肝叶分界,在把握断肝平面时有中肝静脉为路标,且顺行离断中肝静脉众多属支,可避免肝静脉的撕裂。而尾腹侧入路切肝时为逆行离断,可能撕裂肝静脉而引起难控制的出血。

▶▷病情简介

患者,女性,59岁,因"上腹部胀痛1周"入院。患者1周前进食后出现上腹部钝性胀痛,偶向左侧放射。当地MR提示肝S4段占位,恶性肿瘤可能,直径约2.9cm。为进一步诊治,收入院。患者既往有乙肝病史30年,规律口服恩替卡韦治疗。

▶▷入院实验室检查

血常规:白细胞计数$2.9×10^9$/L,红细胞计数$4.0×10^{12}$/L,血小板计数$119×10^9$/L,血红蛋白130g/L。

凝血功能:凝血酶原时间11.5s,部分凝血活酶时间26.4s。

肝功能:白蛋白39.3g/L,总胆红素20.1μmol/L,谷丙转氨酶14U/L,谷草转氨酶21U/L。

肿瘤标志物:甲胎蛋白1.6μg/L,异常凝血酶原17.4Au/mL;糖类抗原19-9 15.7U/mL;癌胚抗原2.0μg/L。

传染病指标:乙肝表面抗原(+);乙肝表面抗体(−);乙肝E抗原(−);乙肝E抗体(−);乙肝核心抗体(+)。

▶▷ 入院影像学检查

肝胆增强CT:肝S4段可见大小约29mm×23mm的结节状稍低密度影,边界尚清。增强后动脉期可见明显强化(图1-9-1A),门静脉期呈相对低密度影,侵犯中肝静脉(图1-9-1B),似累及门静脉矢状部(图1-9-1C),呈快进快出改变,符合肝细胞癌的影像学表现。

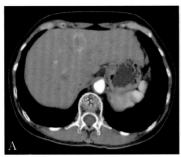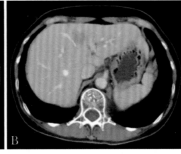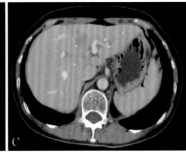

图1-9-1 入院肝胆增强CT检查结果

▶▷ 术前管理

◆ 术前诊断

结合患者实验室检查及影像学表现,该患者诊断为肝左叶(S4)肝细胞癌。

术前肝体积及肝功能评估:该患者右半肝体积为763mL,标准肝体积为1156mL,残肝体积占标准肝体积约66%;ICGR15为5.6%。术前肝功能评分为Child A级。结合残余肝体积、术前肝功能分级评估,认为该患者可以耐受左半肝切除术。

◆ 治疗决策

结合病史及入院检查结果,患者肝占位性病变,肝细胞癌首先考虑;肿瘤位于S4段,累及门静脉矢状部及中肝静脉远端,肝动脉系统未见肿瘤侵犯。患者肝功能正常,肝脏储备功能正常,遂决定行经头侧入路的腹腔镜左半肝切除术,联合中肝静脉远端切除。

▶▷ 手术步骤

1.体位及Trocar孔布局(图1-9-2):患者取平卧位;用气腹针建立气腹,压力维持在12~14mmHg;操作者位于患者右侧,观察孔位于脐上1mm,主操作孔(12mm)位于剑突下腹正中线偏右1cm,副操作孔(5mm)位于主操作孔与脐部连线中点;助手站于患者左侧,两个操作孔(5mm)分别位于左侧腋前线肋骨下缘水平和左侧锁骨中线脐上方2cm水平。

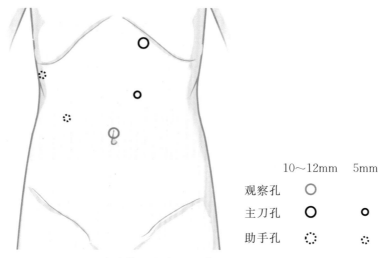

10~12mm   5mm

观察孔 ○

主刀孔 ◯   o

助手孔 ⦿   ⦿

图1-9-2 腹腔镜下左半肝切除术Trocar孔布局示意

2.探查腹腔,排除肝内、腹腔及腹膜转移;常规切除胆囊,打开小网膜囊,预置第一肝门阻断带(图1-9-3)。

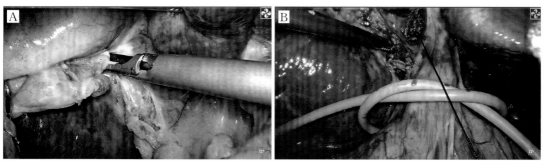

图1-9-3 切除胆囊并预置第一肝门阻断带

3.“鞘外法”解剖游离左肝蒂(图1-9-4),预置结扎线;荧光镜确认肿瘤位置,结合术中B超定位中肝静脉及肝脏肿瘤,用电凝刀标记肿瘤边界线(图1-9-5)。结扎左肝蒂,可见左右半肝间缺血分界线。

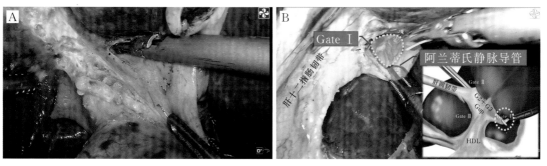

图1-9-4 “鞘外法”解剖游离左肝蒂并预置阻断线

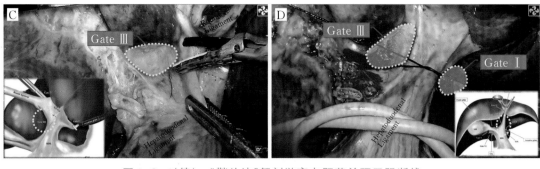

图 1-9-4(续) "鞘外法"解剖游离左肝蒂并预置阻断线

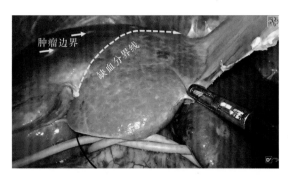

图 1-9-5 电钩标记肿瘤边界与缺血分界线

4.离断镰状韧带,直至第二肝门,分离显露 Arantius 韧带及左肝静脉(图 1-9-6A、B),予以丝线结扎后,进一步夹闭离断(图 1-9-6C、D)。

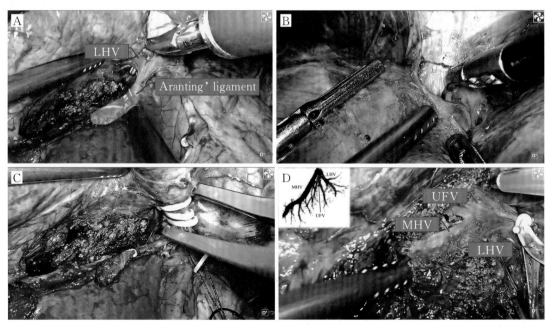

图 1-9-6 游离第二肝门,结扎 Arantius 韧带及左肝静脉,显露中肝静脉

5.暴露中肝静脉（图1-9-7A），头侧入路，用超声刀配合CUSA循中肝静脉离断肝实质直至第一肝门（图1-9-7B）。

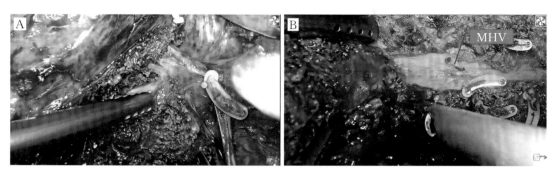

图1-9-7　游离第二肝门，结扎Arantius韧带及左肝静脉，显露中肝静脉

6.由于肿瘤与中肝静脉关系密切，故切除中肝静脉远端，离断部分V5分支，肝切除出血较多时，利用预置的第一肝门阻断带进行肝门阻断，减少出血。左肝蒂用直线切割闭合器（白钉）离断（图1-9-8）。

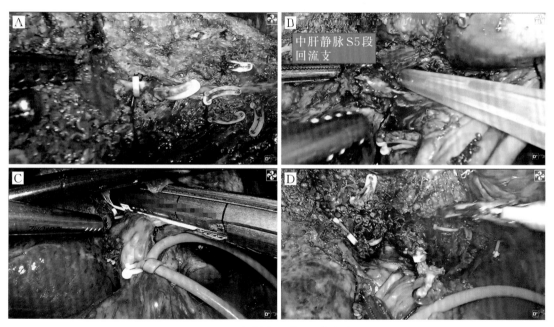

图1-9-8　离断中肝静脉，离断左肝蒂

7.完整切除左半肝，创面彻底止血（图1-9-9），扩大切口取出标本；冲洗创面，放置引流管。

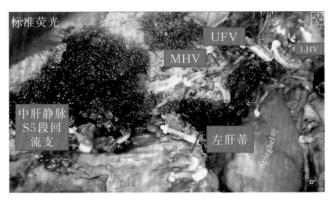

图 1-9-9　断肝创面彻底止血

▶▷ 病理诊断

术后剖开标本可见肿块大小约为 3cm×2cm（图 1-9-10），肿瘤边界清楚，肿瘤较规则呈球形，包膜完整，切面呈白色实性，质地较软，中心可见少许坏死液化组织，与正常肝组织分界明显。常规病理提示：（左半肝）肝细胞癌，大体类型为结节浸润型，组织学分级为肝细胞癌，无肉眼脉管癌栓，镜下有微血管侵犯（MVI），切缘阴性。故诊断为肝细胞癌，分期为ⅢA期。

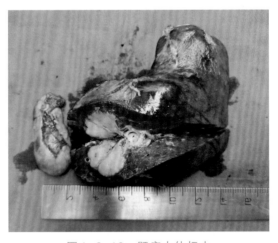

图 1-9-10　肝癌大体标本

▶▷ 术后管理

术后第 1 天，常规进流质饮食。第 2 天，患者呕吐少量清水样内容物 2 次，量约 60mL。术后行胃肠造影考虑术后胃瘫，遂予以禁食，留置胃管，并请针灸科医生会诊治疗，鼓励患者早期下床活动。第 6 天，患者胃瘫症状好转，可进流质饮食。第 8 天，拔除胃管。

术后第1天引流约100mL淡血性液体,继续保持引流通畅。术后第2天、第3天、第4天分别引流120mL、150mL、50mL淡红色液体。术后第1天、第3天及第5天,动态监测血常规、肝功能、凝血功能等未见明显异常。术后第7天,复查腹部CT,见腹腔内无明显积液,腹腔引流管引流量逐日减少;拔除腹腔引流管后,患者于术后第10天出院。

术后1个月后,患者再次入院,复查肿瘤标志物:甲胎蛋白1.3μg/L,异常凝血酶原10.4Au/mL。由于该患者肿瘤侵犯血管,存在高复发风险,故予以TACE治疗2次,同期口服伦伐替尼靶向治疗。

▶▷ 病例点评

◆ 头背侧入路在腹腔镜解剖性左半肝切除手术中应用

中肝静脉(MHV)作为左右半肝的天然分界,是断肝平面的天然"路标",因此循中肝静脉的腹腔镜解剖性左半肝切除可达到精准肝切除的要求。目前,腹腔镜左半肝切除术的经典入路为尾腹侧途径,与开腹手术视野相当,但全程显露中肝静脉需要较长的学习曲线。尾腹侧入路是随中肝静脉分支寻找中肝静脉主干,即所谓的"攀枝而上找主干"。但中肝静脉分支较多,术中易受损伤,甚至可能无法找到中肝静脉主干,从而不能完全显露中肝静脉,无法实现真正的解剖性左半肝切除。此外,尾腹侧入路还可能受到"帐篷征"的影响,导致断肝平面偏向左侧,从而在肝断面上失去中肝静脉主干的踪迹。这将出现残肝中保留部分"死肝",导致术后肝坏死、肝脓肿、病变胆管残留,甚至诱导术后肿瘤复发等。

头背侧入路腹腔镜解剖性左半肝切除术从头侧离断左肝静脉后可显露中肝静脉根部,同时从背侧打开Arantius韧带,可全程显露中肝静脉主干走向,然后循中肝静脉主干"顺藤摸瓜去枝节",从头背侧向足侧离断肝实质,做到真正意义上的解剖性左半肝切除。与尾腹侧入路相比,头背侧入路有以下几个优势。①可快速找到中肝静脉主干,明显缩短手术时间,术中先离断左肝蒂和左肝静脉,控制手术过程中左半肝的流入道与流出道,同时循中肝静脉主干由头侧向足侧离断肝实质,降低损伤中肝静脉分支的风险,术中出血量及术后肝断面渗血的发生风险明显降低。②头背侧入路循中肝静脉主干离断肝实质,可避免保留侧的肝内管道副损伤,同时减少肝脏保留侧在中肝静脉旁残留的失活肝组织,从而有利于患者术后肝功能恢复,这些中肝静脉旁残留的失活肝组织是术后发生肝断面胆漏、积液及感染的主要原因。③头背侧入路可全程裸露中肝静脉,从而扩大手术的切缘,增加阴性切缘的概率,实现真正意义上的解剖性左半肝切除术,同时离断肝实质前先离断左肝静脉,减少癌细胞进入体循环的机会,患者远期预后可能获益。④头背侧入路可以尽可能去除断面残余的坏死肝组织,从而降低术后感染风险。

根据笔者的经验,头背侧入路腹腔镜左半肝切除术需要注意以下技术要点:①观察孔应置于脐上,左侧主操作孔应尽可能靠上,一般置于左侧锁骨中线肋缘下1cm处,这样经头背侧入路离断肝实质以及处理第二肝门和中肝静脉时会更加方便。②鞘外分离左肝蒂时需降低肝门板,同时沿 Arantius 韧带足侧的左后方往肝门板的方向鞘外分离出左肝蒂,操作过程中一定要注意保护左尾状叶的 Glissonean 鞘,避免术后左尾状叶缺血坏死等情况发生。③在离断肝实质前离断左肝静脉,沿 Arantius 韧带头侧的左后方往下腔静脉窝方向分离出左肝静脉,部分左肝静脉与中肝静脉共干,需要从头侧离断部分肝实质,显露左肝静脉与中肝静脉汇合处后,再分离出左肝静脉。④术中应适当控制中心静脉压,一般控制在 $2\sim3cmH_2O$ 可明显减少术中肝静脉渗血。最新研究结果表明,低中心静脉压应用于腹腔镜肝切除术中是安全、可行的,可有效减少肝脏离断过程中的出血而不会引起其他器官功能障碍。⑤离断左肝静脉后应该完全打开 Arantius 韧带,如此可全程显露中肝静脉主干,快速找到肝实质离断的"路标",避免残留失活肝组织和损伤中肝静脉分支。⑥中肝静脉发生筛孔渗血时,不要盲目缝扎或用百克钳钳夹止血。研究指出,部分腹腔镜肝切除术中大出血是盲目电凝止血导致的。因此,应在控制中心静脉压的同时用纱布压迫止血,避免中肝静脉撕裂引发大出血甚至气体栓塞等意外,同时减少缝合等因素造成中肝静脉狭窄,导致继发性门静脉高压等情况。⑦对于肿瘤紧邻第二肝门或压迫第二肝门的患者,不能盲目追求头背侧入路左半肝切除术,笔者更多地采取离断左侧肝蒂后原位切除左半肝。

◆ **Glissonean 鞘外离断在腹腔镜解剖性左半肝切除手术中应用**

左肝蒂的处理有鞘内法和鞘外法两种。鞘内法是将左肝动脉、门静脉和左肝管逐一分离出来后予以离断,能够保证阻断的安全性,但在鞘内分离的过程中易损伤血管、肝管,相对费时,对术者手术技术要求更高,学习曲线更长。鞘外法的优点是简单快捷,只需要游离出左半肝 Glissonean 鞘分支后便可进行阻断,大大缩短了精细分离所需要的时间,但有一定局限性,如肿瘤侵犯左肝蒂或肝门部胆管结石的患者,则不适合行 Glissonean 鞘外法离断。

传统的鞘外阻断法主要有经肝实质鞘外阻断法和经肝蒂鞘外阻断法。经肝实质鞘外阻断法在阻断过程中对肝实质造成一定损伤,不利于患者特别是肝硬化患者术后恢复。经肝蒂鞘外阻断法对主刀医生的要求较高,经验不足的医生很难把握好肝蒂与肝实质之间的层次,易损伤肝实质或肝蒂而导致出血和胆漏。而 Laennec 膜与 Glissonean 鞘之间的间隙可以为鞘外解剖提供解剖学标志,通过该间隙进行阻断可以在很大程度上减少对肝实质和 Glissonean 鞘的损伤。Laennec 膜与周围组织之间的自然间隙足够为手术中肝内、外解剖分离提供标识和入路。

由于 Laennec 膜与 Glissonean 蒂之间存在天然的潜在间隙,此间隙内甚少有管道结构穿行。笔者团队的经验是沿肝方叶与第一肝门连接处,采用钝性手法沿 Laennec 膜与肝门板之间的间隙将左肝蒂逐步套出。术中尽可能保持肝脏侧 Laennec 膜的完整,可安全、快捷地游离目标肝蒂,几乎不会有出血。腹腔镜下"金手指"是钝性游离肝蒂的常用手术工具,其优点在于:①其头端可在一定程度上调节成需要的角度;②该器械直径为

5mm,较为精细,头端为圆头形,可有效保护Laennec膜的完整性;③近头端的侧面还有一独特的凹槽设计,可用来牵引带线。对于肝硬化严重的患者,可采用Pringle法阻断第一肝门的前提下游离左肝蒂。

离断左肝蒂前可使用血管阻断钳试夹闭来确认右肝蒂完好,或者采用ICG荧光显影来确认右肝血供。使用Endo-GIA直线切割闭合器离断左肝蒂时,注意夹闭位置应尽量远离分叉部,以免伤及分叉部甚至右肝蒂而造成术后右肝蒂狭窄等严重并发症。

综上,采用循Laennec膜鞘外离断左肝蒂联合头背侧入路行腹腔镜左半肝切除术是一种安全、可靠、高效的手术方式,可实现精准解剖性肝切除。

（曹黎东　卢　毅　刘军伟）

▶▷参考文献

中国研究型医院学会肝胆胰外科专业委员会,《中华消化外科杂志》编辑委员会.腹腔镜解剖性肝切除手术操作流程及技术标准中国专家共识(2023版)[J].中华消化外科杂志,2023,22(7):810-823.

十、腹腔镜前入路右半肝切除术

▶ ▷ 引 言

当右肝肿块巨大,或累及膈肌或胸腹壁时,肝周韧带游离困难,传统右半肝切除手术入路实施困难。为提高右肝巨大肿瘤的切除率,避免肝蒂扭转造成的缺血灌注损伤和过度挤压右肝巨大肿物,有学者提出前入路右半肝切除术,即先离断肝脏后游离肝周韧带。腹腔镜由于视角独特,在前入路肝切除解剖第三肝门时有独特优势。同时,由于腹腔镜的放大作用,术者可准确识别及处理肝断面的血管及胆管,降低创面出血及胆漏的发生风险。

▶ ▷ 病情简介

患者,男性,51岁,因"右上腹痛1个月"入院。患者1个月前无明显诱因下出现右上腹胀痛,当地医院查腹部CT,考虑右肝巨大肿块,直径约16cm。为进一步诊治,收入我科。患者既往有乙肝病史30年,口服恩替卡韦治疗。

▶ ▷ 入院实验室检查

血常规:白细胞计数 $10.4×10^9$/L,红细胞计数 $4.8×10^{12}$/L,血小板计数 $248×10^9$/L,血红蛋白151g/L。

凝血功能:凝血酶原时间12.6s,部分凝血活酶时间24.8s。

肝功能:白蛋白34g/L,总胆红素20μmol/L,谷丙转氨酶27U/L,谷草转氨酶32U/L。

肿瘤标志物:甲胎蛋白>60000μg/L,异常凝血酶原13000Au/mL。

▶ ▷ 入院影像学检查

肝胆增强MR:可见右肝巨大肿物,大小约为16cm×12cm×12cm,DWI期弥散受限(图1-10-1A),T_2期高信号(图1-10-1B),T_1平扫期低信号(图1-10-1C),动脉期肿块内部呈不均匀强化(图1-10-1D),静脉期强化减弱(图1-10-1E),呈"快进快出"表现;肿块包膜完整,紧邻中肝静脉,右肝静脉显示不清(图1-10-1F)。

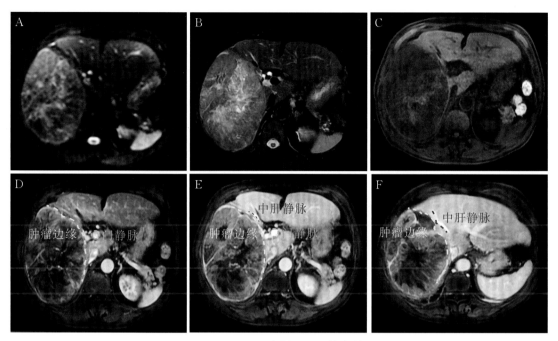

图1-10-1　入院增强MR检查结果

►▷ 术前管理

◆ 治疗决策

结合病史及入院检查结果,患者肝细胞癌诊断明确;肿瘤位于右半肝,体积巨大,门静脉、肝动脉及肝静脉系统未见肿瘤侵犯,直接手术切除需行右半肝切除术。但因肿瘤负荷巨大,紧邻中肝静脉,术后有高复发风险。经MDT讨论后,决定先行肝动脉栓塞化疗联合甲磺酸仑伐替尼胶囊(8mg,bid)及PD-1单抗(特瑞普利单抗,200mg,q3w)进行术前新辅助治疗,根据治疗效果决定手术时机。

术前新辅助疗效评估:术前经TACE(1次)、口服甲磺酸仑伐替尼胶囊(40天)及特瑞普利单抗注射(2个周期)治疗,治疗期间患者肝功能情况未见明显异常,患者甲胎蛋白水平由治疗前大于60000μg/L逐步降低至562μg/L(图1-10-2)。复查肝胆增强MR见肿瘤大小缩至14cm×10cm×10cm,内部强化明显减弱,病灶与中肝静脉距离较前增加(图1-10-3)。

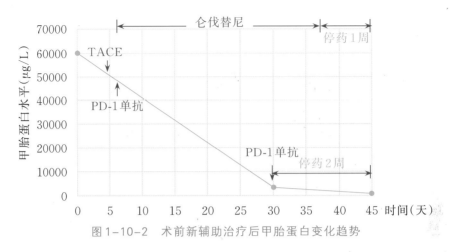

图1-10-2 术前新辅助治疗后甲胎蛋白变化趋势

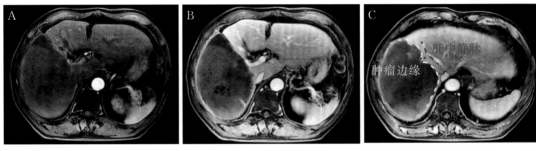

图1-10-3 术前新辅助治疗后肝胆增强MR检查结果

术前肝体积及肝功能评估：左半肝体积为714mL，标准肝体积为1228mL，残肝体积占标准肝体积的58.14%（图1-10-4）；ICGR15为3.2%。术前肝功能及残余肝体积评估符合行右半肝切除手术要求。

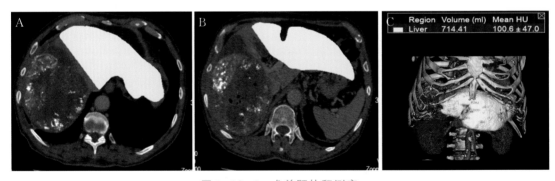

图1-10-4 术前肝体积测定

◆ **手术策略**

该例患者右肝巨大肿块，肝周韧带游离困难，介入治疗后肝周通常存在明显炎症粘连，拟行腹腔镜前入路右半肝切除术。

▶▷ 手术步骤

1.体位及Trocar孔布局(图1-10-5):患者取仰卧位,头高脚低(30°),右侧抬高(30°);用气腹针建立气腹,压力维持在12~14mmHg;操作者位于患者左侧,观察孔位于脐水平偏右1~2cm,主操作孔(12mm)位于剑突下腹正中线偏右1cm,副操作孔(5mm)位于主操作孔和观察孔连线中点外侧1cm左右;助手站于患者右侧,两个操作孔(5mm)分别位于右侧腋前线肋骨下缘水平及右侧锁骨中线脐上方2cm水平。

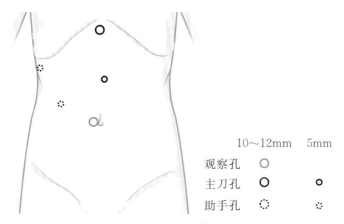

	10~12mm	5mm
观察孔	○	
主刀孔	○	○
助手孔	⊙	⊙

图1-10-5 Trocar孔布局示意

2.探查腹腔,排除肝内、腹腔及腹膜转移,结合术中荧光见右肝肿块呈明显绿染(图1-10-6A);常规切除胆囊,打开小网膜囊,预置第一肝门阻断带;鞘内法解剖第一肝门,分离右肝动脉,用Hem-o-lok夹夹闭后离断;肝动脉后方分离门静脉右支,丝线结扎后,AP402夹闭后离断门静脉右支(图1-10-6B);分离显露右肝管后,用Hem-o-lok夹夹闭后离断。

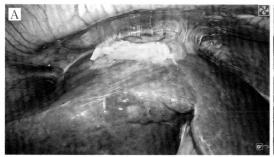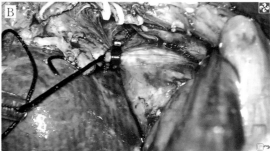

图1-10-6 腹腔探查及门静脉右支分离结扎

3.术中可见左右半肝间缺血分界线,分离右肝肿物与膈肌间粘连,应用术中超声及电凝刀标记中肝静脉在肝表面走行线;离断镰状韧带,直至第二肝门,分离显露右肝静脉及中肝静脉根部(图1-10-7A);用超声刀离断肝结肠韧带、肝肾韧带,从足侧向头侧分离肝后下腔静脉右侧软组织,夹闭并离断肝短静脉及右肝后下静脉,部分粗大的右肝后下静脉或肝短静脉予以丝线结扎后,进一步夹闭离断(图1-10-7B)。

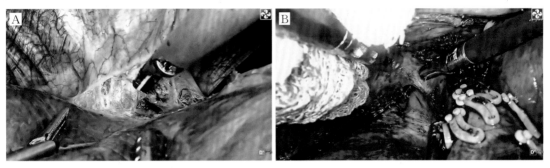

图1-10-7 第二肝门及第三肝门分离

4.用超声刀配合CUSA循中肝静脉在肝表面走行线离断肝实质,途中分别离断中肝静脉V段分支(图1-10-8A)及Ⅷ段分支(图1-10-8B);肝切除出血较多时,利用预置的肝门阻断带进行肝门阻断,减少出血。

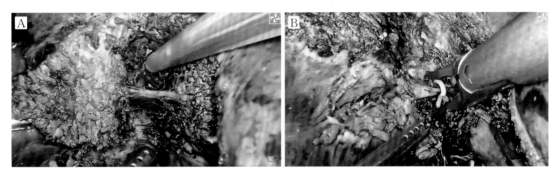

图1-10-8 中肝静脉分支分离及离断

5.于下腔静脉前方离断尾状叶,进一步向第二肝门分离(图1-10-9A);因肿块巨大,压迫右肝静脉,右肝静脉游离困难,游离过程中右肝静脉出现破口,术中缝合右肝静脉破口后,逐步夹闭并离断右肝静脉(图1-10-9B)。用超声刀离断右侧冠状韧带、右三角韧带,完整切除右半肝,扩大切口取出标本;冲洗创面,放置引流管。

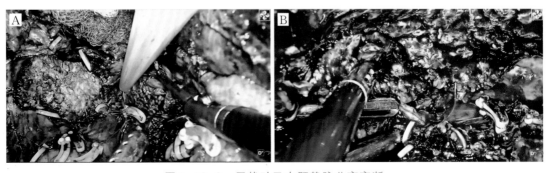

图1-10-9 尾状叶及右肝静脉分离离断

▶ ▷ 术后标本及病理

大体标本如图1-10-10所示。病理报告："右半肝肿物"凝固性坏死组织,可查见极小灶退变的肿瘤细胞(倾向于肝细胞癌),边缘脉管内见蓝染碘油样物,胆管上皮细胞轻度不典型,周边肝组织轻度慢性炎,符合肝细胞癌化疗后反应。

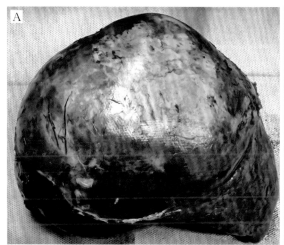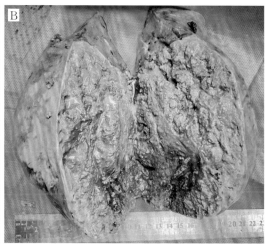

图1-10-10 术后标本大体照片

▶ ▷ 术后管理

术后常规第1天流质饮食,第2天半流质饮食,鼓励患者早期下床活动。

术后第1天、第3天及第5天动态监测血常规、肝功能、凝血功能指标未见明显异常;术后第3天复查腹部CT见腹腔内无明显积液,腹腔引流管引流量逐日减少;拔除腹腔引流管后,患者于术后第6天出院。

患者肿块体积巨大,考虑患者术后仍存在高复发风险,术后予以TACE治疗2次,联合口服仑伐替尼预防复发治疗。

▶ ▷ 前沿进展

1.对于微创手术经验丰富的肝胆外科医生而言,腹腔镜右半肝切除术已不存在技术瓶颈。随着手术经验的积累和器械发展,越来越多的巨大肿瘤得以在腹腔镜下完成切除。前入路右半肝切除术优先分离肝实质,离断血管后再进行周围韧带的游离,这样更加适合肝脏巨大肿物的切除,可以减少术中挤压造成的肿瘤细胞播散,符合无瘤原则,也可带来生存获益。腹腔镜由于独特的视角和放大作用,在解剖第三肝门时具有明显优势,可以降低开腹时先行离断肝实质后处理第三肝门而造成出血损伤的风险。对该例患者选择前入路右半肝切除的重要原因是肿块巨大,且术前接受TACE治疗,肿块与周围膈肌等粘连严重。尽管部分文献将肿瘤直径小于10cm列为腹腔镜右半肝切除的适应证,但由于前入路肝切除对于右肝巨大肿块具有独特优势,我们中心并未将肿瘤直径超过10cm作为腹腔镜右半肝切除的手术禁忌。需要指出的是,针对巨大肿瘤的腹腔镜肝切除手术需建立在手术经验积累丰富的基础上。

腹腔镜前入路肝切除术中存在大出血的风险。在肝实质离断过程中,本中心主要采用超声刀配合CUSA的操作手法,"小步快跑""考古手法"等操作精髓在多位肝脏外科专家的著述中均有论及。肝脏切除切记"慢就是快",避免大块钳夹。在右半肝切除过程中,由于右侧肝脏无法充分游离,肿块巨大导致操作空间较小,分离显露肝静脉难度较大,且出血风险较高,所以需合理利用缺血分界线、术中超声及荧光导航等技术手段,准确定位肝切面,降低出血风险。本例患者在右肝静脉分离过程中出现右肝静脉显露困难而撕裂出血,通过术者和助手的密切配合、麻醉师协同配合降低中心静脉压,顺利完成缝合止血及离断,这对术者的技术及心理要求较高。对于修补失败或者预计修补时间较长的患者,为了防止静脉壁破口进一步增大导致气栓,及时中转开腹进行修补也是明智且安全的处理方式。

2.肝癌的新辅助或转化治疗并不是一个全新的话题,但由于长久以来缺少有效的药物或标准治疗方案而未能广泛开展。

外科学不可切除肝癌主要是指患者全身情况不能耐受手术或消融治疗,或肝功能不能耐受或肝脏储备功能不足等。此类患者开展转化治疗基本无争议,条件允许均可接受以长期生存获益为目的,全身状况改善、病灶降期转化为导向的个体化转化治疗。

肿瘤学不可切除肝癌是指虽然手术或消融能够完整去除肿瘤,但不能改善预后。对这类患者的界定标准尚存争议,其考量的重点主要在于手术治疗能否为患者带来比非手术治疗(如局部治疗、系统治疗)更优的生存获益。对于这类患者是否需要进行新辅助或转化治疗,目前缺少高质量循证医学证据。

随着近年来靶向药物以及免疫治疗药物最新临床试验结果的不断公布,其对肝细胞癌的治疗效果逐渐获得认可。因此,越来越多的外科医生尝试在术前对该类患者进行新辅助或转化治疗。根据肝细胞癌转化治疗中国专家共识,建议对肝内病灶属于外科学可切除的Ⅱb、Ⅲa期肝细胞癌(主要是残余肝体积不足或者切缘不够定义为潜在可切除)进行以靶向和免疫治疗为基础结合其他治疗手段的新辅助或转化治疗;建议对伴有肝脏大血管侵犯或肝外转移的肝细胞癌(CNLC-Ⅲa和Ⅲb期及BCLC-C期)进行以靶向及免疫治疗为基础的转化治疗。

本例患者为CNLC-Ⅰb期,对于该期肝癌患者,首选以手术切除为主的外科治疗,但本例患者具有病灶巨大、紧邻中肝静脉,及肿瘤负荷大、切缘不足等肿瘤学特点,经过术前MDT讨论及患者家属充分知情同意,选择制定了TACE联合靶向、免疫药物的新辅助治疗方案。从影像学变化来看,本例患者病灶缩小、强化明显减弱、甲胎蛋白水平显著降低。术后病理报告提示病灶经过广泛取材后为完全坏死。因此,术前新辅助治疗在本例患者取得了良好的治疗效果。新辅助或转化治疗的难题在于只有部分患者能够通过术前转化或新辅助治疗获益,但我们依然缺乏有效的指标或评分体系在治疗前识别出可以获益的患者人群。对于新辅助或转化治疗是否能够改善患者长期生存期仍然有争议。正在进行的临床试验也以新辅助或转化治疗后的安全性和可切除性作为主要终点,与减少早期复发和提高生存率的最终目的尚有距离。但是随着临床试验的推进和临床经验的增加,相信靶向及免疫治疗时代肝细胞癌的新辅助或转化治疗会取得突破。

（窦常伟　张成武）

▶▷参考文献

[1]李广涛,房峰,陈平,等.腹腔镜前入路右半肝切除术的单中心规范化流程[J].中华肝胆外科杂志,2020,26(11):864-866.

[2]陈亚进,陈捷.腹腔镜右半肝切除术的技术要领——手术流程的标准化[J].中国实用外科杂志,2017,37(5):481-485.

[3]中国医疗保健国际交流促进会肝脏肿瘤分会,中国医学科学院北京协和医学院肿瘤医院消化道肿瘤多学科协作组.肝细胞癌新辅助及转化治疗中国专家共识[J].肝癌电子杂志,2022,9(1):23-28.

十一、荧光导航腹腔镜解剖性右肝后叶切除术

▶▷ 引 言

外科手术进入微创时代,肝脏微创外科也有了质的发展与提升,如今腹腔镜下半肝切除、左肝外叶切除等手术已经趋于成熟。但是,由于右肝后叶(Ⅵ、Ⅶ段)位置特殊,腹腔镜右肝后叶切除术显露困难,切除断面大,手术难度较其他肝叶切除术更大,导致一些只需要行右肝后叶切除的病例被迫行右半肝切除术或术中转开腹手术。除荧光显影外,超声刀及CUSA"双主刀"模式追踪肝静脉技术也是至关重要的。肝静脉主干在肝脏背侧,腹腔镜下能够提供很好的"尾背侧视角",使手术医师能轻松通过APR三角(右肝前叶肝蒂、右肝后叶肝蒂和右肝静脉之间的类三角区域)解剖显露右肝静脉,然后通过尾背侧途径追踪右肝静脉主干。腹腔镜解剖性右肝后叶切除术是难度较大的手术,熟练运用术前三维重建技术、术中超声技术、荧光导航技术及右肝静脉追踪技术,有助于完成标准的手术。

▶▷ 病情简介

患者,男性,65岁,因"体检发现肝占位16天"入院。患者16天前体检,腹部B超提示右肝肿物,恶性肿瘤可能。患者无不适主诉,平素无腹痛、腹胀,查体无阳性体征,当地医院建议进一步检查和治疗。患者遂至我院就诊,为进一步诊治收入院。患者既往乙肝病史30余年,规律口服阿德福韦、拉米夫定抗病毒治疗;糖尿病病史10余年,未予治疗。

▶▷ 入院实验室检查

血常规:白细胞计数 $3.84×10^9$/L,红细胞计数 $4.04×10^{12}$/L,血小板计数 $81×10^9$/L,血红蛋白 140g/L。

凝血功能:凝血酶原时间 11.5s,部分凝血活酶时间 27s。

肝功能:白蛋白38.1g/L,总胆红素16.4μmol/L,谷丙转氨酶21U/L,谷草转氨酶28U/L。

血清肿瘤标志物:甲胎蛋白214.8μg/L;糖类抗原19-9 38.1U/mL;癌胚抗原5.0mg/L;异常凝血酶原332mAu/mL。

乙肝相关检查:HBsAg(+),HBeAg(—),HBcAb(—)。HBV-DNA定量:2.1×10³U/mL。

▶▷ 入院影像学检查

肝胆增强MR:可见右肝S6~S7段包膜下团块影,大小约为56mm×36mm,DWI期呈高信号(图1-11-1A),T₁期低信号(图1-11-1B),T₂期高信号(图1-11-1C),动脉期肿块内部呈不均匀明显强化(图1-11-1D),静脉期(图1-11-1E)及延迟期(图1-11-1F)强化逐渐减弱。

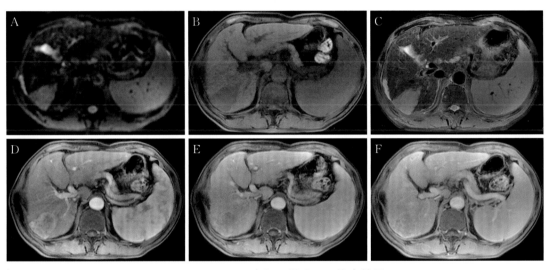

图1-11-1 入院肝胆增强MR检查结果

▶▷ 术前管理

◆ 治疗决策

结合病史及入院检查结果,患者既往有乙肝病史,肝胆增强MR提示右肝后叶占位,符合肝细胞癌"快进快出"典型影像学特点;肝内未见转移灶,无远处转移,首先考虑肝细胞癌,术前评估肿瘤分期CNLC Ⅰb期,肝功能Child-Pugh评分A级,ICGR15为9.5%,PS评分0分,其余检验检查未见手术禁忌,决定行腹腔镜右肝后叶切除术。

◆ 手术策略

该患者肿瘤位于右肝后叶,拟行腹腔镜解剖性右肝后叶切除术。术中患者取仰卧位,右侧腰背部垫高30°,配合术中体位调节和牵拉,更利于术区暴露。术前肝功能评估符合手术要求。

▶▷ 手术步骤

1.体位及Trocar孔布局(图1-11-2):患者取左侧倾斜仰卧位,右侧腰背部垫高30°,头高脚低30°;用气腹针建立气腹,压力维持在12~14mmHg;操作者位于患者左侧,观察孔位于脐水平偏右上3cm,主操作孔(12mm)位于剑突下腹正中线偏右1cm,副操作孔(5mm)位于主操作孔和观察孔连线中点外侧1cm左右;助手站于患者右侧,两个操作孔(5mm,5mm)分别位于右侧腋前线肋骨下缘水平及右侧锁骨中线肋缘下方4cm水平(可根据术中情况改为10mm或12mm)。

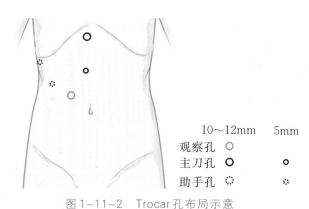

图1-11-2 Trocar孔布局示意

2.探查腹腔:腹腔内少量腹水,所见盆腔、腹膜、小肠、结肠及胃壁未及明显占位病变,肝脏呈中度肝硬化表现,右肝与周围结肠明显粘连,右肝S6~S7段肿块与膈肌轻度粘连,术中荧光导航下见右肝肿块明显绿染,结合术中超声检查见肿块紧邻右肝静脉分支;术中超声探查其余肝脏未见明显肿块及结节。

3.超声刀分离粘连,进一步显露肝脏及胆囊,游离出胆囊动脉及胆囊管后用Hem-o-lok夹夹闭离断,顺行切除胆囊(图1-11-3)。打开肝胃韧带,预置第一肝门阻断带(图1-11-4)。沿着Rouviere沟运用鞘内法逐一解剖并处理右肝后叶肝动脉、尾状叶门静脉分支及右肝后叶门静脉分支(结扎但暂不离断)(图1-11-5~图1-11-7)。此时观察可见右肝后叶缺血分界线(图1-11-8)。

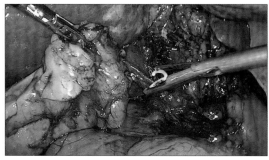

图1-11-3 顺行切除胆囊

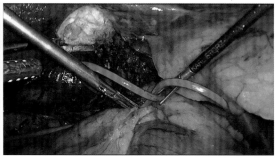

图1-11-4 预置肝门阻断带

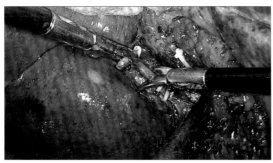

图1-11-5　解剖离断右肝后叶肝动脉

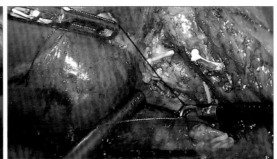

图1-11-6　处理尾状叶门静脉分支

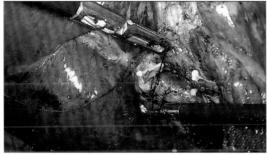

图1-11-7　结扎右肝后叶门静脉分支,暂不离断

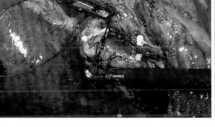

图1-11-8　右肝后叶缺血分界线

4.用超声刀分离右肝肝肾间隙筋膜及肝肾韧带,直至下腔静脉,显露下腔静脉,离断数支肝短静脉(图1-11-9)及右后下静脉后(图1-11-10),钝性游离右肝与肾上腺、下腔静脉之间粘连,游离肝周韧带(图1-11-11)。此时,从外周静脉注入1mL稀释的ICG溶液进行反染(25mg溶于100mL生理盐水),术中超声定位肿瘤(图1-11-12),术中超声定位右肝静脉和中肝静脉(图1-11-13),结合术中荧光导航定位肿瘤(图1-11-14)及术中ICG反染定位右肝后叶界限(图1-11-15),确定肝脏表面电凝预切线。沿预切线,从足侧往头侧,腹侧往背侧,用超声刀配合CUSA切开肝包膜,逐步解离肝实质及肝断面管道(图1-11-16)。

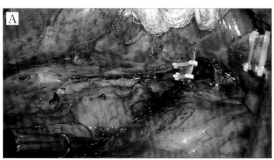

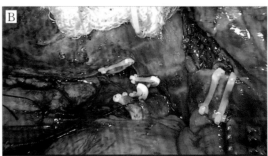

图1-11-9　处理肝短静脉

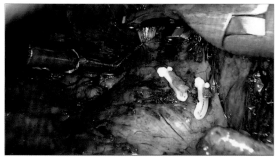

图 1-11-10　处理右后下静脉

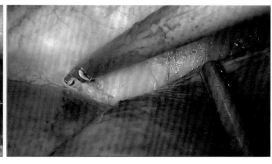

图 1-11-11　游离肝周韧带

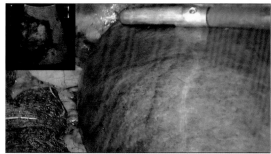

图 1-11-12　术中超声定位肿瘤

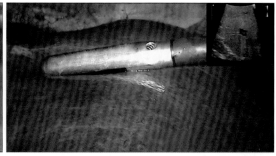

图 1-11-13　术中超声定位右肝静脉和中肝静脉

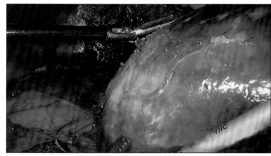

图 1-11-14　术中荧光导航定位肿瘤

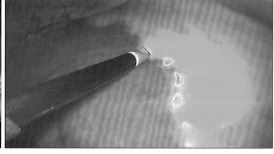

图 1-11-15　术中注射ICG反染定位右肝后叶界限

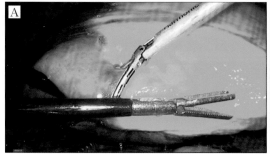

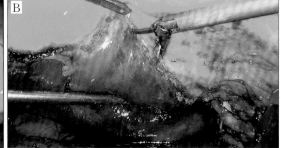

图 1-11-16　解离肝实质及肝断面管道

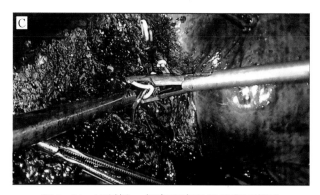

图 1-11-16（续）　解离肝实质及肝断面管道

　　5.肝实质逐渐劈开后,完整显露右肝后叶肝蒂,分别夹闭离断右肝后叶胆管及门静脉(图 1-11-17)。在右肝后叶肝蒂断端的上方找到右肝静脉,并以右肝静脉主干为方向,配合肝脏缺血分界线和荧光显影,以及肝后下腔静脉走行,进一步向第二肝门解剖,遇

右肝静脉分支予以 Hem-o-lok 夹夹闭或缝
扎(图 1-11-18～图 1-11-20),小筛孔出血用
少量强生可吸收止血纱覆盖止血,直至标
本完全离断(图 1-11-21)。切肝过程中采
用第一肝门血流阻断法,共 2 次,时间均为
10min,间隔 5min。取出标本,彻底检查创
面(图 1-11-22)并充分止血,冲洗腹腔,检
查无活动性出血,肝创面放置腹腔引流管
1 根,清点器械纱布无误后,逐层关腹。

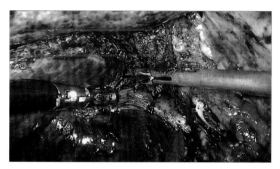

图 1-11-17　解剖离断右肝后叶胆管

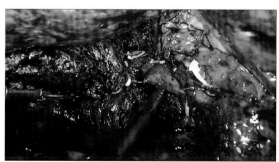

图 1-11-18　离断右肝后叶门静脉分支

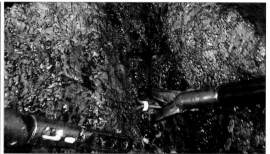

图 1-11-19　处理右肝静脉分支

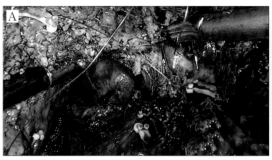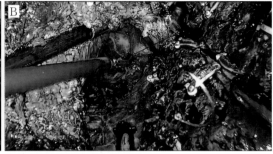

图1-11-20　沿右肝静脉主干游离,缝扎右肝静脉分支

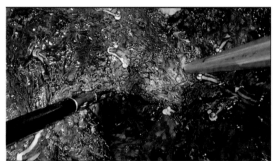

图1-11-21　继续解离肝实质

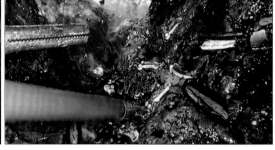

图1-11-22　术后肝脏创面

6.术后标本如图1-11-23所示。术后病理报告如下。大体观:肿瘤大小约为5.5cm×4.0cm×3.8cm,无包膜,结节型;镜下观:组织学类型为肝细胞癌(假腺管型、细梁型);组织学分级为肝细胞癌(Ⅱ级);无卫星灶;无肉眼脉管癌栓;镜下微血管侵犯(MVI)阳性,M_2;无胆管侵犯;无神经侵犯;切缘阴性;TNM分期(第8版AJCC)为$pT_2N_xM_x$。

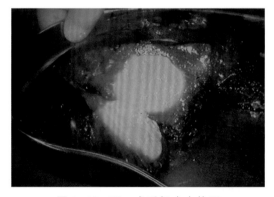

图1-11-23　术后标本大体照

▶▷术后管理

术后第1天予以糖尿病流质饮食,第2天予以糖尿病半流质饮食,鼓励患者早期下床活动。

术后第1天复查指标:白细胞计数$4.71×10^9/L$,血红蛋白113g/L,血小板计数$79×10^9/L$,C反应蛋白34.6mg/L,白蛋白29.9g/L,谷丙转氨酶161U/L,总胆红素31.3μmol/L,直接胆红素10.6μmol/L,凝血酶原时间14.9s。

术后第5天复查指标:白细胞计数$3.48×10^9/L$,血红蛋白105g/L,血小板计数$80×10^9/L$,C反应蛋白49.2mg/L,白蛋白31.3g/L,谷丙转氨酶76U/L,总胆红素25.7μmol/L,直接胆红素10.9μmol/L,凝血酶原时间13.3s。

术后第3天复查腹部CT见腹腔内少量积液、积气,腹腔引流管引流量逐日减少,于术后第4大拔除腹腔引流管。术后第6天,患者出院。

患者分期为CNLCⅠb期,但肿瘤最大直径大于5cm,伴有MVI阳性,存在复发高危因素,术后给予TACE治疗两次。

术后每隔3个月复查,主要指标有血常规、肿瘤标志物、异常凝血酶原、增强CT或MR。

▶▷病例点评

对于局限于肝S6和S7段的恶性肿瘤,腹腔镜右肝后叶切除术是很多中心的常规选择,但右肝后叶位置较深,暴露困难,一旦出血,很难控制;而且肝脏切除断面大,腹腔镜下解剖游离的切面较难把控,对术者及助手要求极高,是腹腔镜肝脏手术中比较困难的一种术式,需要术前详尽评估和规划,以及术中精准导航和精细操作。

合适的体位和合理的Trocar孔布局对于腹腔镜右肝后叶切除术是非常重要的。目前,本中心常用的体位为左侧倾斜的仰卧位,将右侧躯体垫高30°~45°,术中再通过手术床进一步调节手术体位,也可游离右肝后用水囊将右肝托起,或者采用悬吊方法将肝脏向左侧牵拉。既往文献中也有左侧90°卧位及左侧半俯卧位行腹腔镜右肝后叶切除术的报道,这种体位是为了在右膈下区域创造最大的操作空间,以更好地显露右肝静脉与下腔静脉,降低出血风险,但由于解剖位置翻转,对手术医生的肝脏解剖理解要求更高。手术操作过程中,主刀医生常站于患者左侧,常规为五孔法,Trocar孔布局建议整体向右上偏移,兼顾处理右肝后叶肝蒂和游离右肝静脉主干,助手操作孔有时需要经过肋间隙。

◆腹腔镜右肝后叶切除过程的技术要点和难点

1. 肝血流控制的选择:与大多数中心一样,本中心采用全肝阻断联合区域阻断方式。我们应用间断Pringle法阻断全肝入肝血流,先在肝十二指肠韧带预置血管阻断带,需要时阻断10~15min,然后间歇5min,阻断时间长短根据肝硬化程度、肝储备功能和术中实际情况等进行调整,一般不常规解剖右肝静脉根部进行出肝血流控制。右肝后叶切除的区域性阻断同样分为Glissonean鞘内法和鞘外法。鞘内法是本中心解剖右肝后叶Glissonean鞘的常用方法,分离血管较为确切,但稍复杂,有一定的技术难度,所需时间长,且血管损伤的风险大。鞘外法无须打开Glissonean鞘,只需沿Rouviere沟游离解剖出右肝后叶肝蒂,然后用大直角钳或金手指掏出,直接离断或者先用血管阻断钳夹闭控制血流即可,所需时间短,也降低了操作过程中发生门静脉损伤的风险,不过需准确找到Glissonean鞘与肝实质Laennec膜之间的间隙。不管采用哪种方法,Rouviere沟的解剖都是至关重要的。对于本例患者,我们采用了鞘内法,即分别处理右肝后叶的肝动脉支和门静脉支,在切除胆囊之后,沿胆囊动脉向Rouviere沟方向游离,显露右肝动脉主干以及其右前和右后分支,离断右后支动脉,然后在动脉的深部找到门静脉右支的右前和右后分叉处,游离出右后支门静脉进行结扎。在后续切肝过程中,完全暴露右肝后叶肝蒂后,再离断门静脉支和胆管支,以免因解剖变异而误伤。

2.切肝平面的确定:在腹腔镜右肝后叶切除术中,切肝平面的确定尤为重要。与左肝内叶和外叶不同,右肝前叶和后叶没有明显的分界线,在游离 Glissonean 鞘阻断区域性入肝血流后,肝表面形成的缺血分界线是确定切肝平面的一个标志。右肝静脉作为右肝前叶与后叶的解剖学分界,是我们确定右肝后叶切除平面的另一个重要标志。因此,右肝静脉的寻找和全程显露是至关重要的。循肝静脉进行解剖性肝切除主要有两种手术入路,分别是头侧入路和足侧入路。部分专家采用头侧入路,先解剖第二肝门暴露右肝静脉根部,然后沿右肝静脉向足侧和腹侧分离。大多数中心(包括我们中心)常规采用足侧入路,先寻找右肝静脉起始部,然后沿右肝静脉主干方向,向头侧第二肝门解剖。在此过程中,术中超声是确定肝静脉走行的常用方法。此外,ICG 荧光显影除能直观地显示肿瘤病灶并确定肿瘤切缘外,还可以通过反染法定位右肝后叶界线,协助确定肝切线,这是我们确定右肝后叶切除平面的一个重要方法。在本例患者的手术中,我们先用超声定位右肝静脉,配合肝脏缺血分界线和荧光反染显影,以及背侧的肝后下腔静脉,共同确定切肝平面,找到并循右肝静脉主干,从足侧向头侧逐步完成右肝后叶切除。

3.出血的观察和处理:切肝过程中主要采用超声刀,小口快进,有时配合使用CUSA;肝创面止血可用双极电凝,遇右肝静脉小分支直接用超声刀离断,稍大的分支予以 Hem-o-lok 夹夹闭,避免牵拉形成大筛孔造成出血和气栓,筛孔出血用 4-0 Prolene 线缝合,或用小块可吸收止血纱覆盖止血。肝脏标本离断前需维持低中心静脉压,减少输液;标本离断后,回升中心静脉压,观察创面有无渗血并彻底止血。

腹腔镜解剖性右肝后叶切除术切口小、出血少、术后恢复快,在一些大的医疗中心已经成为右肝后叶肿瘤切除的常规术式,但仍有一些挑战性,尤其是肿瘤较大或者靠近重要血管等时,需进一步克服解剖的不利因素,严格把握手术指征,优化手术策略和流程,以确保手术安全。

(刘军伟　卢　毅)

▶▷ 参考文献

[1]陈亚进,陈捷.腹腔镜肝右后区切除术解剖基础及手术思路[J].中国实用外科杂志,2018,38(4):372-375.

[2]李相成,骆晨欢,孙瑜,等.腹腔镜肝右后区切除术的关键技术与策略[J].中华普外科手术学杂志(电子版),2019,13(3):224-227.

[3]肖永刚,张吉祥,王宏光,等.基于右肝前叶肝蒂、右肝后叶肝蒂和右肝静脉之间类三角区域的 Glissonean 蒂入路在腹腔镜解剖性右侧肝段切除术中的应用[J].中华肝胆外科杂志,2022,28(8):592-596.

[4]吴一飞,尹新民.腹腔镜解剖性肝右后叶切除关键技术[J].中华肝脏外科手术学电子杂志,2022,11(6):548-550.

十二、腹腔镜右肝前叶切除术

▶▷ 引 言

　　右肝前叶包括S5段和S8段,此部位的肿瘤解剖位置特殊,手术难度高。既往对右肝前叶肿瘤常采用右半肝切除术,牺牲了大量正常的肝实质,增加了手术创伤和术后肝衰竭的发生。随着腹腔镜手术技术的发展,腹腔镜右肝前叶切除在临床上也逐步开展,但仍具有一定的难度,包括右肝前叶肝蒂的暴露、断肝平面的确定、两个肝脏断面的出血控制、肝左叶及右肝后叶流入流出道的完整性等,都是右肝前叶切除术的难点。

▶▷ 病情简介

　　患者,女性,69岁,因"发现肝占位20余天"入院。患者20天前常规体检行上腹部增强CT:右肝前叶占位,肿瘤性病变待排。患者无腹痛、腹胀,无恶心、呕吐,无肤黄、目黄等不适。现为求进一步手术治疗,收入我科。患者既往有慢性乙肝病史20年,口服恩替卡韦治疗5年余。

▶▷ 入院实验室检查

　　血常规:白细胞计数$6.86×10^9$/L,红细胞计数$4.19×10^{12}$/L,血小板计数$126×10^9$/L,血红蛋白126g/L。

　　凝血功能:凝血酶原时间11.1s,部分凝血活酶时间28.2s。

　　肝功能:白蛋白42.7g/L,总胆红素11.1mmol/L,谷丙转氨酶116U/L,谷草转氨酶45U/L。

　　血清肿瘤标志物:甲胎蛋白1.9μg/L,糖类抗原19-9 5.1U/mL;癌胚抗原2.7μg/L,异常凝血酶原740.06mAu/mL。

　　肝炎相关检查:HBsAg(+)。HBV-DNA定量:低于最低检测限。

▶▷ 入院影像学检查

　　肝胆增强 MR：可见右肝前叶肿物，大小约为 3.7cm×2.0cm，DWI 期弥散受限（图 1-12-1A），T_2 期高信号（图 1-12-1B），动脉期肿块明显强化（图 1-12-1C），静脉期强化程度减退，程度低于周围肝实质（图 1-12-1D）；肿块边缘可见动脉穿行。

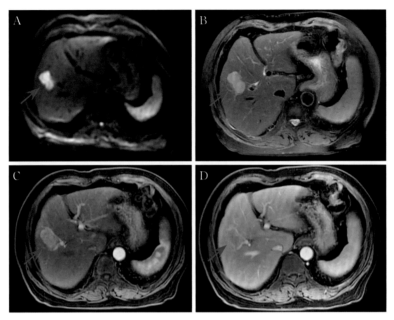

图 1-12-1　入院肝胆增强 MR 检查结果

▶▷ 术前管理

◆ 治疗决策

　　患者有慢性乙肝病史，影像学检查提示肝恶性肿瘤。肿瘤位于右肝前叶，门静脉、肝动脉及肝静脉系统未见肿瘤侵犯，其他部位未见明显转移灶。患者术前肝功能评估 Child-Pugh 分级为 A 级，ICGR15 为 2.7%，PS 评分 0 分，无明显手术禁忌，可行腹腔镜下右肝前叶切除术。

▶▷ 手术步骤

　　1.体位及 Trocar 孔布局（图 1-12-2）：患者取左侧卧位；用气腹针建立气腹，压力维持在 12～14mmHg；主刀者位于患者左侧，观察孔位于脐水平偏右 1～2cm，主操作孔（12mm）位于剑突下腹正中线偏右 1cm，副操作孔（5mm）位于主操作孔与脐部连线中点；第一助手站于患者右侧，两个助手孔分别位于右侧腋前线肋骨下缘（5mm）和右侧锁骨中线脐上方 3～4cm（5mm 或 10mm）。

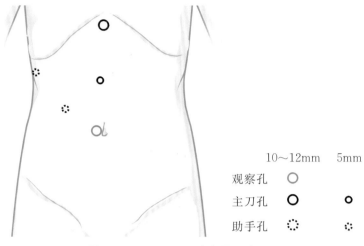

10~12mm 5mm
观察孔 ○
主刀孔 ○ ○
助手孔 ○ ○

图1-12-2 Trocar孔布局示意

2.显露右肝前叶肝蒂:探查腹腔,腹腔内无腹水,所见盆腔、腹膜、小肠、结肠及胃壁
未及明显占位病变;术中B超提示肿块位于右肝前叶,大小约为4.0cm×2.0cm,根据术前影像学及术中超声结果,遂决定行腹腔镜右肝前叶切除术。解剖第一肝门,打开Winslow孔,预置第一肝门阻断带(图1-12-3),常规切除胆囊(图1-12-4)。降低肝门板,沿肝门板离断肝实质,用鞘外解剖法显露右肝前叶肝蒂,丝线结扎后用血管阻断钳夹闭右肝前叶肝蒂(图1-12-5)。

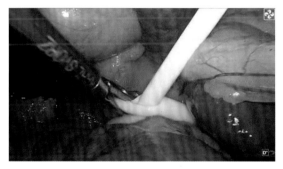

图1-12-3 解剖肝十二指肠韧带、第一肝门,打开Winslow孔,预置肝门阻断带

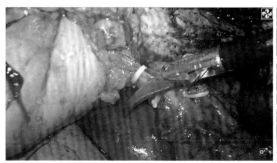

图1-12-4 切除胆囊

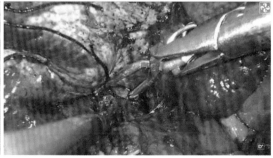

图1-12-5 分离右前肝蒂,丝线结扎后予以血管阻断钳阻断

3.确定断肝平面:离断肝圆韧带、镰状韧带、三角韧带、冠状韧带,充分游离右肝(图1-12-6~图1-12-9)。在右肝前叶血管阻断后,根据肝脏缺血分界线、荧光导航及术中B超定位肿瘤边界、中肝静脉及右肝静脉,在肝脏表面用电刀标记预切线(图1-12-10~图1-12-12)。

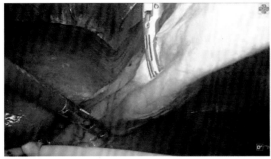

图1-12-6　离断肝圆韧带

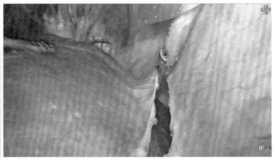

图1-12-7　离断镰状韧带

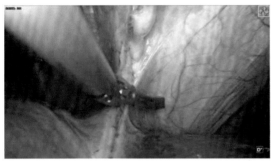

图1-12-8　离断冠状韧带

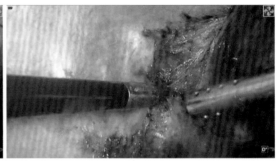

图1-12-9　离断右三角韧带,充分游离右肝

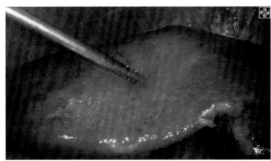

图1-12-10　术中荧光导航显露肿瘤位置及边界

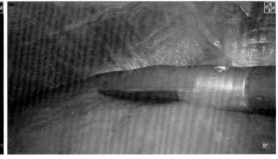

图1-12-11　B超定位肿瘤位置及边界,
定位肝中静脉及右肝静脉

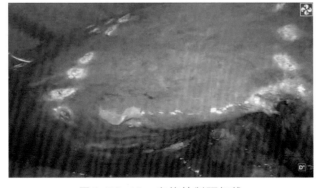

图1-12-12　电钩绘制预切线

4.离断肝实质:用超声刀沿肝 S4 段与 S5 段间预切线切开肝实质,从足侧循中肝静脉主干向第二肝门方向切除肿瘤至肿瘤上界(图 1-12-13),切除过程中依次夹闭并离断腹侧支 V5v(图 1-12-14)及 V8v(图 1-12-15)。将肿块向右翻开,暴露右肝前叶肝蒂,直角分离右肝前叶肝蒂及 S5 段、S8 段 Glissonean 鞘,轻提肿块,暴露右前 S5 段、S8 段 Glissonean 鞘,予 Endo-GIA 30mm 直线切割闭合器分别离断 S5 段、S8 段肝蒂(图 1-12-16~图 1-12-17),超声刀沿肝 S5 段、S6 段预切线切开肝实质(图 1-12-18),沿右肝静脉边界向第二肝门方向切除肿瘤至肿瘤上界,直至与左侧切除边界汇合,切除过程中依次夹闭并离断背侧支 V5d(图 1-12-19)及 V8d(图 1-12-20)。

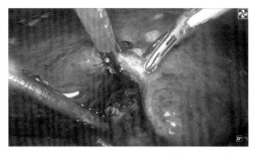

图 1-12-13 超声刀沿肝 S4 段与 S5 段间预切线肿瘤左侧边界切开肝实质

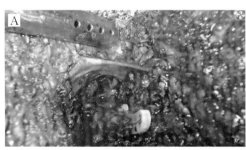
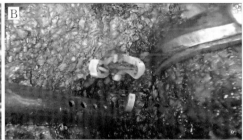

图 1-12-14 离断 V5v

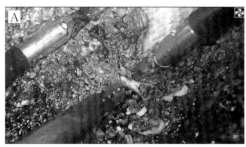
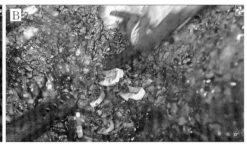

图 1-12-15 离断 V8v

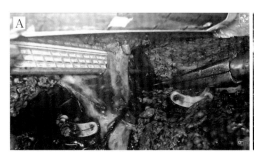
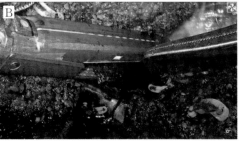

图 1-12-16 Endo-GIA 直线切割闭合器离断 S8 段肝蒂

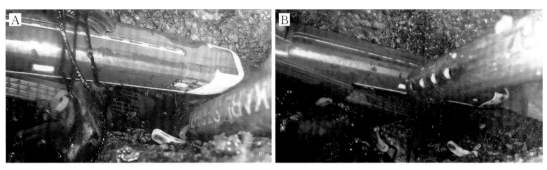

图 1-12-17　Endo-GIA直线切割闭合器离断肝 S5 段肝蒂

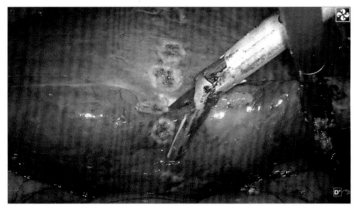

图 1-12-18　超声刀沿肝 S5 段、S6 段预切线肿瘤右侧边界切开肝实质

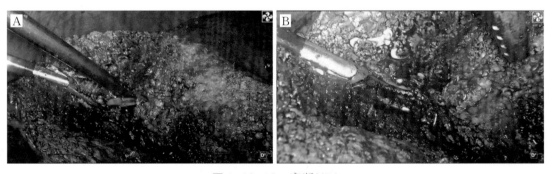

图 1-12-19　离断 V5d

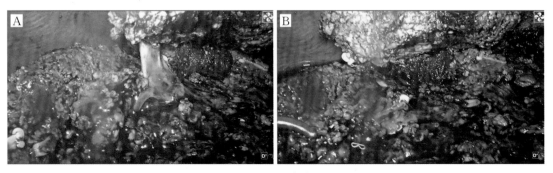

图 1-12-20　离断 V8d

5.创面处理:将切除标本置入标本袋中经脐周孔扩大后取出。肝脏创面彻底止血,冲洗腹腔,检查无活动性出血,在肝创面放置1根腹腔引流管。放置可吸收止血纱一片(图1-12-21),清点器械、纱布无误后,逐层关腹。

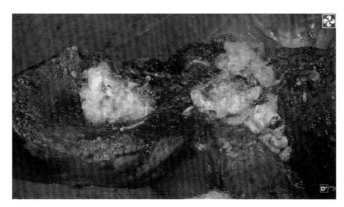

图1-12-21　肝脏创面

6.术后病理:"肝细胞癌",大小约为3.5cm×3.0cm×3.0cm,包膜无,中-低分化,镜下微血管侵犯(M_1),切缘阴性,无胆管、神经侵犯,切缘阴性,TNM分期(第8版AJCC)为$T_{1b}N_0M_0$。

▶▷术后管理

1.术后患者常规予以护肝补液、预防感染、利尿等对症支持治疗。

2.术后第1天、第3天、第5天、第7天复查血常规、生化、凝血功能等指标,第7天肝功能基本恢复正常。

3.术后鼓励患者呼吸锻炼,早期下床活动。

4.术后第1天,进流质饮食,拔除尿管,下床活动;术后第2天,进半流质饮食;术后第3天,复查双下肢静脉B超,未见明显血栓形成,复查胸腹部CT,腹腔和肝周未见明显积液,拔除腹腔引流管,胸腔积液伴肺不张予以胸腔穿刺引流;术后第5天,拔除胸腔引流管;术后第8天,患者出院。

5.患者肝细胞癌诊断明确,右肝前叶肿瘤,肿块大小约为3.5cm×3.0cm×3.0cm,MVI(+),术后行预防性TACE治疗一次,定期复查,随访3年无复发征象。

▶▷病例点评和技术要点

右肝前叶是各肝叶中体积最大的,包括S5段和S8段,比邻右肝后叶及左肝内叶。对于右肝前叶的肿瘤,由于右肝前叶的管道变异较多、右肝前叶的肝蒂暴露困难或术中易损伤右肝后叶肝蒂,既往常采用右半肝切除手术治疗策略,这牺牲了大部分正常的肝实质,增加了术后患者肝功能衰竭的发生。

◆ 右肝前叶切除的主要难点

1.术中肝蒂暴露的关键是右肝前叶肝蒂的显露处理,门静脉右前支的解剖变异。其解剖分型常为规则型(Ⅰ型,门静脉主干发出左、右支)、左中右型(Ⅱ型,门静脉主干发出左、中、右三支分支)、左右型(Ⅲ型,门静脉右支主干发出均一的3～4分支,分别供应S5、S6、S7、S8段)和特殊型(Ⅳ型,无规则的肝叶或肝段分支)。其中,规则型和左中右型分别占41.7%和47.3%。对右肝前叶肝蒂的暴露有鞘内解剖法及鞘外解剖法。鞘外解剖法常规先切除胆囊,打开右前支Glissonean鞘外两侧的部分肝实质后,以直角从一侧进入肝实质2cm左右后从另一侧探出,暴露右肝前叶肝蒂,规则型及左中右型可使用鞘外解剖的方法,但部分规则型右肝前叶肝蒂较长,深入肝实质内,需在胆囊床投影处切开肝实质2cm,再掏出S5段及S8段肝蒂,此法适用于肿瘤距离右前支发出部较远的患者。对于左右型及特殊型,常规鞘外解剖法无法暴露右肝前叶肝蒂,需行鞘内解剖法,常规打开右前Glissonean鞘,分别离断动脉、胆管及门静脉,适用于肿瘤距离右前支发出部较近的患者。近年来,随着Laennec膜的兴起,发现Glissonean鞘与Laennec膜存在潜在的间隙,腹腔镜下常采用鞘外解剖的方式显露右肝前叶肝蒂。

2.断肝平面的确定:右肝前叶的血供主要来自右肝前叶肝蒂,但也存在S4段及部分右肝后叶肝蒂分支同时供应右肝前叶的情况,阻断右肝前叶肝蒂后,可能出现右肝前叶缺血分界线不明显的情况。此外,右肝前叶肝蒂同样可能存在供应右后及S4段的分支,阻断右肝前叶肝蒂后,可能出现缺血范围扩大的情况。对此,有报道称可通过阻断右肝后叶肝蒂,根据右肝后叶缺血分界线反向确定右肝前叶右肝后叶分界。此外,还有多种方法可以辅助确定术后断肝平面,包括:借助三维重建发现右肝前叶门静脉及肝静脉的分布变异;术中B超定位中肝静脉及右肝静脉;术中荧光进行正染或反染以确定切断肝平面。对本例患者即结合术中B超及荧光确定肿瘤边界。

3.两肝断面出血、胆漏的处理:完整切除右肝前叶后,肝脏创面巨大,可出现洼地样外观,左侧断面为中肝静脉,右侧断面为右肝静脉,底部为下腔静脉右侧,需采用双极电凝确切止血。对于肝蒂出血,可采用Pringle阻断法;对于肝静脉出血,需配合麻醉降低中心静脉压($3cmH_2O$左右);对于活动性出血及肝静脉上较大的裂孔及胆漏,可用5-0 Prolene线缝合;创面可使用可吸收止血纱覆盖,降低出血风险。

4.左叶及右肝后叶流入流出道的完整性:由于右前管道变异较多,易损伤比邻管道,所以肝实质离断时可遵循"从左至右、从腹侧到背侧、从足侧到头侧"的原则,因其符合腹腔镜从足侧向头侧的视野及传统开腹手术的操作习惯,采用超声刀小口钳夹,逐一蚕食。左侧切缘依靠术中B超定位中肝静脉后全程显露,循中肝静脉足侧入路至第二肝门;右侧同样需定位右肝静脉后全程显露,避免右肝静脉损伤,部分患者右肝静脉较细,需警惕副右肝静脉直接汇入下腔静脉的情况,术中仔细分辨防止损伤。

◆ 右肝前叶切除的要点

肝脏断面应显露腔静脉窝、中肝静脉、右肝静脉主干以及右肝前叶肝蒂断端。

◆右肝前叶切除的主要操作步骤

1.沿肝圆韧带解剖至第二肝门,显露中肝静脉、右肝静脉根部以及腔静脉窝,游离右肝。

2.切除胆囊,解剖右肝前叶肝蒂并预阻断,获取缺血分界线。

3.沿左侧缺血分界线或半肝线(缺血分界线不明显时),循中肝静脉劈肝至第二肝门。

4.头侧入路沿右肝静脉走行向足侧离断肝实质;或从足侧沿右侧缺血分界线离断肝实质,寻及右肝静脉分支,沿右肝静脉走行离断肝实质。

5.充分暴露右肝前叶肝蒂,使用直线切割闭合器或直接结扎右肝前叶肝蒂。

6.继续离断肝实质直至右肝前叶完整切除。

虽然腹腔镜右肝前叶切除术已在临床逐步开展,但其手术难度较大,术式尚未标准化,仍然需要大量探索和实践,进一步优化手术流程,提高手术安全性。

（肖遵强　张成武）

▶▷参考文献

[1]胡雄伟,雷光林,王森,等.Laennec膜入路机器人肝右前叶(S5/8段)切除术[J].中华普外科手术学杂志(电子版),2022,16(6):604.

[2]王峰杰,陈焕伟,邓斐文,等.腹腔镜优先Glisson鞘外阻断肝右前叶切除术治疗肝细胞癌[J].中华肝脏外科手术学电子杂志,2021,10(3):322-325.

[3]刘巧云,马心逸,喻智勇,等.肝右前叶Glisson系统的解剖结构特点及其临床意义[J].中国临床解剖学杂志,2015,33(2):121-125.

[4]魏复群,曾永毅.应用术中荧光成像指导肝右前叶切除术[J].中华外科杂志,2019,57(3):175.

十三、荧光导航腹腔镜前入路肝中叶切除术

►▷ 引　言

肝中叶包括S4、S5、S8段，位于第一、二肝门之间。在规则性肝切除手术中，肝中叶因比邻门静脉、下腔静脉及各肝门等重要解剖结构，解剖位置特殊，肝切除创面最大，需处理的血管及胆管关系更为复杂，技术难度高、风险大，曾被认为是肝切除手术中的"禁区"。过去常采用扩大左半肝或右半肝切除术治疗肝中叶肝癌，而肝硬化患者往往因肝功能储备不足而难以承受此种大范围肝切除术。并且在腹腔镜下完成肝中叶切除术更是极具挑战性，尤其是该部位的巨大肿瘤，第一、二肝门往往被肿瘤挤压移位甚至发生浸润，手术难度更大。随着肝脏外科技术的不断提高和改进，肝中叶巨大肿瘤的手术切除已不鲜见。同时，在腹腔镜的放大作用下，术者可准确识别及处理肝断面的血管及胆管，降低创面出血及胆漏的风险。

►▷ 病情简介

患者，男性，70岁，因"甲胎蛋白升高，检查发现右肝占位3天"入院。患者3天前于当地医院体检时查出甲胎蛋白398.72ng/mL，腹部超声提示右肝不均匀低回声团，直径约8.5cm。为进一步诊治，收入我科。患者既往有乙肝病史约30年，口服恩替卡韦治疗；高血压病史约4年，口服苯磺酸氨氯地平治疗。

►▷ 入院实验室检查

血常规：白细胞计数$5.44×10^9$/L，红细胞计数$5.16×10^{12}$/L，血小板计数$130×10^9$/L，血红蛋白151g/L。

凝血功能：凝血酶原时间10.5s，部分凝血活酶时间23.0s。

肝功能：白蛋白37.4g/L，总胆红素10.2μmol/L，谷丙转氨酶19U/L，谷草转氨酶33U/L。

血清肿瘤标志物：甲胎蛋白450.7μg/L。

▶▷入院影像学检查

　　肝胆增强MR：可见一巨大肿物位于S4段与S5段、S8段交界处，大小约为7.2cm×6.5cm×7.0cm，肿块包膜完整，部分突出肝脏表面，DWI期弥散受限（图1-13-1A），T_1平扫期稍低信号（图1-13-1B），T_2期稍高信号（图1-13-1C），动脉期肿块内部呈不均匀强化（图1-13-1D），门静脉期强化减弱（图1-13-1E），延迟期可见假包膜强化（图1-13-1F），呈"快进快出"表现。

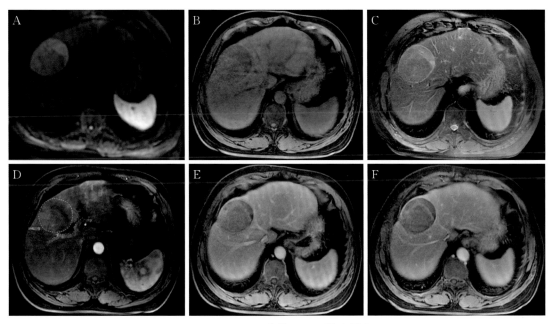

图1-13-1　入院增强MR检查结果

▶▷术前管理

◆治疗决策

　　结合病史及入院检查结果，患者肝细胞癌诊断明确，肿瘤位于肝中叶，体积巨大，肿瘤左侧贴近门静脉矢状部，同时侵犯门静脉右前支，紧贴胆囊后壁，向下靠近左右肝管交叉处，需行肝中叶切除术。

◆术前肝功能评估

　　ICGR15为6.5%。术前肝功能及残余肝体积评估符合行腹腔镜肝中叶切除手术要求。

◆手术策略

　　该患者经检查明确为肝中叶巨大肿块，解剖位置特殊，肝切除术后创面大，需处理的血管及胆管关系更为复杂，拟行荧光导航前入路腹腔镜下肝中叶切除术。

▶▷ 手术步骤

1.体位及 Trocar 孔布局(图 1-13-2):患者取仰卧位,头高脚低(30°);用气腹针建立气腹,压力维持在 12~14mmHg;操作者位于患者左侧,观察孔位于脐右侧 1~2cm,主操作孔(12mm)位于左侧锁骨中线肋弓下缘水平,副操作孔(5mm)位于主操作孔与脐部连线中点;助手站于患者右侧,两个操作孔(5mm)分别位于右侧腋前线肋骨下缘水平及右侧锁骨中线脐上方 2cm 水平。

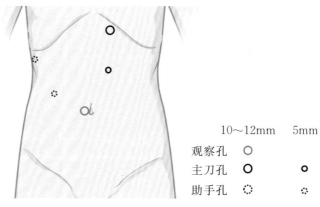

	10~12mm	5mm
观察孔	○	
主刀孔	●	○
助手孔	⊙	⊙

图 1-13-2 Trocar 孔布局示意

2.探查腹腔,排除肝内、腹腔及腹膜转移,结合术中荧光见肝中叶肿块呈明显绿染(图 1-13-3);常规顺行切除胆囊,打开小网膜囊,预置第一肝门阻断带(图 1-13-4);离断肝圆韧带和镰状韧带直至第二肝门,分离显露右肝静脉及中肝静脉根部;游离右半肝,用超声刀离断肝结肠韧带、肝肾韧带,从足侧向头侧分离肝后下腔静脉前方软组织,途中分别游离出数支肝短静脉予以 Hem-o-lok 夹夹闭离断,显露肝后下腔静脉。

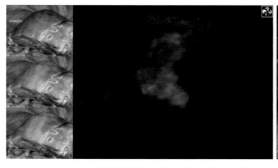

图 1-13-3 腹腔探查及术中荧光显像定位

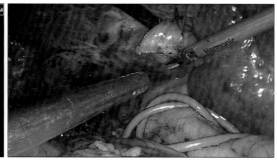

图 1-13-4 预置肝门阻断带

3.术中 B 超及荧光显影定位肿瘤边界(图 1-13-5),解剖第一肝门,显露肝门板,游离出右肝前叶肝蒂,用血管阻断夹夹闭后(图 1-13-6)可见右肝前叶缺血分界线,用电刀沿缺血分界线画出预切标识线(图 1-13-7)。

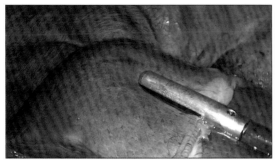

图1-13-5 术中超声定位肿瘤边界及矢状部

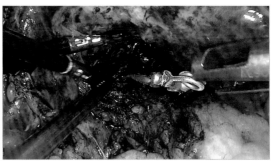

图1-13-6 游离并阻断右肝前叶肝蒂

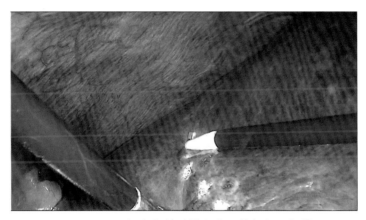

图1-13-7 沿右肝前叶缺血分界线标记预切线

4.离断肝实质。在肝镰状韧带右侧,用超声刀配合CUSA距矢状部右侧缘逐步离断肝实质(图1-13-8),途中分别游离出矢状部发出至肝S4段分支的Glissonean鞘,予以Hem-o-lok夹夹闭离断(图1-13-9),即可出现左侧肝切除面的缺血分界线。在左侧界面发现叶间裂静脉,予以完整保留。充分显露并保护左肝管,夹闭并切断左肝内叶胆管(图1-13-10);头侧至肝中、左肝静脉起始部,保护左肝静脉,用Hem-o-lok夹夹闭离断中肝静脉(图1-13-11),背侧至下腔静脉的左前壁;此时沿下腔静脉紧贴血管前壁向右侧推进。双重Hem-o-lok夹夹闭离断右肝前叶肝蒂(图1-13-12),荧光显像定位S8段边界(图1-13-13),从右肝静脉的根部循右肝静脉及其分支走向,配合术中超声逐步剔除肝组织(图1-13-14),直至右肝静脉全程显露,从而完整切除肝中叶标本(图1-13-15)。术中行Pringle法全肝血流阻断2次,每次阻断15min,松开5min,总计阻断30min。脐下切口扩大后取出肝中叶及胆囊标本;肝创面仔细止血,冲洗创面,见剩余肝脏血供良好,肝创面放置引流管1根。

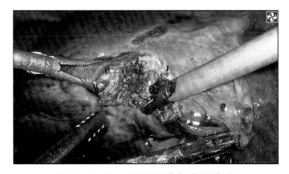

图1-13-8 沿预切线解离肝实质

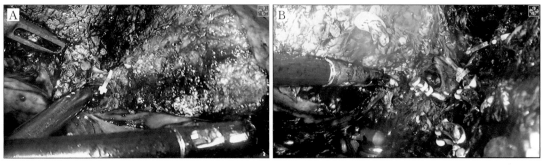

图1-13-9　游离并离断数支矢状部发出至肝S4段的分支

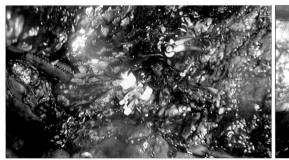

图1-13-10　游离并离断左肝内叶胆管

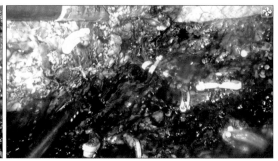

图1-13-11　游离并离断中肝静脉

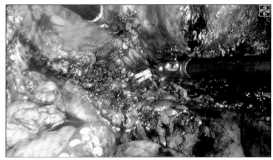

图1-13-12　离断右肝前叶肝蒂

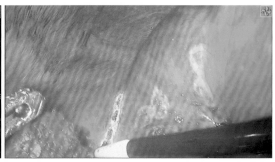

图1-13-13　术中荧光显像定位S8段边界

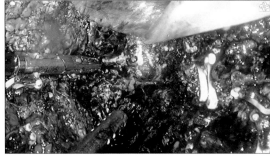

图1-13-14　循右肝静脉走向逐步剔除肝组织

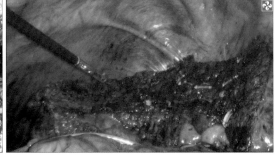

图1-13-15　术后肝脏创面

5.术后标本大体观:肿瘤大小约为8cm×6cm×5cm,有包膜,巨块型。镜下观:组织学类型为肝细胞癌(粗梁型、细梁型、假腺管型);组织学分级为肝细胞癌(Ⅱ级);无卫星灶;无肉眼脉管癌栓;镜下微血管侵犯(MVI)有,2个;无胆管侵犯;无神经侵犯;切缘阴性;TNM分期(第8版AJCC)为$pT_2N_xM_x$。

▶▷术后管理

1.术后第1天予以流质饮食,第3天予以半流质饮食,鼓励患者早期下床活动。

2.术后第1天复查指标:白细胞计数$6.88×10^9$/L,血红蛋白137g/L,血小板计数$111×10^9$/L,C反应蛋白44.1mg/L,白蛋白30.7g/L,谷丙转氨酶223U/L,谷草转氨酶290U/L,总胆红素25.0μmol/L,直接胆红素7.7μmol/L,凝血酶原时间11.8s;术后第3天复查指标:白细胞计数$6.21×10^9$/L,血红蛋白142g/L,血小板计数$109×10^9$/L,C反应蛋白89.9mg/L,白蛋白33.1g/L,谷丙转氨酶171U/L,谷草转氨酶84U/L,总胆红素27.8μmol/L,直接胆红素8.0μmol/L,凝血酶原时间11.7s;术后第6天复查指标:白细胞计数$6.23×10^9$/L,血红蛋白130g/L,血小板计数$133×10^9$/L,C反应蛋白24.2mg/L,白蛋白35.2g/L,谷丙转氨酶62U/L,谷草转氨酶30U/L,总胆红素14.2μmol/L,直接胆红素3.3μmol/L,凝血酶原时间11.6s。

3.术后第2天,复查腹部CT见腹腔内少量渗出、积液,腹腔引流管引流量逐日减少;术后第4天,拔除腹腔引流管;术后第6天,患者出院。

4.患者肿块体积巨大,考虑术后仍存在高复发风险,术后予以TACE治疗2次。

▶▷病例点评

中央型肝癌一般指以肝后下腔静脉为轴心,主要位于左肝内叶、右肝前叶和尾状叶(Ⅳ、Ⅴ、Ⅷ、Ⅰ段)的肝癌。这类肝癌较巨大时往往向下累及肝蒂(第一肝门)、向上累及主肝静脉根部(第二肝门)、向后累及下腔静脉(第三肝门),其特点是同时累及3个肝门,包括压迫、推移、包裹肝门结构。既往常采用(扩大)左右半肝切除的方式治疗肝中叶肿瘤,切肝量占60%~85%。而在我国,80%的肝癌患者合并不同程度的肝硬化,保留足够的残肝体积对于预防术后肝衰竭具有重要意义。采用肝中叶切除的方法,不仅可完整切除肿瘤、不增加肿瘤复发率,而且比扩大肝切除术能保留35%以上的功能肝组织及完整的残余肝脏出入管道结构,从而降低术后肝衰竭的发生率。但腹腔镜肝中叶切除术操作复杂,需保留残肝管道结构,有2个手术切面,术中易漏扎小胆管或损伤胆管,加之左右肝管汇合部裸露,使得肝中叶切除术后胆漏的发生率较高。因此,术中精细操作,妥善处理创面,妥当固定残肝,防止残肝管道扭曲,避免胆管压力增高,利于降低胆漏的发生率。有学者报道,经胆囊管注入亚甲蓝或荧光造影可及时发现并处理胆漏,降低术后胆漏的发生率。

解剖第一肝门从切除胆囊开始,然后沿肝总管向上解剖肝门板,了解左、右肝蒂受累程度。在解剖时常常会遇到许多侧支小静脉,必须逐一结扎、切断,否则会不停渗血使术野不清晰而易发生误伤。由于受到肿瘤挤压,肝门结构发生移位并被拉长而变细,此时易被误认为是一般结构而遭到盲目结扎、切断。故在解剖时应特别注意辨认,若遇分辨不清的管道结构,应追踪到可分辨的部位。值得强调的是,在结扎、切断一侧肝蒂前,一定要确认保留侧肝蒂是否完整无损,如在切断左侧肝蒂前先将其阻断以观察左、右半肝的颜色,在切断右肝前叶肝蒂前先解剖追踪至右肝后叶肝蒂等,以免发生不可弥补的损伤。

离断肝实质时遵循"从左至右、从腹侧到背侧、从足侧到头侧"的原则。腹腔镜解剖性肝中叶切除术还有一个关键点是正确选择肝切面,切面偏移可能损伤保留侧肝脏的出入管道或造成肿瘤切缘不充分。一般认为肝中叶切除需要处理两个肝离断面,亦有学者提出四切面的观点,但两者本质并无明显不同。首先,左侧切面以镰状韧带为导向,在肝镰状韧带右侧用超声刀配合CUSA由浅至深、由下往上离断肝实质,先分离出矢状部左肝内叶支夹闭、切断,在左侧界面发现叶间裂静脉后予以完整保留。向头侧离断肝实质直至显露中肝静脉和左肝静脉的根部。中肝静脉、左肝静脉常共干,需保护好左肝静脉,用直线切割闭合器切断中肝静脉。其次,在分离结扎右肝前叶肝蒂后即可观察到右肝前叶、右肝后叶的缺血分界线,据此可标记出右侧离断面。沿此缺血分界线离断肝实质,显露右肝静脉,遇到右肝静脉的S8段属支予以结扎离断,同时不断向头侧离断肝实质。最后,可沿着右肝静脉根部,循右肝静脉自头侧向足侧,或根据缺血分界线自足侧向头侧,离断肝实质,直到完整切除肝中叶。同时,可借助术中超声监控,不断调整离断面。

术中控制出血及减少肝血流阻断导致的肝脏缺血再灌注损伤是肝切除成功的关键。肝脏血流控制的方法较多,如全肝血流阻断、半肝血流阻断、区域血流阻断等,但总结起来主要包括入肝血流的控制及肝静脉压力控制。在腹腔镜肝中叶切除过程中,间断入肝血流阻断法简单易行,效果确切,仍是目前使用最多的方法。交替左右半肝阻断及阻断右肝前叶肝蒂的方法有利于减轻残肝的缺血再灌注损伤,但这两种方法实施相对复杂,血流控制效果有时欠佳,从而在一定程度上限制了其应用。

本中心在行肝中叶切除术时常规解剖第二肝门,肝外显露相应肝静脉,在肝切除时行选择性出肝血流阻断,以控制术中出血及肝静脉损伤时空气栓塞的发生。同时,常规预置肝十二指肠韧带阻断带,然后解剖出右肝前叶肝蒂予以阻断,如断肝过程中出血仍然明显则以间断入肝血流阻断法阻断入肝血流。研究显示,缺血再灌注损伤、大出血、输血均可影响患者预后,是肝癌术后复发的独立危险因素。肝实质离断过程中,需术野清晰,显露切面管道,并妥善处理,以减少术后胆漏、出血等并发症的发生。因此,合理使用间断入肝血流阻断法利大于弊。此外,目前降低肝静脉压力的方法主要有两种。①控制性低中心静脉压:麻醉师通过控制输液量等方法降低中心静脉压,当中心静脉压控制在$0\sim5cmH_2O$时,不影响血氧饱和度及血流动力学。②阻断肝下下腔静脉:可满意控制下腔静脉压力,减少肝静脉血反流,但肝下下腔静脉阻断可引起血流动力学改变,对患者术后恢复有不利影响,故本中心并未常规使用此法降低中心静脉压。

腹腔镜肝中叶切除术在肝实质离断过程中结合术中超声,可避免重要血管损伤,并发现隐匿性病灶。肝实质离断应左右侧交替进行,从足侧到头侧,显露右肝前叶肝蒂后仔细确认,避免损伤右肝后叶肝蒂。在离断右肝前叶肝蒂后,将中肝组织向背侧牵拉,最后离断中肝静脉。肝组织离断过程中,对创面渗血多采用双极电凝止血,肝静脉筛孔出血,可吸收止血纱压迫止血,如破口较大或断面血管回缩,予以确切缝合止血。

如何防止手术并发症的发生也是腹腔镜解剖性肝中叶切除手术的一大挑战。术中大出血,可能是某些少见的严重并发症(如突发性肺动脉栓塞、成人呼吸窘迫综合征、急性肾功能衰竭和急性肝功能衰竭等)的主要原因。为减少术中出血,避免术中或术后大量输血导致不良后果,如患者无肝硬化或肝硬化较轻,断肝时的入肝血流阻断时间可适当延长。既往有报道,正常肝脏的持续阻断时间最长可达90min。如输血超过3000mL,建议术后应用低分子量肝素,以预防下肢深静脉和门静脉血栓形成,这样可能有利于减少上述并发症的发生。此外,肝中叶切除术后最常见的并发症是胆漏,但绝大多数能经充分引流后自行闭合。为降低胆漏的发生率,首先应以血管缝线运用"8"字缝扎肝创面上的所有出血点和胆汁渗漏处,冲洗创面后,再用干洁纱布置于肝创面查看有无被黄染;当提示发生胆漏时,再次以"8"字缝扎,如此反复,尽可能避免术后胆漏的发生。此外,在可避免第一、二肝门受压和残留死腔的条件下,还应尽量将肝创面对拢缝合,关闭创面。如缝合张力过大,可用大网膜覆盖创面,亦可裸露。

腹腔镜肝中叶切除术难度大、风险高,要成功施行该手术,需对肝内解剖有深刻理解,并熟练掌握腹腔镜基本技术。在术前准备充分、病例选择合适、术中操作精细、术后积极防治并发症的前提下,腹腔镜肝中叶切除术是安全、可行的,值得临床推广和应用。

(贾杭栋　刘军伟)

▶▷ 参考文献

[1] 彭建新,何军明,方扬.肝实质优先腹腔镜解剖性肝中叶切除术的应用体会[J].腹腔镜外科杂志,2021,26(11):826-829.

[2] Morimoto M, Tomassini F, Berardi G, et al. Glissoneanean approach for hepatic inflow control in minimally invasive anatomic liver resection: a systematic review[J]. J Hepatobiliary Pancreat Sci, 2022, 29(1): 51-65.

[3] 陈雪芳,熊子慧,叶青,等.经Glissonean鞘左、右半肝血流阻断法在腹腔镜解剖性肝中叶切除术中的应用[J].肝胆胰外科杂志,2023,35(1):25-29.

十四、腹腔镜二步肝切除术

▶▷引 言

手术治疗是原发性肝癌患者的首选治疗方式,临床上对于存在可切除指征的肝癌患者,为达到 R_0 切缘需行部分肝叶、半肝甚至扩大的半肝切除。肝体积切除过多,患者术后剩余肝体积(future liver remnant,FLR)不足,易导致肝功能衰竭,甚至危及患者生命。为了解决这一问题,Gruttadauria 等于 2006 年提出门静脉栓塞(portal vein embolization,PVE)联合 TACE。高选择性的 TACE 阻断了肿瘤动脉血供,抑制其生长,延缓肿瘤进展;同时,PVE 阻断了肿瘤侧门静脉血供,增加对侧肝脏血供,加速了肝脏再生,以解决术后剩余肝体积不足的问题。

▶▷病情简介

患者,男性,55 岁,因"慢性乙肝 7 年,右上腹隐痛 1 个月"入院。患者 7 年前体检时被诊断为"乙型肝炎肝硬化",口服阿德福韦酯 10mg(qd)抗病毒治疗。1 个月前,患者突发右上腹隐痛,至我院门诊复查。HBV-DNA 定量:$3.3×10^2$ U/mL;甲胎蛋白 2570.0μg/L;肝胆增强 CT:①肝右叶占位,考虑原发性肝癌;②肝硬化。现患者为进一步治疗就诊,门诊拟"1.乙型肝炎肝硬化,2.原发性肝癌?"收入院。

▶▷入院实验室检查

血常规:白细胞计数 $7.66×10^9$/L,红细胞计数 $4.55×10^{12}$/L,血小板计数 $244×10^9$/L,血红蛋白 138g/L。

凝血功能:凝血酶原时间 12.5s,部分凝血活酶时间 30.1s。

肝功能:白蛋白 36.2g/L,总胆红素 13.7μmol/L,谷丙转氨酶 31U/L,谷草转氨酶 35U/L。

血清肿瘤标志物:甲胎蛋白 2779.0μg/L,癌胚抗原 2.6μg/L,糖类抗原 19-9 7.1U/mL;异常凝血酶原 1237.18mAu/mL。

ICGR15为4.3%。

肝炎指标:HBsAg(+);HBV-DNA定量:3.3×10^{2}U/mL。

▶▷ 入院影像学检查

肝胆增强CT:右肝可见巨大肿物,大小约为10.4cm×7.4cm。平扫期(图1-14-1A),肝右叶团块低密度影,边缘欠清;动脉期(图1-14-1B),边缘不均匀强化,肿瘤内部可见增粗肝动脉进入;静脉期(图1-14-1C)和延迟期(图1-14-1D)病灶呈低密度影;增强扫描呈"快进快出"表现;肿块包膜不完整。

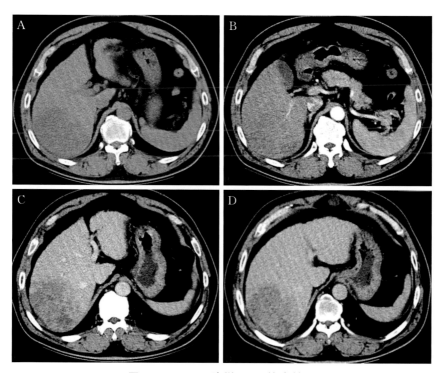

图1-14-1 入院增强CT检查结果

▶▷ 术前管理

◆ 术前评估

结合患者病史及入院检查结果,患者肝占位性病变首先考虑肝细胞癌;患者右肝巨大肿块,如行根治性手术需行右半肝切除术。肝体积计算左半肝体积为392mL,标准肝体积为1440mL,FLR/SLV 27.2%;患者测算FLR不足40%,且患者合并乙肝肝硬化背景,直接行右半肝切除的术后肝衰竭发生风险极大,故决定先行TACE+PVE,促进残肝体积增长,再根据残肝体积的增幅决定能否行根治性手术及根治性手术的时机。

◆ 手术策略

TACE联合PVE术前术后肝体积及肝功能评估(图1-14-2):PVE联合TACE术前肝体积计算左半肝体积为392mL,标准肝体积为1440mL,FLR/SLV 27.2%;肝功能Child-Pugh A级。术前肝体积测量(图1-14-3)提示左半肝体积不足,术后易出现肝功能衰竭,综合评估后暂不考虑手术治疗。先予PVE联合TACE介入治疗增加残肝体积,定期复查残肝体积增长情况。患者先同期行TACE联合PVE,术后23天复查肝脏CT后再次计算肝体积(图1-14-4),左半肝体积676.8mL,FLR/SLV 47%,增幅72.7%,ICGR15为8.2%,肝功能Child-Pugh A级。完善评估后,患者残肝体积已超过40%,满足术后残余肝体积的条件,拟行腹腔镜下右半肝切除术。

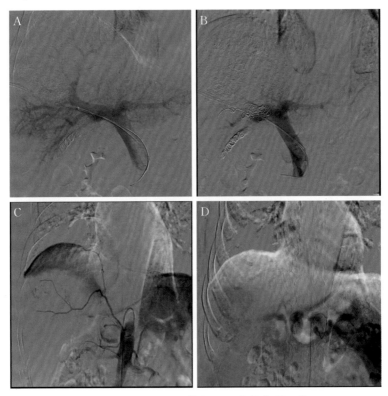

图1-14-2 TACE联合PVE术前术后一览

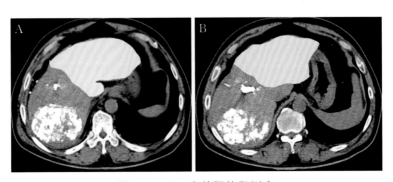

图1-14-3 术前肝体积测定

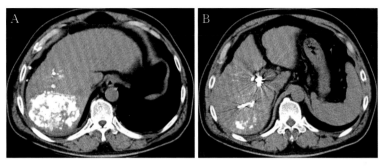

图 1-14-4 TACE 联合 PVE 治疗后肝脏 CT 检查结果

▶▷ 手术步骤

1.体位及 Trocar 孔布局(图 1-14-5):患者取仰卧位,对于右半肝切除,可常规抬高患者右侧(30°);使术中右半肝更好地暴露,用气腹针建立气腹,压力维持在 12~14mmHg;操作者位于患者左侧,观察孔位于脐水平偏右 1~2cm,主操作孔(12mm)位于剑突下腹正中线偏右 1cm,副操作孔(5mm)位于主操作孔和观察孔连线中点外侧 1cm 左右;助手站于患者右侧,两个操作孔(5mm)分别位于右侧腋前线肋骨下缘水平及右侧锁骨中线脐上方 2cm 水平。

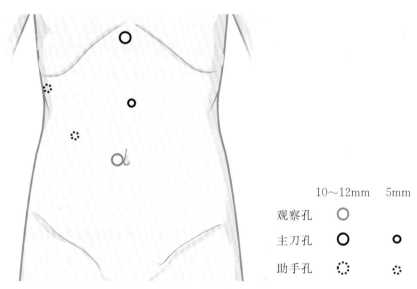

	10~12mm	5mm
观察孔	○	
主刀孔	○	○
助手孔	○	○

图 1-14-5 Trocar 孔布局示意

2.腹腔探查及肿瘤定位:腹腔未见明显积液,盆腔、腹膜、肠系膜等未见明显转移灶。TACE 术后腹腔内炎症渗出常导致肝周及网膜等组织明显粘连(图 1-14-6)。患者既往有肝硬化,可见肝脏表面多发结节样改变。分离粘连后,根据超声定位,肿瘤位于右肝(图 1-14-7),大小约为 10cm×7cm。

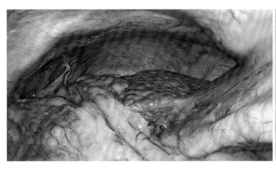 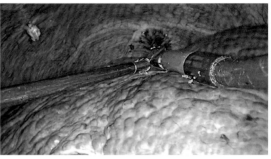

图1-14-6　腹腔内粘连明显,肝脏呈肝硬化表现　　图1-14-7　术中超声定位肿瘤位于右肝后叶

3.切除胆囊,降低肝门板:用超声刀仔细游离肝周粘连,分离暴露胆囊管及胆囊动脉,分别夹闭后离断,完整剥离胆囊(图1-14-8),胆囊床创面彻底止血。继续降低肝门板。

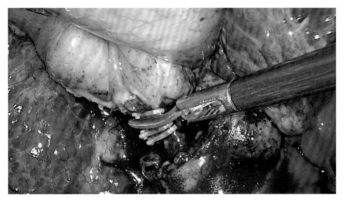

图1-14-8　切除胆囊

4.鞘内解剖右侧肝蒂:TACE术后肝门部炎症粘连水肿,分离显露肝十二指肠韧带和Winslow孔,预置第一肝门阻断带。鞘内解剖右肝蒂,根部离断右肝动脉(图1-14-9);向后方继续分离显露门静脉右支,予以2号丝线结扎后用可吸收夹夹闭,暂不离断(图1-14-10);继续分离右肝管,游离后用Hem-o-lok夹夹闭离断(图1-14-11);解剖第三肝门,分离2支肝短静脉后予以2号丝线结扎,用Hem-o-lok夹夹闭后离断(图1-14-12)。

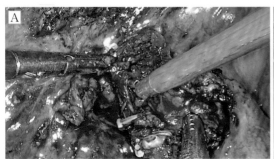 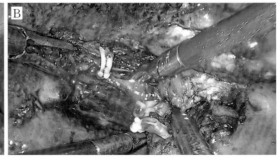

图1-14-9　夹闭并离断右肝动脉

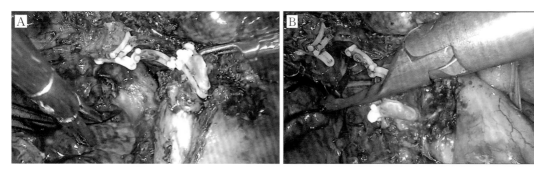

图 1-14-10　结扎夹闭门静脉右支

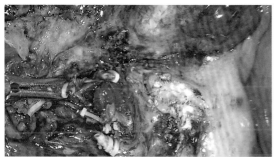

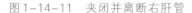

图 1-14-11　夹闭并离断右肝管

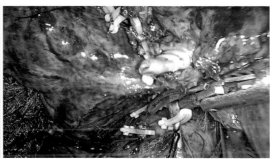

图 1-14-12　结扎夹闭后离断 2 支肝短静脉

5.阻断右肝血供:用超声刀离断肝圆韧带及镰状韧带(图1-14-13);将右肝向上、向左翻起,游离右三角韧带、冠状韧带,游离右肝,第二肝门处解剖出右肝静脉并夹闭。右肝流入流出道血流完全阻断后,可见左右半肝交界处缺血分界线,结合术中B超定位中肝静脉,电凝描绘出肝实质切割线(图1-14-14)。

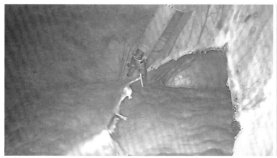

图 1-14-13　离断镰状韧带

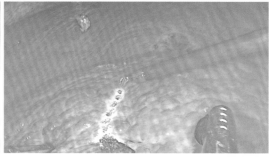

图 1-14-14　根据缺血线及术中B超,电凝描绘出离断肝实质切割线

6.切除右半肝:用超声刀配合电凝切开肝实质(图1-14-15),牵引左半肝形成一定的张力,同时助手配合CUSA保持切肝平面清晰,使切面暴露更好(图1-14-16),全程注意显露中肝静脉并予以保护。再次确认门静脉右支后予以离断(图1-14-17)。继续向第二肝门方向切开肝实质,离断右肝静脉(图1-14-18),完整切除标本(图1-14-19)。创面(图

1-14-20)予以充分止血后,放置可吸收止血纱,断面放置腹腔引流管1根,脐周小切口取出标本后,逐层关腹。

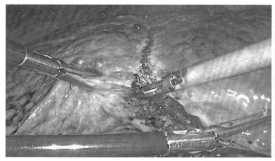

图1-14-15 切开肝实质

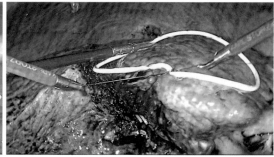

图1-14-16 左肝表面缝合固定手套边,便于牵拉左肝

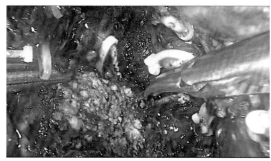

图1-14-17 离断门静脉右支

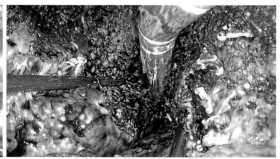

图1-14-18 离断右肝静脉

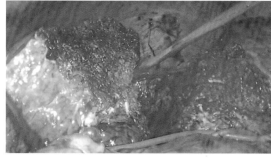

图1-14-19 完整切除右半肝

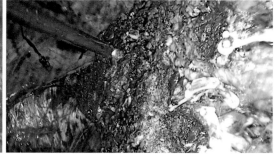

图1-14-20 术后创面

7.术后病理:肝细胞癌,大小约为9.0cm×8.3cm×7.2cm,包膜无,中-低分化,镜下微血管侵犯(M_1),切缘阴性,无胆管、神经侵犯,TNM分期(第8版AJCC)为$T_{1b}N_0M_0$。

▶▷ 术后管理

1.患者术后常规予以护肝补液、预防感染、利尿等对症支持治疗。

2.术后第1天、第3天、第5天、第7天、第10天复查血常规、生化、凝血功能等指标,第10天复查肝功能。其凝血功能逐渐恢复至正常水平。

3.术后鼓励患者呼吸锻炼,早期下床活动。

4.术后第1天,进流质饮食;术后第2天,拔除尿管,鼓励患者下床活动;术后第3天,进半流质饮食;术后第5天,进普通饮食;术后第6天,复查胸腹部CT,腹腔和肝周见少量积液;术后第7天,腹腔引流管无明显引流液,予以拔除;术后第10天,患者出院。

5.患者肝细胞癌诊断明确,右半肝肿瘤,中分化肝癌伴大片坏死,肿块大小约为9.0cm×8.3cm×6.2cm。肿块旁肝组织呈结节性肝硬化改变。患者肿块体积巨大,微血管侵犯(M_1),考虑患者术后仍存在高复发风险,术后定期复查。术后行预防性TACE治疗一次,予以口服索拉非尼预防复发,定期复查,随访至今无复发征象。

▶▷ 病例点评

我国大部分肝癌患者合并乙肝肝硬化,行右半肝切除等大范围肝切除易导致术后肝体积不足而发生肝衰竭,严重威胁患者的生命安全。为了增加肝切除术后肝剩余体积,扩大肝癌患者的肝切除手术适应证和降低肝切除术后肝功能衰竭的发生率,部分学者提出了计划性肝切除的手术方式,包括ALPPS、PVE及其改良手术方式。

ALPPS术式可在短期内迅速增加术后肝剩余体积,但ALPPS技术对肝癌合并肝硬化患者的治疗效果欠佳,且其术后并发症及死亡率高于一般常规手术。目前对ALPPS的改良术式较多,包括部分肝实质离断的P-ALPPS、止血带绕肝法的ALPPS、射频消融及微波消融的ALPPS,其增生效率与传统ALPPS相比无明显差异,且相对更安全。传统的PVE手术促进FLR增加至满足手术需求通常需要4~6周,但对于肝硬化患者,其增生效果难以确定,部分患者在等待肝体积增生的过程中肿瘤进展,失去手术机会。PVE联合TACE的方法可作为增加FLR的安全策略,TACE能有效抑制PVE术后肝肿瘤的进展,并能阻断肝硬化常见的肝动脉-门静脉分流以增强FLR的增生效应。在我国,大部分肝癌患者合并有乙肝肝硬化的背景,行PVE联合TACE术后,患者肝增生速度仍较慢,患者一期术后等待时间较长,部分患者出现肿瘤进展而无法行二期手术。而对于部分肝硬化严重的患者,ALPPS的增生效率更为明显,但ALPPS手术损伤大,术后部分患者因胆漏出血或肝功能恶化而无法行二期手术,且患者一期手术术后腹腔内粘连严重,增加了二期手术的难度。部分改良ALPPS术式,如PALPP等,患者FLR增生率无明显下降,而术后并发症的发生率下降,但其并发症的发生率仍高于PVE联合TACE。虽然有文献报道在PVE联合TACE的手术方式下,患者FLR的增生效率及二期手术的肿瘤可切除率稍低于PALPP,但对于合并肝硬化的患者,PVE肿瘤TACE一期手术后并发症的发生率低于PALPP,且即使无法转化成功,不能进行二期手术,一期手术也可控制肿瘤进展,对于患者的生存获益仍有帮助。

目前,TACE联合PVE治疗的难点在于:①TACE和PVE的治疗间隔把握。目前,绝大多学者采取TACE序贯PVE的治疗方法,在TACE术后2~4周再序贯PVE治疗,PVE

术后4~6周再行二步肝切除术。此时间间隔主要是为了使TACE术后栓塞的肝动脉分支再通,防止栓塞侧肝脏非肿瘤肝实质坏死,但治疗时间延长也存在肿瘤进展而使患者失去手术机会的可能。也有部分学者提出在TACE同期行PVE治疗,此方法可明显增加FLR,但也存在术后肝功能损伤较大而患者无法耐受二期手术的风险。②TACE术后腹腔粘连、肝组织炎症水肿明显,这在一定程度上增加了手术难度。TACE术后肝脏粘连明显、肝叶增生或萎缩导致解剖改变,切肝平面偏倚,这大大增加了手术难度,特别是巨大的右肝肿瘤,也导致中转开腹的概率增加。③目前,PVE联合TACE术后转化成功的概率存在较大的差异,在23%~68%,对于转化治疗失败的患者,目前尚无标准治疗方案。有研究表明,部分转化治疗失败的患者,后续可接受靶向免疫治疗并可获益,或在PVE联合TACE一期手术时即联合靶向免疫治疗,增加转化的成功率。

对于TACE联合PVE治疗的难点,从本例患者诊治过程中我们的心得体会是:①对于本例患者,我们采用同期进行TACE和PVE治疗的方法,TACE和PVE术后监测肝功能仍保持在Child A级,一期术后无明显并发症,对患者行二期手术的影响不大。且一期术后23天内FLR增生率在70%以上,满足了右半肝切除手术的需求,这表明在部分患者同期行TACE联合PVE治疗是安全可行的。②在该例患者中,我们发现腹腔镜对于TACE术后的粘连分离具有较大的优势,腹腔镜具有手术视野清晰放大、手术操作更为精细的优势。该患者术中肝门部粘连致密,术中肝组织充血水肿,肝门管道难以解剖分离,在肝实质离断时渗血、渗液明显。我们采用腹腔镜下第一肝门鞘内解剖和前入路的手术入路,鞘内分别分离出右肝动脉、门静脉右支及右肝管后予以夹闭离断,结合术中B超,选择性地阻断入肝血流,降低了术中出血的风险。在满足栓塞完全的情况下,一期PVE手术应尽量远离门静脉右支的主干,以减少肝门部炎症水肿的发生;PVE联合TACE后二期手术借助腹腔镜分离粘连及术中B超定位肝脏离断平面,对右半肝切除具有一定优势。

在本中心接触的患者中,部分患者因右肝巨大占位而导致FLR不足,无法行一期根治手术,需接受计划性肝切除手术。PVE联合TACE一期术后肝脏增生明显,即使对于无法转化治疗的患者也可起到控制肿瘤的作用,在临床上具有一定的优势。但部分患者一期术后可能出现肝功能恶化、肝体积增生不明显而无法进行二期手术,同时也存在一期术后腹腔内粘连致密、组织水肿严重、手术难度增大的风险,因此在此类手术的选择上仍应格外谨慎。

(肖遵强 刘军伟)

▶▷ 参考文献

[1]张成武.计划性肝切除术在肝细胞肝癌治疗中的应用[J].浙江医学,2018,40(24):2624-2627.

［2］杨鸿国,胡智明,徐嘉泽,等.TACE联合门静脉栓塞术与微波消融肝脏分隔联合门静脉栓塞术治疗剩余肝脏体积不足肝细胞癌的临床疗效［J］.中华肝胆外科杂志,2023,29(6):418-422.

［3］曹磊,廖明恒,曾勇,等.肝叶增生促进技术在剩余肝体积不足肝切除中的应用［J］.中华肝脏外科手术学电子杂志,2021,10(6):539-543.

［4］陈耿,孔一帆,别平,等.剩余肝体积不足的肝癌手术切除策略［J］.中华肝脏外科手术学电子杂志,2020,9(2):104-107.

［5］刘杰,张成武,张宇华,等.TACE联合PVE行腹腔镜右半肝切除术在巨大肝癌治疗中的应用［J］.中华普通外科杂志,2019,34(5):421-424.

十五、机器人辅助下左半肝切除术

▶▷引　言

对于生长于左肝外叶或左肝内叶的巨大肿瘤,左半肝切除术仍是最有效的治疗方法。左半肝切除术即沿着中肝静脉左侧0.5cm逐一离断肝组织及管道结构,直到第一肝门处。左半肝切除术常常伴随着严重的并发症,如原发病灶残留、术中出血、术后出血、胆漏以及腹腔感染等。而机器人辅助下的左半肝切除术则因其独特的优势,例如比拟真人的灵活性、操作的准确性、超清的放大成像系统,可以很大程度减少相关并发症的发生。机器人辅助下的肝切除术对于血管、胆管缝合,复杂的肝门区解剖,术野精确暴露等有着独一无二的优势。该术式的应用主要取决于几个要点:①肿瘤生长的位置不超过中肝静脉;②残肝体积足够;③术前肝功能储备正常且肝功能分级为A级、B级;④肿瘤体积不宜过大;⑤经济条件允许。

▶▷病情简介

患者,女性,70岁,因"体检发现肝占位2天"入院。患者有胆囊结石病史、糖尿病病史、高脂血症病史。患者2天前体检行B超检查提示:肝占位,大小约为70mm×50mm,考虑肿瘤性病变。胆囊增大伴多发结石;肿瘤标志物检查提示:甲胎蛋白66.42μg/L。入院后肝胆增强MR提示:肝左叶巨大类椭圆形占位,动脉期血管影增粗、增多,周围明显环形强化,考虑肝脏肿瘤性病变,肝细胞癌可能。门诊拟左肝细胞癌收治入院。

▶▷入院实验室检查

术前血常规:白细胞计数 $6.34×10^9$/L,红细胞计数 $3.48×10^{12}$/L,血小板计数 $153×10^9$/L,血红蛋白116g/L。

术前肝功能:白蛋白37.3g/L,总胆红素10.4μmol/L,谷丙转氨酶26U/L,谷草转氨酶35U/L。

术前凝血功能:凝血酶原时间11.2s,部分凝血活酶时间26.2s。

术前血清肿瘤学指标:甲胎蛋白98.3μg/L,癌胚抗原6.7μg/L,糖类抗原19-9 49.3U/mL;

异常凝血酶原298.6mAu/mL。

术前传染病指标:乙肝表面抗原(—);乙肝表面抗体(+);乙肝E抗原(—);乙肝E抗体(—);乙肝核心抗体(—)。

▶▷ 入院影像学检查

术前肝胆增强MR:肝脏形态大小未见明显异常,轮廓光整,肝左叶巨大类椭圆形占位,最大截面大小约为65.0mm×43.5mm,边界清楚,T_1WI呈低信号(图1-15-1A),T_2WI呈混杂高信号(图1-15-1B),DWI呈高信号(图1-15-1C),动脉期强化明显,呈快进快出表现(图1-15-1D～F)。肝内血管分布走行正常,门静脉主干不增宽,腔内未见明显充盈缺损征象。肝内外胆管未见明显扩张。肝门部结构清晰。肝左叶肿块,考虑肝细胞癌、胆囊结石。

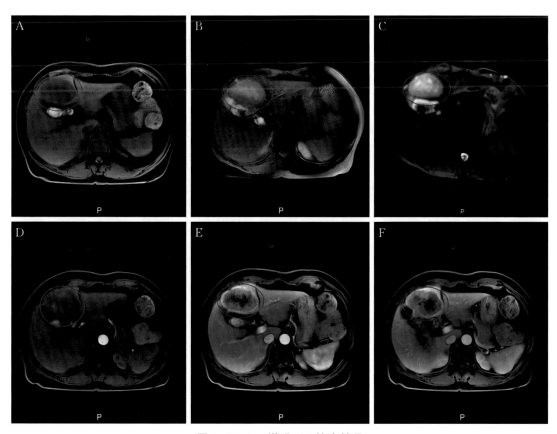

图1-15-1 增强MR检查结果

▶▷ 术前管理

◆ 术前诊断
肝细胞癌

◆ **手术方式及选择原因**

该例患者确诊为左肝细胞癌,肿瘤局限于左半肝内,标准肝体积为1053mL,右肝体积占标准肝体积的65%,门静脉、肝动脉及肝静脉系统未见肿瘤侵犯,其余肝脏未见明显子灶及转移灶,影像学检查未见全身转移,手术方式采取机器人辅助下左半肝切除术。

◆ **治疗决策**

患者甲胎蛋白升高、异常凝血酶原升高,伴肝左叶巨大类椭圆形占位,占位呈混杂密度,病灶呈现不均匀强化,临床诊断为肝细胞癌。术前常规完善肝功能储备实验(ICGR15为7%),并通过生化检测中的白蛋白、胆红素及腹水、肝性脑病等情况进一步评估肝功能,患者肝功能Child-Pugh评分为5分,肝功能为A级,术后肝功能可以恢复至正常。经过心肺功能评估、血液指标评估,未见明显手术禁忌。

► ▷ **手术步骤**

1.体位和Trocar孔布局:患者取平卧位,气插全麻,留置导尿,常规消毒铺巾。用气腹针脐上建立气腹,压力12mmHg。将8mm穿刺器于脐右侧2cm处穿刺进入腹腔,为观察孔,置入机器人镜头;调整患者体位至头高足低位,直视下再于肋缘下4～5cm正中线偏左、左侧腋前线肋弓下水平置入两个8mm穿刺器,右侧腋前线肋缘下2～3cm置入8mm穿刺器;助手孔12mm位于脐左侧1～2cm(图1-15-2)。

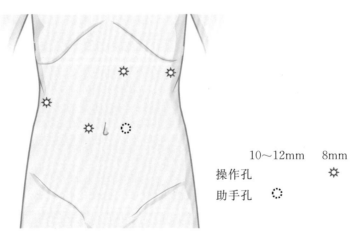

$$10\sim12mm \quad 8mm$$

操作孔　　　　　✧

助手孔　　　　　⬭

图1-15-2　机器人左半肝穿刺器布局模式图

2.进镜探查腹腔:腹腔内无腹水,所见结肠、小肠、胃壁及脾脏未及明显占位病变,肝脏质地可,未见明显硬化及弥漫性病变。左肝内叶可见7cm×5cm质硬肿块,靠近左肝蒂,与腹腔内容物稍粘连。

3.处理胆囊、游离肝脏:切除胆囊;随后,离断肝圆韧带,断段予以夹闭,充分游离并打开镰状韧带、左三角韧带、左冠状韧带,充分游离左半肝(图1-15-3)。

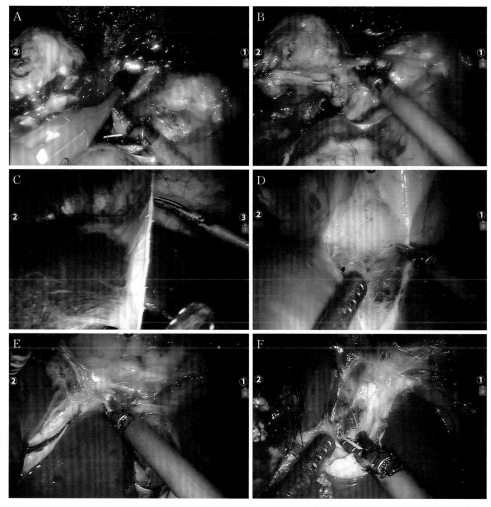

图 1-15-3　切除胆囊,游离肝圆韧带、镰状韧带、三角韧带、冠状韧带,充分游离肝脏

4.预置肝门阻断带:用 Pringle 法阻断入肝血流,打开小网膜囊,解剖第一肝门,经 3 号机器臂置入抓钳将方叶向头侧抬起,显露第一肝门;3 号臂穿过第一肝门后方,预置肝门阻断带(图 1-15-4)。

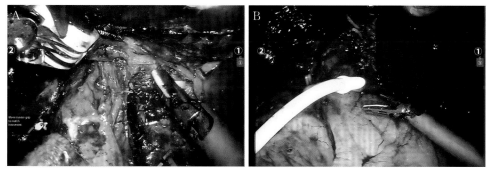

图 1-15-4　用 Pringle 法预置第一肝门阻断带

5. 鞘内法解剖左肝蒂:在肝外解剖分离左肝蒂,打开 Glissonean 鞘,解剖出左肝动脉,根部结扎左肝动脉,向后方继续分离显露门静脉左支,予 2 号丝线结扎并用可吸收夹夹闭合后暂不离断,此时左肝的入肝血流完全控制(图 1-15-5)。

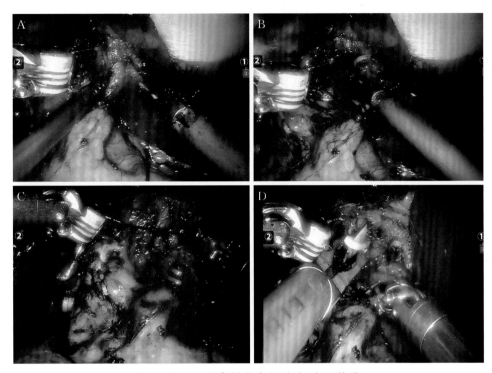

图 1-15-5 游离结扎左肝动脉、左门静脉

6. 离断肝实质:处理入肝血流后,可见左右肝交界处缺血分界线,配合超声定位确定中肝静脉位置,电凝描绘出拟离断肝实质的切割线。用超声刀配合电凝,切开肝实质,结扎左右肝之间小的门静脉交通支,注意显露中肝静脉并予以保护(图 1-15-6)。

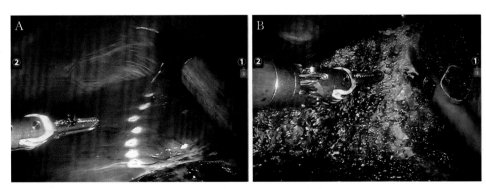

图 1-15-6 超声定位中肝静脉,离断肝实质

7. 离断左肝管:继续分离显露左肝管,确认右肝管位置及走行后夹闭离断左肝管(图 1-15-7),肝内再次离断门静脉左支,完成第一肝门的处理。

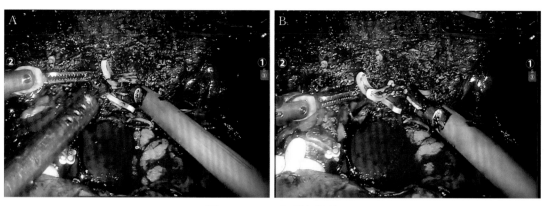

图 1-15-7　离断左肝管

8.离断左肝静脉:继续向第二肝门方向切开肝实质,注意保护中肝静脉主干,至第二肝门处,解剖左肝静脉,用 Hem-o-lok 夹夹闭离断左肝静脉后移除标本(图 1-15-8)。

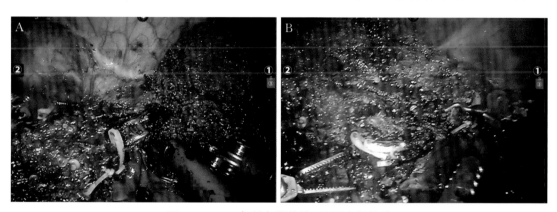

图 1-15-8　离断左肝静脉,显露中肝静脉

9.冲洗创面,充分止血(图 1-15-9),确定无胆漏,创面放置止血材料,自 1 号臂穿刺处引出粗引流管 1 根。术中每次阻断时间 15min,间隔 5min,共阻断 2 次。

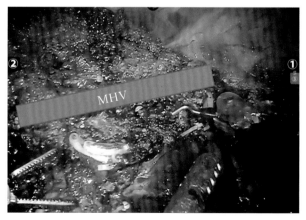

图 1-15-9　创面止血

▶▷ 病理诊断

术后剖开标本可见肿块大小约为 7cm×6cm,肿瘤边界清楚,肿瘤较规则呈球形,包膜完整,切面呈灰白色实性,质地较软,与正常肝组织分界明显,肿瘤切面可见坏死灶。常规病理提示:(左半肝)肝细胞癌,组织学分级为肝细胞癌(Ⅱ级);镜下提示高分化肿瘤,癌细胞呈多角形,细胞浆丰富呈颗粒状,无肉眼脉管癌栓,有镜下微血管侵犯(MVI),切缘阴性。中国肝癌分期为Ⅰb期。

▶▷ 术后管理

患者术后第 1 天进流质饮食,术后第 2 天进半流质饮食,每日动态监测血常规、肝功能、凝血功能等指标。术后第 1 天引流约 120mL 淡血性液体,继续保持引流通畅,纠正患者凝血功能障碍和改善携氧能力;术后第 1 天总胆红素 27.3μmol/L,直接胆红素 7μmol/L,间接胆红素 20.3μmol/L,谷丙转氨酶 235U/L,谷草转氨酶 271U/L,予保肝利胆等对症治疗。术后第 2 天、第 3 天、第 4 天分别引流 180mL、200mL、200mL 淡红色液体,对症治疗如前。术后第 3 天,肝功能恢复至正常。术后第 5 天,引流管内未见明显液体引出,予退管后,24 小时内仍未见引流液。术后第 6 天全腹 CT 复查未见腹腔内积气积液,拔除引流管,患者未诉明显不适。患者复查血常规、生化、肝肾功能、凝血功能等指标,均无明显异常,于术后第 7 天出院。

患者 1 个月后来复查,查肿瘤标志物:癌胚抗原 3.4μg/L,糖类抗原 19-9 48.1U/mL,甲胎蛋白 27μg/L,异常凝血酶原 10.1mAu/mL,复查腹部增强 CT 和肺部增强 CT 未见肿瘤复发转移证据。该患者于手术后 1 个月行预防性 TACE 治疗,随访 1 年无复发情况。

▶▷ 总结与展望

在 2003 年首例机器人辅助下肝切除术完成后,经过 20 多年的快速发展,机器人辅助下肝切除术已成为具备安全性、有效性、可行性的肝脏微创技术,近年来逐渐被肝脏外科医师接受并认可,在国际各大肝胆外科中心应用。机器人辅助下肝切除在困难角度、狭小空间中有着良好的操作效果,尤其针对复杂及规则的解剖性肝段切除。

机器人手术的优势在于:①其视频成像系统可将操作部位放大为 10 倍高清图像,操作者可更为精细、安全地进行肝门解剖和肝后下腔静脉解剖;②其灵活、仿真的操作关节可以减少缝针的角度调整,操作者可以在胆管、血管的缝合打结操作过程中更流畅、有效地进行胆管及血管吻合重建,缩短血管破口的修补时间;③其仿真的手腕器械可以模拟人手腕的灵活操作,并且可滤过人为颤动,超越人手的灵活度和精确度,在精细解剖肝内的肝静脉分支、分离结扎 Glissonean 系统的过程中大大减少了由人为失误造成的误损伤;④其 3 号机械臂可以提供持续而稳定的牵拉,可以灵活地改变牵拉的方向及角度,最大限度地暴露术者所需要的操作平面,结合完全由主刀医生操作的摄像头及放大稳定的三维立体视野,可以获得更为稳定的术中视野,使肝实质内各种管道更清晰地显露;⑤其坐式的操作系统符合人体工学,极大地减轻了术中操作者的体力负荷,减少由体力原因导致的人为失误的发生。

总之,机器人手术操作系统可以极大地避免误伤导致的出血,其灵活的机械臂内腕功能可以轻松完成包括缝合和重建在内的各种复杂的腔镜下操作,而高清放大的成像系统可以在狭小空间内操作,使得手术过程中的解剖组织、预防出血、缝合打结等操作有着得天独厚的优势。此外,机器人手术操作系统的超声探头结合ICG,借助机器人镜头的荧光导航功能,可以更准确地识别肝脏血管、胆管解剖结构以及肿瘤边界,可以实现更为准确的解剖性肝切除。多个医疗中心的研究比较了机器人辅助的肝切除术、腹腔镜肝切除和开腹肝切除术的安全性,相较于开腹手术及腹腔镜手术,机器人辅助的肝切除术出血少、手术切缘相当、术后住院时间短、并发症发生率相当。因此,机器人辅助的肝切除术存在一定优势,尤其在预防出血、处理出血及减少术后并发症等方面。

左半肝切除术针对肿瘤局限于S2、S3、S4段的病例,因其肝实质相对较薄,更易游离,切除难度小于右半肝。其手术操作的主要难点在于:①肝内断肝切除平面的界定,在传统断肝方式注意中肝静脉的显露,防止断肝切面向左侧偏离,造成肿瘤切缘阳性或切入肿瘤导致医源性的肿瘤播散;②中肝静脉菲薄,在断肝过程中保护不当可能出现中肝静脉损伤、大量出血和气体栓塞而危及患者生命;③断肝过程中对Glissonean鞘及中肝静脉的分离和保护,不当的分离和损伤造成术中大量出血。

该例患者被诊断为肝内单发肿瘤,肝左叶巨大类椭圆形占位,肝细胞癌考虑,局限于左半肝内,门静脉、肝动脉及肝静脉系统未见肿瘤侵犯。从肿瘤所在的位置看,肿瘤局限于左侧肝脏内,术前肝体积测定提示右半肝体积占标准肝体积的65%,采取机器人辅助下的左半肝切除术可以实现彻底的肝内肿瘤的R0切除。而本例左半肝切除术则采用了传统的足侧入路显露肝静脉,肝切除过程中首先游离肝脏周围韧带,再沿着腹侧优先的方式行肝脏离断;其次,处理左半肝的入肝血流,包括肝动脉和门静脉,在反复反转肝脏的过程中,大大降低肝内肿瘤细胞循血管播散、医源性播散的可能,降低了术后转移复发的风险。而足侧入路从腹侧切肝显露中肝静脉最大的弊端在于,中肝静脉腹侧肝实质厚,在显露中肝静脉时会感觉"深不见底";创面很大,在暴露中肝静脉时易受"肝静脉帐篷征"的影响,导致断肝平面偏向切除侧,无法显露中肝静脉主干,且多保留了部分不该保留的肝实质,甚至切破肿瘤,导致医源性播散及术中大出血等风险。足侧入路离断肝实质遇到中肝静脉分支时,一旦损伤中肝静脉分支便无法沿着分支显露中肝静脉,大大增加了全程显露中肝静脉的难度。由于机器人有高清的放大成像系统,可以在分离、解剖肝实质的过程中更加清晰地辨别出纤细的中肝静脉分支,尽可能地避免类似的损伤,故足侧入路的断肝方式更为流畅和迅速。

而关于中肝静脉的显露,经头侧入路的中肝静脉显露的关键操作点在于游离暴露左肝静脉的起点,随后离断左肝静脉,暴露中肝静脉的主干,循着中肝静脉左侧从第二肝门开始断肝。因中肝静脉主干较粗,一旦在第二肝门处分离出中肝静脉主干的左侧,即可沿着头侧全程显露中肝静脉,尽可能地减少中肝静脉主干的损伤,达到精准的左半肝切除。第二肝门位置深,空间相对小,机器人镜头在显露第二肝门时有着相当的优势,故头侧入路的断肝方式应更多地应用于机器人左半肝切除中,但该断肝方式要求术者有高超的手术技巧和丰富的临床经验,是较为有难度的手术挑战。当然,在全肝游离完全的病例中同样可以采用足侧入路、背侧优先的方法,足侧入路结合背侧入路沿着中肝静脉分支显露中肝静脉,由于中肝静脉靠近背侧肝实质较薄,所以仅需离断较少的肝实质就可以显露中肝静脉主干,随后循着中肝静脉主干离断肝实质;这样由于中肝静脉背侧稍偏左侧即Arantius韧带,界线清楚,且近乎一条直线,路径短,可以快速全程显露中肝静脉,而且可以沿着中肝静脉走行断肝,避免术者受到"肝静脉帐篷征"的影响,保证切缘和肿瘤的彻底切除。

机器人辅助下肝切除术作为一项外科领域尖端技术,目前正推动肝脏外科进入微创外科和精准外科时代。

(曹黎东　刘军伟)

▶▷ **参考文献**

[1]钱剑锋,秦凯,金佳斌,等.机器人手术在肝胆胰外科中的应用与进展[J].机器人外科学杂志(中英文),2023,4(01):12-17.

[2]张成武.机器人辅助手术在肝胆胰恶性肿瘤外科治疗中的应用[J].肝胆胰外科杂志,2023,35(6):321-325+347.

[3]杭天,梁霄.机器人肝切除的现状与进展[J].肝胆胰外科杂志,2022,34(3):183-186+192.

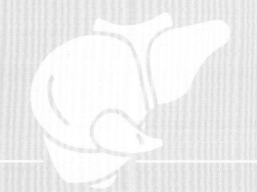

第二篇　胆　道

一、荧光导航腹腔镜胆囊切除术

▶▷ 引　言

腹腔镜胆囊切除术经历 30 余年的发展,已经成为治疗胆囊结石、胆囊息肉等疾病的标准手术方案。胆管损伤是腹腔镜胆囊切除术最常见的并发症,发生率在 0.4%～0.7%,且往往会造成灾难性后果。因此,正确识别、保护肝外胆管,对于腹腔镜胆囊切除术至关重要。近年来,荧光导航技术在肝胆胰外科手术领域快速发展。ICG 是荧光导航技术中最常用的一种近红外荧光染料,术中能较好地显示肝外胆管,可在炎症粘连严重的胆囊切除术中有效避免胆管损伤的发生。

▶▷ 病情简介

患者,男性,40 岁,因"右上腹痛数年"入院。患者数年前无明显诱因下出现右上腹痛,当地医院查腹部 B 超考虑慢性胆囊炎,胆囊多发结石,大者直径约为 23mm。为求手术治疗来院。门诊拟"胆囊结石伴胆囊炎"收入我科。患者既往史无特殊。

▶▷ 入院实验室检查

血常规:白细胞计数 $5.4×10^9/L$,红细胞计数 $5.2×10^{12}/L$,血小板计数 $170×10^9/L$,血红蛋白 159g/L。

凝血功能:凝血酶原时间 11.8s,部分凝血活酶时间 28.0s。

肝功能:白蛋白 42g/L,总胆红素 20μmol/L,谷丙转氨酶 12U/L,谷草转氨酶 13U/L。

血清肿瘤标志物:甲胎蛋白 4.3μg/L,癌胚抗原 1.1U/mL,糖类抗原 19-9　6.4U/mL。

▶▷ 入院影像学检查

肝胆胰 B 超:可见胆囊多发结石,大者直径为 23mm,改变体位移动(图 2-1-1)。

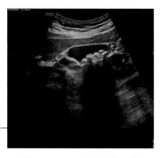

图 2-1-1　肝胆胰 B 超

▶▷ 术前管理

◆ 术前评估

结合病史及入院检查结果,患者诊断胆囊结石、慢性胆囊炎;伴有反复右上腹痛症状,手术指征明确。术前心电图、肺部CT等未见异常。ICG皮试阴性。术前血常规、肝功能、凝血功能等均无明显异常。无明确手术禁忌。

◆ 手术策略

拟行荧光导航下腹腔镜胆囊切除术。

▶▷ 手术步骤

1.体位及Trocar孔布局(图2-1-2):患者取仰卧位,头高脚低左侧倾斜30°;用气腹针建立气腹,压力维持在12~14mmHg;术者位于患者左侧,观察孔(10mm)位于脐下沿,主操作孔(10mm)位于剑突下腹正中线偏右1cm,副操作孔(5mm)位于右侧腋前线肋下缘;扶镜手站于患者左侧。选择在手术开始前15min经外周静脉注射0.5mL的ICG溶液(浓度2.5mg/mL,术前皮试阴性)。

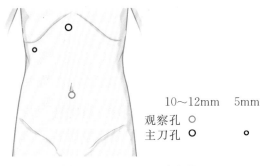

图2-1-2 Trocar孔布局

2.探查腹腔,未见占位性病变及明显腹腔粘连,结合术中荧光见肝脏明显绿染(图2-1-3)。

3.左手持抓钳钳夹胆囊底部,暴露胆囊三角,可见肝脏Rouviere沟,同时可见肝外胆管染色显影(图2-1-4)。

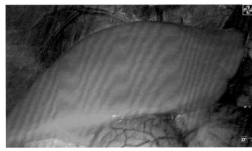

图2-1-3 术中荧光见肝脏明显绿染

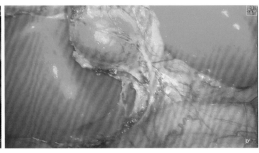

图2-1-4 暴露胆囊三角,可见肝脏Rouviere沟、肝外胆管染色显影

4.右手持电凝钩分离胆囊后三角(图2-1-5)。

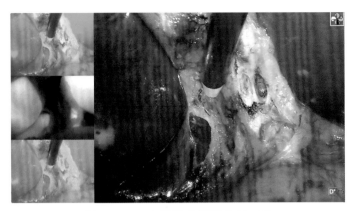

图2-1-5 电凝钩分离胆囊后三角

5.用吸引器进行胆囊三角的钝性分离解剖(图2-1-6)。

6.用电凝钩进行胆囊前三角的解剖(图2-1-7)。

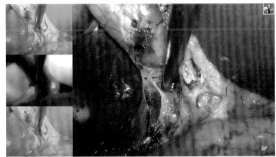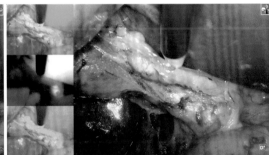

图2-1-6 用吸引器进行胆囊三角的钝性分离解剖　图2-1-7 用电凝钩进行胆囊前三角的解剖

7.完成胆囊三角的解剖,可清晰显示肝总管、胆总管(图2-1-8和图2-1-9)。

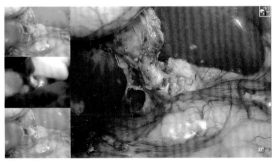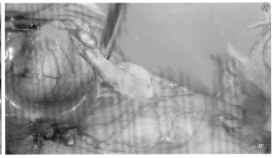

图2-1-8 完成胆囊三角的解剖,可清晰显示　图2-1-9 完成胆囊三角的解剖,荧光
肝总管、胆总管　　　　　　　　　　　　　　下可清晰显示肝总管、胆总管

8.游离显露出胆囊动脉及胆囊管,胆囊管近端予以Hem-o-lok夹双重夹闭离断(图2-1-10),胆囊动脉予以Hem-o-lok夹夹闭离断(图2-1-11)。

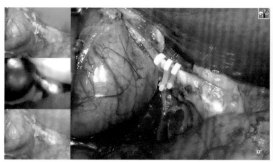

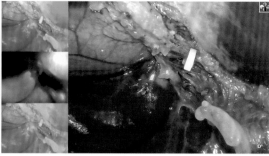

图 2-1-10　用 Hem-o-lok 夹离断胆囊管　　　图 2-1-11　用 Hem-o-lok 夹离断胆囊动脉

9. 用电凝钩沿胆囊床分离胆囊(图 2-1-12)。

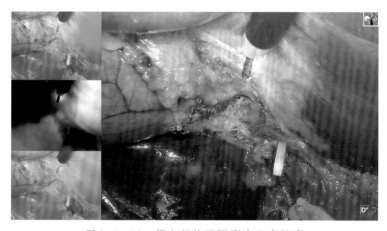

图 2-1-12　用电凝钩沿胆囊床分离胆囊

10. 完整切除胆囊后, 将标本置入取物袋经剑突下孔取出(图 2-1-13)。

11. 胆囊切除后胆囊床止血(图 2-1-14)。

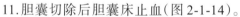

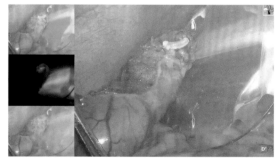

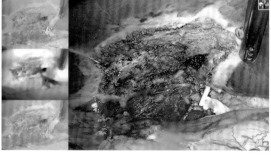

图 2-1-13　取物袋经剑突下孔取出胆囊　　　图 2-1-14　胆囊床止血

▶▷ 术后病理

胆囊结石伴胆囊炎。

▶▷ 术后管理

术后当天,患者自行下床活动。术后第1天,进半流质饮食,复查血常规、肝功能无明显异常,患者无明显不适,切口愈合可,出院。

▶▷ 病例点评及前沿进展

腹腔镜胆囊切除术越来越多以日间手术的形式开展,患者恢复快、获益高、满意度高。当然,患者受益的前提是手术及术后恢复顺利。然而,尽管术前对胆管的一系列辅助检查(如CT、MRCP等)可帮助外科医生辨别,但腹腔镜胆囊切除术的并发症尤其是胆管损伤(bile duct injury,BDI)的发生率并不低。因此,需要一种更准确、方便、实时的识别方法来避免术中胆管损伤。

对于微创手术经验丰富的肝胆外科医生而言,腹腔镜胆囊切除术已不存在技术瓶颈。随着手术经验的积累和器械发展,尤其是荧光显像技术的发展,术中荧光导航越来越多地被运用在肝胆胰外科手术中。ICG经静脉注射后,被正常细胞快速摄取,经肝脏代谢到胆汁,进而随着胆管排泄,在特定波长激光照射下显示荧光并形成肝脏、肝内外胆管显影,这便是ICG荧光技术应用于胆囊切除术的基础。研究表明,在急性胆囊炎症、致密粘连、胆管变异等困难的腹腔镜胆囊切除术中,ICG荧光导航可提高手术效率和安全性。另外,值得注意的是ICG的注射剂量和注射时间,剂量过低会导致等待最佳显影的时间延长,而剂量过高又会使得荧光过于强烈从而干扰外科医生对胆管区域的判断。笔者认为,在腹腔镜胆囊切除术等胆管手术中开展荧光导航的适应证包括日间腹腔镜胆囊切除术、急诊腹腔镜胆囊切除术,及患者有萎缩性胆囊炎、胆管变异、多次胆管手术史等情况。对于日间腹腔镜胆囊切除术,由于手术患者的入院、手术和出院通常在24小时内完成,对手术安全性和效率有更高的要求;急诊腹腔镜胆囊切除术患者则通常存在颈部结石嵌顿、胆囊三角解剖不清、急诊手术前对肝外胆管评估不充分等情况;萎缩性胆囊炎患者也常出现胆囊三角解剖不清等情况;而多次胆管手术史患者通常腹腔致密粘连,胆管结构无法正常显现,这些情况下运用ICG荧光导航有助于准确识别肝内外胆管,避免胆管损伤,进而保证手术安全、高效开展。

ICG给药途径有外周静脉注射和胆管直接注射两种。对于外周静脉注射途径,有学者认为,5mg剂量的ICG应至少在术前3小时注射,最佳注射时间为术前3~7小时。在本病例中,我们选择在术前15分钟注射低剂量的ICG(1.25mg),也能有非常好的显示效果;尤其对接受日间胆囊切除术的患者而言,入院后短时间内需要手术,在手术开始前注射低剂量ICG,可以保证患者在比较固定的时间接受ICG注射,从而确保显示的效果。而胆管直接注射可以避免肝脏荧光染色,从而提供更加清晰的背景,增加胆总管与肝脏之间的对比度。然而,该方法对操作者有一定的技术要求,并且可能存在手术时间延长、胆汁溢出等风险,只在部分困难胆囊切除术(炎症粘连严重、胆管解剖变异引起胆管结构难以辨识)中具有相对优势。

(魏芳强 刘金明)

► ▷ 参考文献 ————————————————————

[1]Landman MP, Feurer ID, Moore DE, et al. The long-term effect of bile duct injuries on health-related quality of life: a meta-analysis[J]. HPB (Oxford), 2013, 15(4): 252-259.

[2]罗丹堃,薛东波,马骉.荧光导航在腹腔镜胆囊切除术中识别肝外胆管系统的研究进展[J].肝胆胰外科杂志,2020,32(7):437-442.

[3]李晓勉,李晶华,王海涛,等.吲哚菁绿荧光显影技术在腹腔镜胆囊手术中的应用[J].腹部外科,2020,33(3):194-199.

[4]Xu C, Yin M, Wang H, et al. Indocyanine green fluorescent cholangiography improves the clinical effects of difficult laparoscopic cholecystectomy[J]. Surg Endosc, 2023, 37(8): 5836-5846.

[5]Boogerd LSF, Handgraaf HJM, Huurman VAL, et al. The best approach for laparoscopic fluorescence cholangiography: overview of the literature and optimization of dose and dosing time[J]. Surg Innov, 2017, 24(4): 386-396.

二、超微创腹腔镜胆囊切除术

▶▷ 引 言

随着现代生活水平的提高和饮食习惯的改变,我国胆囊结石、胆囊息肉等胆囊疾病的发病率呈上升趋势。腹腔镜胆囊切除术已成为治疗胆囊良性疾病的"金标准术式",近年来,超微创腹腔镜胆囊切除术应用有逐渐增多的趋势,其3mm的微小切口,可以使愈合后几乎达到"无瘢痕"效果,适用于年轻、有美容需求、胆囊三角炎症不明显的患者。

▶▷ 病情简介

患者,女性,31岁,因"发现胆囊结石数年,右上腹痛1个月"入院。患者数年前体检发现胆囊结石,大小约0.6cm,当时未予以治疗。1个月前,患者反复出现右上腹胀痛,来院复查,腹部B超提示胆囊多发结石,大者直径为1.2cm。要求手术治疗,收治我科。患者既往史无特殊。

▶▷ 入院实验室检查

血常规:白细胞计数 $5.8×10^9$/L,红细胞计数 $4.8×10^{12}$/L,血小板计数 $280×10^9$/L,血红蛋白140g/L。

凝血功能:凝血酶原时间10.6s,部分凝血活酶时间24.0s。

肝功能:白蛋白44g/L,总胆红素10μmol/L,谷丙转氨酶70U/L,谷草转氨酶39U/L。

血清肿瘤标志物:甲胎蛋白4.6μg/L,癌胚抗原0.7U/mL,糖类抗原19-9 3.1U/mL。

▶▷ 入院影像学检查

肝胆胰B超:胆囊壁毛糙,壁稍增厚,囊内见多发结石,大者直径1.2cm,随体位改变可移动(图2-2-1)。

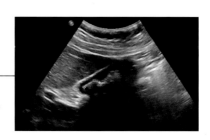

图2-2-1 肝胆胰B超

▶ ▷ **术前管理**

◆ **术前评估**

结合病史及入院检查结果,患者诊断慢性胆囊炎伴胆囊多发结石,有右上腹痛症状,手术指征明确。术前心电图、肺部CT等未见异常。术前血常规、肝功能、凝血功能等均无明显异常。

◆ **手术策略**

该例患者为年轻女性,对切口美观要求高,故拟行超微创腹腔镜胆囊切除术。

▶ ▷ **手术步骤**

1. 器械:采用特制超微创器械进行手术(图2-2-2)。

2. 体位及Trocar孔布局(图2-2-3):患者取仰卧位,头高脚低左侧倾斜30°;用气腹针建立气腹,压力维持在12~14mmHg;术者站位于患者左侧,观察孔(10mm)位于脐下沿,主操作孔(3mm)位于剑突下腹正中线偏右1cm(图2-2-4),副操作孔(3mm)位于右侧腋前线肋下缘(图2-2-5);扶镜手站于患者左侧。

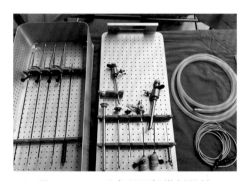

图2-2-2 手术所需超微创器械

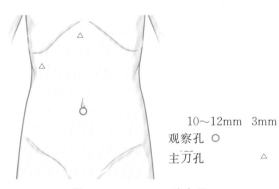

图2-2-3 Trocar孔布局

10~12mm 3mm
观察孔 ○
主刀孔 △

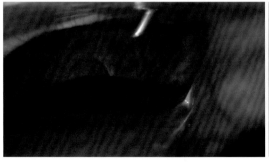

图2-2-4 主操作孔(3mm)位置

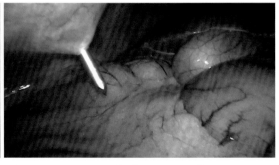

图2-2-5 副操作孔(3mm)位置

3.探查腹腔:腹腔内未见占位性病变及明显腹腔粘连(图2-2-6);胆囊无明显肿大,壁稍偏厚,胆囊三角较为清晰,与周围组织无明显粘连,胆总管无明显增粗。

4.胆囊切除:左手持抓钳钳夹胆囊体部,向右上方牵拉暴露胆囊三角,可见肝脏Rouviere沟(图2-2-7);右手持电凝钩分离胆囊前后三角(图2-2-8和图2-2-9),打

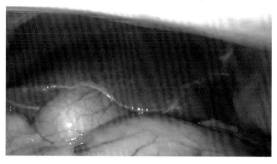

图2-2-6　腹腔探查

开三角浆膜后显露胆囊管及胆囊动脉(图2-2-10),改分离钳游离出胆囊管(图2-2-11);完成胆囊三角解剖后,用3-0可吸收Vicryl线结扎胆囊管近远端,远端结扎部位尽量靠近胆囊管-胆总管连接处(图2-2-12),剪刀离断胆囊管(图2-2-13)。进一步分离胆囊动脉(图2-2-14),予3-0丝线结扎(图2-2-15)后离断。电凝钩沿胆囊床顺行剥离胆囊(图2-2-16),完成胆囊切除,胆囊床止血。

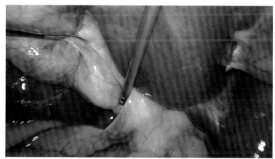

图2-2-7　暴露胆囊三角及肝脏Rouviere沟

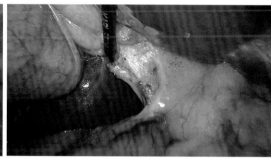

图2-2-8　用电凝钩打开胆囊后三角浆膜

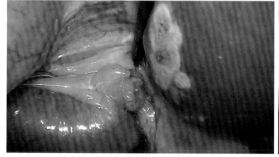

图2-2-9　用电凝钩打开胆囊前三角浆膜

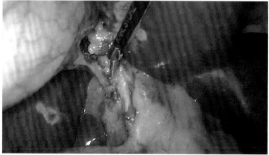

图2-2-10　显露胆囊管及胆囊动脉

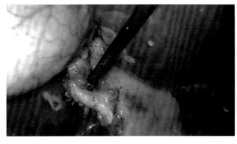 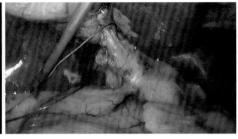

图2-2-11　用分离钳游离出胆囊管　　图2-2-12　用3-0可吸收Vicryl线结扎
胆囊管近远端

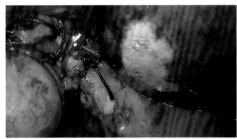 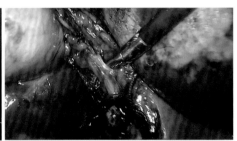

图2-2-13　剪刀离断胆囊管　　图2-2-14　分离钳分离胆囊动脉

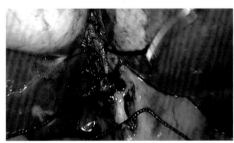 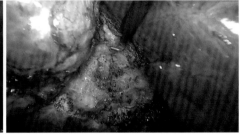

图2-2-15　3-0丝线结扎并离断胆囊动脉　　图2-2-16　顺行剥离胆囊

5.完整切除胆囊后,将标本置入自制取物袋,经脐观察孔取出胆囊标本(图2-2-17)。超微胆囊切除后切口见图2-2-18。

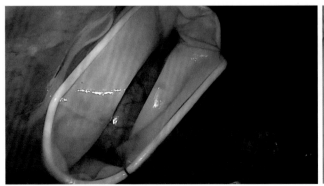 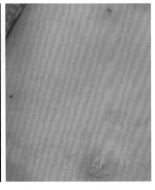

图2-2-17　自制取物袋取出标本　　图2-2-18　术后切口

▶▷ 术后病理

胆囊结石伴慢性胆囊炎。

▶▷ 术后管理

术后患者自行下床活动,第1天进半流质饮食,复查血常规、肝功能无明显异常后出院。

▶▷ 病例点评

超微创腹腔镜胆囊切除术目前已趋于成熟,相较于普通腹腔镜胆囊切除术,创口更小,已经成为部分追求更美观切口患者的首要选择。对于炎症尚不严重、胆囊结石未超过2cm、胆囊息肉等的患者而言,超微创腹腔镜胆囊切除是不错的选择。相比于普通腹腔镜胆囊切除术,超微创腹腔镜胆囊切除术的两个辅助孔(皆为3mm)更小,这加大了胆囊三角精细解剖的难度,尤其在完成胆囊三角解剖后,需要对胆囊管、胆囊动脉等进行结扎操作。由于超微创器械更加纤细,在进行上提牵拉胆囊或结扎时不能用蛮力,以免损坏器械;另外,需要对管道进行确切、牢靠的结扎操作,这就要求术者事先完成精细的胆囊三角解剖,充分暴露胆囊管、胆囊动脉,并在打结时把握好角度和力度,从而确切地完成管道离断。值得注意的是,如同普通腹腔镜胆囊切除,胆管损伤仍是超微创腹腔镜胆囊切除术中最常见且最严重的并发症之一。随着器械技术的发展以及手术者的经验累积,胆管损伤的发病率在下降,但仍不可能完全避免,故需肝胆外科医生在术前做好评估,术中对胆管损伤进行识别。若出现胆管损伤,需精准判断胆管损伤情况,及时干预,尽早修复,以达到良好的预后。如果行超微创胆囊切除时,胆囊三角暴露困难、手术无法顺利进行,应该及时扩大切口,改用普通腹腔镜胆囊切除术,以保证手术顺利和安全进行。

(魏芳强 刘金明)

▶▷ 参考文献

[1] Gentileschi P, Di Paola M, Catarci M, et al. Bile duct injuries during laparoscopic cholecystectomy: a 1994—2001 audit on 13, 718 operations in the area of Rome[J]. Surg Endosc, 2004, 18(2): 232-236.

[2] Sheffield KM, Riall TS, Han Y, et al. Association between cholecystectomy with vs without intraoperative cholangiography and risk of common duct injury[J]. JAMA, 2013, 310(8): 812-820.

三、腹腔镜胆总管囊肿切除术

▶▷ 引　言

胆总管囊肿是较为常见且极易发生癌变的一种胆管系统疾病,其癌变率甚至可高达约25%。最佳的治疗方法是将扩张的胆总管囊肿完全切除,重新建立通畅的胆肠内引流,以达到胆胰分流的目的。随着微创技术的不断发展成熟,腹腔镜下胆总管囊肿切除术已被证明是安全可行的。

▶▷ 病情简介

患者,女性,34岁,因"上腹痛11天"入院。患者于11天前进食油腻食物后出现上腹部疼痛,剧烈难忍,伴恶心、呕吐,呕吐物为胃内容物。至当地医院就诊,查腹部CT示:胆囊炎考虑;胆总管及部分肝内胆管扩张,胆总管囊肿考虑;胆总管下段结石可能。

为进一步诊治,门诊拟"胆总管囊肿伴结石"收住我科。

▶▷ 入院实验室检查

血常规:白细胞计数4.43×10^9/L,中性粒细胞比52.4%,红细胞计数4.53×10^{12}/L,血红蛋白142g/L,血小板计数262×10^9/L。

血生化:白蛋白41.1g/L,总胆红素11.1μmol/L,直接胆红素2.1μmol/L,谷丙转氨酶41U/L,谷草转氨酶27U/L,碱性磷酸酶92U/L,尿素氮6.56μmol/L,肌酐65.0μmol/L。

凝血功能:凝血酶原时间10.1s,国际标准化比率0.87。

血清肿瘤标志物:甲胎蛋白4.4μg/L,癌胚抗原1.1μg/L,糖类抗原19-9 11.5U/mL。

▶▷ 入院影像学检查

腹部B超:肝内胆管轻度扩张,胆总管囊肿,大小约为95mm×48mm×65mm,内透声可;胆囊多发小结石。

MRCP(图 2-3-1):肝内外胆管扩张,胆总管囊状扩张,直径约为 42mm,末端未见确切显示;胆总管结石、胆囊多发结石可能。

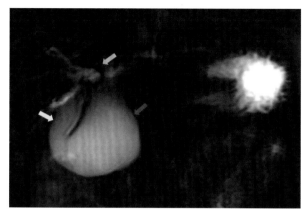

图 2-3-1　MRCP

注:红色箭头:胆总管;蓝色箭头:左右肝管分叉处;黄色箭头:胆囊。

肝胆增强 CT(图 2-3-2):肝内外胆管扩张,胆囊管、胆总管囊样扩张,先天变异待排;胆囊炎、胆囊结石可能。

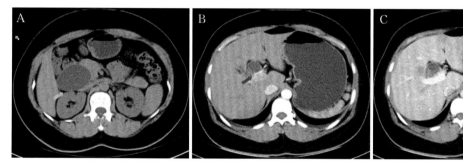
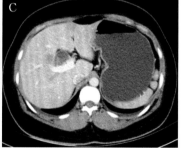

图 2-3-2　肝胆增强 CT

注:A:平扫期;B:动脉期;C:门静脉期。黄色箭头:扩张的胆总管囊肿;红色箭头:胆总管;蓝色箭头:门静脉右支。

▶▷ 术前管理

◆ 术前评估

1.结合病史及影像学检查,患者初步诊断为先天性胆总管囊肿、胆囊结石、胆总管下段结石。先天性胆总管囊肿呈梭状扩张(Ⅰ型),存在癌变可能,且合并胆石症,伴有腹痛症状,存在手术切除指征。

2.患者 ECOG 评分为 0 分,体力状态良好,精神状态良好,可耐受手术,血常规、生化以及其他系列指标未见明显异常,无手术禁忌。

◆ **手术决策**

目前,对胆总管囊肿行腹腔镜切除手术已是主流手术方式。与家属充分沟通后,决定行腹腔镜下胆总管囊肿切除、胆囊切除,胆道镜探查取石,胆肠内引流术。

▶▷ **手术步骤** ─────────────────

1.体位及Trocar孔布局:全麻后气管插管,消毒铺巾,患者取头高脚低平卧位。于脐下做小切口,用气腹针穿刺建立气腹,气腹压力维持在12~14mmHg。脐下以10mm穿刺器穿刺腹腔作为观察孔,置入腹腔镜明视下先于左腋前线肋缘下置入12mm Trocar作为主操作孔,在左锁骨中线与脐上约2cm水平线交点处、右腋前线肋缘下、右锁骨中线与脐上约2cm水平线交点处分别置入5mm Trocar作为操作孔,置入各种操作器械。主刀医生和持镜者站在患者左侧,第一助手于患者右侧(图2-3-3)。

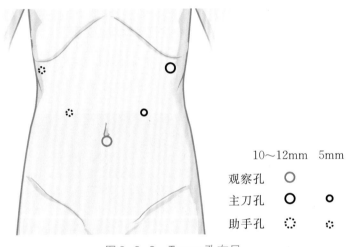

	10~12mm	5mm
观察孔	○	
主刀孔	◉	◦
助手孔	⊙	⊛

图2-3-3　Trocar孔布局

2.探查腹腔:腹腔内无腹水,肝脏常大,色鲜红;胆囊增大,大小约为8cm×4cm,囊壁无明显水肿及增厚,胆囊管稍扩张。显露肝十二指肠韧带和Winslow孔,游离显露囊状扩张的胆总管(图2-3-4),胆总管呈纺锤状扩张,上端距离左右肝管汇合部下方约0.5cm,下端扩张延伸至胰腺后方,最宽处约4.5cm,囊壁无明显水肿及增厚,未见明显肿块,与周围血管及脏器无明显粘连。肝十二指肠韧带周围、肝总动脉旁以及胰腺后方未探及质硬肿大淋巴结,肝脏、盆腔及网膜等其他部位未见占位性病变。

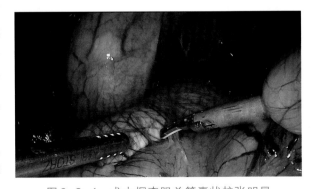

图2-3-4　术中探查胆总管囊状扩张明显

3.切除胆囊:上提胆囊,分离胆囊前后三角,随后逆行切除胆囊(图2-3-5),游离出胆囊动脉后予以Hem-o-lok夹夹闭离断,显露并沿胆囊管分离直至其汇入肝总管处(图2-3-6)。

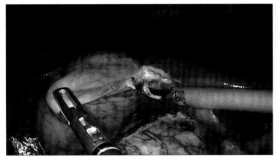

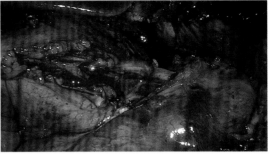

图2-3-5　逆行切除胆囊　　　　　　　　图2-3-6　分离胆囊管至汇入肝总管水平位置

4.切除胆总管囊肿:沿胆总管囊肿左右两侧游离,贯通游离胆管后方(图2-3-7),注意保护从后方通过的右肝动脉及门静脉主干,在胆囊管汇入肝总管上方,胆总管囊肿变窄处,用超声刀横向离断肝总管(图2-3-8);随后向下牵拉胆总管,超声刀紧贴胆管囊肿壁环形向下剥离,直至分离胆总管囊肿至胰腺后段胆总管变细处,用胆道镜探查胆管,取净胆总管小结石后予以Hem-o-lok夹夹闭(图2-3-9),离断胆总管送术中快速病理检查,病理明确为胆总管囊肿,切缘阴性。

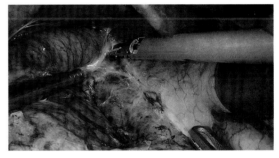

图2-3-7　沿胆总管壁游离胆总管

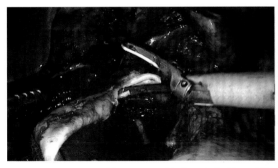

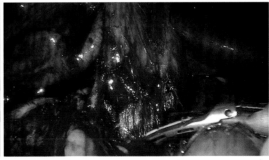

图2-3-8　在胆囊管汇入肝总管处上方离断肝总管　　图2-3-9　分离胆总管囊肿至变细处夹闭离断

5.消化道重建:上提横结肠,显露Treitz韧带,助手将近端空肠扇形展开,保持一定张力,显露出小肠系膜,从肠系膜根部无血管处切开浅层系膜组织,由浅入深,由根部向系膜远端逐步推进,选择避开系膜血管(如第一空肠动静脉),尽可能游离远端空肠系膜,以减轻张力,方便上提行胆肠吻合,游离系膜至距离Treitz韧带远端约15cm空肠处,在此处使用Endo-GIA直线切割闭合器(蓝钉)离断空肠。在结肠中动脉右侧横结肠系膜的无血管区切开,将空肠远端从横结肠后方经打开的系膜裂孔拉至肝门胆管断端处。距上提的空肠袢末端10cm处,于空肠系膜对侧缘作一切口,长度比胆管开口略小,胆肠吻合采用4-0倒刺线前后壁全层连续缝合,缝合的边距大致为胆管侧2mm,空肠侧3mm;针距约2mm,注意进针要均匀,并保证贯穿胆管和空肠全层(图2-3-10)。见吻合口无张力,血供好,无胆汁渗漏。选取胆管空肠吻合口下方约50cm处空肠与近端空肠行侧侧吻合,用3-0 Vicryl线贯穿近端远端空肠袢浆肌层缝合一针作为牵引线,将近远端空肠袢相互靠拢,用超声刀于两侧空肠分别打开大小约4~5cm的切口,前后壁用3-0倒刺线连续缝合(图2-3-11),前壁浆肌层用4-0 Vicryl线间断缝合加固数针(图2-3-12),见吻合口无张力,血供良好。冲洗腹腔后(图2-3-13),于胆肠吻合口后方放置腹腔引流管1根。

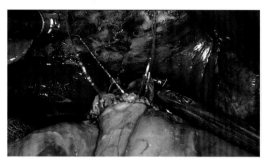

图2-3-10 术中胆肠吻合

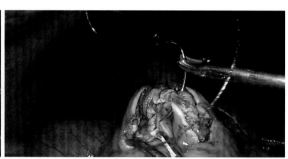

图2-3-11 肠肠吻合后壁用倒刺线连续缝合

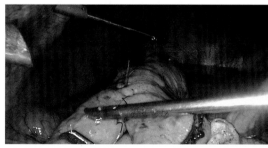

图2-3-12 肠肠吻合前壁浆肌层用Vicryl线间断缝合加固

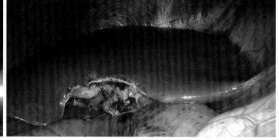

图2-3-13 手术区情况

▶▷ 术后病理

"胆总管囊肿"黏膜慢性炎伴胆管扩张,囊肿形成;慢性胆囊炎伴结石。

▶▷ 术后管理

1.术后禁食、抗感染、全胃肠外营养(total parenteral nutrition,TPN)支持治疗,第2

天少量饮水,第3天进流质饮食,第5天进半流质饮食,鼓励患者自行下床活动。

2.术后第1天复查血常规、血生化、凝血功能。血常规:白细胞计数8.89×10⁹/L,中性粒细胞百分比82.8%,血红蛋白132g/L,血小板计数192×10⁹/L,C反应蛋白95.8mg/L;血生化:白蛋白38.0g/L,总胆红素9.2μmol/L,谷丙转氨酶302U/L,肌酐69.2μmol/L;凝血功能:凝血酶原时间13.3s,国际标准化比率1.16。术后第4天复查血常规、血生化、凝血功能基本恢复正常。

3.术后第3天引流管引出约40mL淡血性液体,第4和5天分别予以退管处理,复查腹部CT未见明显积液,第6天拔除腹腔引流管,第8天出院。

4.患者为良性病变,术后门诊定期随访复查。

▶▷ 病例点评

胆总管囊肿为先天性畸形,常合并胰胆管合流异常及远端胆管狭窄,而继发性胆管扩张常由Oddi括约肌功能障碍或胆管结石等因素所致。胆总管囊肿扩张形态不一,包括纺锤状、柱状或囊状;而继发性胆管扩张的肝内外胆管均匀扩张且远端胆管呈松弛态。因此,胆管囊肿的诊断需结合胆管形态及有无胰胆管合流异常来综合判断。本案例中,患者胆管扩张呈纺锤状,胆总管下端明显狭窄且肝内胆管扩张不明显,符合胆总管囊肿诊断。

根据胆总管囊肿形态和位置,临床上常将胆总管囊肿分为以下5型(Todani分型)。①Ⅰ型:胆总管囊性扩张型,最多见,约占80%～90%,指从胆总管起始部位到胰腺后的胆总管均呈囊性扩张。②Ⅱ型:胆总管憩室型,较少见,仅占2%～3.1%,指在胆总管侧壁有囊肿样扩张,囊肿以狭窄的基底或短蒂与胆总管侧壁连接,胆管的其余部分正常或轻度扩张。③Ⅲ型:胆总管囊肿脱垂型,较少见,仅占1.5%,指胆总管囊肿脱垂,疝入十二指肠内,常被误诊为十二指肠息肉或肿瘤。④Ⅳ型:混合型,指肝内外胆管均囊性扩张。⑤Ⅴ型:又称Caroli病,指肝内胆管的多发囊状扩张,常合并多囊肾、多囊肝,及肾盂和输尿管扩张。本例患者胆管囊肿分型为Ⅰ型,囊肿直径约为4.5cm。

胆总管囊肿癌变率高,一经诊断应进行手术治疗;部分患者合并胆管结石伴急性胆管炎,可先行PTCD或ERCP引流,待炎症控制后也应积极手术治疗。囊肿完整切除及胆胰分流成为预防癌变的关键。对于先天性胆总管囊肿,既往手术治疗方法包括内引流、外引流,以及胆管囊肿切除联合胆肠吻合术等。前两种手术方式因不切除囊肿,无法改变胆汁淤积和胰液反流等问题,且盲目的内引流手术反而可能增加胆总管囊肿发生癌变的风险,因此目前应用越来越少。本例患者胆管囊肿位于肝外胆管,胆管下端结石为继发性,因此行腹腔镜胆总管囊肿切除联合胆肠吻合术。

胆管囊肿手术治疗的三大原则包括囊肿全切除、解除狭窄和胆胰分流。胆管囊肿手术区域主要在肝门部。相较于开腹手术,腹腔镜下精细操作更有优势,尤其在胆总管分离和胆肠吻合方面更易操作,大大缩短了手术时间,并降低了术后并发症的发生率。

关于腹腔镜胆管囊肿切除手术的难点和技巧,我们根据本中心工作,总结了几点经验。①对胆管囊肿后壁的处理:后壁因紧贴门静脉且与右肝动脉关系密切,部分患者如炎症粘连较重或存在血管变异(如右肝动脉在胆管前方),需紧贴囊肿壁,操作轻柔,利用放大视野,采用超声刀等能量器械锐性分离,尽量避免钝性分离;必要时可先打开囊肿前壁,在放大视野下紧贴显露的后壁进行胆管横断。②对胆管下端的处理:原则上需将扩张囊肿切除干净,一般完整切除扩张病变部分至正常胆管交界处即可,避免过度游离胆管下端导致胰管损伤引起胰漏,且胆囊囊肿癌变是由于胆胰合流异常,胆肠吻合已解决胆胰合流异常问题;在剥离胆总管囊肿时,务必紧贴囊肿壁,以避免误伤周围的门静脉及其分支,以及偶从肠系膜上动脉发出的经胆管右侧上行的右肝动脉。③对于胆管囊肿合并近端胆管狭窄的患者,尽量在狭窄上方离断胆管,必要时需扩大成形,以保证胆肠吻合口较宽敞。④空肠袢长度应根据患者具体情况而定,我们中心在行胆肠吻合手术时,胆肠 Y 袢一般取在距胆肠吻合口远端 50cm 左右,防止因肠液反流而导致胆肠吻合口狭窄和胆管感染。⑤在胆肠吻合术中,胆总管断端尽可能适当保留周围结缔组织,可减少残端缺血坏死;同时在吻合后可固定空肠,降低吻合口张力;另外,缝合过程中注意黏膜对黏膜使用可吸收线,将线结打于吻合口外壁,保证黏膜内光滑,可以降低吻合口狭窄和结石的发生率。

尽管腹腔镜胆总管囊肿切除手术技术已非常成熟,大量临床研究也表明其安全可行,但其仍有可能发生术后出血、胆漏、腹腔感染,以及胆肠吻合狭窄、胆管结石形成等长期并发症。术前完善和精细的影像学评估、术者熟练的腹腔镜操作技术,以及术后严密、及时的并发症诊断和处理,是手术成功的关键。

(梁 磊 刘 杰)

▶ ▷ 参考文献

[1]段小辉,蒋波,毛先海,等.完全腹腔镜在先天性胆总管囊肿手术中的应用[J].中国普通外科杂志,2013(8):1057-1060.

[2]李龙.腹腔镜胆总管囊肿手术操作指南(2017)版本[J].中华小儿外科杂志,2017(7):485-494.

[3]王向,张永杰.胆管囊肿的外科诊疗现状及焦点问题[J].中华外科杂志,2023(4):283-290.

[4]王钊,王群,王佳辰,等.完全腹腔镜下改良胆肠襻式吻合与 Roux-en-Y 吻合治疗成人Ⅰ型胆总管囊肿[J].中华普通外科杂志,2016(1):4-7.

四、胆总管良性狭窄行腹腔镜胆总管端端吻合术

▶▷引　言

胆总管端端吻合术临床应用相对较少,适用于术中胆管损伤、胆总管狭窄及肝移植病例。相较于胆肠吻合,胆总管端端吻合更加符合人体生理结构,仍然保持胆汁流通的天然通路,保持和发挥胆胰管末端括约肌的功能,除生理性调节外,尤其可以避免肠液向胆管反流所引起的种种危害。

▶▷病情简介

患者,男性,50岁,因"反复中上腹部疼痛半年,再发10天"入院。患者半年前无明显诱因下出现上腹部胀痛不适,未予以检查治疗。10天前,患者中上腹痛再发,至当地医院查腹部增强CT,提示肝内胆管扩张,胆总管中段狭窄。为进一步诊治,门诊拟"胆总管狭窄"收入我科。患者有高血压病史2年余,口服厄贝沙坦,血压控制可;否认糖尿病等慢性病史;既往无手术史。

▶▷入院实验室检查

血常规:白细胞计数$7.53×10^9$/L,红细胞计数$4.85×10^{12}$/L,血小板计数$228×10^9$/L,血红蛋白162g/L。

凝血功能:凝血酶原时间10.3s,部分凝血活酶时间25.3s。

肝功能:白蛋白36.9g/L,总胆红素44.1μmol/L,谷丙转氨酶110U/L,谷草转氨酶175U/L。

血清肿瘤标志物:甲胎蛋白1.2μg/L,癌胚抗原4.4μg/L,糖类抗原19-9 41.4U/mL。

免疫球蛋白G_4:15mg/dL。

▶▷入院影像学检查

入院MRCP(图2-4-1):肝内胆管扩张,胆总管上段局部狭窄,胆囊结石伴胆囊炎。

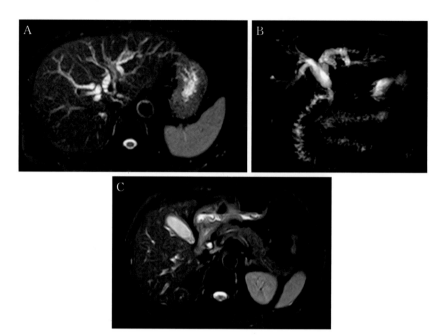

图 2-4-1 入院 MRCP 检查结果。A:横断位显示肝内胆管扩张;B:冠状位显示胆总管狭窄处;C:横断位显示胆总管狭窄处

▶▷ 术前管理

◆ 术前评估

1.结合患者病史及入院检查结果,胆囊结石、胆总管中段狭窄诊断明确,患者存在反复中上腹痛症状,考虑与胆囊结石及胆总管狭窄有关,有手术治疗指征。

2.胆总管中段狭窄性质不明,根据现有检查结果基本排除自身免疫相关性胆管炎,需手术切除病理检查明确病变性质。

3.患者年纪轻,一般情况较好,未发现明显手术禁忌。

◆ 手术策略

该患者胆总管狭窄合并胆囊结石诊断明确,术中需行快速病理检查明确狭窄部位胆管性质,如是良性病变,局部炎症不明显,鉴于狭窄累及胆管范围较短,患者年纪轻,远段胆管无异常,Oddis 括约肌功能良好,可行腹腔镜下胆囊切除、胆总管部分切除、端端吻合术;如为恶性病变,则行腹腔镜下胆管癌根治性切除术。

▶▷ 手术步骤

1.体位及 Trocar 孔布局(图 2-4-2):麻醉成功后,患者取头高脚低仰卧位。以脐部下方小切口进腹置入 10mm Trocar 作为观察孔,建立气腹,维持腹内压在 12~14mmHg。在腹腔镜直视下,在右腋前线与右肋缘交界处、右锁骨中线平脐上方、左腋前线与左肋缘交界处偏内侧、左锁骨中线平脐上方处分别置入 5mm、5mm、12mm、5mm Trocar,其中 12mmTrocar 为主刀医生主操作孔,其余为辅助操作孔,主刀医生及扶镜手站在患者左侧,助手位于患者右侧。

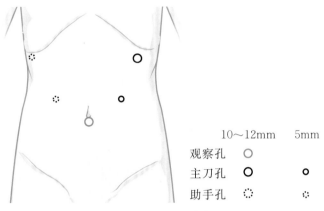

	10~12mm	5mm
观察孔	○	
主刀孔	○	○
助手孔	○	○

图 2-4-2　Trocar 孔布局

2.探查腹腔,切除胆囊(图 2-4-3):腹腔镜下探查整个腹腔,未见明显异常。探查胆囊及胆管区域,未见明显炎症粘连,胆总管中段可见明显狭窄,狭窄段长径长约 1cm,质地尚柔软,未见明显肿瘤病变,周围未及明显肿大淋巴结,决定按计划行腹腔镜下胆囊切除术、胆总管部分切除、端端吻合术。打开胆囊颈部浆膜,由浅入深解剖胆囊三角,游离出胆囊血管,用 Hem-o-lok 夹夹闭后离断,继续游离胆囊管,分离出胆囊管后用 Hem-o-lok 夹夹闭,顺行切除胆囊,胆囊床彻底止血。

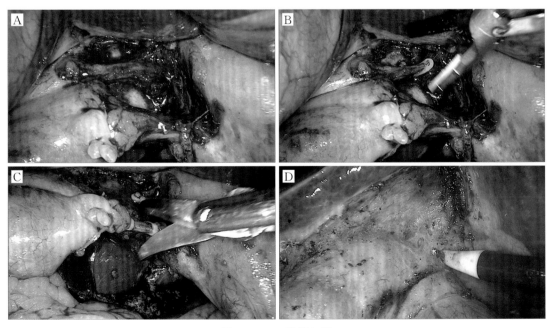

图 2-4-3　胆囊切除

3.胆总管狭窄段切除：打开肝十二指肠韧带（图2-4-4A），剔除胆总管前方脂肪组织，充分暴露胆总管（图2-4-4B），沿胆总管左右侧进一步解剖，术中贯穿胆总管后方彩带提拉胆管（图2-4-4C），利于暴露及分离。向上游离胆总管至左右肝管分叉处，向下充分游离至十二指肠后方胰腺上端（图2-4-4D），注意游离胆总管时不要过度贴近胆管壁，避免胆管缺血。打开Kocher切口，尽可能减小胆总管下段吻合时的张力。剪刀距离狭窄部位上下各约5mm剪断胆总管（图2-4-4E、F），保持切缘整齐，用取石钳取出狭窄胆总管（图2-4-4G），术中冰冻病理检查示慢性炎症，未见肿瘤细胞。胆总管残端予以游离整形备用（图2-4-4H）。

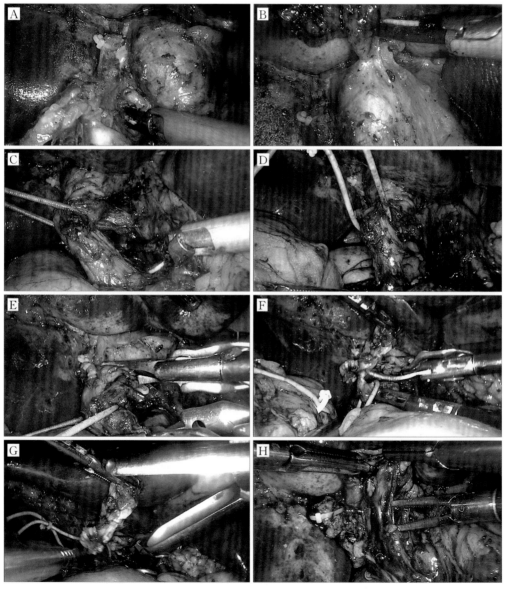

图2-4-4 切除狭窄胆管

4.胆管端端吻合(图 2-4-5):术中合拢胆总管近远端,无明显张力,予以 5-0 PDS线连续缝合胆管上下断端,针距约为 2mm。吻合口无狭窄、无张力,血供好。冲洗腹腔,未见明显出血及胆漏,胆管吻合口后方放置引流管 1 根,自右侧腹壁引出,关闭各切口。

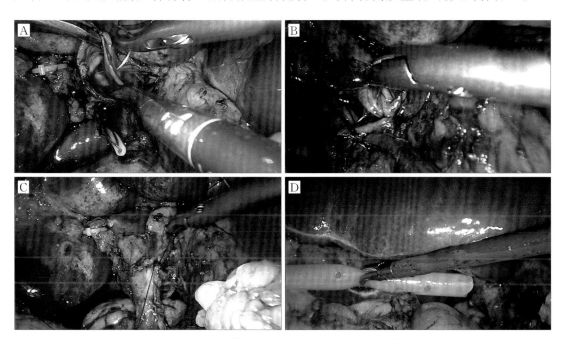

图 2-4-5　缝合断端,冲洗腹腔,放置引流管

▶ ▷ 术后病理

大体标本:胆管壁灰红管状组织一块,长 2.5cm,管径 1cm;胆囊大小为 8cm×4cm×3cm,壁厚 0.2~0.4cm,囊内见金黄色息肉数枚,总大小为 0.2~0.4cm。

病理:胆管壁黏膜慢性炎,胆管壁周围神经纤维组织增生;慢性胆囊炎伴胆固醇性息肉。

▶ ▷ 术后管理

1.患者术后第 1 天下床活动,肛门排气后予以半流质低脂饮食。术后第 1 天,复查血常规、生化指标,轻微升高;术后第 3、5 天,继续复查血常规、生化指标、肝功能,均较前改善。术后第 3 天,复查胸腹部平扫CT,未见明显胸腹腔积液。第 4 天引流液少于20mL,拔除腹腔引流管。术后第 5 天,腹部切口换药后,患者顺利出院。

2.患者术后口服熊去氧胆酸疏通胆汁,口服胰酶辅助消化,定期门诊随访至今胆管吻合口通畅。

▶▷病例点评

胆道重建是胆管外科的最基本操作之一,按照吻合类型可以分为胆胆吻合和胆肠吻合,按照吻合方式可分为端端吻合、端侧吻合、侧侧吻合等。胆管端端吻合术临床相对少见,但胆管端端吻合术可以保持胆汁流通的生理通路,恢复生理功能,且方便在术后并发症后进行介入治疗。因此,在可能的情况下应作为首选。

胆总管狭窄的病因较多,主要包括良性疾病及恶性疾病。良性疾病主要包括自身免疫性胆管炎(IgG$_4$相关性硬化性胆管炎)、慢性胰腺炎、反复发作性胆管结石、外伤等。临床上较常见的为胆管结石及外伤(常为医源性损伤)导致的胆管狭窄。恶性疾病主要包括胆管恶性肿瘤、胆囊恶性肿瘤、胰腺恶性肿瘤等。胆总管狭窄病例的影像学诊断首选肝胆B超,往往可见胆管局部狭窄,近端胆管明显扩张。通过MRCP可以更加直观地观察狭窄的位置及程度。而腹部增强CT或MR检查在明确狭窄的性质方面有较大的诊断价值。实验室检查主要有总胆红素、直接胆红素、间接胆红素、IgG$_4$、肿瘤标记物等。

◆ 胆管端端吻合术要点

胆管端端吻合的适应证主要为医源性胆管损伤的修复、胆管良性狭窄和肝移植中的胆管重建。根据《胆管重建技术专家共识》2014版、《胆管手术缝合技术与缝合材料选择专家共识》2018版及我中心的经验,总结胆管端端吻合术的要点如下:①适当地游离断端,保持断端血供良好。胆管断端游离的方法是沿胆管断端后方的门静脉前间隙分离,向上、下游离近端胆管,周围不宜过多游离,过多游离会损害胆管自身营养血供,一般只需游离出约5~10mm胆管,确保完成端端吻合即可。②端端吻合时应行外翻缝合,应确保黏膜对黏膜;应在管腔外打结,以确保管腔内不留异物。③吻合口要足够大,直径不应小于原胆管直径,尽可能保持无张力。在缝合前可将两断端相对牵拉,自由重叠5~8mm,没有显著的回弹张力最佳。④缝合针线要求具有光滑、可吸收、抗菌及抗张力时间长等特点,可供选择的线包括螺旋倒刺线、聚对二氧环己酮缝线(如PDS Ⅱ)及抗菌薇乔线等,缝针往往推荐4-0至6-0。⑤缝合方式可以选择连续间断缝合、后壁连续前壁间断及前后壁连续缝合等。间断缝合的优点是易于调整针距,对管径影响小,较少造成吻合口狭窄;其缺点是缝合速度慢,线结多。连续缝合的优点是操作省时,线结全部在管腔外,止血效果好;其缺点是易撕裂薄脆胆管壁。后壁连续前壁间断的缝合方法既利用了间断缝合和连续缝合的优点,又避免了各自的缺点,目前临床应用较多。⑥术后留置T管不会降低胆漏等并发症的发生率,因此不主张术后常规留置T管。本例患者因胆总管狭窄来院行手术治疗,其胆管直径较粗,缺损较短,故决定行腹腔镜胆管端端吻合,缝合时采用5-0 PDS线间断缝合,间距3mm,手术顺利,术后未见胆漏及狭窄。

胆管端端吻合术虽然是一种非常理想的吻合方式,但也有相应的并发症,主要包括胆漏、吻合口狭窄等。有学者对9例胆管损伤病例行胆总管端端吻合,术后随访发现其中2例分别于术后15个月、32个月发生胆总管狭窄,经内窥镜行胆管球囊扩张均治愈,未见明显胆漏等并发症。也有学者通过动物实验发现胆总管端端吻合术可行,但长期观察吻合口胆管组织内存在纤维化并会导致吻合口不同程度狭窄。本例患者术后随访1年,暂未发现明显胆管狭窄征象。

（宋广元　孙晓东）

▶▷ 参考文献

[1]彭承宏,王小明,沈柏,等.用不同缝合方法在肝移植胆管重建中的应用比较[J].中国实用外科杂志,2006,26(6):435-436.

[2]中华医学会外科学分会胆管外科学组.胆管损伤的诊断和治疗指南(2013版)[J].中华消化外科杂志,2013,12(2):81-95.

[3]刘浩润,王观发,李为民,等.胆管端端吻合治疗腹腔镜胆囊切除术中胆总管横断伤的诊治体会[J].临床消化病杂志,2012,24(2):94-95.

[4]邓毅磊,张亚飞,马鹏飞,等.胆管对端吻合术后胆管纤维化的动物实验研究[J].中华肝胆外科杂志,2023,29(10):748-752.

五、腹腔镜胆肠吻合治疗胆囊切除术后胆总管损伤

▶▷引 言

胆管损伤（bile duct injury，BDI）是一种严重且棘手的手术并发症。这些复杂的损伤最常由腹腔镜胆囊切除术（laparoscopic cholecystectomy，LC）引起。胆管损伤的促发因素包括：胆囊三角炎症、胆囊管较短、胆囊底部受到过度头侧牵拉，以及胆囊漏斗部的侧向牵拉不足或过度；此外，直视式内镜的使用、过度灼烧、医生经验不足以及胆管解剖异常都可能会促发胆管损伤。通常，掌握相关技能且经验丰富的肝胆外科团队才能正确处理胆管损伤。

▶▷病情简介

患者，男性，61岁，因"胆囊切除术后2周，皮肤、眼白发黄10天"入院。

2周前，患者因诊断胆囊结石伴胆囊炎于外院行腹腔镜下胆囊切除术。术后4天，患者出现皮肤、眼白发黄，复查肝功能提示血总胆红素99.1μmol/L，以直接胆红素升高为主。外院查MRCP提示胆总管中段狭窄欠清；后行ERCP提示胆管中段梗阻，导丝无法通过。为进一步诊治来院，拟"胆囊术后胆总管梗阻"收入我科。

▶▷入院实验室检查

血常规：白细胞计数 $6.60×10^9$/L，中性粒细胞比77.1%，红细胞计数 $3.76×10^{12}$/L，血红蛋白122g/L，血小板计数 $249×10^9$/L。

血生化：白蛋白32.0g/L，总胆红素160.9μmol/L，直接胆红素132.9μmol/L，谷丙转氨酶155U/L，谷草转氨酶121U/L，碱性磷酸酶432U/L，尿素氮2.86μmol/L，肌酐56.7μmol/L。

凝血功能：凝血酶原时间12.5s，国际标准化比率1.19。

血清肿瘤标志物：甲胎蛋白4.2μg/L，癌胚抗原1.7μg/L，糖类抗原19-9 342.9U/mL。

▶▷ 入院影像学检查

MRCP(图2-5-1):胆囊术后,原胆囊窝区域少量积液;肝内胆管扩张,胆总管中上段梗阻。

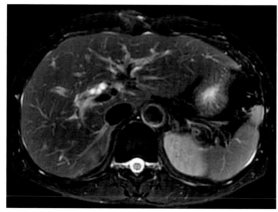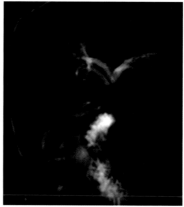

图2-5-1　MRCP显示胆管中上段梗阻

▶▷ 术前管理

◆ 术前评估

1.该患者MRCP示胆总管中上段无法显示,外院ERCP术中导丝无法通过狭窄段,考虑胆总管中上段梗阻,结合患者近期有腹腔镜胆囊切除手术史,首先考虑腹腔镜胆囊切除术中胆总管横断损伤;患者胆红素进行性升高,ERCP无法放置支架,有外科手术探查指征。

2.患者ECOG评分0分,体力状态良好,精神状态良好,可耐受手术,血常规、凝血功能等指标未见明显异常,心肺功能评估无手术禁忌。

3.总胆红素160.9μmol/L,肝内胆管明显扩张,有利于行胆肠吻合,因此术前不予以PTCD引流减黄。

◆ 治疗决策

从影像学判断,胆管损伤位置较高,已至左右肝管分叉水平,胆管缺失段较长,且距离前次手术已有2周,手术区域炎症粘连较为明显,直接行胆管端端吻合可能性小,首先考虑腹腔镜下探查、胆肠内引流术。

▶▷ 手术步骤

1.体位及Trocar孔布局:全麻后气管插管,消毒铺巾,患者取头高脚低平卧位。于脐下原切口进腹,将10mm穿刺器置入腹腔作为观察孔,建立气腹,压力维持在12～14mmHg。腹腔镜直视下于左腋前线肋缘下置入12mm Trocar作为主操作孔,左锁骨中线与脐上方约2cm水平线交点处、右腋前线肋缘下、右锁骨中线与脐上方2cm水平线交点处分别置入5mm Trocar作为辅助操作孔,放入各种操作器械(图2-5-2)。主刀医生及扶镜手站于患者左侧,助手站于患者右侧。

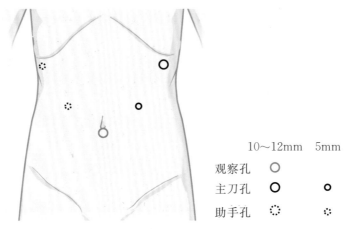

	10~12mm	5mm
观察孔	○	
主刀孔	◯	○
助手孔	◌	◌

图2-5-2 体位及Trocar孔布局

2.探查腹腔:腹腔内肝门部术区网膜、胃十二指肠及结肠与肝脏粘连较明显,组织水肿,肝脏淤胆肿大明显,余腹腔未见明显异常(图2-5-3)。

3.寻找显露肝总管:以肝脏下缘为标志物,超声刀沿肝脏下缘从右向左分离粘连,注意保护水肿粘连的结肠和十二指肠肠壁(图2-5-4),游离至近肝门部时可见较多Hem-o-lok夹,周围炎症粘连严重。找到并降低肝门板,可见扩张的左右肝管,沿左右肝管向下解剖发现肝总管被Hem-o-lok夹夹闭,去除Hem-o-lok夹后,断端可见大量黄色胆汁涌出(图2-5-5),腔内可见左右肝管开口,证实为肝总管横断性损伤。因肝总管直径约0.8cm,横断处已靠近左右肝管汇合处(图2-5-6),遂行腹腔镜下胆管空肠端侧吻合术(Roux-en-Y吻合术)。

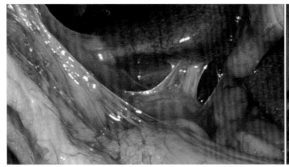
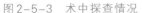
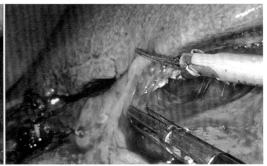

图2-5-3 术中探查情况　　　　　图2-5-4 沿肝脏下缘分离腹腔粘连

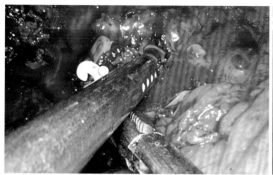

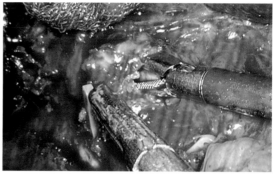

图 2-5-5　去除 Hem-o-lok 夹,找到横断的肝总管,胆汁涌出

图 2-5-6　探查肝总管,可见左右肝管分叉

4.胆管整形:显露的肝总管断端处管壁组织明显增厚水肿,参差不齐,管径显狭窄,用剪刀打开部分管壁使得管径扩大,剪除周围较厚的管壁组织直至正常较薄处,以免术后胆肠吻合口狭窄。

5.胆管空肠吻合:上提横结肠,显露 Treitz 韧带,助手将近端空肠扇形展开,显露出小肠系膜,从肠系膜根部无血管处切开浅层系膜组织,由浅入深,游离系膜至距离 Treitz 韧带远端30cm空肠处,在此处用 Endo-GIA 直线切割闭合器(蓝钉)离断空肠。因横结肠与腹腔网膜粘连较重,遂将空肠远端自横结肠前方拉至肝门部胆管断端处。选择距空肠袢末端约10cm处空肠系膜对侧缘作一切口,长度与肝管开口相近,采用5-0 PDSⅡ线后壁全层连续缝合(图 2-5-7),两端分别予以 5-0 Vicryl线间断缝合一针,与PDS线打结于吻合口外侧作为固定,前壁用 5-0 Vicryl线间断缝合,针间距约2mm(图 2-5-8)。完成后见吻合口无张力,血供好,纱布覆盖后无胆汁渗漏。距离胆管空肠吻合口下方约50cm处肠与近端空肠行侧侧吻合,用 3-0 Vicryl线贯穿近端远端空肠袢浆肌层缝合一针作为牵引线,将近端远端空肠袢相互靠拢,用超声刀分别于两侧空肠打开大小约4cm的切口,前后壁用 3-0 倒刺线连续缝合(图 2-5-9),前壁浆肌层用 4-0 Vicryl线间断缝合加固数针(图 2-5-10),见吻合口无张力,血供良好。冲洗腹腔后,于胆肠吻合口后方放置腹腔引流管 1 根(图 2-5-11)。

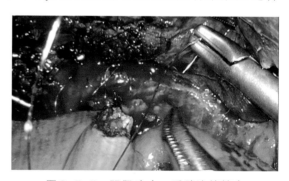

图 2-5-7　胆肠吻合口后壁连续缝合

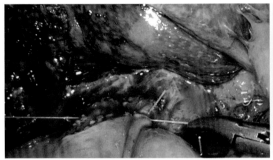

图2-5-8 胆肠吻合口前壁间断缝合

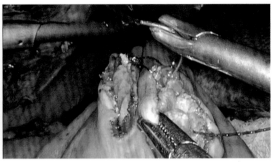

图2-5-9 肠肠吻合后壁用倒刺线连续缝合

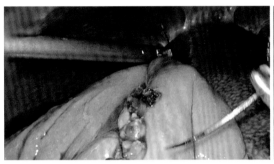

图2-5-10 肠肠吻合前壁浆肌层间断缝合加固

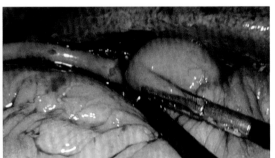

图2-5-11 胆肠吻合口后方放置引流管

▶▷ 术后管理

1.术后第1天,患者自行下床活动。第3天,进流质饮食。第5天,进半流质饮食。

2.术后予以抗感染、护肝减黄、营养支持等对症治疗。术后第1、3、5、7天,动态监测血常规、肝功能、凝血功能等指标,肝功能提示胆红素呈显著降低趋势,第7天总胆红素降至42.4μmol/L。术后第4天,复查腹部CT,见腹腔内无明显积液,腹腔引流管无明显液体引出,予以拔除。术后第7天,患者出院。

3.术后予以口服熊去氧胆酸利胆治疗3个月,定期门诊随访。

▶▷ 病例点评

外科手术、有创性诊断和治疗操作以及腹部外伤等多种因素都可以造成胆管损伤,医源性损伤占80%,而胆囊切除术又占其中的80%,其他常见的医源性原因还有肝切除术、胆管探查术、EST、TACE等。随着腹腔镜技术发展日趋成熟,腹腔镜胆囊切除术已经成为胆囊疾病的主要手术方式,但胆管损伤的发生率反而较开腹手术增加了2～3倍。虽然文献报道胆囊切除术后胆管损伤的发生率在0.5%左右,但相对于胆囊切除手术庞大的人群基数,每年发生胆管损伤的患者还是较多的。胆囊切除术中胆管损伤的危险因素有术前未充分评估、术中炎症反应重、胆囊三角解剖不清、胆管本身结构变异等。

胆管损伤的分型种类繁多,已报道的有十余种。但国际上最常用的胆管损伤分型主要有 Bismuth 分型、Strasberg 和 Steward-Way 分型等。目前,Strasberg 分型系统是胆囊切除术后胆管损伤推荐的分型系统。但就覆盖性及指导性而言,中华医学会外科学分会胆管外科学组颁布的《胆管损伤的诊断和治疗指南(2013版)》中所提出的分型更为实用(表 2-5-1)。同时,根据病变特征,可将胆管损伤分为4类。a类:非破裂伤(胆管管壁保持完整的损伤,包括胆管挫伤,以及缝扎、钛夹夹闭或其他原因造成的原发性损伤性胆管狭窄);b类:裂伤;c类:组织缺损;d类:瘢痕性狭窄(胆管损伤后因管壁纤维化而形成的继发性胆管狭窄)。本例患者为Ⅱ1型、c类,即汇合部以下损伤伴胆管组织缺损,但左右肝管仍然相通。

表 2-5-1　胆管损伤分型

分型	损伤部位	亚型
Ⅰ型	胰十二指肠区胆管损伤	1型:远端胆管单纯性损伤; 2型:远端胆管损伤合并胰腺和(或)十二指肠损伤; 3型:胆胰肠结合部损伤
Ⅱ型	肝外胆管损伤	1型:汇合部以下至十二指肠上缘的肝外胆管损伤; 2型:左右肝管汇合部损伤; 3型:一级肝管损伤[左和(或)右肝管]; 4型:二级肝管损伤
Ⅲ型	肝内胆管损伤	3级或3级以上肝管损伤,包括肝实质外异位汇入肝外胆管的副肝管和变异的3级肝管损伤,以及来源于胆囊床的迷走肝管损伤

胆管损伤的多样性与复杂性决定了胆管损伤的修复时机非常重要。虽然部分医源性胆管损伤能够在术中被发现,但大多数患者因各种原因未能及时识别胆管损伤,往往在术后出现胆漏、腹腔感染以及胆管梗阻等一系列胆管损伤并发症时才被发现,对于这类患者,常需要借助影像学辅助手段去评估,此时做出正确的诊断并明确损伤分型对后续治疗的指导就显得更加重要。对于术中发现的胆管损伤,应根据损伤类型立即进行针对性修补。术后发现胆管损伤的修复时机分为早期、中期(72h至6周)及晚期,主要考虑两个方面的因素,即胆管扩张程度和肝损害程度。早期手术虽然肝损害轻,但胆管扩张也轻,不利于吻合;而梗阻时间过长,虽胆管扩张明显,有利于吻合,但肝损害加重。因此,需充分评估个体化情况进行治疗。但若出现广泛性腹膜炎,应立即手术,尽量修复损伤的胆管;若修复困难,则先充分进行腹腔引流,使胆漏局限,待腹腔感染控制、病情稳定后尽早行手术修复。

胆管损伤的治疗方式主要有内镜治疗和手术治疗。对胆管连续性存在、胆漏量较小、感染较轻且局限的患者,可根据腹腔积液情况选择腹腔穿刺引流,也可联合 ERCP 放置支架或鼻胆管引流,但失败时需考虑手术治疗。本例患者 ERCP 治疗失败,导丝无法通过狭窄段,因此改为手术修复。相对于传统的开腹胆管修复,腹腔镜微创修复技术具有创伤小、恢复快等优势,但也具有一定的难度,主要包括腹腔镜下损伤胆管的显露整形、炎症胆管的修复重建等。因此,应由腹腔镜手术经验丰富的医师团队完成,以确保修复质量。在该病例中,肝总管被夹闭横断、断端位置较高、缺失胆管较长、炎症反应较重且胆管本身扩张不充分,因此不符合直接行胆管端端吻合修复的条件,而是采用Roux-en-Y胆肠吻合方式。

◆ 腹腔镜下行胆肠内引流治疗高位胆管损伤的手术策略和技巧

笔者所在中心总结了腹腔镜下行胆肠内引流治疗高位胆管损伤的手术策略和技巧。①高位胆管损伤时,寻找胆管残端是进行胆管修复的前提,也是难点。周围炎症粘连较重,以及损伤胆管退缩和闭塞,往往需要术者花费较多时间去寻找胆管断端。我们认为肝门板是寻找胆管断端的较好标识物之一,可以在肝门部解离部分肝实质,找到并降低肝门板,显露左右肝管,然后循其向下轨迹"顺藤摸瓜"找到胆管残端;另外,术中荧光显像技术的引入也为损伤胆管的找寻提供了便利,术中可通过术前留置的PTCD管或直接经外周静脉注射ICG,在荧光腹腔镜下直接显露胆管或者胆汁渗漏区域,作为寻找损伤胆管的参照。②张力是导致胆肠吻合术后发生胆漏和吻合口狭窄的主要原因之一,因此充分的小肠系膜游离和合适的裁剪是保证高质量胆肠吻合的前提,必要时可经横结肠后方上提空肠袢以进一步减轻张力。另外,离断肝镰状韧带和充分游离右肝周围韧带,使得肝脏下降,也是减轻吻合口张力的常用方法。③胆肠吻合过程往往会有一定的牵扯导致空肠侧口径扩大,因此在空肠选取开口时,其开口可适当小于胆管口径。同时,由于胆肠吻合的特殊性,其吻合口内无论是残存的线结还是多余的组织,都会增加结石形成和吻合口狭窄的概率,所以肠道和胆管两个断端对合方式通常选用外翻缝合联合黏膜对应缝合进行。我们中心多采用两点缝合法或降落伞缝合法,这样避免线结落在吻合口腔内,对手术视野的要求也不高,适合腔镜下缝合。此外,对于直径≥8mm的胆管,一般采用4-0可吸收线前后壁连续缝合;胆管直径在5~8mm的,采用后壁连续缝合、前壁间断缝合的方式;而对于胆管直径小于5mm的,则前后壁均采用5-0可吸收线间断缝合,以防止术后吻合口狭窄的发生。

近年来,微创手术已经得到快速发展并广泛应用于胆管外科,如何避免术中胆管损伤的发生,仍需要高度重视。术前精准的影像学胆管解剖评估、术中ICG荧光导航和超声的应用,以及腹腔镜下的精细解剖,均有助于避免胆管损伤,减少术后严重并发症的发生。

(刘 杰 梁 磊)

▶▷ **参考文献** ───────────────────────────────

[1]罗程,陈琪,李波.胆管系统的损伤及修复方式研究进展[J].广东医学,2015(16):2594-2596.

[2]王宏光,王之浩,姚明军.腹腔镜肝切除手术中胆管损伤的预防及对策[J].中国实用外科杂志,2022,42(9):982-986.

[3]徐大华.腹腔镜手术胆管损伤预防和处理[J].中国实用外科杂志,2007(9):684-686.

[4]邹树,汤礼军,黎冬暄.医源性胆管损伤伴狭窄的手术治疗[J].中国普通外科杂志,2012,21(8):1023-1025.

[5]刘芮宏,姜洪池.胆肠吻合有关技术的争议及权衡[J].中华肝胆外科杂志,2020,26(10):794-797.

[6]陈德兴,李晓勇,邢光远,等.腹腔镜在肝外胆管损伤修复中的应用:33例中长期随访结果[J].中国微创外科杂志,2022,22(7):529-535.

六、腹腔镜胆肠吻合重建治疗胆肠吻合口狭窄伴结石

▶▷引 言

吻合口良性狭窄（benign bilioenteric anastomotic stricture，BBEAS）是胆肠吻合术后常见的远期并发症，发生率约为2.6%～11.9%。吻合口良性狭窄可引起反复胆管感染、肝内胆管结石，甚至胆汁淤积性肝硬化等严重后果。临床上正确处理胆肠吻合口狭窄，对于保护患者肝脏功能、提高生活质量十分重要。开腹手术因创伤大、并发症多等缺点，已并非吻合口良性狭窄的最佳治疗方式。随着腹腔镜微创技术的发展，腹部手术史不再是腹腔镜手术的禁忌证，国内外已有较多在腹腔镜下行再次胆肠吻合口重建的报道，其可行性和安全性已得到证实。

▶▷病情简介

患者，男性，27岁，因"反复右上腹痛伴畏寒、高热3年余，再发5天"入院。患者5年前因"先天性胆总管囊状扩张症"于外院行腹腔镜下胆总管囊肿切除+胆肠吻合术，术后1年余出现右上腹胀痛，伴畏寒、发热，体温最高达39.7℃，保守抗感染治疗后好转，此后间断发作且发作频率明显增加。5天前，患者再次出现右上腹痛，伴畏寒、发热，体温最高38.9℃，当地医院予以头孢哌酮舒巴坦抗感染治疗后好转。现为进一步诊治，门诊拟"胆管感染"收住我科。

▶▷入院实验室检查

血常规：白细胞计数$8.35×10^9$/L，中性粒细胞比47.1%，红细胞计数$5.11×10^{12}$/L，血红蛋白156g/L，血小板计数$393×10^9$/L。

血生化：白蛋白40.0g/L，总胆红素19.3μmol/L，直接胆红素7.6μmol/L，谷丙转氨酶203U/L，谷草转氨酶43U/L，碱性磷酸酶92U/L，尿素氮2.68μmol/L，肌酐68.7μmol/L。

凝血功能:凝血酶原时间11.5s,国际标准化比率1.05。

血清肿瘤标志物:甲胎蛋白2.2μg/L,癌胚抗原3.1μg/L,糖类抗原19-9 0.6U/mL。

▶▷ 入院影像学检查

MRCP(图2-6-1):左右肝内胆管多发结石,胆管轻度扩张;胆肠吻合口狭窄,胆囊术后改变。

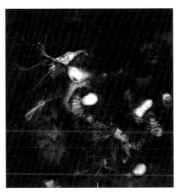

图2-6-1 MRCP(红色箭头所示为胆肠吻合狭窄处)

腹部增强CT(图2-6-2):胆肠吻合口上方胆管内致密影,结石待排;胆肠吻合口狭窄;肝内胆管扩张、积气;胆囊术后改变。

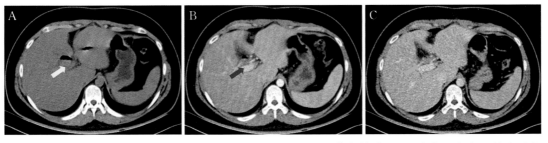

图2-6-2 腹部增强CT。A:平扫期;B:动脉期;C:延迟期。黄色箭头:胆肠吻合口上方胆管内致密影,结石待排;红色箭头:右肝动脉及门静脉右支经过胆肠吻合口后方;蓝色箭头:胆肠吻合口狭窄处

▶▷ 术前管理

◆ 术前评估

患者5年前因先天性胆总管囊肿行胆肠吻合术,术后反复出现畏寒、发热伴腹痛等症状,发作时伴有肝功能异常,考虑胆管感染,予以抗感染治疗后好转,近期发作频率增加,影像学检查明确存在胆肠吻合口狭窄伴狭窄上方胆管结石形成,诊断胆肠吻合口狭窄伴胆管结石明确。

患者胃肠改道后无法行ERCP;同时,患者肝内胆管扩张不明显,行PTCD外引流或放置支架成功率较低;再者,如行小肠镜下胆肠吻合口切开,扩张风险较大,成功率低,且无法完全解决狭窄上方胆管结石的问题。患者较年轻,需要更加积极的治疗手段,较为合适的治疗方式是再次行腹腔镜下胆肠吻合口切开取石,重建胆肠吻合口。

患者ECOG评分0分,体力状态良好,精神状态良好,可耐受手术,心肺功能评估无手术禁忌。血常规以及其他系列指标未见明显异常,肝功能轻度异常,可予以护肝治疗,好转后行手术治疗。

◆ **手术策略**

患者前次为腹腔镜手术,术区粘连相对较轻,综合考虑后决定腹腔镜下胆管取石,行胆肠吻合口重建术。

▶▷ 手术步骤

1.体位及Trocar孔布局(图2-6-3):气管插管静脉复合麻醉达成后,患者取头高足低仰卧位,于脐下小切口,直视下置入10mm Trocar作为观察孔并建立气腹,压力维持在12~14mmHg。腹腔镜直视下先于左腋前线肋缘下置入12mm Trocar作为主操作孔;于左锁骨中线与脐上方约2cm水平线交点处、右腋前线肋缘下、右锁骨中线与脐上方约2cm水平线交点处分别置入5mm Trocar作为辅助孔,置入各种操作器械。主刀医生和持镜者站于患者左侧,第一助手于患者右侧。

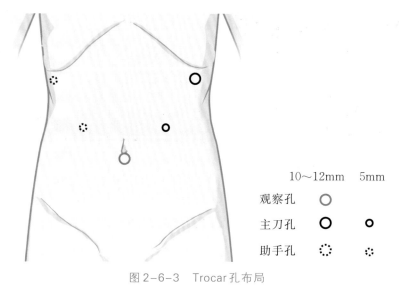

图2-6-3 Trocar孔布局

2.探查腹腔:腹腔内网膜与腹壁、胃十二指肠及肝脏等广泛粘连(图2-6-4),肝脏呈胆汁淤积样改变,胆囊已切除,余腹腔未见明显异常。

3.原胆肠吻合口处理:用超声刀沿肝脏下缘游离粘连,注意不要损伤粘连的肠管,解剖肝门部,找到上提的空肠袢(图2-6-5);沿肠袢与肝脏之间空隙分离,找到原胆肠吻合口(图2-6-6);见吻合口位置较高,沿肝门板打开部分肝实质,尽可能多地显露胆管壁组织。离断原胆肠吻合口,见吻合口重度狭窄,开口仅为针尖样大小,胆管壁增厚明显(图2-6-7)。用剪刀沿吻合口向上剪开胆管壁至管壁组织正常处,环形剪除增厚狭窄的管壁组织,将胆管开口尽量扩大,直径约为2.5cm,可见左右胆管开口。胆管断端可见脓性胆汁流出,其内可见多发结石(图2-6-8),用无损肠钳取出,同时用胆道镜探查肝内左右胆管(图2-6-9),并取净残余肝内胆管结石。

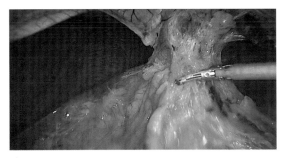

图2-6-4 术中探查腹腔内粘连明显

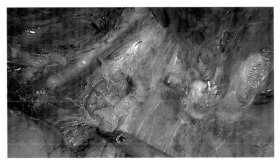

图2-6-5 沿上提肠袢及肝脏下缘解剖肝门部

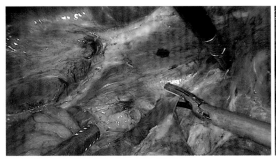

图2-6-6 找到原胆肠吻合口

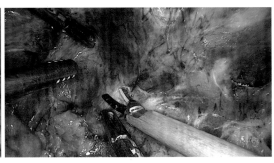

图2-6-7 打开胆肠吻合口胆管侧

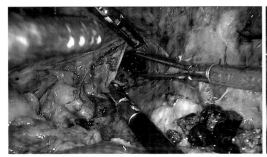

图2-6-8 扩大胆管开口,取出结石

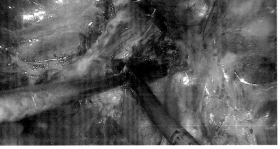

图2-6-9 用胆道镜探查肝内胆管

4.胆管空肠吻合:沿上提的空肠袢向远端游离空肠,见空肠袢经结肠后上提,游离空肠结肠之间粘连,直至原肠肠吻合口,肠袢长度约50cm。使用Endo-GIA直线切割闭合器(蓝钉)在原胆肠吻合口空肠侧开口远端离断空肠,弃去不健康的肠管后,离空肠袢

断端2cm处系膜对侧缘作一切口,长度
与胆管开口相当,使用4-0倒刺线行胆管
空肠端侧前后壁全层连续缝合(图2-6-
10),重建胆肠吻合口(过程详见上一小
节)。保持吻合口无张力,血供良好,无
胆汁渗漏。冲洗腹腔后,于胆肠吻合口
后方放置腹腔引流管1根,结束手术。

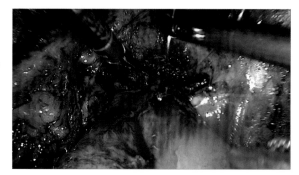

图2-6-10 术中胆肠吻合重建

▶▷ 术后管理

1.予以抗感染、护肝利胆及支持治疗,鼓励患者早期下床活动。第2天予以少量饮
水,第3天进流质饮食,第4天进半流质饮食。

2.术后第1天复查血常规:白细胞计数$25.74×10^9$/L,C反应蛋白80.3mg/L;血生化:
白蛋白35.1g/L,总胆红素20.7μmol/L,谷丙转氨酶52U/L。继续予以抗感染、保肝利胆治
疗。术后第3天复查血常规、生化及凝血功能,基本恢复至正常范围。

3.术后腹腔引流逐日减少。术后第3天复查腹部CT,未见明显腹腔积液;第4天,予
以退管;第5天,拔除腹腔引流管。术后第7天,患者出院。

4.患者予以长期口服熊去氧胆酸利胆治疗,定期门诊随访复查。

▶▷ 技术要点

胆肠吻合口良性狭窄是胆肠吻合术后患者再手术的主要原因之一,多发生在术后
1年左右。胆肠吻合口良性狭窄发生的主要原因包括:①首次手术时胆管不扩张,直径
小于1cm;②胆肠吻合缝线选择不恰当,如4-0丝线等不可吸收线;③吻合口张力过高;
④吻合口漏或胆肠反流引起慢性炎症;⑤胆管壁血供差或胆管壁热损伤,进而导致胆管
瘢痕性修复。依照现有成熟的手术技术,很少有单一因素引起的术后吻合口狭窄,绝大
多数患者是由多方面综合因素引起的。

◆ 胆肠吻合口良性狭窄的治疗方式

1.内镜治疗,包括经胆道镜、十二指肠镜及小肠镜等方式。其中,经胆道镜治疗需
要开腹或腹腔镜手术,先经腹找到输出袢,再经输出袢找到狭窄位置进行扩张或支架植
入治疗。其特点是创伤相对较小,避免了吻合口重建,但缺点是胆道镜通常无法解决根
本问题,后续复发风险极高。近年来也有学者报道了经小肠镜扩张或切开等方式治疗
胆肠吻合口狭窄,但手术难度较大,风险较高且成功率低。

2.经皮经肝胆道镜取石术(PTCS)治疗,可联合球囊扩张和支架置入治疗。与内镜
治疗相比,其对胃肠通道的要求不高,尤其适合胃肠改道、多次术后肠粘连患者。但其
成功的基本条件是肝内胆管存在扩张。

3.胆肠吻合口重建手术,疗效最为确切,并可最大限度取净结石,但手术操作复杂。

本例患者肝内胆管扩张不明显,因此无法行经皮经肝胆道镜取石术治疗。且患者消化道重建后,反复发生胆管感染,吻合口左右肝内胆管多发结石,内镜治疗困难,因此该患者更适合通过手术方式处理吻合口狭窄。

胆肠吻合口良性狭窄行再次外科手术治疗的基本原则是解除原有狭窄、取尽结石、重建吻合口并保证胆汁流出道通畅。与开放手术相比,腹腔镜处理胆肠吻合口良性狭窄具有手术时间短、出血少、术后恢复快和并发症少等优点。但首次采用开放手术患者,再次行腹腔镜手术则分离难度较大。

◆ 腹腔镜处理胆肠吻合口良性狭窄的手术的难点和技巧

本中心对于腹腔镜处理胆肠吻合口良性狭窄的手术的难点和技巧进行了总结,包括以下几个方面。

1.在首个观察孔布局上,建议从左侧腹部远离原切口区域建立气腹,必要时采用1cm小切口开放进腹,避免肠管损伤,然后从游离区域向粘连区域进行分离,最后调整观察孔位置。

2.由于二次手术术区粘连较重,应紧贴肝脏进行分离,在肝门附近最靠腹侧出现的肠管多为胆肠吻合的Y袢或盲袢,按此追踪可寻找到胆肠吻合口。

3.切除原吻合口。吻合口周围炎症粘连通常较重,组织不健康,应切除原吻合口,不采用打开吻合口前壁、保留后壁的操作。

4.去除瘢痕组织。瘢痕为致密的纤维组织,血供差,直接缝合后难以形成黏膜对黏膜的吻合,术后再次狭窄发生率极高。本中心一般使用剪刀锐性去除增生的瘢痕组织直至新鲜且较薄的正常胆管壁。对于胆管壁出血采用压迫止血或者缝扎处理,避免使用电凝所致胆管热损伤。

5.祛除肝内胆管结石。"狭窄—胆管炎—结石"为互为循环的三部曲,残余胆管结石会导致术后吻合口狭窄加重,因此取尽肝内胆管结石十分重要。肝内胆管结石继发于吻合口狭窄的胆管结石,主要位于肝门部附近,联合无损钳以及胆道镜取石效率更高。

6.胆管断端整形。胆管空肠端侧吻合作为再次手术吻合的方式,研究显示二次吻合时将吻合口扩大至2~3cm有助于降低狭窄的发生率。当存在多个胆管开口或口径较细时,需要将胆管整形成完整、大小合理的断端。在左右肝管成形术中,打开左右肝管之间的内壁,缝合拼成一个开口后再吻合。若存在多个胆管开口,应尽可能拼合成一个大开口;若无法拼合,应将左右侧的多个胆管开口分别拼合一个大开口,再与空肠吻合。若吻合口直径<1.0cm,考虑放置胆管支撑管;若吻合口直径<0.8cm,为防止狭窄,胆管支撑管放置时间应大于3个月。本例患者在切除瘢痕组织后,胆管直径扩大至约2.5cm。

7.选择恰当的缝合线和缝合方式。为避免异物诱发胆管结石,应尽量采用可吸收缝线,如4-0 PDS线等。而缝合方式可根据吻合口直径大小采用连续缝合或间断缝合,两者在胆漏或吻合口狭窄的发生率上无明显差别，但前者速度更快。对本例患者，采用前后壁连续缝合后打结的重建方式，这种方式易于操作，为进一步降低吻合口张力，可在胆肠缝合完毕后左右侧各做一针减张缝合。

8.空肠袢长度。研究提示，胆肠Y袢短于40cm易引起肠液反流，从而导致胆肠吻合口狭窄，为吻合口狭窄的原因之一。在首次行胆肠吻合手术时，我们中心一般将胆肠Y袢取在距胆肠吻合口远端50cm左右，因此再次行胆肠重建时，术中不需要再对肠肠吻合区域进行游离或重建，以减少损伤。

（梁　磊　刘　杰）

▶▷ 参考文献

[1]朱峰,秦仁义.腹腔镜胰十二指肠切除术后胆肠吻合口狭窄的原因及处理对策[J].腹腔镜外科杂志,2018,23(9):685-688.

[2]周桂华,史宪杰.胆肠吻合口狭窄再手术41例经验[J].中华肝胆外科杂志,2015,21(9):612-615.

[3]陈义刚,白雪莉,马涛,等.二次胆肠吻合术23例临床分析及对策[J].中国实用外科杂志,2016,36(10):1078-1080.

[4]吴志明,娄建平,孟兴成,等.腹腔镜与开腹肠粘连松解术的对比研究[J].中国微创外科杂志,2004,4(1):41-42.

[5]中华医学会外科学分会.胆管手术缝合技术与缝合材料选择中国专家共识(2018版)[J].中国实用外科杂志,2019,39(1):15-20.

七、腹腔镜解剖性肝切除术治疗肝内胆管结石

▶▷引 言

肝内胆管结石是指左右肝管汇合部以上各分支胆管内的结石,在我国发病率约为10%。其因病因和发病机制复杂、早期病情隐匿、病变广泛而复杂、术后结石残留率及复发率高、根治困难,常需反复多次手术治疗。患者在病程晚期可继发胆汁性肝硬化或肝内胆管癌等。随着对肝内胆管病理机制和解剖的认识加深,解剖性肝切除手术成为治疗肝内胆管结石的首选方式。近年来,腹腔镜及机器人等微创手术已广泛应用于治疗肝胆管结石病,并已被证实具有创伤小、出血少、恢复快等优势。

▶▷病情简介

患者,女性,40岁,因"反复右上腹痛5年余,再发8天"入院。患者5年余前因进食油腻食物后出现右上腹痛,呈持续性胀痛。5年余来,患者上述症状反复发作,均保守治疗后好转。8天前,患者再次出现右上腹胀痛,较剧难忍,伴畏寒、发热,最高体温38.9℃。当地医院查肝胆胰超声提示:右肝后叶和左肝外叶肝内胆管扩张伴多发结石,胆囊切除术后改变。予以解痉、抗感染、补液等对症治疗后缓解。为进一步诊治来院,门诊拟"肝内胆管结石"收治。患者既往15年前因"胆总管结石,胆囊结石伴胆囊炎"行胆总管切开取石+胆囊切除+T管引流术。

▶▷入院实验室检查

血常规:白细胞计数$4.21×10^9$/L,中性粒细胞比61.5%,红细胞计数$3.80×10^{12}$/L,血红蛋白116g/L,血小板计数$316×10^9$/L。

血生化:白蛋白36.6g/L,总胆红素25.0μmol/L,直接胆红素19.0μmol/L,谷丙转氨酶80U/L,谷草转氨酶25U/L,碱性磷酸酶133U/L,尿素氮3.20μmol/L,肌酐44.1μmol/L。

凝血功能:凝血酶原时间11.3s,国际标准化比率1.00。

血清肿瘤标志物:甲胎蛋白1.8μg/L,癌胚抗原0.7μg/L,糖类抗原19-9 0.6U/mL。

▶▷入院影像学检查

MRCP提示：右肝后叶及左肝外叶上段肝内胆管扩张伴结石形成，胆囊切除术后改变（图2-7-1）。

肝脏CT增强提示：右肝后叶及左肝外叶上段肝内胆管扩张伴右肝后叶萎缩（图2-7-2）。

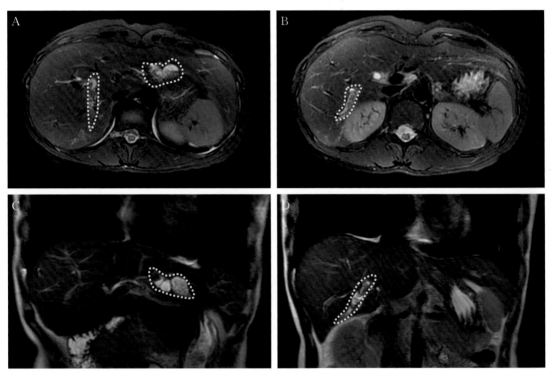

图2-7-1 MRCP：右肝后叶及左肝外叶上段肝内胆管扩张伴结石（虚线圆圈所示）。A，B：横断位；C，D：冠状位

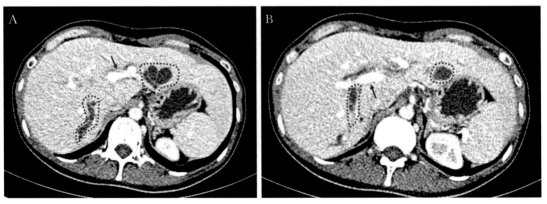

图2-7-2 肝脏CT增强：右肝后叶及左肝外叶上段肝内胆管扩张（圆圈所示）伴右肝后叶萎缩。A：箭头所示为门静脉左支；B：箭头所示为门静脉右支

►▷ 术前管理

◆ 术前评估

1.病情评估:根据患者术前影像学检查诊断:①右肝后叶、左肝外叶上段肝内胆管结石;②胆总管切开取石+胆囊切除+T管引流术后明确,肝内胆管结石呈区域性分布,结石沿肝内胆管树局限性分布于左肝外叶上段和右肝后叶,合并病变区段肝管的狭窄及受累肝段的萎缩,存在癌变可能;且患者腹痛、发热反复发作,有手术指征。

2.一般情况:患者心肺功能评估良好,肝肾功能正常,体力状况评分0分,无手术禁忌。

3.肝脏储备功能评估:肝功能Child-Pugh分级A级,ICGR15为1.9%,术前评估如行右肝后叶切除联合左肝外叶S2段切除,剩余肝脏体积约占全肝体积的72.6%。肝脏储备功能良好,可耐受大范围肝切除。

◆ 手术策略

腹腔镜下解剖性肝S2段切除,联合右肝后叶切除术。

►▷ 手术步骤

1.Trocar孔布局和体位。患者全身麻醉后,取头高脚低左侧45°倾斜位。因患者既往有腹部手术史,于脐右侧沿作1cm小切口,逐层进腹,防止损伤粘连的肠管,进入腹腔后置入10mm Trocar作为观察孔,建立气腹,气腹压维持在12～14mmHg。因患者手术部位涉及左右肝,所以采用七孔法。腹腔镜明视下于左侧腋前线肋缘下和剑突下偏右分别置入12mm Trocar作为左右肝手术区域主操作孔,同时分别于腹部相应区域置入4个5mm Trocar作为副操作孔和助手孔(图2-7-3)。主刀医生及扶镜手位于患者左侧,助手位于患者右侧。

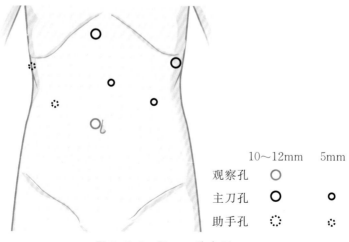

图2-7-3 Trocar孔布局

2.腹腔探查、游离肝脏。探查腹腔,见腹腔内粘连明显,尤其以胆囊床及肝门部周围严重,超声刀沿右肝下缘自外向内游离粘连的网膜组织,避免损伤粘连的肠管,仔细游离腹腔粘连后,助手将右肝向头侧挡起保持张力,显露和辨认胆总管,然后循着胆总管走向游离其右侧粘连,直至打通门静脉—下腔静脉的右侧间隙。打开小网膜囊,显露门静脉—下腔静脉的左侧间隙,经此间隙通过8号红色导尿管,预置第一肝门阻断带(图2-7-4)。用超声刀依次离断右侧肝肾韧带(图2-7-5A)、右侧三角韧带(图2-7-5B)、右侧部分冠状韧带(图2-7-5C)。为了充分游离右肝,需要夹闭并离断数支肝短静脉(图2-7-5D)。离断肝镰状韧带后,解剖第二肝门(图2-7-5E),显露右肝静脉,往右离断残余右侧冠状韧带,往左离断左侧冠状韧带及三角韧带,显露左肝静脉(图2-7-5F)。

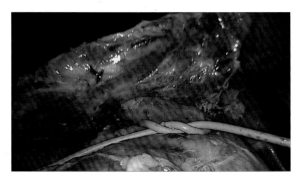

图2-7-4 预置第一肝门阻断带

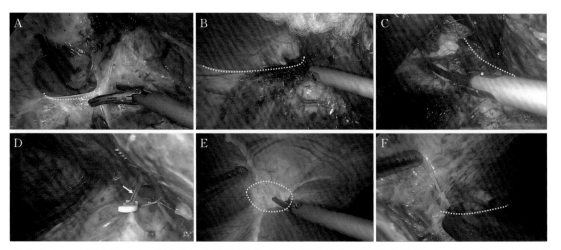

图2-7-5 游离肝脏。A:虚线所示为肝肾韧带;B:虚线所示为右侧三角韧带;C:虚线所示为右侧冠状韧带;D:箭头所示为肝短静脉;E:虚线所示为第二肝门;F:虚线所示为左侧冠状韧带

3.切除肝S2段。将左肝外叶向右侧翻起,术中B超定位左肝扩张胆管的走向范围以及S2段肝蒂的位置(图2-7-6A),标记拟切肝线(图2-7-6B)。在S2段膈面的体表投影位置,用超声刀直接打开肝实质,术中超声实时定位S2段肝蒂位置,利用CUSA解离肝实质寻找到S2段肝蒂,依次解剖并离断S2段肝蒂的血管(图2-7-6C)和胆管(图2-7-6D)。根据缺血分界线继续向头侧以及左外侧离断肝实质,遇到V2分支予以夹闭离断。在向左外侧离断肝实质时,注意沿扩张的胆管树走向将扩张的胆管分离至末梢后夹闭离断,完整切除肝脏S2段,移除标本。

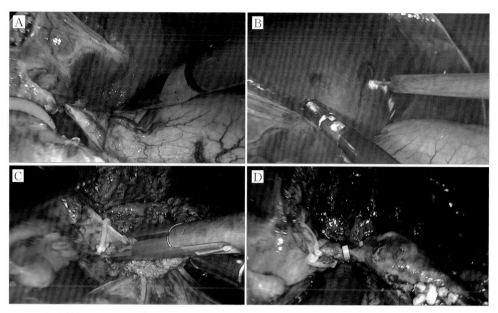

图 2-7-6 解剖性肝 S2 段切除。A:术中 B 超定位 S2 段病灶及 S2 肝蒂;B:用电凝钩标记拟切肝线;C:夹闭 S2 段门静脉;D:夹闭 S2 段胆管

4.右肝后叶切除术。术中 B 超定位右肝后叶扩张胆管及结石位置和走向(图 2-7-7A)。超声刀沿着 Rouviere 沟切开部分肝实质,显露游离右肝后叶肝蒂(图 2-7-7B)。由于该例患者的右肝后叶肝蒂起始部无明显结石,采用鞘外解剖法,使用 CUSA 沿右肝后叶肝蒂周围 Laennec 膜充分游离,用大直角钳分离出右肝后叶肝蒂,用 3 号丝线先结扎一道,后予以 Hem-o-lok 夹夹闭离断(图 2-7-7C),可见右肝前后叶之间缺血分界线。结合术前影像学资料,该患者右肝静脉纤细且分多支,术中难以循着右肝静脉离断肝实质,因此结合缺血分界线以及超声定位的右肝后叶胆管树走行,判断右肝后叶切面,采用超声刀联合 CUSA 的方式离断肝实质,从右侧尾状叶起,沿下腔静脉右侧缘上行,后沿缺血分界线方向拐向右上方,继续向头侧离断肝实质直至第二肝门(图 2-7-7D)。这样既可切除病变的肝组织,也可完整移除狭窄和扩张的胆管树。断肝过程中遇到的门静脉、肝静脉和胆管分支,均用 Hem-o-lok 夹夹闭后离断(图 2-7-7E)。移除标本(图 2-7-7F)。

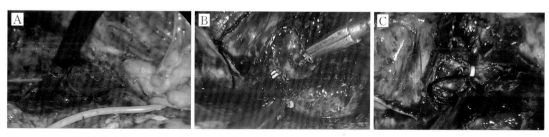

图 2-7-7 解剖性右肝后叶切除。A:术中 B 超定位右肝后叶肝蒂及病灶范围;B:游离右肝后叶肝蒂;C:夹闭右肝后叶肝蒂;D:CUSA 沿着胆管树走向进行肝实质离断;E:夹闭肝内胆管;F:右肝后叶切除术后创面

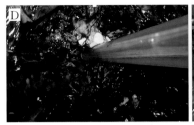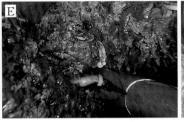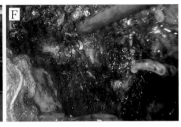

图 2-7-7(续) 解剖性右肝后叶切除。A：术中 B 超定位右肝后叶肝蒂及病灶范围；B：游离右肝后叶肝蒂；C：夹闭右肝后叶肝蒂；D：CUSA 沿着胆管树走向进行肝实质离断；E：夹闭肝内胆管；F：右肝后叶切除术后创面

5.肝创面仔细止血无误后,用取物袋装入标本,延长脐部 Trocar 孔,取出标本后再次建立气腹。冲洗创面,纱布擦拭后无出血及胆汁渗漏。创面放置腹腔引流管 1 根,结束手术。

▶▷术后大体标本及病理

大体标本:左肝 S2 段肝脏组织大小为 4cm×3cm×2.5cm,切面灰黄,实性质中,内见多发结石。右肝后叶,大小为 8cm×7cm×3cm,切面灰黄,实性质中,区域见多发胆管扩张,直径为 0.8~1.5cm,内含黄色结石。

病理诊断:左肝 S2 段肝内胆管扩张伴胆管扩张结石及小胆管增生,及灶区炎症细胞浸润。右肝后叶肝内胆管扩张伴胆管结石,小胆管增生及炎症细胞浸润。

▶▷术后管理

1.采用快速康复理念进行术后管理,多模式联合镇痛,早期拔除导尿管,积极进行呼吸功能锻炼,术后 8 小时饮水,术后第 1 天进流质饮食,术后第 2 天进低脂半流质饮食。

2.术后予以预防性抗感染、护肝利胆、输血浆、补液等对症支持处理。

3.术后第 1 天、第 3 天及第 5 天动态监测血常规、肝肾功能、凝血功能等指标变化。术后第 4 天复查腹部 CT,见腹腔内无明显积液,腹腔引流管引流量少于 30mL/d,为淡黄色腹水样液体,退管后予以拔除腹腔引流管。术后第 8 天,患者出院。

4.患者术后仍存在肝内胆管结石复发高风险,出院后予以口服熊去氧胆酸类药物继续利胆治疗,预防结石形成。

▶▷技术要点与前沿进展

肝内胆管结石常合并病变胆管狭窄,可能诱发急性化脓性胆管炎。随着病程进展,会出现肝萎缩-肥大复合征、胆汁淤积性肝硬化甚至肝衰竭或继发肝内胆管癌等。

肝内胆管结石根据结石的分布、相应肝管和肝脏的病变程度,分为区域型(Ⅰ型)和弥漫型(Ⅱ型)。Ⅰ型是指结石沿肝内胆管树局限性分布于一个或几个肝段内,常合并病变区段肝管狭窄及受累肝段萎缩。临床表现可分为静止型、梗阻型或胆管炎型。Ⅱ型结石遍布双侧肝叶胆管内,根据肝实质病变情况,又可分为3种亚型。Ⅱa型:弥漫型不伴有明显的肝实质纤维化和萎缩;Ⅱb型:弥漫型伴有区域性肝实质纤维化和萎缩,通常合并萎缩肝脏区段主肝管狭窄;Ⅱc型:弥漫型伴有肝实质广泛性纤维化而形成继发性胆汁性肝硬化和门静脉高压症,通常伴有左右肝管或汇合部以下胆管严重狭窄。根据分型不同,手术方式也不尽相同,包括肝切除术、经皮下盲祥或经皮肝胆管胆道镜下取石术、胆管整形和(或)高位胆肠吻合术、肝移植等。腹腔镜下肝切除术具有高清、放大的视觉优势,精细、微创的技术优势,以及术中出血少、术后恢复快和切口美观的康复优势。2013年,中国医师协会微创外科医师专业委员会制订了腹腔镜治疗肝胆管结石病的专家共识,标志着腹腔镜手术治疗肝胆管结石病已得到广泛认可。2019年,中国研究型医院学会肝胆胰外科专业委员会融合精准外科、数字医学、加速康复外科等理念,使肝胆管结石病的微创治疗逐步走向规范化和精准化。目前,指南共识推荐有条件的医疗中心采用腹腔镜解剖性肝切除的治疗手段。该病例的结石主要分布于右肝后叶和S2段,为Ⅰ型肝内胆管结石。为了彻底切除病灶,我们采用腹腔镜解剖性右肝后叶联合肝S2段切除术。

腹腔镜肝切除治疗肝内胆管结石往往比治疗肝肿瘤更具有挑战性,原因在于:①肝内胆管结石常合并肝萎缩-肥大复合征,常规的肝脏区段划分无法进行准确定位,导致病变胆管未完全切除,结石易复发;②此类患者常经历多次胆管手术,解剖结构紊乱,肝外胆管及血管难以辨认;③反复胆管炎发作导致创面易出血、肝内胆道纤维增生等。因此,该疾病的治疗需要追求"首次手术治疗即达到治愈"的目标,否则面临的就是再次或者多次胆管手术。

我们中心在经过大量的肝内胆管结石的腹腔镜手术后,总结以下手术技巧和经验。

1.目标肝蒂的解剖采用术中B超定位,以鞘内解剖为主。因为反复炎症刺激,胆管壁厚,肝蒂周围组织粘连严重,易出血,鞘外解剖非常困难,易误伤周围管道,且肝蒂内胆管往往合并存在结石,鞘外法离断肝蒂易因结石嵌顿而造成断端崩裂。

2.拟切肝区域。部分病变肝脏与正常肝脏存在天然的界限,易确定拟切肝区域。当病变区域与正常肝脏界限难以划分时,可以采用肝蒂优先的手术入路。通过详细的术前规划,并结合术中B超,优先结扎目标肝蒂,再经过外周静脉注射ICG,通过反染法来确定拟切肝区域。另外,由于目标肝段的胆管常增宽、质韧,可以沿着目标肝蒂的胆管树走向离断肝实质,因为肝内胆管结石为良性病变,不苛求主要肝静脉的显露。

3.出血控制。建议采用全肝血流阻断法进行切肝。肝内胆管炎症刺激、粘连易造成肝创面严重渗血,视野模糊而误伤胆道。

4.肝实质离断是腹腔镜肝切除的重要步骤和难点。①建议采用超声刀联合CUSA进行肝实质离断。对于肝脏乏血管区,建议使用超声刀凝闭离断;对于富血管区,用超声刀小口咬合、凝断;对于大血管周围,使用CUSA或超声刀推拨、钳夹、破碎肝组织,充分暴露血管后再细致处理。实施断面管道结构的全维度裸化,在管周360°可视条件下,根据口径大小选择不同离断方法。创面止血采用单极或双极电凝。②肝实质离断过程中始终保持张力适度、视野清晰。③因病变胆管结石扩张,常延伸至预留肝段,一旦断面偏移至病变区域,将遭遇多支扩张胆管及结石,处理十分困难,且易导致病变肝胆管组织和结石残留、肝断面和腹腔感染甚至肝功能衰竭等并发症发生。循肝静脉路径进行肝实质离断,完整切除病变胆管树,减少并发症的发生。④建议在肝实质离断过程中尽可能保持肝静脉回流通畅,以减少肝断面瘀血。标本取出:鉴于肝内胆管结石存在癌变的可能,为防止肿瘤污染腹腔、转移种植,同时为辨识肿瘤部位及肝脏、胆管切缘,建议将切除标本装入标本袋,经扩大Trocar孔或原手术切口整块取出。对于炎性狭窄、管壁增厚等可疑癌变的病变胆管,术中行冰冻切片病理学检查,根据检查结果决定是否及时更改手术方式。肝断面和放置引流管要求彻底止血、减少胆汁漏。肝断面渗血以及细小血管、胆管用单极或双极电凝即可封闭,若经过反复电凝止血后出血仍未停止,应仔细观察创面,寻找出血点及来源血管,用血管夹钳夹止血或缝合止血。因肝内结石及感染病灶易污染肝断面,建议用0.9%氯化钠溶液反复冲洗肝断面,再以干净白纱布覆盖肝断面,检查纱布有无黄染,或通过T管注水、荧光模式等,观察肝断面有无胆漏。确认无出血及胆漏后彻底清洗腹腔,于肝下、膈下或肝断面等处放置引流管。

肝内胆管结石的治疗已经由"以改善症状为主"的治疗理念向"治愈性"方向发展。"治愈性"治疗的一个根本要求就是完全切除病变胆管,即除切除病变的肝脏组织以外,还要整块移除狭窄的胆管。随着腹腔镜、机器人、胆道镜和消化内镜等技术的快速发展,肝内胆管结石的治疗已经进入全新的微创、规范、精准治疗的时代。

(成 剑 刘 杰)

▶▷ 参考文献 ─────────────────────────────

[1]中国医师协会外科医师分会微创外科医师专业委员会.腹腔镜治疗肝胆管结石病的专家共识(2013版)[J].中华消化外科杂志,2013,12(1):1-5.

[2]中国研究型医院学会肝胆胰外科专业委员会,国家卫生健康委员会公益性行业科研专项专家委员会.肝胆管结石病微创手术治疗指南(2019版)[J].中华消化外科杂志,2019,18(5):407-413.

[3]刘颖斌,陈炜.肝内胆管结石外科治疗的要点与难点[J].中华消化外科杂志,2020,19(8):808-812.

[4]李云峰,何湘玉,王子承,等.右肝后叶胆管结石的腹腔镜治疗策略[J].中华消化外科杂志,2023,22(7):853-857.

八、意外胆囊癌腹腔镜根治性切除术

▶▷引 言

意外胆囊癌是指因胆囊良性疾病(如胆囊结石、胆囊炎、胆囊息肉等)行胆囊切除术,在术中诊断或术后病理检查意外发现的胆囊癌。文献报道,在胆囊切除术(包括开腹及腹腔镜手术)中,意外胆囊癌的发生率为0.2%～2.1%。尽管胆囊癌预后较差,但绝大多数发现的意外胆囊癌处于较早期阶段,彻底的根治性手术能明显改善预后。近年来越来越多的证据表明,在微创手术技术经验丰富的专业中心,对意外胆囊癌行腹腔镜根治性切除术是安全可行的。

▶▷病情简介

患者,女性,53岁,因"胆囊切除术后1周,确诊意外胆囊癌3天"入院。患者1周前进食油腻食物后出现右上腹胀痛,伴右侧肩背部放射痛,有恶心、呕吐,无畏寒、发热,无眼黄、尿黄等。外院查腹部CT提示:胆囊多发结石伴急性胆囊炎表现。腹部超声提示:充满型胆囊结石伴炎症考虑。外院行腹腔镜胆囊切除术,3天前外院常规病理报告提示"胆囊壁内见腺体异形,近胆囊体部腹腔侧局灶见高分化腺癌,癌组织浸润至浆膜浅层"。为进一步诊治来我院,以"意外胆囊癌"收入我科。患者既往高血压病史3年,口服络活喜1片qd,血压控制可。

▶▷入院实验室检查

血常规:白细胞计数$7.0×10^9$/L,红细胞计数$5.0×10^{12}$/L,血小板计数$289×10^9$/L,血红蛋白145g/L。

凝血功能:凝血酶原时间10.5s,部分凝血活酶时间27.7s。

肝功能:白蛋白41g/L,总胆红素8.7μmol/L,谷丙转氨酶21U/L,谷草转氨酶13U/L。

血清肿瘤标志物:糖类抗原19-9 5.7U/mL,癌胚抗原2.9μg/L,甲胎蛋白4.3μg/L。

▶▷ **入院影像学检查** ─────────────────

胆囊切除术前 MRCP(图 2-8-1):胆囊多发结石伴胆囊炎。

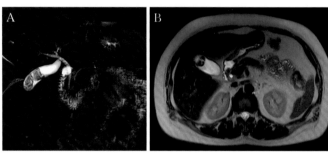

图 2-8-1　胆囊切除术前 MRCP

入院后肝胆增强 CT(图 2-8-2):胆囊切除术后改变。

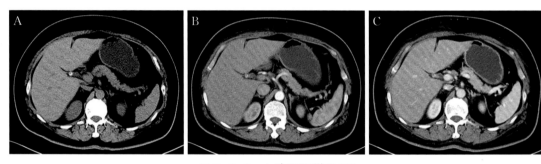

图 2-8-2　入院肝胆增强 CT

全身 PET-CT:胆囊切除术后改变,胆囊窝少量积液,右上腹、脐下条絮状软组织密度灶,考虑术后改变,余全身未见异常 FDG 代谢增高灶。

▶▷ **术前管理** ─────────────────

◆ **术前评估**

1.结合病史及病理检查结果,患者意外胆囊癌诊断明确;肿瘤位于胆囊体部腹腔侧,侵犯浆膜浅层,胆囊癌 TNM 分期(第 8 版 AJCC)为 $T_{2a}N_xM_0$,单纯切除胆囊不符合该分期手术规范,需要进一步行胆囊癌根治性切除手术。

2.患者 ECOG 评分 0 分,体力状态良好,精神状态良好,可耐受手术,血常规、生化以及其他系列指标未见明显异常,心肺功能评估无手术禁忌。

3.患者全身影像学检查未发现局部以及其他远处肿瘤转移表现。

◆ **手术策略**

该患者虽 1 周前刚行腹腔镜胆囊切除,局部手术区域存在炎症粘连可能,但不影响腹腔镜下胆囊癌根治性切除术的实施。

►▷ 手术步骤

1.体位及Trocar孔布局。麻醉成功后,患者取头高脚低仰卧位。Trocar位置可根据术中肝脏切除范围进行相应改变。以脐部下方小切口进腹置入10mm Trocar作为观察孔,建立气腹,维持腹内压在12～14mmHg,先腹腔镜探查是否存在腹腔其他部位转移。本例患者无胆囊床肝脏组织受累,拟行胆囊床周围2～4cm楔形肝切除,故采取五孔法布局。在腹腔镜直视下,分别在右腋前线与右肋缘交界处、右锁骨中线平脐上方、左腋前线与左肋缘交界偏内侧、左锁骨中线平脐上方处置入5mm、5mm、5mm、12mm Trocar(图2-8-3),其中12mm Trocar为主操作孔,其余为辅助操作孔,主刀医生及扶镜手站于患者左侧,助手位于患者右侧。

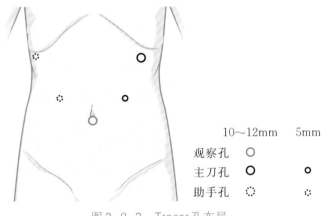

	10～12mm	5mm
观察孔	○	
主刀孔	◯	○
助手孔	⦿	⦿

图2-8-3　Trocar孔布局

2.分离腹腔粘连。进入腹腔后探查整个腹腔,见腹腔内粘连,尤其胆囊窝及周围炎症粘连明显,部分网膜粘连于腹壁以及肝下缘,组织水肿较为严重(图2-8-4A)。超声刀沿肝下缘从右往左逐渐分离粘连的网膜组织,显露肝十二指肠韧带,这种由外向内的分离能避免损伤粘连的肠管和胆总管(图2-8-4B)。胆总管的显露往往成为定位整个肝门部的重要解剖标记,需要注意保护,防止误伤。

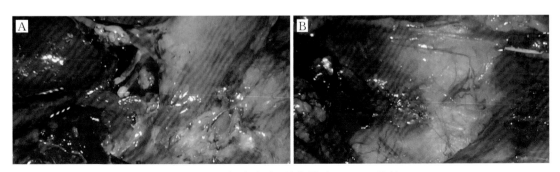

图2-8-4　探查腹腔,游离粘连,显露胆总管

3.区域淋巴结清扫。显露十二指肠球部(水肿粘连明显,需注意保护十二指肠),沿十二指肠上缘以及降部右侧缘打开后腹膜,做Kocher切口(图2-8-5)。将十二指肠降部以及胰头翻向左侧,直至显露后方的下腔静脉及腹主动脉,在左肾静脉上下方清扫第16组淋巴结(图2-8-6)。术中快速病理结果提示:第16组淋巴结阴性。打开小网膜囊,沿胃角小弯侧胃壁向幽门侧清扫第5组淋巴结直至十二指肠球部上方(图2-8-7);胰腺上缘打开肝总动脉鞘清扫第8组淋巴结(图2-8-8);沿肝总动脉向左清扫胃左动脉以及脾动脉周围淋巴结,直至显露腹腔干,清扫腹腔干右侧缘周围淋巴结,向右显露肝固有动脉以及胃十二指肠动脉(图2-8-9);沿肝固有动脉前方纵行打开血管鞘(图2-8-10),至此将肝十二指肠韧带前方淋巴结缔组织一分为二,将左侧淋巴结缔组织牵拉至左侧,沿肝固有动脉向上直至显露胃右动脉后上用Hem-o-lok夹夹闭离断胃右动脉(图2-8-11);继续向上显露出左肝动脉、中肝动脉以及右肝动脉后予以保护并清扫肝动脉周围12a组淋巴结,悬吊肝固有动脉(图2-8-12)后显露后方门静脉主干;沿门静脉左侧缘清扫淋巴结,需注意汇入门静脉主干的冠状静脉,将其夹闭离断(图2-8-13);继续清扫下腔静脉前方淋巴结直至右侧膈肌脚。将右侧的肝十二指肠韧带淋巴结缔组织牵向右侧,注意保护并清扫胃十二指肠动脉周围淋巴结,沿胆总管前方清扫第12b组淋巴结(图2-8-14)并予以悬吊提拉;清扫胆总管后方及门静脉主干右侧的淋巴结,同时将前面清扫的所有左侧淋巴结及结缔组织经门静脉后方牵拉至右侧(图2-8-15),与右侧清扫下来的淋巴结缔组织群汇合,显露胰腺头部后方第13组淋巴结(图2-8-16),清扫此处时需注意汇入门静脉主干的胰十二指肠上后静脉分支。至此,将前面清扫的淋巴结连同胰头后方淋巴结整块完整切除(图2-8-17)。

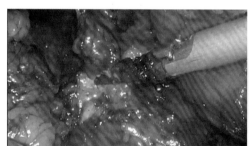
图2-8-5 打开Kocher切口

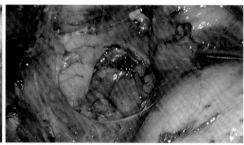
图2-8-6 清扫第16组淋巴结

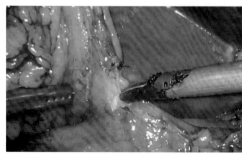
图2-8-7 清扫第5组淋巴结

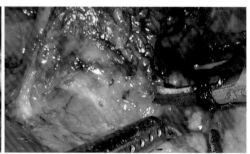
图2-8-8 沿肝总动脉清扫第8组淋巴结

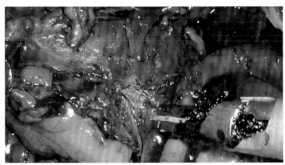

图 2-8-9 显露肝固有动脉及胃十二指肠动脉

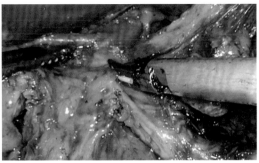

图 2-8-10 沿肝固有动脉前方打开血管鞘

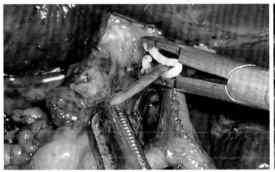

图 2-8-11 离断胃右动脉

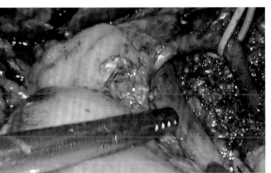

图 2-8-12 悬吊肝固有动脉

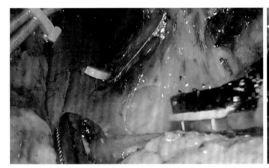

图 2-8-13 离断汇入门静脉主干的冠状静脉

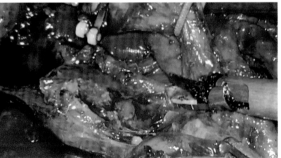

图 2-8-14 清扫第 12b 组淋巴结

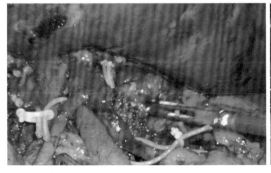

图 2-8-15 左侧淋巴结及结缔组织通过门静脉后方牵拉至右侧

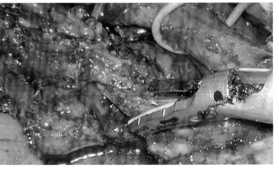

图 2-8-16 清扫第 13 组淋巴结

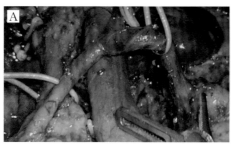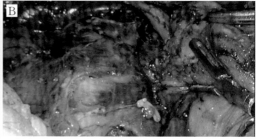

图2-8-17 区域淋巴结清扫后效果。A:肝门前区域;B:胰头后方区域

4.胆囊床肝脏楔形切除。距胆囊床旁开约2～4cm肝脏表面上以电钩做预切割线（图2-8-18），采用超声刀断肝,用超声刀头小口钳夹肝组织快速离断,离断过程中可采用刀头推移、挤压等方法显露肝实质内的管道,然后予以Hem-o-lok夹夹闭离断,术中需特别注意胆管的辨别,无论胆管直径粗细,均建议用Hem-o-lok夹夹闭,以防止术后出现胆漏。在肝脏楔形切除过程中,往往会遇到中肝静脉远端分支,需用Hem-o-lok夹夹闭离断（图2-8-19）。断肝过程中需要注意肝脏切面,避免过深或过浅,尤其注意过浅会导致挖穿胆囊床。肝创面充分止血,自脐下孔扩大取出所有手术切除标本。

5.冲洗腹腔,仔细止血,确认无出血及胆漏后,放置肝下引流管1根,关闭各切口。

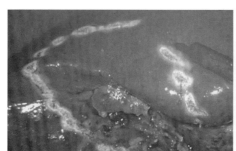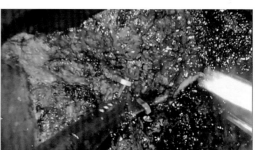

图2-8-18 肝脏楔形切除　　　　　　图2-8-19 显露中肝静脉

▶▷ 术后标本及病理

大体标本见图2-8-20。常规病理报告:"胆囊床肝脏"见肉芽肿性炎,未见癌残留;胆囊窝大网膜肿物内见肉芽肿性炎伴出血和渗出;常规送检第7,8,9,12,13组淋巴结(1/11)见癌转移,冰冻送检第16组淋巴结(0/2)未见癌转移。

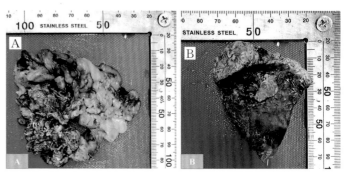

图2-8-20 术后大体标本。A:清扫的整块区域淋巴结;B:切面的肝脏组织

▶▷ 术后管理

1.患者术后第 1 天进流质饮食,下床活动,自行如厕。查血常规:白细胞计数 $11.3\times$ 10^9/L,血小板计数 139×10^9/L,血红蛋白 125g/L;肝功能:白蛋白 33g/L,总胆红素 $11.4\mu mol/L$,谷丙转氨酶 78U/L,谷草转氨酶 113U/L,予以护肝、营养支持治疗。第 2 天进半流质饮食。第 3 天及第 5 天动态监测血常规、生化、凝血功能等指标,基本恢复正常。术后复查腹部 CT 未见腹腔内明显积液,予以拔除腹腔引流管。术后第 6 天,患者顺利出院。

2.患者术后病理检查提示存在区域淋巴结转移,分期为 $T_{2a}N_1M_0$,术后肿瘤转移复发风险较高,予以奥沙利铂联合吉西他滨方案辅助化疗 6 个疗程。术后随访 18 个月以上,未见肿瘤复发转移。后续每 3 个月定期复查血生化、肿瘤指标、腹部增强 CT 和肺部增强CT。

▶▷ 病例点评与前沿进展

意外胆囊癌并不少见,约占所有胆囊癌的 60%~70%。目前,学界对不同分期意外胆囊癌再次手术的范围仍有争议。对于 T_{is}、T_{1a} 期意外胆囊癌手术方式的选择,已基本达成共识。研究发现,T_{is} 和 T_{1a} 期肿瘤行胆囊切除术后,肿瘤残余率接近 0,因此绝大多数学者认为对术中胆囊无破溃、无胆汁溢出、胆囊管切缘阴性者,行单纯的胆囊切除已经足够,一般无须再次手术治疗,且单纯胆囊切除术患者 5 年生存率可达 100%。而对于 T_{1b} 期及 T_{1b} 期以上的意外胆囊癌,行根治性胆囊癌切除术患者的生存率高于单纯胆囊切除术。有学者对 127 例行再次胆囊癌根治术的患者进行回顾性分析,结果表明 25% 的 T_{1b} 期患者术后病理证实有淋巴结转移浸润,且淋巴结转移是预后不良的影响因素。也有报道,对 T_{1b} 期意外胆囊癌再次行根治性切除患者的中位生存期较单纯胆囊切除患者由 24 个月提高至 62 个月。对 T_2 期胆囊癌患者行单纯胆囊切除术后,肿瘤残留的发生率为 40%,淋巴结转移的发生率为 19%~62%。因此,有必要行包括补救性肝切除和区域淋巴结清扫在内的胆囊癌根治性切除手术。有学者提出,对 T_2 期意外胆囊癌的手术方式应取决于肿瘤的位置(腹腔侧/肝脏侧)。由于邻近肝脏侧的胆囊无浆膜层,肿瘤容易通过胆囊静脉转移至胆囊床肝脏组织,因此肿瘤位于肝脏侧(T_{2b})相比于腹腔侧(T_{2a})更易侵犯肝脏、血管、周围神经以及淋巴结,肝脏侧的预后比于腹腔侧差。笔者所在中心研究结果认为,无论是 T_{2a} 还是 T_{2b},均应行包括肝切除在内的根治性手术,对 T_{2a} 可行距胆囊床 2~4cm 的肝脏楔形切除,而对 T_{2b} 则建议行肝脏 S4b 段联合 S5 段切除。T_3 和 T_4 期的意外胆囊癌较为少见,术前影像学检查一般会有相应提示,或术中会常规行快速病理检查。胆囊癌根治性手术通常被认为能为 T_3 和 T_4 期意外胆囊癌患者带来生存获益。标准化区域淋巴结清扫是必需的,应根据患者实际情况在评估肝脏储备功能和残肝代偿情况的前提下,行肝脏 S4b+S5 段切除或右半肝切除,甚至右肝三叶切除;对于肿瘤侵犯周围脏器者,可在术中根据具体情况行联合受累器官扩大切除术。该病例在外院行腹腔镜胆囊切除术中未行冰冻病理切片检查,术后常规病理报告为T_{2a}期胆囊癌,因此行包括大于2cm的肝脏楔形切除和区域淋巴结清扫在内的胆囊癌根治性切除术。

目前,对于意外胆囊癌的手术时机尚无统一的意见。有学者认为,如果再次手术时间过早,则患者耐受二次手术的能力较差,且手术区域的炎症会干扰影像学检查结果,从而影响对肿瘤分期的准确评估,严重的腹腔粘连也会增加手术难度和术后并发症的发生;而如果再次手术时间过迟,以胆囊癌侵袭性强、转移早的生物学特性,会极大增加肿瘤转移的可能。相关的临床研究越来越多,目前主流观点认为对意外胆囊癌患者尽早施行再次手术治疗能获得更好预后。有学者将207例意外胆囊癌患者分为A组(手术时间间隔<4周)、B组(手术时间间隔4～8周)、C组(手术时间间隔>8周),结果A组生存期明显高于B组和C组,认为行再次根治术的最佳时机是间隔4周内。也有学者认为,对于T_{1b}期以上的意外胆囊癌患者,肿瘤转移可在第1次手术后短时间内发生,若无严重炎症反应则应在首次手术后10天内行二次手术。笔者所在中心在大量胆囊癌临床研究和实践的基础上,认为在有经验的大型肝胆中心,首次手术方式为腹腔镜手术的患者再次手术时,其术中的炎症粘连并不会对二次手术造成很大的影响,如果患者一般情况良好,能够耐受二次手术,考虑到胆囊癌转移早、发展快,建议应在完成必要的评估和准备后尽早施行再次手术治疗,通常1周内会是较好的手术时机。本例患者为首次术后1周进行二次腹腔镜下意外胆囊癌根治性切除手术,效果较好。

另一个争论的焦点是针对意外胆囊癌的再次手术方式。大量研究已经证明,对结直肠癌、胃癌、肝癌等诸多恶性肿瘤的腹腔镜根治性切除术并不增加切口肿瘤种植复发的风险。胆囊癌患者腹腔镜手术后切口复发和腹腔转移主要与术中胆囊破裂引起胆汁渗漏以及无保护性标本取出有关。腹腔镜术中轻柔操作确保胆囊完整性,必要时联合胆囊板甚至少部分胆囊床肝组织切除,可有效防止胆囊破裂,同时用标本保护袋取出胆囊,遵循无瘤原则,可以最大限度避免肿瘤切口和腹腔转移。因此,腹腔镜手术本身不会使意外胆囊癌患者的预后恶化,不管肿瘤是在胆囊切除术期间还是在胆囊切除术后被发现的,再次根治性切除手术采用腹腔镜方式也不会对患者的长期生存造成影响。有学者总结分析了255例意外胆囊癌需再次行根治性手术的患者的临床结果,65例行腹腔镜手术,190例行开腹手术。结果表明,与开腹再次手术组患者相比,腹腔镜再次手术组患者住院时间更短,但两组术后肿瘤局部复发率及总体生存率比较,差异均无统计学意义,而腹腔镜手术组无瘤生存率更优;进一步多因素Cox分析显示,是否行腹腔镜手术与术后近期及远期预后无关。本例患者术后随访18个月以上,未见肿瘤复发转移迹象,效果较好。因此,对术后意外胆囊癌患者采取二次腹腔镜根治性切除是安全、有效和可行的。

意外胆囊癌二次腹腔镜手术根治性切除需要注意的其他问题。①腹腔镜胆囊切除术后发现的胆囊癌再次手术时需警惕Trocar孔转移的可能性,其中取出胆囊标本的

Trocar孔最易发生转移。由于标本袋的使用以及对保持胆囊壁完整性的重视,Trocar孔转移的发生率有所下降。因此,目前多数证据不支持再次手术时常规切除Trocar孔。一项全美多中心研究共纳入193例意外胆囊癌患者,47例行Trocar孔切除,但并未明显改善生存率或降低肿瘤复发率。②意外胆囊癌再次手术时,胆囊床、结肠系膜、胆囊管残端等手术区域的瘢痕组织及淋巴结肿大较为常见,瘢痕组织甚至常表现为灰白色硬块,肉眼下与肿瘤残留极难区分,建议术者多次送术中冰冻病理检查,明确诊断。③意外胆囊癌再次手术,必要时可再次送检胆囊管切缘,如切缘阳性则提示有联合肝外胆管切除的指征;在炎症粘连的环境下清扫胆管旁淋巴结需要小心,既要达到彻底廓清,又要保护胆管血供,防止胆管缺血坏死、术后胆漏。④术中是否需要常规清扫第16组淋巴结,目前仍有争议。较多学者认为如术前影像学检查未明确提示第16组淋巴结转移,则再次手术不需要常规清扫第16组淋巴结;如术中证实第16组淋巴结阳性,则需要根据患者实际病情决定是否继续行胆囊癌根治性手术。

(刘　杰　张成武)

▶▷ 参考文献

[1] Barreto SG, Pawar S, Shah S, et al. Patterns of failure and determinants of outcomes following radical re-resection for incidental gallbladder cancer[J]. World J Surg, 2014, 38(2): 484-489.

[2] Yi X, Long X, Zai H, et al. Unsuspected gallbladder carcinoma discovered during or after cholecystectomy: focus on appropriate radical re-resection according to the T-stage[J]. Clin Transl Oncol, 2013, 15(8): 652-658.

[3] Ethun CG, Postlewait LM, Le N, et al. Association of optimal time interval to re-resection for incidental gallbladder cancer with overall survival: a multi-institution analysis from the US extrahepatic biliary malignancy consortium [J]. JAMA Surg, 2017, 152(2): 143-149.

[4] Vega EA, De Aretxabala X, Qiao W, et al. Comparison of oncological outcomes after open and laparoscopic re-resection of incidental gallbladder cancer[J]. Br J Surg, 2020, 107(3): 289-300.

[5] Ethun CG, Postlewait LM, Le N, et al. Routine port-site excision in incidentally discovered gallbladder cancer is not associated with improved survival: a multi-institution analysis from the US Extrahepatic Biliary Malignancy Consortium [J].J Surg Oncol, 2017, 115(7): 805-811.

九、荧光导航腹腔镜胆囊癌(T_{2b})根治性切除术

▶▷引 言

出于对腹腔种植转移以及手术安全性和远期疗效等方面的担忧,腹腔镜手术在胆囊癌根治性切除中的应用仍存在较大争议。近年来,随着微创手术技术的提升以及越来越多回顾性研究数据的出炉,腹腔镜或机器人微创手术在胆囊癌根治性切除中的安全性及有效性逐渐得到认可。

▶▷病情简介

患者,女性,65岁,因"右上腹痛2周"入院。患者2周前无明显诱因下出现右上腹胀痛,呈持续性,至当地医院就诊,查腹部增强CT示:胆囊底部囊壁不规则增厚,囊内见大小约1.5cm的肿块,增强后强化明显,考虑恶性肿瘤可能。为进一步诊治来我院,门诊拟"胆囊占位:胆囊癌可能"收治入院。

患者既往史、个人史以及家族史无特殊。

▶▷入院实验室检查

血常规:白细胞计数 $3.7×10^9/L$,红细胞计数 $3.5×10^{12}/L$,血小板计数 $159×10^9/L$,血红蛋白107g/L。

凝血功能:凝血酶原时间11.8s,部分凝血活酶时间27.3s。

肝功能:白蛋白35.7g/L,总胆红素9.2μmol/L,谷丙转氨酶16U/L,谷草转氨酶22U/L。

血清肿瘤标志物:甲胎蛋白2.2μg/L,糖类抗原-199 16.8U/mL,癌胚抗原12.1μg/L。

▶▷入院影像学检查

肝胆增强MR检查:胆囊底部囊壁明显增厚,形态不规则,胆囊前壁可见大小约1.5cm×1.3cm的结节,T_2期稍高信号(图2-9-1A),动脉期明显强化(图2-9-1B),静脉期强

化持续(图2-9-1C);肝十二指肠韧带可见1~2枚可疑肿大淋巴结,转移可能。

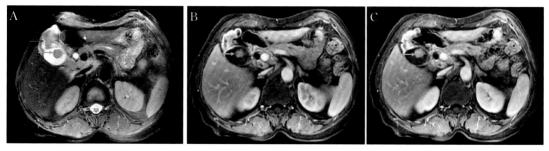

图2-9-1 入院增强MR(红色剪头所示为胆囊底部增厚区域;绿色箭头所示为胆囊体部结节)

►▷ 术前管理

◆ 术前评估

1.结合病史及入院检查结果,患者胆囊内存在两处占位性病变,其中胆囊底部囊壁增厚,病灶不规则,考虑恶性肿瘤可能性极大,且与肝脏分界欠清;胆囊腔内圆形病灶,边界清,强化明显,胆囊腺瘤可能大,恶性病变不除外;门静脉、肝动脉及肝静脉系统未见侵犯或包绕,肝内外胆管无明显扩张或受累;肝十二指肠韧带可疑肿大淋巴结,未见其他远处转移,存在根治性手术切除机会。

2.患者体力状况评分(PS评分)0分,肝功能Child-Pugh A级,凝血功能无异常,心、肺、肾等重要脏器功能评估无殊,未见手术禁忌。

◆ 手术策略

考虑胆囊底部病灶位于肝脏侧,且已浸润或突破浆膜可能,但周围脏器及血管未见明显累及,临床T分期在T_{2b}或T_3期,经MDT讨论,充分告知患者及家属,决定行腹腔镜下胆囊癌根治行切除术(肝S4b+S5段切除+区域淋巴结清扫)。

►▷ 手术步骤

1.体位及Trocar孔布局(图2-9-2):患者取仰卧位,头高脚低(30°);用气腹针建立气腹,压力维持在12~14mmHg;主刀医生站位于患者左侧,因患者需行肝S4b+S5段切除,故采取六孔法,双主操作孔布局。观察孔位于脐水平偏右1~2cm,左腋前线肋缘下置入12mm Trocar作为第一主操作孔,左锁骨中线与脐上方2cm水平线交点处置入5mm Trocar作为第一副辅助孔,主要用于区域淋巴结清扫;剑突下偏左约2cm置入12mm Trocar作为第二主操作孔,正中线脐上约3cm置入5mm Trocar作为第二副操作孔,主要用于肝切除;另外,分别在右腋前线肋下缘及右锁骨中线与脐上方2cm水平线交点处各置入5mm Trocar作为助手孔。主刀医生及扶镜手站于患者左侧,助手站于患者右侧。

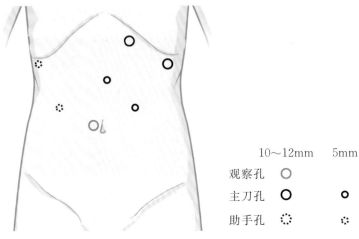

图 2-9-2　Trocar孔布局

2.腹腔探查和胆囊切除:腹腔镜先探查腹腔,未发现肝内、腹腔及腹膜转移;胆囊底部明显增厚,质硬,与胆囊床肝组织界线欠清,胆囊体部柔软,表面未见明显肿块。用电钩分离胆囊前后三角,先显露游离出胆囊动脉,予以Hem-o-lok夹夹闭后离断;继续游离出胆囊管后贴近胆总管处予以Hem-o-lok夹双重夹闭后离断,胆总管侧胆囊管切缘送术中快速病理(图2-9-3),提示胆囊管切缘阴性,因此无须进一步行肝外胆管切除及胆管空肠吻合。考虑到胆囊底部病灶与肝脏分界欠清,为避免胆囊破裂肿瘤播散的风险,决定先行区域淋巴结清扫,再行胆囊联合S4b+S5段肝脏整块切除。

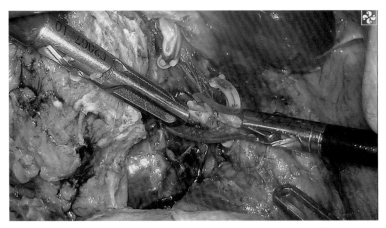

图 2-9-3　胆囊管切缘送术中快速病理

3.区域淋巴结清扫:打开小网膜囊,以胃左动脉右侧缘为界,沿胃小弯自左向右清扫第5组淋巴结(图2-9-4);沿胰腺上缘分离肝总动脉,清扫第8组淋巴结(图2-9-5);进一步向头侧游离,在肝固有动脉前方打开肝十二指肠韧带内脂肪结缔组织,分左右两侧清扫;将肝固有动脉左侧脂肪结缔组织以及淋巴结向左侧牵拉,进一步头侧游离左肝动脉、中肝动脉以及右肝动脉,清扫第12a组淋巴结(图2-9-6),向右侧牵拉肝固有动脉,显露后方门静脉主干,沿门静脉左侧缘清扫门静脉左侧淋巴结(第12h组)及下腔静脉前方淋巴结(图2-9-7),直至右侧膈肌脚;将肝固有动脉右侧脂肪结缔组织及淋巴结向右侧牵拉,显露胃十二指肠动脉,并清扫周围淋巴结,同时显露胃右动脉,根部予以Hem-o-lok夹双重夹闭离断(图2-9-8);悬吊提拉胆总管,清扫胆总管后方(第12b组)、门静脉主干右侧淋巴结(第12p组)(图2-9-9),顺势作Kocher切口,清扫胰腺后上方淋巴结(第13a组)(图2-9-10);将已清扫的肝十二指肠韧带左侧淋巴结群从门静脉后方牵拉至右侧,与胰头后上方及肝十二指肠韧带右侧淋巴结群汇合(图2-9-11);区域淋巴结清扫完成后术野如图2-9-12所示。

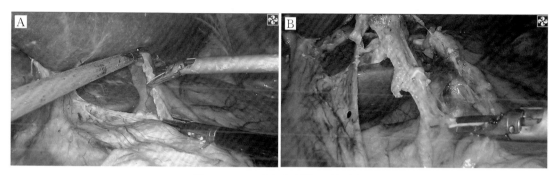

图2-9-4 胃小弯侧淋巴结清扫

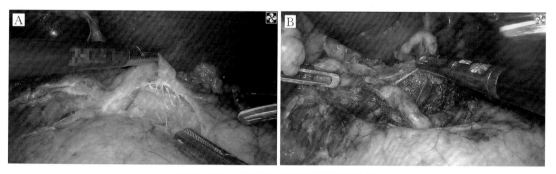

图2-9-5 肝总动脉周围淋巴结清扫

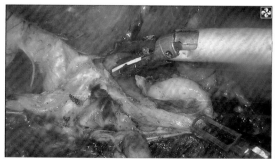

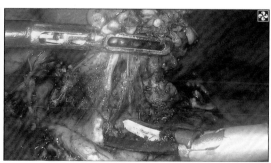

图2-9-6 肝动脉周围淋巴结清扫　　图2-9-7 沿门静脉左侧清扫淋巴结

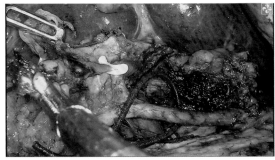

图 2-9-8　显露夹闭胃右动脉

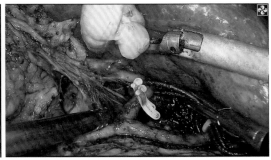

图 2-9-9　清扫胆总管周围及门静脉右侧淋巴结

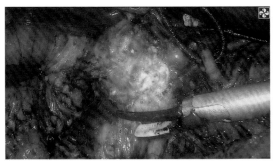

图 2-9-10　胰头后上方淋巴结清扫

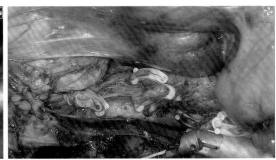

图 2-9-11　左右侧肝十二指肠韧带淋巴结群汇合

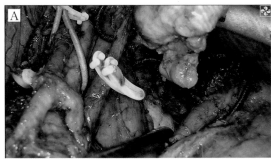

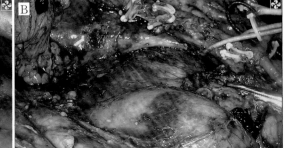

图 2-9-12　区域淋巴结清扫后手术术野

　　4.胆囊联合肝脏 S4b+S5 段切除：离断肝圆韧带、镰状韧带，上提肝圆韧带，离断肝桥，暴露矢状部起始部，在镰状韧带右侧切开肝实质，分离出 S4b 段肝蒂后用 Hem-o-lok 夹夹闭离断（图 2-9-13A），根据缺血分界线用电刀标记 S4b 与 S4a 段之间分界，沿缺血分界线用超声刀配合 CUSA 离断肝实质；沿着缺血分界线进一步向右侧分离，同时将 S4b 段向右侧翻起，降低肝门板，显露右肝前叶肝蒂，沿右肝前叶肝蒂前方打开肝实质，分离出右肝前叶肝蒂发出的术中 S5 段 Glissonean 鞘分支后夹闭离断（图 2-9-13B）；外周静脉注射 1mL ICG（0.25mg/mL），荧光导航下进一步判断 S5 段与 S6 段及 S8 段分界线（图 2-9-14A），循分界线逐步离断肝实质，遇管道均予以 Hem-o-lok 夹夹闭离断，完整切除肝 S4b+S5 段；完成切除后手术视野如图 2-9-14B 所示。

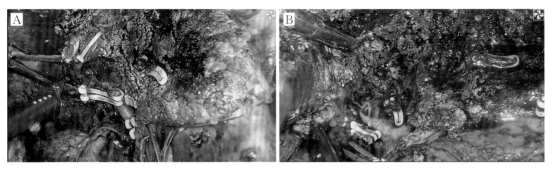

图 2-9-13 S4b 及 S5 段 Glissonean 鞘离断

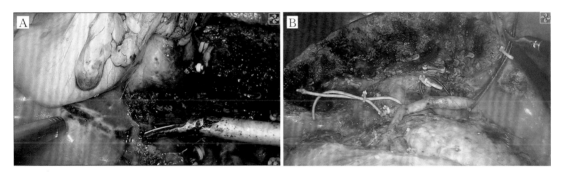

图 2-9-14 荧光导航下肝实质离断及完整切除后手术术野

▶▷ 术后病理

胆囊底部腺癌(图 2-9-1 红色箭头所示),中低分化,大小为 4cm×2cm×2cm,浸润至浆膜,脉管侵犯阳性;胆囊体部绒毛状腺瘤伴高级别上皮内瘤变(图 2-9-1 绿色箭头所示),大小约为 1cm×0.5cm×0.5cm;清扫淋巴结 12 枚,其中肝十二指肠韧带周围淋巴结 8 枚,淋巴结病理检查均未见转移。TNM 分期(第 8 版 AJCC)为 $T_{2b}N_0M_0$。

▶▷ 术后管理

1. 术后常规第 1 天进流质饮食,第 2 天进半流质饮食,鼓励患者早期下床活动。术后第 1 天复查肝功能,ALT 及 AST 轻度增高,胆红素正常。经过护肝治疗,于第 3 天及第 5 天复查肝功能,肝酶逐渐降至正常。术后引流管引流液为暗红色液体,引流量<30mL/d,无胆漏、出血,引流液胆红素及淀粉酶测定无异常。术后第 3 天复查腹部 CT,见腹腔内无明显积液。第 4 天拔除腹腔引流管。术后第 6 天,患者出院。

2. 根据术后病理报告,该患者胆囊癌 TNM 分期为 $T_{2b}N_0M_0$,术后复发转移风险高,予以吉西他滨联合奥沙利铂方案术后辅助化疗 6 个周期,每 3 个月复查肿瘤指标以及全腹部增强 CT。已随访 15 个月,未见明显复发转移征象。

▶▷ 病例点评 ─────────────────────────────

随着腹腔镜肝部分切除以及胰十二指肠切除等高难度手术在大型外科中心广泛开展,腹腔镜胆囊癌根治术需完成的肝楔形切除、S4b+S5段切除或右半肝切除术以及区域淋巴结清扫已不存在技术障碍。然而,腹腔镜胆囊癌根治性切除术是否可应用于T_2期及以上的胆囊癌患者,目前仍存一定争议。随着回顾性研究结果的不断出现,腹腔镜胆囊癌根治术越来越多地应用于T_2期及以上的胆囊癌患者。本团队对既往T_{1b}～T_2期及T_3期胆囊癌患者进行亚组分析,结果显示,两组患者在手术时间、清扫淋巴结获得数、术后胆漏、术后出血、腹腔感染发生率、切口/Trocar孔种植转移及腹腔转移方面无明显差异,术后总体生存率及无进展生存率比较差异均无统计学意义,提示腹腔镜胆囊癌根治术可取得与开腹手术类似的围手术期安全性、短期临床结局和长期预后。另外,通过倾向性评分,比较分析对T_2～T_3期胆囊癌患者行腹腔镜和开腹根治性切除术的预后,结果显示两者长期预后相似。因此,对于该例T_{2b}期胆囊癌,本中心常规进行腹腔镜胆囊切除联合肝部分切除及区域淋巴结清扫。淋巴结清扫在胆囊癌根治术中的重要性及具体流程在本书其他胆囊癌手术病例中已有详细介绍,在此不再赘述。在肝切除范围方面,由于T_{2b}和T_3期胆囊癌通常累及或侵出浆膜层,极易直接浸润胆囊床附近肝实质;并且胆囊床与肝脏之间存在数支小静脉直接汇入肝实质,胆囊癌细胞可通过这些静脉血行转移至S4b+S5段肝实质形成肝内转移。2019年版指南指出,对于T_{2b},以及肝床受累＜2cm且无肝十二指肠韧带淋巴结转移的T_3期患者,肝脏S4b+S5段切除即可达到R0切除。本例患者术前影像学评估胆囊底部病灶符合典型胆囊癌特征,且与肝脏直接分界欠清,胆囊癌伴局部肝脏浸润可能性大,因此术中选择直接行S4b+S5段肝脏切除可保证R0切除所需的手术范围。但对于肝床受累≥2cm、肿瘤局限于右半肝且转移灶数目为2个、肿瘤侵犯肝右动脉、肿瘤位于胆囊管/颈且侵犯胆囊三角或合并肝十二指肠韧带淋巴结转移等情况,目前指南推荐进行右半肝切除。

在肝S4b+S5段切除技术方面,本中心总结如下手术要点。①肝S4b+S5段切除多从镰状韧带右侧入路,打开表面部分肝实质后分离显露出S4b段肝蒂,初步获得S4b与S4a段之间缺血分界线。②循缺血分界线进一步向S5段离断肝实质,同时将S4b段肝脏向右侧牵拉翻起,保持一定张力,沿S4b段足侧继续离断肝实质直至肝门板,下降肝门板,显露右肝前叶肝蒂并沿其右侧向头侧劈开肝实质,显露出S5段肝蒂,一般会有数支肝蒂,均需夹闭离断。③利用缺血分界线或经中心静脉注射ICG,利用术中荧光显像帮助识别S4b段肝脏头侧界,S5段与S6段及S8段分界线,从而完整切除S4b+S5段肝脏。在没有荧光显像的中心,可以通过术中超声在膈面定位S5/S8段之间的段间静脉来确定S5/S8段肝断面。另外,避免术中胆囊破裂以及保护性标本取出是降低术后腹腔种植转移以及切口复发的重要手段。对于术前高度怀疑胆囊癌或怀疑存在邻近肝实质浸润的病例,我们采用胆囊连同局部肝实质整块切除的策略,最大限度避免胆囊破裂造成肿瘤播散的可能。该例患者术前影像学评估胆囊底部病灶癌变高度可疑伴局部肝实质浸润可能,因此在胆囊管和胆囊动脉离断后,并未进一步行单独胆囊切除,而是在行S4b+S5段肝脏切除时联合胆囊整块切除。同时,术中常规利用标本袋取出标本,避免肿瘤细胞在切口发生种植。

　　除肿瘤学疗效、手术技术以及手术流程的探讨和优化外,为提高微创胆囊癌根治术的手术效果,必须进行精准而周密的术前评估和准备。对于有胆囊癌高危因素的患者,如术前糖类抗原19-9及癌胚抗原水平显著增高、胆囊壁明显增厚或胆囊萎缩、胆囊壁存在钙化或瓷化胆囊、胆囊息肉直径超过1cm等,需常规行增强CT或MR检查,以便术前及时明确诊断;术中需精细轻柔操作,可联合胆囊板全层切除,以避免切破胆囊造成胆汁渗漏;胆囊标本取出应常规使用取物袋;胆囊标本经肉眼检视后及时送术中快速病理检查,若确诊为胆囊癌,则应尽可能详细了解肿瘤浸润深度、胆囊管切缘及淋巴结转移情况。对于临床诊断为胆囊癌的患者,术前的肿瘤可切除性评估可通过增强CT/MR、磁共振胰胆管成像以及影像学三维重建技术甚至3D打印模型,必要时需完善PET-CT,精准了解肿瘤浸润深度、肿瘤沿胆管纵向侵犯的范围、侵犯血管范围及程度、侵犯周围其他脏器情况、区域淋巴结转移情况、远处转移情况以及剩余肝体积,做好充分周全的手术决策和准备。

(窦常伟　刘　杰)

►▷ 参考文献

[1]窦常伟,张春旭,刘杰,等.腹腔镜和开腹胆囊癌根治性切除术近期疗效及远期预后的比较[J].中华外科杂志,2022,60(2):8.

[2]张磊,陈亚进.开展腹腔镜胆囊癌根治术的启示与思考[J].中华消化外科杂志,2020,19(1):4.

[3]Cheng J, Liu J, Dou CW, et al.Standardized lymph node dissection for gallbladder cancer under laparoscopy: en-bloc resection technique[J].Langenbecks Archives of Surgery, 2023, 408(1).

[4]Dou CW, Zhang CX, Zhang CW, et al. Propensity score analysis of outcomes following laparoscopic or open radical resection for gallbladder cancer in T_2 and T_3 stages[J]. J Gastrointest Surg, 2022, 26(7): 1416-1424.

十、腹腔镜左肝内胆管癌根治性切除术

▶▷ 引　言

肝内胆管癌（intrahepatic cholangiocarcinoma，ICC）占胆管系统恶性肿瘤的20%左右，根治性手术切除是目前可能治愈肝内胆管癌的唯一方式。与肝细胞癌的外科治疗手段不尽相同，肝内胆管癌的手术方式更加复杂、切除范围更广。目前，腹腔镜及机器人手术系统等微创技术已被广泛应用于肝内胆管癌的手术治疗，并已被证实具有创伤小、出血少、恢复快等优势。

▶▷ 病情简介

患者，女性，43岁，因"左上腹隐痛2个月余"入院。患者2个月余前无明显诱因下出现左上腹隐痛不适，无明显其他不适。遂至当地医院就诊，查肝胆胰B超提示：左肝内占位，恶性肿瘤考虑。进一步查腹部CT增强示：左肝多发占位，考虑恶性肿瘤。为进一步治疗来院，门诊拟"肝恶性肿瘤"收入我科。

▶▷ 入院实验室检查

血常规：白细胞计数$4.19×10^9$/L，中性粒细胞比48.9%，红细胞计数$3.74×10^{12}$/L，血红蛋白111g/L，血小板计数$318×10^9$/L。

血生化：白蛋白37.6g/L，总胆红素11.8μmol/L，直接胆红素9.0μmol/L，谷丙转氨酶39U/L，谷草转氨酶36U/L，碱性磷酸酶222U/L，尿素氮3.94μmol/L，肌酐59.6μmol/L。

凝血功能：凝血酶原时间11.1s，国际标准化比率1.02。

血清肿瘤标志物：甲胎蛋白1.9μg/L，癌胚抗原2.4μg/L，糖类抗原19-9 84.4U/mL。

▶▷ 入院影像学检查

当地医院全腹部CT增强提示：左肝内侧叶团片状低密度影，较大横断面为46cm×

30mm,邻近肝固有动脉及其分支管壁毛糙,肿瘤首先考虑。

本院肝脏增强MR(图2-10-1)提示:左肝占位,考虑恶性肿瘤。

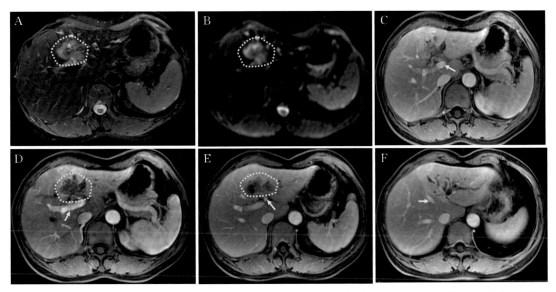

图2-10-1　肝脏增强MR:左肝内叶占位(虚线圆圈所示),胆管癌考虑。A:T$_2$加权显示肿块呈稍高信号;B:DWI显示肿块弥散受限,呈高信号;C:静脉期,箭头所示为门静脉主干;D:动脉期显示肿瘤形态不规则,边缘强化明显,箭头所示为门静脉右支;E:门静脉期显示肿瘤不均匀强化,病灶中心坏死,箭头所示为门静脉左支;F:延迟期,箭头所示为中肝静脉

▶▷术前管理

◆术前评估

1.一般情况:营养状况佳,心肺功能评估良好,体力状况评分0分,无重大脏器疾病。

2.肿瘤评估:术前行超声定位下左肝肿块穿刺活检,病理报告明确诊断为肝内胆管癌。影像学显示左肝内叶病灶大小约为3.5mm×3.5mm,侵犯矢状部,但未侵犯中肝静脉和左侧肝蒂起始部,区域淋巴结部分增大,无远处转移,属于肿瘤可切除状态。

3.肝功能及剩余肝体积:肝功能Child-Pugh分级A级,ICGR15为3.0%,术前肝脏体积评估剩余右半肝体积约占全肝体积的57.2%。肝脏储备功能良好,可耐受半肝切除。

◆手术策略

患者肝内胆管癌诊断明确,无明确其他部位转移,肿瘤可切除,同时根据国内外指南推荐,需要进行区域淋巴结清扫,充分知情同意后决定行循中肝静脉的腹腔镜下左半肝切除+胆囊切除+区域淋巴结清扫术。

▶▷ 手术步骤

1.Trocar孔布局和体位。患者取仰卧位,头高脚低(30°)。用气腹针建立气腹,压力维持在12~14mmHg。主刀医生位于患者左侧,脐下沿置入10mm Trocar作为观察孔,主操作孔(12mm)位于左侧锁骨中线肋缘下水平,副操作孔(5mm)位于左侧锁骨中线与脐上方2cm水平线交点偏内2cm左右。助手站于患者右侧,两个5mm操作孔分别位于右侧腋前线肋下缘水平及右侧锁骨中线与脐上2cm水平线交点处(图2-10-2)。

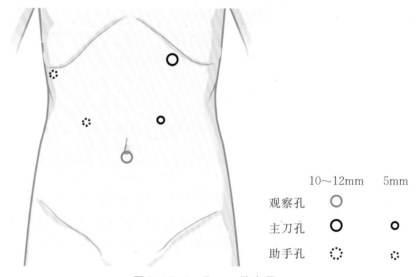

图2-10-2 Trocar孔布局

2.腹腔探查。腹腔内无腹水,腹膜、盆腔、膈肌及网膜等未见占位性病变。左肝内叶可见白色质硬肿块,边界不清,部分呈结节状隆起,肿块周围可及多发小结节灶,右肝未见转移灶(图2-10-3A)。肝十二指肠韧带周围、肝总动脉周围及胃小弯系膜可见肿大淋巴结(图2-10-3B)。

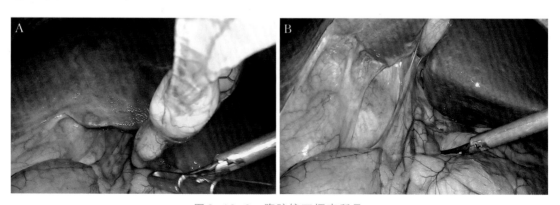

图2-10-3 腹腔镜下探查所见

3.区域淋巴结清扫。打开小网膜囊至右侧膈肌脚(图2-10-4A),紧贴胃壁沿着胃小弯从上往下清扫贲门右侧淋巴结(图2-10-4B)及胃小弯侧第3组淋巴结(图2-10-4C),可见部分黑色肿大淋巴结;然后,用超声刀打开胰腺颈部上缘包膜(图2-10-4D),显露出肝总动脉(图2-10-4E)后上提胃小弯侧系膜保持张力,游离显露出胃左动脉(图2-10-4F),先予以Hem-o-lok夹夹闭离断冠状静脉(图2-10-4G),同时予以可吸收夹双重夹闭胃左动脉后离断(图2-10-4H),并清扫胃左血管旁淋巴结(图2-10-4I),与之前清扫的第1、3组淋巴结汇合。此时,整块移除第1、3、7组淋巴结。

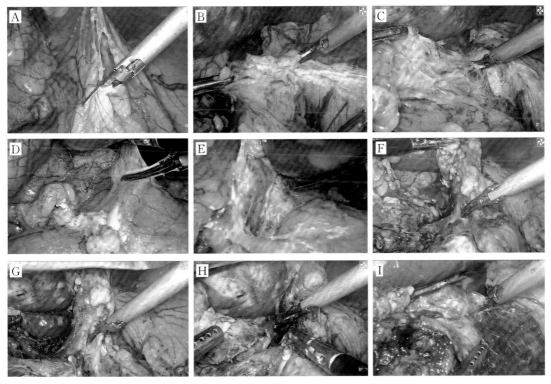

图2-10-4　清扫并整块切除第1、3、7组区域淋巴结

沿着肝总动脉由近端向远端清扫相应淋巴结(图2-10-5A),显露胃十二指肠动脉,提起肝总动脉,清扫肝总动脉根部及腹腔干右侧淋巴结,显露门静脉前壁(图2-10-5B),沿肝固有动脉前方劈开肝十二指肠韧带(图2-10-5C),显露并夹闭离断胃右动脉(图2-10-5D),将肝固有动脉牵向右侧,继续清扫门静脉左后侧淋巴结直至显露后方下腔静脉前壁(图2-10-5E),需注意常有从门静脉左侧汇入的冠状静脉。清扫肝十二指肠韧带右侧淋巴结(图2-10-5F),显露并沿右肝动脉清扫淋巴结缔组织,顺势显露并夹闭离断胆囊动脉(图2-10-5G)和胆囊管(图2-10-5H),逆行切除胆囊。将左侧淋巴结群经门静脉后方拉至右侧(图2-10-5I),清扫胆总管周围及门静脉右侧缘淋巴结,此时,完成第8、12组区域淋巴结整块切除(图2-10-6)。

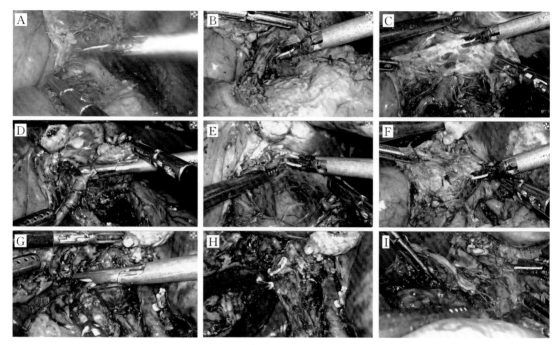

图2-10-5 清扫第8、12组区域淋巴结

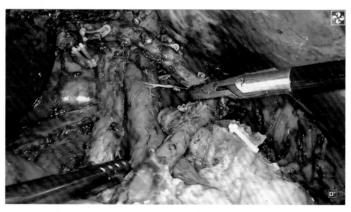

图2-10-6 区域淋巴结清扫术后手术创面

4.左肝入肝血流处理。用Hem-o-lok夹闭并离断左肝动脉(图2-10-7A),游离门静脉左支后,先予以2号丝线结扎,再用AP402可吸收夹夹闭(图2-10-7B)。然后,经门静脉左支结扎处远端注入ICG 5mL(0.025mg/mL),通过ICG正染法可清晰明确左右半肝界限(图2-10-7C),并结合术中B超确定肿瘤和中肝静脉位置,标记拟切肝线(图2-10-7D)。

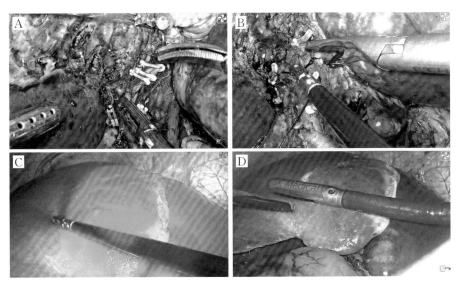

图 2-10-7 左肝入肝血流处理

5.断肝。用超声刀联合 CUSA 沿着拟切肝线断肝,当遇到中肝静脉远端时加以保护,沿着中肝静脉左侧进行肝实质离断(图 2-10-8A)。逐步打开肝实质后,在第一肝门处游离显露左肝管,予以 Hem-o-lok 夹夹闭并离断(图 2-10-8B)。继续循着中肝静脉向头侧方向离断肝实质,其间可见左侧扩张的胆管远端越过中肝静脉进入右肝,使用 CUSA 依次显露后夹闭并离断,防止出现术后胆漏(图 2-10-8C)。在第二肝门处游离显露出左肝静脉后,近端予以 Hem-o-lok 夹双重夹闭并离断(图 2-10-8D),移除左半肝标本。

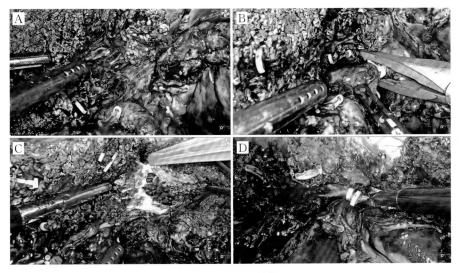

图 2-10-8 断肝

6.肝创面仔细止血无误后,将标本装入取物袋,延长脐部 Trocar 孔,取出标本后再次建立气腹。冲洗创面,纱布擦拭后无出血及胆汁渗漏(图2-10-9)。创面放置腹腔引流管,结束手术。

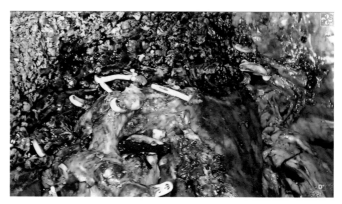

图2-10-9 肝切除术后创面

▶▷ 术后大体标本及病理

大体标本:左半肝切除标本,大小为13cm×13cm×5cm,切开见一灰白肿块,大小为3.3cm×2.5cm×1.5cm,质中,周围肝组织内见多个灰白小结节,最大径0.2~0.5cm;胆囊切除标本一个,大小为8cm×4cm×2cm,胆囊颈部触及淋巴结样组织一颗,最大径1.2cm;第1、3、7组区域淋巴结,大小为5cm×4.5cm×2cm,内触及淋巴结17枚,最大径0.2~1.8cm;第8、12组区域淋巴结,大小为6cm×3.5cm×1.5cm。

病理诊断:"左半肝"肝内胆管癌,中-低分化,肿块大小为3.3cm×2.5cm×1.5cm;肿块旁另见多个胆管癌结节,直径0.2~0.5cm;神经累犯(—),脉管累犯(+),慢性胆囊炎。第1、3、7组区域淋巴结(0/18),第8组、12组区域淋巴结(4/16),自检胆囊颈部淋巴结(1/1)见癌转移。TNM分期(第8版AJCC)为$T_2N_1M_0$,ⅢB期。

▶▷ 术后管理

1.采用快速康复理念进行术后管理,多模式联合镇痛,早期拔除导尿管并下床活动,积极进行呼吸功能锻炼,术后8小时饮水,术后第1天进流质饮食,术后第2天进半流质饮食。

2.术后予以预防性抗感染、护肝利胆、输血浆、补液等对症支持治疗。

3.动态监测血常规、肝功能、凝血功能指标变化。术后第3天,复查腹部CT,见腹腔内无明显积液,腹腔引流管引流量少于20mL/d,予以退管;术后第4天,拔除腹腔引流管;术后第6天,患者出院。

4.根据术后病理结果,TNM分期(第8版AJCC)为$T_2N_1M_0$ⅢB期。患者存在术后高复发风险。术后给予6个疗程吉西他滨+奥沙利铂(GEMOX)化疗方案辅助治疗。患者每3个月来院复查血常规、生化、血清肿瘤标志物,以及全腹部增强CT、胸部CT和肝脏增强MR,评估有无肿瘤复发转移。随访25个月,未见明显复发转移。

▶ ▷ 技术要点与前沿进展

肝内胆管癌的外科治疗重点包括肿瘤的根治性切除(R0切除)和区域淋巴结清扫。对于肝内胆管癌的肝切除方式,应以保留足够功能性剩余肝脏体积前提下获得R0切除为原则。解剖性肝切除术和非解剖性肝切除术均可作为治疗肝内胆管癌的手术方式。一项纳入702例肝内胆管癌患者的倾向性评分匹配研究结果显示,比较解剖性和非解剖性肝切除术患者术后并发症发生率,差异无统计学意义。对临床AJCC分期ⅠB期和Ⅱ期肝内胆管癌患者行解剖性肝切除术的生存获益优于非解剖性肝切除术;但对于临床分期为ⅠA期、伴血管侵犯的Ⅱ期、Ⅲ期(穿透腹膜、局部肝外侵犯和淋巴结转移)的肝内胆管癌患者,行解剖性肝切除术和非解剖性肝切除术的生存获益差异无统计学意义。因此,《原发性肝癌诊疗指南之肝内胆管癌诊疗中国专家共识(2022版)》推荐在保证手术安全性和R0切除的基础上,对ⅡB期和无血管侵犯Ⅱ期肝内胆管癌患者行解剖性肝切除术有助于改善预后。除肝脏切除方式外,足够的肿瘤切缘宽度对于改善肝内胆管癌患者生存预后更为重要。在肝脏储备功能及剩余肝脏体积等条件允许的情况下,根治性肝内胆管癌切除术的切缘宽度≥10mm更能改善患者生存预后。

腹腔镜左半肝作为规则性肝切除的标准术式,囊括了左肝蒂离断、中肝静脉显露、术中出血控制、肝实质离断以及断肝平面把握等基本肝切除术技巧。由于本案例术前确诊为肝内胆管癌,优先进行了肝门部淋巴结清扫,所以很容易采用鞘内解剖法分别离断左肝动脉和门静脉左支。为了更好地确定断肝平面,我们采用术中B超定位中肝静脉,结合缺血分界线和ICG荧光显像技术,利用超声刀小口咬进的方法,采取凝、推、剥、夹等方式缓慢断肝,采用CUSA乳化打击肝实质可以更好地保护和寻找中肝静脉。明确中肝静脉后,再循中肝静脉断肝,确保断肝平面不偏移。由于事先离断了左肝入肝血流,所以在断肝过程中也未进行全肝血流阻断,更好地保护了肝脏功能。本例患者术中出血少,术后恢复也快。

肝内胆管癌早期就能发生淋巴结转移,越来越多的临床研究已经证实肝内胆管癌患者进行区域淋巴结清扫能使患者生存获益。国内外指南均推荐常规进行肝十二指肠韧带淋巴结清扫,而对扩大的淋巴结清扫范围意见仍不统一。TNM分期(第8版AJCC)中明确定义了肝内胆管癌区域淋巴结范围,并规定检出淋巴结数目不得<6枚。一项国际多中心研究结果显示,淋巴结清扫数目≥6枚、清扫范围超过第12组淋巴结可增加阳性淋巴结检出率,从而更好地指导预后。为了获取更多的淋巴结数目,增加阳性淋巴结检出率,我们中心采用En-bloc技术进行区域淋巴结清扫。清扫技巧主要是循着肝总动脉,朝着胃左动脉、肝固定动脉两侧分别清扫相应淋巴结,然后肝十二指肠韧带中间劈

开,左右结合,再将淋巴结从门静脉间隙拖出至右侧,完成整块清扫。此外,不同部位肝内胆管癌的淋巴结转移途径存在差异,因此,淋巴结清扫范围也应调整。《原发性肝癌诊疗指南之肝内胆管癌诊疗中国专家共识(2022版)》建议对肝内胆管癌患者淋巴结清扫范围基于肿瘤部位来确定:起源于肝左叶者,清扫范围包括肝十二指肠韧带、小网膜至胃小弯和贲门附近淋巴结;起源于肝右叶者,清扫范围包括肝十二指肠韧带、门腔间隙和胰腺后方淋巴结。目前,区域淋巴结清扫范围、数目和临床意义仍需大样本的高质量级别的循证医学研究进一步探索。鉴于门静脉淋巴系统负责80%的肝脏淋巴引流,而肝十二指肠韧带和肝动脉的淋巴结则是肝内胆管癌转移过程中最先累及的淋巴结,因此本案例中我们进行了贲门周围(第1组)、胃小弯(第3组)、胃左动脉旁(第7组)、肝总动脉旁(第8组)、肝十二指肠韧带(第12组)以及门静脉间隙的淋巴结清扫。

对于肝内胆管癌的术后辅助治疗,仍然首选以吉西他滨为主的化疗方案。虽然靶向、免疫等药物在不可切除的晚期肝内胆管癌治疗中取得显著进展,但在肝内胆管癌术后辅助治疗中能否让患者获益仍在临床研究中。一项全国多中心研究报道,肝内胆管癌术后淋巴结转移阴性患者未能从化疗中获益,而对 N_1 和 N_x(淋巴结清扫必须超过6枚,否则记为 N_x)患者进行术后辅助化疗存在生存获益。本案例共清扫了35枚区域淋巴结,其中5枚为阳性,存在术后高复发风险,所以术后进行了6个疗程的GEMOX方案化疗。随访25个月,未见肿瘤复发转移。

(成 剑 刘 杰)

▶▷ 参考文献

[1]中国抗癌协会肝癌专业委员会胆管癌协作组.原发性肝癌诊疗指南之肝内胆管癌诊疗中国专家共识(2022版)[J].中华消化外科杂志,2022,21(10):1269-1301.

[2]喻彦熹,吴忠均,唐伟,等.肝内胆管癌国际临床实践指南和共识的诊疗建议比较[J].中华外科杂志,2023,61(4):297-304.

[3]林起柱,刘红枝,周伟平,等.术后辅助化疗对肝内胆管癌预后影响的多中心回顾性研究[J].中华外科杂志,2023,61(4):305-312.

十一、腹腔镜Ⅰ型肝门部胆管癌根治性切除术

▶▷ 前　言

　　肝门部胆管癌（perihilar cholangiocarcinoma，PHCCA）是指发生在肝总管、肝管分叉部、左右肝管的第一、二级分支的胆管癌。临床上常采用Bismuth分型，其中Ⅰ型肿瘤位于胆囊管汇入处上方肝总管，未侵犯左右肝管汇合部。相较于传统的肝门部胆管癌开腹手术，腹腔镜手术具有创伤小、出血少、恢复快等优点，但其对术者手术技巧的要求更高。国内外许多中心开展腹腔镜肝门部胆管癌手术往往从相对较为简单的Bismuth　Ⅰ型肝门部胆管癌开始。

▶▷ 病情简介

　　患者，男性，68岁，因"皮肤黄染1个月余"入院。患者1个月余前出现皮肤黄染，无畏寒、发热，无腹痛、腹胀等不适。至当地医院就诊，查肝功能：总胆红素156μmol/L，直接胆红素106μmol/L；查腹部MR提示：肝门部胆管及胆总管上段管壁增厚、管腔狭窄，肝内外胆管扩张，考虑恶性病变可能。为进一步诊治，门诊拟"梗阻性黄疸；肝门部胆管占位"收入我科。患者有高血压病史，口服苯磺酸左氨氯地平控制血压。既往无手术史。

▶▷ 入院实验室检查

　　血常规：白细胞计数 $5.63×10^9$/L，红细胞计数 $4.02×10^{12}$/L，血小板计数 $108×10^9$/L，血红蛋白148g/L。
　　凝血功能：凝血酶原时间12.5s，部分凝血活酶时间38.3s。
　　肝功能：白蛋白35.6g/L，总胆红素128μmol/L，谷丙转氨酶69U/L，谷草转氨酶88U/L。
　　血清肿瘤标志物：甲胎蛋白2.1μg/L，癌胚抗原1.8μg/L，糖类抗原199 58.1U/mL。

►▷ 入院影像学检查

　　肝胆增强CT(图2-11-1):胆总管中段狭窄,壁增厚,动脉期、静脉期均可见强化,肝内胆管扩张。

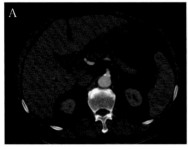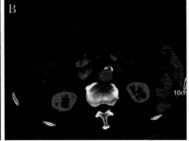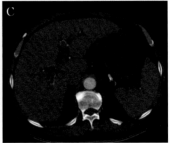

图 2-11-1　肝胆增强CT

►▷ 术前管理

◆ 术前评估

　　1.一般情况评估:患者全身营养情况良好,无心、脑、肺等重要器官功能障碍,无凝血功能障碍,PS评分0分,ASA评分Ⅰ级。

　　2.肿瘤评估:结合患者病史及相关检查结果,首先考虑肝门部胆管癌,Bismuth Ⅰ型;门静脉、肝动脉未见明显肿瘤侵犯,属于肿瘤可切除;患者血清总胆红素 128μmol/L,因术中无须行肝切除,故术前不予以胆管引流,只予以护肝、降黄等对症支持治疗;同时完善术前相关评估,经MDT讨论,肿瘤可根治性切除,经充分知情同意,决定行手术治疗。

◆ 手术策略

　　拟行腹腔镜下Ⅰ型肝门部胆管癌根治术(肝外胆管切除,区域淋巴结清扫,胆肠内引流术)。

►▷ 手术步骤

　　1.体位及Trocar孔布局。患者取仰卧位,头高脚低,麻醉成功后,常规消毒铺巾,留置导尿。以脐部下方小切口进腹置入 10mm Trocar作为观察孔,建立气腹,腹内压维持在 12~14mmHg,先腹腔镜探查排除腹腔其他部位转移。决定行腹腔镜下Ⅰ型肝门部胆管癌根治术,故采取五孔法布局。在腹腔镜直视下,分别在右腋前线与右肋缘交界处、右锁骨中线平脐上方、左腋前线与左肋缘交界处、左锁骨中线平脐上方处置入 5mm、5mm、12mm、5mm Trocar(图2-11-2),其中 12mm Trocar为主操作孔,其余为辅助操作孔,主刀医生站于患者左侧。

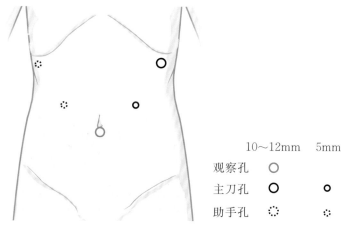

10～12mm　5mm

观察孔　○

主刀孔　◎　○

助手孔　◌　◌

图2-11-2　Trocar孔布局

2.胆囊切除。打开胆囊颈部浆膜,由浅入深解剖胆囊三角(图2-11-3A),游离出胆囊血管,用Hem-o-lok夹夹闭后离断(图2-11-3B),继续游离胆囊管,分离出胆囊管后用Hem-o-lok夹夹闭,暂不离断(图2-11-3C),逆行切除胆囊,胆囊床彻底止血(图2-11-3D)。

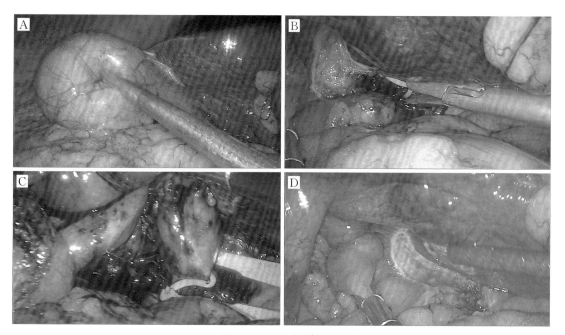

图2-11-3　切除胆囊

3.肝外胆管切除(图2-11-4)。用超声刀仔细游离肝门部粘连,降低肝门板,显露胆总管并沿胆管左右缘游离,贯穿胆总管后方。胆囊管汇入上方、左右肝管汇合下方肝总管可及大小约1.0×1.0cm的质硬肿块,边界欠清,未突破胆管浆膜,未侵犯肝动脉和门静脉。左右肝管汇合下方胆管壁正常处离断胆管,离断时注意胆管断端整齐,利于后续行胆肠吻合。继续游离胆总管直至胰腺段上方,用Hem-o-lok夹夹闭后离断胆管。胆管切缘送冰冻病理检查,结果提示"腺癌,上下切缘均阴性(未见癌细胞)"。

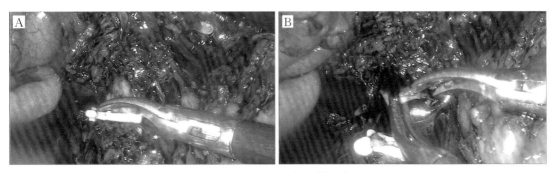

图 2-11-4　肝外胆管切除

4.区域淋巴结清扫。在胰腺上缘打开肝总动脉鞘,清扫第8组淋巴结(图2-11-5A),悬吊肝总动脉,向右显露肝固有动脉和胃十二指肠动脉,沿肝固有动脉前方打开血管鞘,至此将肝十二指肠韧带前方一分为二,将左侧脂肪组织和淋巴结牵拉至左侧,继续向上显露出左肝动脉、中肝动脉以及右肝动脉后予以保护并清扫周围淋巴结(图2-11-5B)。将右侧的肝十二指肠韧带脂肪组织和淋巴结牵向右侧,注意保护并清扫胃十二指肠动脉周围淋巴结(图2-11-5C、D)。悬吊肝固有动脉后显露后方门静脉主干,沿门静脉左侧缘清扫淋巴结直至下腔静脉前方(图2-11-5E)。打开Kocher切口,显露并清扫胰腺头部后方第13组淋巴结,夹闭离断汇入门静脉主干的胰十二指肠上后静脉分支(图2-11-5F)。

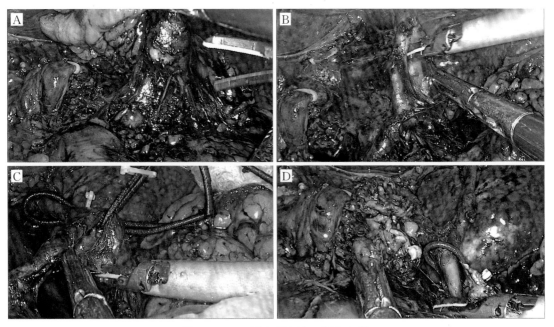

图 2-11-5　清扫淋巴结,裸化血管

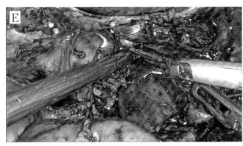
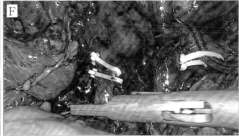

图 2-11-5(续) 清扫淋巴结,裸化血管

5.胆肠吻合。选取距屈氏韧带下方约15～20cm处空肠,用超声刀离断空肠系膜,用直线切割闭合器(蓝钉)离断空肠(图2-11-6A)。空肠远端经结肠前上提与肝总管断端行端侧吻合。上提的空肠祥对系膜侧肠壁做约10mm开口,与胆管开口相当,肝总管与空肠前后壁用4-0倒刺线连续缝合(图2-11-6B),见吻合口无张力,血供好,未见明显胆汁渗漏(过程详见本篇中"五、腹腔镜胆肠吻合治疗胆囊切除术后胆总管损伤"第155页的相关内容)。

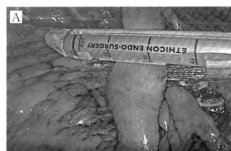
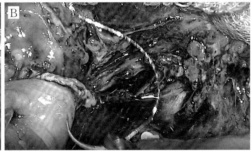

图 2-11-6 胆肠吻合

6.肠肠吻合。选取距胆肠吻合口下方约50cm处远端空肠与近端空肠行侧侧吻合,用3-0 Vicryl线贯穿近端、远端空肠祥浆肌层缝合一针作为牵引线,将近端、远端空肠祥相互靠拢,用超声刀于两侧空肠分别打开大小约4cm的切口,用3-0倒刺线连续缝合前后壁(图2-11-7A),前壁再用4-0 Vicryl线浆肌层间断缝合数针加固,见吻合口无张力,血供良好(图2-11-7B)。冲洗腹腔后于胆肠吻合口后方留置腹腔引流管1根自腹壁引出。

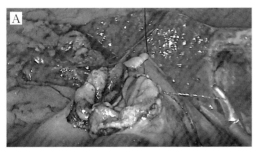
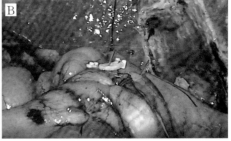

图 2-11-7 肠肠吻合

▶ ▷ 术后病理

"肝门部"胆管癌,中-高分化腺癌,肿块大小为1.4cm×0.5cm。"胆管上切缘""胆管下切缘"阴性。送检胆囊,病理报告慢性胆囊炎,未见肿瘤累及。送检第8、12、13组淋巴结(1/15)见癌转移。TNM分期(第8版AJCC)为$T_1N_1M_0$。

▶ ▷ 术后管理

1.术后第2天,肛门排气后少量饮水;第3天,进流质饮食;第5天,进半流质饮食。

2.术后第1天,查血常规:白细胞计数$13.4×10^9$/L,血小板计数$185×10^9$/L,血红蛋白110g/L;肝功能:白蛋白31g/L,总胆红素65.4μmol/L,谷丙转氨酶65U/L,谷草转氨酶93U/L;第3天和第5天,动态监测血常规、生化、凝血功能指标,基本恢复正常。术后第4天,复查腹部CT,见腹腔内无明显积液。术后第5天,拔除胆肠吻合口处引流管。术后第7天,患者出院。

3.患者术后病理检查提示区域淋巴结转移阳性,$T_1N_1M_0$,肿瘤转移复发风险较高,予以白蛋白紫杉醇联合吉西他滨方案行辅助化疗6个疗程。后每3个月门诊复查随访。

▶ ▷ 病例点评

目前,学界对Bismuth Ⅰ型肝门部胆管癌的手术范围仍有争议。部分学者认为,肝门部胆管癌通常沿胆管浸润,亦可直接浸润至周围组织,或沿胆管周围淋巴、血管和神经周围间隙,或向肝内及肝十二指肠韧带内转移,较少见肿瘤远处转移。病理研究发现,肝门部胆管癌沿胆管纵向浸润的范围距肿瘤大体边缘在1cm之内,将距肿瘤边缘1cm的胆管连同邻近肝组织整块切除,即可获得阴性手术边缘。因此,有学者提出围肝门切除的概念,切除以胆管为轴心,直径15mm范围内的肝实质和全尾状叶,最大限度地减少肝组织切除,保留更多功能性肝实质以达到精准切除。目前多数学者认为,尾状叶胆管常汇入左右肝管或左右肝胆管汇合部,而Ⅰ型肝门部胆管癌只侵犯胆管汇合部以下,一般不累及尾状叶胆管,因此只行肝门胆管癌根治术(包括肝外胆管及胆囊切除、区域淋巴结清扫以及肝胆管空肠Roux-en-y吻合在内)就足够了,不需要额外的肝脏切除。笔者所在中心认为只要术中证实汇合部以下胆管切缘阴性,则无须行肝脏组织切除,避免增加手术风险和术后发生并发症的风险。

而关于淋巴结清扫范围,目前被广泛认可的包括肝门区、肝十二指肠韧带、肝总动脉周围以及胰头后的淋巴结和神经丛组织,即第8、12、13a组淋巴结。但也有学者认为肝门部胆管癌患者预后与淋巴结转移率相关,而与淋巴结清扫范围不直接相关。有研究表明,清扫20枚以上淋巴结的患者的预后较20枚以下的差,不支持对肝门部胆管癌患者行扩大淋巴结清扫。2019年的《腹腔镜肝门部胆管癌根治性切除操作流程建议》也未对Ⅰ型患者手术切除范围作出明确建议,但对淋巴结清扫范围作出相应的建议。我们中心认为,对于Ⅰ型肝门部胆管癌患者,需在术前精准评估肿瘤浸润范围,术中仔细探查,根据肿瘤累及范围决定手术切除范围,区域淋巴结整块清扫对肝门部胆管癌的根治效果更好。本例患者术中未行肝脏切除,术后随访近5年,未发现明显复发征象。

既往肝门部胆管癌开腹根治性手术需在右上腹部取反"L"形切口,切口长,手术创伤大,患者术后恢复时间长。随着腹腔镜器械的不断更新和技术的不断提高,腹腔镜肝门部胆管癌根治性切除在国内已逐步开展,其可行性和安全性得到国内部分同行的认可。大量研究已经表明,与传统开放手术相比,腹腔镜肝门部胆管癌根治性切除术在患者预后方面没有显著差异,但在术中出血、术后恢复时间等方面存在较大优势。相较于Bismuth Ⅱ、Ⅲ型肝门部胆管癌,Ⅰ型肝门部胆管癌一般很少累及周围重要血管和肝脏组织,因此不涉及血管切除重建和肝切除,手术相对简单,是开展腹腔镜手术较好的适应证。

本中心近年来积累了较多的腹腔镜肝门部胆管癌根治性切除术经验,总结如下。①完善的术前准备和术前充分的影像学评估对于手术的顺利进行和预后有较好的指导意义。近年来,我们中心开发的3D模型可更直观、多角度、全方位观察肝门部各重要结构的解剖关系。②腹腔镜肝门部胆管癌根治性切除术适用于较年轻、一般情况良好、肿瘤较小且不需血管重建、无明显淋巴结转移的Bismuth分型Ⅰ、Ⅱ、Ⅲb型和部分Bismuth Ⅲa患者。③术中仔细探查,并及时对胆管各个切缘行术中冰冻病理检查,可最大限度获得肿瘤的R0切除。④区域淋巴结整块清扫对肝门部胆管癌的根治效果更好。

(宋广元　张成武)

▶▷ 参考文献

[1]Klatskin G. Adenocarcinoma of the hepatic duct at its bifurcation within the porta hepatis [J]. Am J Med, 1965, 38: 241-256.

[2]邓菀颖,施祥德,叶艳芳,等.肝门部胆管癌外科治疗的单中心经验[J].中华外科杂志,2023,61(5):381-388.

[3]腹腔镜肝门部胆管癌根治性切除操作规范专家组.腹腔镜肝门部胆管癌根治性切除操作规范流程建议[J].中华外科杂志,2019,57(8):865-871.

[4]李伟男,李敬东.腹腔镜肝门部胆管癌根治术的技术要点与难点[J].中华肝脏外科手术学电子杂志,2021,10(4):348-351.

[5]张成武.腹腔镜肝门部胆管癌根治性切除术的应用体会[J].肝胆胰外科杂志,2020,32(5):257-260.

[6]Hakeem AR, Marangoni G, Chapman SJ, et al. Dose the extent of lymphadenectomy, number of lymphnodes, positive lymph node ratio and neutrophil-lymphocyte ratio impact surgical outcome of perihilar cholangiocarcinoma[J]. Eur J Gastroenterol Hepatol, 2014, 26(9): 1047-1054.

十二、荧光导航腹腔镜Ⅲb型肝门部胆管癌根治性切除术

▶▷ 引　言 ─────────────────────────

　　肝门部胆管癌由于病变位置深在且周围有重要管道包绕,所以要达到根治性切除常需要完成大范围肝切除、区域淋巴结清扫及肝管空肠重建,必要时需联合血管切除重建,手术复杂、难度大。随着腹腔镜手术经验的积累,其在肝胆外科领域的应用不断拓展,笔者所在中心自2016年起开始尝试应用微创技术完成肝门部胆管癌根治性切除术,至今已完成50余例腹腔镜肝门部胆管癌根治性切除术,取得了一定的经验和良好的治疗效果。

▶▷ 病情简介 ─────────────────────────

　　患者,男性,52岁,因"皮肤眼白发黄2周"入院。患者2周前无明显诱因下出现皮肤眼白发黄,无其他明显不适症状。当地医院查肝功能提示:血清总胆红素190μmol/L,直接胆红素120.3μmol/L;腹部增强CT示:肝门部胆管肿瘤伴肝内胆管扩张。为进一步诊治来院,门诊拟"梗阻性黄疸:肝门部胆管肿瘤"收治入院。

▶▷ 入院实验室检查 ─────────────────────────

　　血常规:白细胞计数$6.9×10^9$/L,红细胞计数$4.9×10^{12}$/L,血小板计数$433×10^9$/L,血红蛋白155g/L。

　　凝血功能:凝血酶原时间11.7s,部分凝血活酶时间28.1s。

　　肝功能:白蛋白45.5g/L,总胆红素272.4μmol/L,直接胆红素180.6μmol/L,谷丙转氨酶196U/L,谷草转氨酶70U/L。

　　血清肿瘤标志物:糖类抗原19-9 320.1μg/L,癌胚抗原1.9μg/L,甲胎蛋白4.3μg/L。

▶▷ 入院影像学检查

　　肝胆增强 MR 及术前影像学三维重建:肝门部胆管占位,大小约为 $2cm×1.5cm$,T_2 期稍高信号(图 2-12-1A),动脉期轻度强化(图 2-12-1B),静脉期强化明显(图 2-12-1C);冠状位重建图像见病灶主要累及左右胆管汇合处和左侧肝管(图 2-12-1D);结合术前三维重建图像,右肝动脉及门静脉右支未受侵犯,主要血管及胆管未见变异(图 2-12-1E、F)。

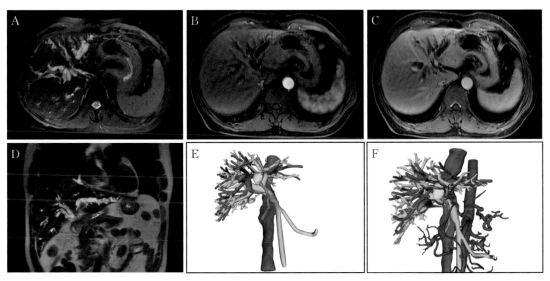

图 2-12-1　肝胆增强 MR 及三维重建图像

▶▷ 术前管理

◆ 术前评估

　　1.一般情况评估:患者全身营养情况良好,无心、脑、肺等重要器官功能障碍,无凝血功能障碍,PS 评分 1 分,ASA 评分 I 级。

　　2.肿瘤可切除性评估:该患者梗阻性黄疸及肝门部胆管占位诊断明确,结合病灶强化特点及糖类抗原 19-9 明显增高,肝门部胆管癌可能大;病灶主要累及左侧胆管,根据 Bismuth 分型,考虑为Ⅲb 型肝门部胆管癌;同时,结合增强 MR 动静期图像及三维重建结果,患者肝门部病灶未累及右侧肝动脉和门静脉右支,可行左半肝联合尾状叶切除术。

　　3.术前肝体积及肝功能评估:右半肝体积为 775mL,标准肝体积为 1197mL,残肝体积占标准肝体积的 64.75%。ICGR15 为 8.7%,Child-Pugh 分级为 B 级,术前肝功能及残余肝体积评估满足Ⅲb 型肝门部胆管癌根治术所需进行的左半肝联合尾状叶切除的要求。

◆ **手术策略**

患者总胆红素 272μmol/L，直接行左半肝联合尾状叶切除术后发生肝功能衰竭的风险较高，因此术前先予以超声引导下穿刺右侧肝内胆管置入引流导管进行减黄治疗，动态监测患者肝功能指标，总胆红素水平在入院 3 周左右逐渐降至 88μmol/L，达到行肝切除术的肝功能要求。经 MDT 讨论，经患者及其家属充分知情同意，决定行完全腹腔镜下肝门部胆管癌（Ⅲb）根治性切除术。

▶ ▷ **手术步骤**

1. 体位及 Trocar 孔布局（图 2-12-2）：患者取仰卧位，头高脚低（30°）；用气腹针建立气腹，压力维持在 12～14mmHg；主刀医生位于患者左侧，脐下沿置入 10mm Trocar 作为观察孔，主操作孔（12mm Trocar）位于左侧锁骨中线肋缘下水平，副操作孔（5mm Trocar）位于脐上方 2cm 水平线与左侧锁骨中线交点偏内 2cm 左右；助手站于患者右侧，两个 5mm 操作孔分别位于右侧腋前线肋下缘水平及右侧锁骨中线与脐上方 2cm 水平线交点处。

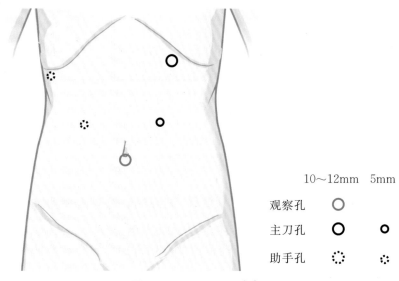

	10～12mm	5mm
观察孔	◯	
主刀孔	◉	◉
助手孔	⊙	⊙

图 2-12-2 Trocar 孔布局

2. 区域淋巴结清扫及左半肝血流阻断：探查腹腔，排除肝内、腹腔及腹膜转移后，打开小网膜囊（图 2-12-3A），沿胃小弯在胃左动脉右侧开始淋巴结清扫，离断胃冠状静脉脾静脉端（图 2-12-3B）；自左向右清扫至胰腺上缘，沿胰腺上缘分离肝总动脉和胃十二指肠动脉，并清扫上述血管旁淋巴结（图 2-12-4A），显露胃右动脉后用 Hem-o-lok 夹夹闭离断（图 2-12-4B）；进一步向头侧游离，清扫肝固有动脉旁淋巴结，并在动脉前方打开肝十二指肠韧带，游离清扫肝固有动脉、左肝动脉、中肝动脉周围以及门静脉左侧淋巴结（图 2-12-5A），并夹闭离断冠状静脉门静脉端（图 2-12-5B）；分离夹闭胆囊动脉后逆行切除胆囊,游离贯穿胆总管后方,并于胰腺上缘胆总管质地柔软处用Hem-o-lok夹夹闭离断(图2-12-6),胆管下端切缘送术中快速病理检查显示阴性;将胆总管向上翻起,显露并确认后方的右肝动脉和门静脉右支未受侵犯,肿瘤属于可切除,予以Hem-o-lok夹夹闭离断左肝动脉和中肝动脉(图2-12-7),显露后方门静脉左支及各尾状叶分支(图2-12-8A),先予以2号丝线结扎,暂不离断(图2-12-8B);将肝十二指肠韧带左侧淋巴结组织从门静脉后方牵拉至右侧(图2-12-9A),清扫门静脉右侧淋巴结,打开Kocher切口自上而下清扫胰头后方淋巴结(图2-12-9B),完成区域淋巴结整块清扫。

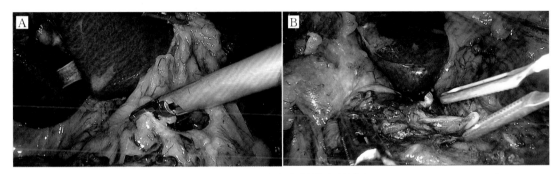

图2-12-3　胃小弯侧淋巴结清扫

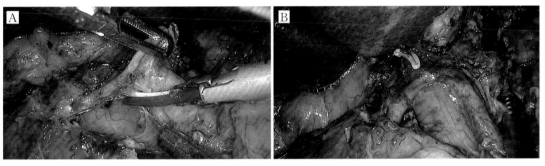

图2-12-4　肝总动脉、胃右动脉及胃十二指肠动脉旁淋巴结清扫

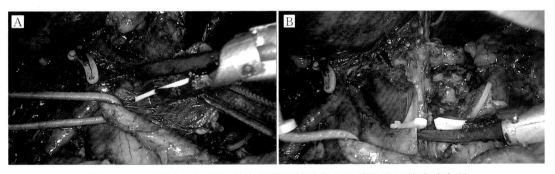

图2-12-5　肝十二指肠韧带左侧淋巴结清扫及冠状静脉门静脉端离断

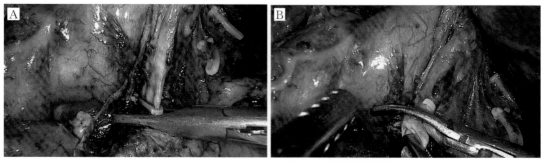

图 2-12-6　分离胆总管下端并离断送切缘

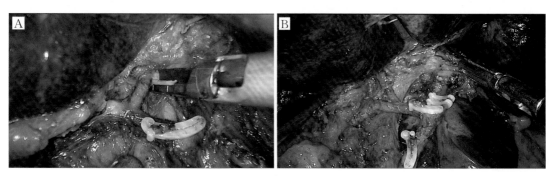

图 2-12-7　肝动脉解剖,离断中肝动脉及左肝动脉

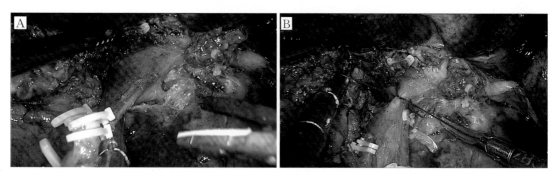

图 2-12-8　门静脉左支、尾状叶分支解剖及结扎

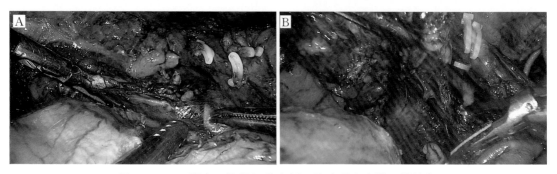

图 2-12-9　肝十二指肠韧带右侧及胰头后上方淋巴结清扫

3.左半肝联合尾状叶切除:离断肝圆韧带、镰状韧带、左冠状韧带及左三角韧带;向

右上方抬起左肝,显露并上提左侧尾状叶,分离并离断尾状叶数支肝短静脉(图2-12-10),将尾状叶从下腔静脉前方游离;术中注射1mL ICG(0.25mg/mL),用反染法标记左右半肝分界线,同时术中超声定位中肝静脉位置,基本符合荧光染色的左右半肝分界线。沿分界线从膈面使用超声刀由浅入深、从尾侧向头侧逐步离断肝实质(图2-12-11A)解剖分离V4b(S4b的肝静脉属支)并予以Hem-o-lok夹闭后离断(图2-12-11B);沿V4b追踪显露中肝静脉主干(图2-12-12)并沿其左侧继续向头侧离断肝实质,逐支显露并夹闭离断多支V4a(S4a的肝静脉属支)。在第一肝门处解剖游离右肝管,并于质地柔软处予以剪刀离断,可见右肝前后叶胆管开口,右肝管切缘送术中快速病理检查,结果为阴性。用超声刀离断尾状叶肝实质直至已结扎的门静脉左支后方,用可吸收夹夹闭门静脉左支近端,远端予以Hem-o-lok夹夹闭后离断,继续向头侧离断肝实质与膈面入路的肝切面汇合(图2-12-13);继续沿中肝静脉离断肝实质(图2-12-14A),于第二肝门处显露并夹闭离断左肝静脉(图2-12-14B)。

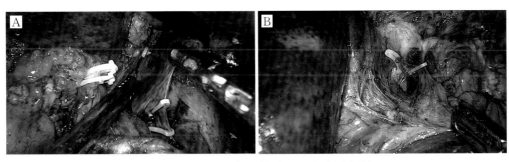

图2-12-10 分离尾状叶肝短静脉并离断

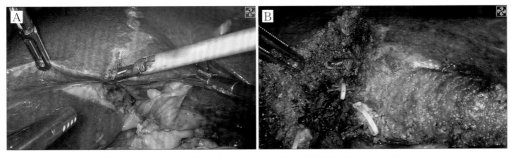

图2-12-11 反染法标记左右肝分界及离断肝S4b段分支

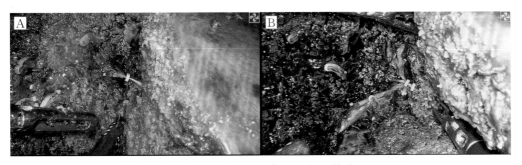

图2-12-12 肝S4a段分支离断及中肝静脉主干显露

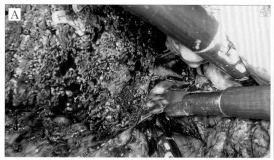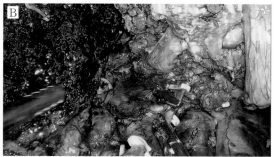

图 2-12-13　右肝管、门静脉左支显露及离断

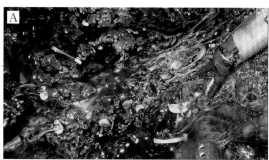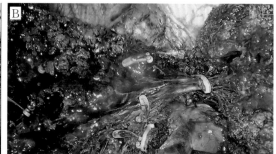

图 2-12-14　下腔静脉前方自下而上显露并离断左肝静脉

4.胆管空肠吻合:对右前及右后胆管进行整形,用 5-0 Vicryl 线分别于两个胆管开口的上端、中间及下端间断缝合一针,将右肝前后胆管拼成一个大开口,空肠袢的离断和上提过程见本篇中"五、腹腔镜胆肠吻合治疗胆囊切除术后胆总管损伤"第 155 页的相关内容,利用 4-0 倒刺线对胆管后壁与空肠后壁进行全层连续缝合,用 5-0 PDS 线对胆

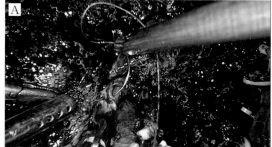

管前壁与空肠前壁进行全层间断缝合(图 2-12-15),见胆肠吻合口无张力,血供好,用白纱布擦拭无胆汁渗漏。用 3-0 倒刺线行近端、远端空肠侧侧全层连续缝合。关腹前,在胆肠吻合口后方及肝创面各放置腹腔引流管 1 根。

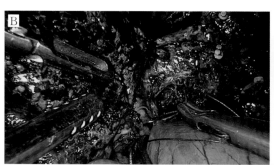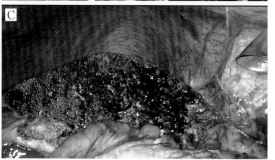

图 2-12-15　右前右后胆管整形及胆肠吻合

▶▷ 术后标本及病理

肝门部胆管细胞癌（腺癌，中低分化），肿瘤大小为 2cm×1.2cm×0.7cmm；右肝管切缘及胆总管下端切缘阴性；清扫区域淋巴结 11 枚，其中肝十二指肠韧带 7 枚淋巴结中有 1 枚可见癌转移，其余淋巴结未见癌转移。根据 TNM 分期（第 8 版 AJCC）为 $T_2N_1M_0$。

▶▷ 术后管理

1.术后第 3 天开始恢复饮水；第 4 天，进流质饮食；第 6 天，进半流质饮食。

2.术后动态监测血常规、肝功能、凝血功能指标。术后第 5 天，总胆红素水平降至 51.2μmol/L。术后第 4 天，复查腹部 CT，见肝创面及胆肠吻合口周围无明显积液。术后第 7 天，予以拔除腹腔引流管。第 11 天，患者出院。

3.患者 TNM 分期为 $T_2N_1M_0$，存在术后复发转移风险，术后予以吉西他滨（d1，d8）联合奥沙利铂（d1）方案行辅助化疗 6 个周期，每 3 个月复查腹部增强 CT、MR 及肿瘤指标等。术后随访 1 年半，未见复发和转移。

▶▷ 总结与展望

肝门部胆管癌根治性切除术一直是肝胆外科最具挑战性的手术之一，既往腹腔镜肝门部胆管癌根治性切除术争议的焦点在于微创手术技术上的可行性、安全性及肿瘤学意义。从对 Bismuth 分型Ⅰ、Ⅱ型和Ⅲb型病例的早期探索，到对 Bismuth Ⅲa 和Ⅳ型病例报道的出现，再到纳入大宗病例的回顾性研究逐渐增多，腹腔镜肝门部胆管癌根治性切除术被越来越多的手术医生团队所接受并尝试。临床研究表明，在腹腔镜手术经验丰富的专业中心，腹腔镜肝门部胆管癌根治性切除术是安全可行的。与开腹手术相同，周密的术前准备和评估是腹腔镜肝门部胆管癌根治性切除术安全实施的关键，手术医生团队需根据自身经验和技术条件严格筛选手术患者。本中心的经验表明，对于较年轻、一般情况良好、肿瘤较小且不需血管重建、无明显淋巴结转移的 Bismuth 分型Ⅰ、Ⅱ、Ⅲb型及部分 Bismuth Ⅲa 和Ⅳ型患者，可考虑选择腹腔镜或机器人辅助的微创手术方式；术前需利用 B 超、MRCP、增强 CT 或 MR 扫描，详细评估肿瘤位置、大小、胆管累及范围、病灶与周围重要血管关系、区域淋巴结转移情况以及有无重要管道结构变异等。此外，术前肝功能及肝储备功能评估、肝体积测定对手术策略的选择也具有重要价值。近年来，三维重建和 3D 打印技术的应用也被我们团队应用于肝门部胆管癌患者的术前评估，能够更直观、全方位地明确肝门部各重要结构的解剖关系，有助于手术医生进行更加精准的手术规划。

在手术策略方面，我们团队对 Bismuth Ⅰ型患者行肝外胆管切除加区域淋巴结清扫；对 Bismuth Ⅱ型患者行肝外胆管切除联合尾状叶切除加区域淋巴结清扫；对

Bismuth Ⅲ型和Ⅳ型患者,则在Ⅱ型手术范围的基础上,增加半肝或扩大半肝联合尾状叶切除。经过近年手术经验的积累,腹腔镜肝门部胆管癌根治性切除手术的步骤已基本流程化和标准化。我们常规选择头高足低仰卧位,主刀医师站于患者左侧,根据肝切除范围采用五孔或六孔法,腹腔镜探查和术中超声检查后,先切除胆囊并降低肝门板显露肝门部,进一步判断肿瘤浸润情况及是否属于可切除状态;于十二指肠球部上缘离断胆总管,取下切缘胆管组织进行术中冰冻病理切片,以确保肿瘤远端的R0切除;区域淋巴结清扫开始于胃左动脉右侧,以肝总动脉、肝固有动脉为导向,采用"自结缔组织中解剖血管"的理念,实施包括第7、8、9、12、13组区域淋巴结及其周围结缔组织的整块切除,腹腔镜灵活多变的视角和放大视野使得淋巴结清扫简单易行;在完成区域淋巴结清扫的同时,采用鞘内法解剖离断拟切除侧肝脏血管,选择性阻断入肝血流;术中超声确定中肝静脉走向并于肝表面做相应标记,外周静脉注射ICG行荧光导航"负染法"协助确定肝脏切面;胆肠吻合视肝断面胆管开口数目决定是否行胆管成形,并根据胆管口径选择5-0 Vicryl线行端侧全层间断缝合或4-0倒刺线行全层连续缝合。

近年诸多回顾性研究数据显示,腹腔镜肝门部胆管癌根治性切除手术在手术时间、术中出血量、淋巴结获取数目,以及术后出血、胆漏、腹腔感染等并发症发生率方面,与开腹手术无明显差异,表明腹腔镜肝门部胆管癌根治性切除术是安全的。然而,上述研究结论的解读需要充分考虑回顾性研究的局限性,且术者团队的手术及围手术期管理水平对研究结果有明显影响。因此,在早期开展腹腔镜肝门部胆管癌根治术时必须充分评估团队手术技术能力,慎重选择病例,并执行术前充分知情同意,腔镜术中应严格遵循无瘤原则,如有必要应果断中转开腹以策安全。

胆漏、腹腔出血和肝功能不全是术后需重点关注的并发症。对于早期发现并发症,至关重要的有术后仔细查体(生命体征、腹部体征、眼睑及巩膜颜色、皮温等),关注引流液量及性状,动态监测血色素和肝功能,以及术后腹部超声或CT检查等。如出现胆漏,保持引流通畅是关键,如引流管位置不佳、引流不畅,需及时调整引流管位置或行超声引导下重新穿刺置管;经过通畅引流和术后营养支持治疗,绝大多数胆漏可逐渐自愈。术后腹腔出血主要源于肝断面或血管断端出血、血管壁损伤导致动脉瘤形成后的出血,以及凝血功能异常导致的创面渗血。除引流液性状异常外,少数患者腹腔出血可通过胆肠吻合口进入肠道,继而表现为消化道出血。在处理上,需根据出血量、速度以及出血原因,个体化制定治疗方案。除常规药物保守治疗外,及时进行增强CT或DSA检查有助于判断出血原因、位置及量。主刀医生团队面对早期可能提示出血的征象,如"前兆性出血",需及时介入或手术干预,避免延误治疗时机。术前对肝功能及肝体积进行全面评估是避免术后出现肝功能衰竭的重要基础,对于需大范围肝切除且合并梗阻性黄疸的病例,我们认为术前通过胆管引流的方式将总胆红素水平降至80μmol/L以下能够降低术后肝功能衰竭的发生率。对于胆管引流方式,我们推荐PTCD置管引流。相较于ERCP减黄,PTCD对手术区域的影响较小,且术后仍能继续留置,减轻胆管压力,有利于胆肠吻合口愈合。此外,影响术后肝功能的重要因素包括术中出血量、肝门阻断时间、剩余肝脏组织血供情况、胆肠吻合口是否狭窄等。治疗术后肝功能不全的主要手段有护肝、退黄、血浆输注等内科治疗,以及必要时进行胆管外引流等。

(窦常伟 刘 杰)

▶▷ 参考文献

[1]张成武.腹腔镜肝门部胆管癌根治性切除术的应用体会[J].肝胆胰外科杂志,2020,32(5):257-260.

[2]腹腔镜肝门部胆管癌根治切除术操作规范专家组,中华外科杂志编辑部.腹腔镜肝门部胆管癌根治性切除操作流程专家建议[J].临床肝胆病杂志,2019,11(35):2441-2446.

[3]李敬东,朱建交,张立鑫,等.肝门部胆管癌腹腔镜手术根治性切除的争议与共识[J].外科理论与实践,2021,26(2):115-119.

[4]窦常伟,刘杰,张春旭,等.腹腔镜与开腹肝门部胆管癌根治术近期疗效的比较[J].中华肝胆外科杂志,2021,27(4):274-278.

十三、腹腔镜Ⅲa型肝门部胆管癌根治性切除术

▶ ▷ 引 言

Bismuth Ⅲa型肝门部胆管癌是指肿瘤累及肝总管、左右肝管汇合部及右肝管的肝门胆管癌。手术是唯一可能治愈Ⅲa型肝门部胆管癌的方式,包括肝外胆管和肿瘤侵犯的右半肝切除、尾状叶切除、区域淋巴结清扫、受累的肝动脉和门静脉切除重建、胆肠内引流等,手术极其复杂,风险也较大。腹腔镜技术因具有视野全面、独特的放大作用、出血少、创伤小、恢复快等优势,在Ⅲa型肝门部胆管癌根治性切除术中得到应用,可行性和安全性也逐渐被认可。本中心于2017年在国际上率先报道全腹腔镜下Ⅲa型肝门胆管癌根治性切除的案例,随着手术量增多,经验也逐渐积累。

▶ ▷ 病情简介

患者,男性,76岁,因"尿色加深1个月,伴皮肤眼白发黄1周"入院。患者1个月前无明显诱因下出现尿色加深,呈深黄色,逐渐加重,1周前出现皮肤眼白发黄伴瘙痒。当地医院查腹部B超提示,肝门部低回声灶伴肝内胆管扩张,肝胆管癌可能;胆囊萎缩样表现。为进一步诊治来院,拟"梗阻性黄疸:肝门部占位"收入我科。

▶ ▷ 入院实验室检查

血常规:白细胞计数$8.55×10^9$/L,中性粒细胞比66.7%,红细胞计数$4.42×10^{12}$/L,血红蛋白131g/L,血小板计数$172×10^9$/L。

血生化:白蛋白42.3g/L,总胆红素237.9μmol/L,直接胆红素174.1μmol/L,谷丙转氨酶295U/L,谷草转氨酶233U/L,碱性磷酸酶502U/L,尿素氮4.70μmol/L,肌酐90.7μmol/L。

凝血功能:凝血酶原时间10.6s,国际标准化比率1.01。

血清肿瘤标志物:甲胎蛋白3.8μg/L,癌胚抗原3.0μg/L,糖类抗原19-9 14300.0U/mL。

▶▷入院影像学检查

肝胆增强CT:肝总管及右肝管区域占位,考虑肝门部胆管癌累及周围肝实质,肝十二指肠韧带区及腹膜后多发肿大淋巴结;肝内胆管扩张;胆囊萎缩(图2-13-1)。

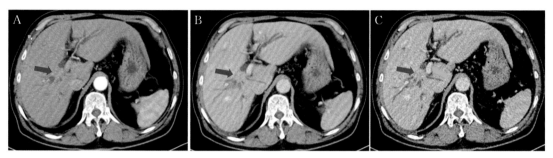

图2-13-1 肝胆增强CT。A:动脉期;B:门静脉期;C:延迟期(红色箭头:左右肝管汇合处,肿瘤所在区域;蓝色箭头:门静脉左支)

肝胆增强MR:肝总管及右肝管区域见不规则软组织肿块,大小约为32mm×26mm,增强扫描较明显强化,肝门部胆管截断,肝内胆管扩张,考虑胆管恶性肿瘤性病变(图2-13-2)。

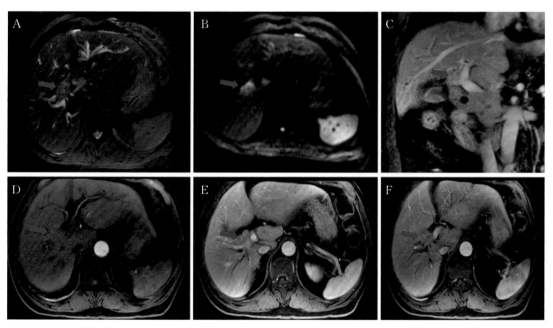

图2-13-2 肝胆增强MR。A:T$_2$加权;B:DWI;C:T$_1$加权矢状面;D:动脉期;E:门静脉期;F:静脉期(红色箭头:肿瘤所在区域)

肝脏体积测定:左半肝体积为885mL,标准肝体积为1528mL,残肝体积占标准肝体积的55.94%(图2-13-3)。

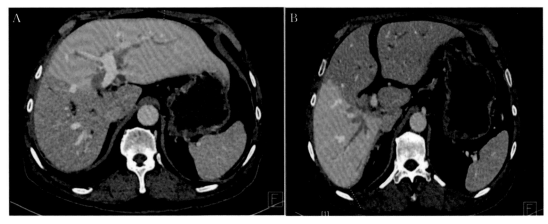

图2-13-3 术前肝体积测定图。A:左半肝体积;B:右半肝体积

▶▷ 术前管理

◆ 术前评估

1.一般情况:患者全身营养情况良好,无心、脑、肺等重要器官功能障碍,无凝血功能障碍,PS评分0分,ASA评分Ⅰ级。

2.肿瘤情况:结合病史及相关检查结果,患者首先考虑肝门部胆管癌,肿瘤位于左右肝管汇合处并累及右肝管,诊断为Bismuth Ⅲa型;门静脉、肝动脉及肝静脉未见明显肿瘤侵犯,属于肿瘤可切除;患者血清总胆红素＞200μmol/L,术前需先行PTCD胆管引流右侧肝内胆管;同时完善术前相关评估,经MDT讨论,肿瘤可根治性切除。

3.术前肝体积及肝功能:三维CT测定剩余肝体积占标准肝体积的57.92%;ICGR15为3.3%。术前肝功能及剩余肝体积评估符合行右半肝联合尾状叶切除手术的要求。

◆ 治疗决策

1.行超声引导下PTCD,经2周胆汁引流后复查肝功能:谷丙转氨酶60U/L,总胆红素47.9μmol/L,达到手术要求。

2.经充分知情同意,拟行腹腔镜下左入路右半肝联合尾状叶切除、区域淋巴结清扫、左肝管空肠内引流术。

▶▷ 手术步骤

1.体位及Trocar孔布局(图2-13-4)。气管插管静脉复合麻醉达成后,患者取头高足低左侧30°卧位,脐下穿刺气腹针充注CO_2气体建立气腹,压力维持在12~14mmHg,于脐右侧置入10mm Trocar作为观察孔,置入腹腔镜。因患者需行右半肝切除,采用六孔法布局。腔镜直视下左侧腋前线肋缘下和脐上约3cm腹直肌外缘分别置入12mm和5mm Trocar,其中12mm Trocar,作为淋巴结清扫时的主操作孔。剑突下偏左侧约1cm

处置入12mm Trocar,作为肝切除时的主操作孔。并于右腋前线肋缘下及右锁骨中线与脐上方约2cm水平连线交点处分别置入5mm Trocar,作为助手操作孔。主刀医生和持镜者站于患者左侧,第一助手位于患者右侧。

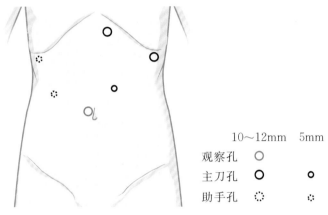

10~12mm 5mm
观察孔 ○
主刀孔 ● ●
助手孔 ⊙ ⊙

图2-13-4 Trocar孔布局

2.探查腹腔。腹腔探查见肝脏呈轻度淤胆样改变,胆囊略偏小、萎缩(图2-13-5),肿瘤位于肝门部侵犯右肝管,大小约为3cm×2cm,与右肝动脉及门静脉右支关系密切,左肝管、左肝动脉及门静脉左支未见肿瘤侵犯,余腹腔未见转移等异常。

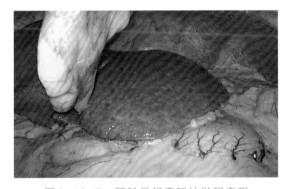

图2-13-5 肝脏呈轻度胆汁淤积表现

3.切除胆囊并离断胆总管。逆行切除胆囊(图2-13-6),随后打开肝十二指肠韧带,暴露并游离胆总管(图2-13-7),过程中可通过向外牵拉胆囊管以利于胆总管游离。在贴近十二指肠上方用Hem-o-lok夹夹闭后离断胆总管(图2-13-8),下方胆管切缘送术中冰冻病理(图2-13-9),提示切缘阴性。

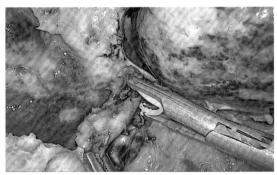

图2-13-6 夹闭胆囊管

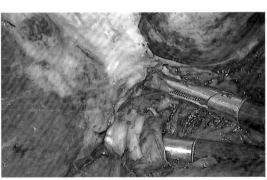

图2-13-7 游离胆总管

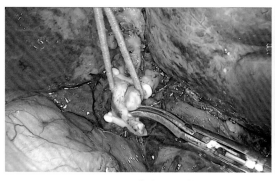
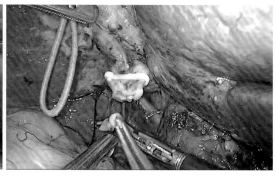

图 2-13-8 离断胆总管　　　　　　　　　　图 2-13-9 胆总管下切缘送冰冻病理

4.淋巴结清扫。沿肝脏边缘打开小网膜囊,向下方胰腺方向离断脂肪组织,直至暴露胰腺上缘包膜。打开胰腺上缘包膜找到肝总动脉,沿肝总动脉清扫第8组淋巴结(图2-13-10)。随后,向左清扫至腹腔动脉旁第9组淋巴结,并沿胃左动脉右侧清扫第7组淋巴结。继续沿肝总动脉向右清扫,显露胃十二指肠动脉、肝固有动脉(图2-13-11),显露游离胃右动脉予以 Hem-o-lok 夹夹闭离断,牵拉肝固有动脉显露后方门静脉主干,沿门静脉向上,清扫第12组淋巴结(图2-13-12),可先沿门静脉左侧向上清扫,再沿门静脉右侧向上直至完整清扫第12组淋巴结。

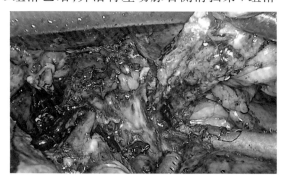

图 2-13-10 沿肝总动脉清扫第8组淋巴结

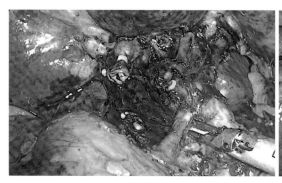

图2-13-11 沿肝总动脉清扫,显露胃十二指肠动　图2-13-12 沿门静脉前方,清扫第12组淋巴结
脉及肝固有动脉

5.处理右肝蒂。继续向上清扫肝动脉周围淋巴结,游离左右肝动脉,在右肝动脉根部予以4号丝线结扎后,用 Hem-o-lok 夹夹闭离断(图2-13-13),将肝十二指肠韧带"骨骼化"(图2-13-14)。继续向上游离,先分离出左肝管,随后用超声刀离断左肝管(图2-13-15),同时降低肝门板,以利于后续门静脉左右支的游离。左肝管切缘送冰冻病理检查(图2-13-16),提示切缘阴性。随后,沿门静脉向上分离出门静脉左右支,游离出门静脉

右支后予以4号丝线结扎,再予以AP402生物夹夹闭、离断(图2-13-17)。

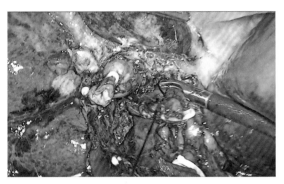

图2-13-13　结扎离断右肝动脉

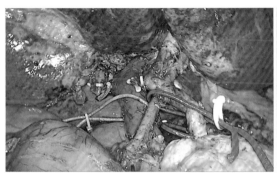

图2-13-14　将肝十二指肠韧带"骨骼化"

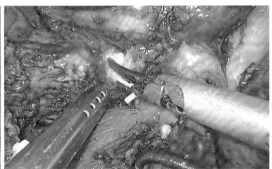

图2-13-15　用超声刀离断左肝管

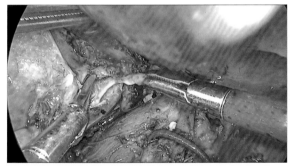

图2-13-16　左肝管切缘送冰冻病理

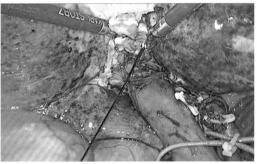

图2-13-17　游离、结扎门静脉右支

　　6.右半肝联合尾状叶切除。游离右肝周围韧带,将右肝向左翻起,显露右侧尾状叶,从右侧入路处理数支肝短静脉(图2-13-18),将尾状叶从下腔静脉前分离。术中超声在肝脏膈面定位标注中肝静脉位置,在肝脏表面沿缺血分界线用电刀描绘出预切线(图2-13-19),用超声刀(图2-13-20)配合CUSA(图2-13-21)离断肝实质及尾状叶(图2-13-22),在左肝胆管处离断,途中游离出中肝静脉的S5段分支,予以Hem-o-lock夹夹闭离断,离断肝实质至第二肝门,完全显露右肝静脉并用Endo-GIA直线切割闭合器离断(图2-13-23),完整切除右半肝及尾状叶。

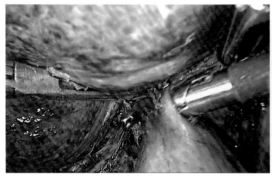

图 2-13-18　游离肝短静脉

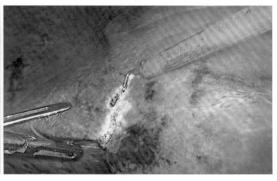

图 2-13-19　沿缺血分界线标记预切线

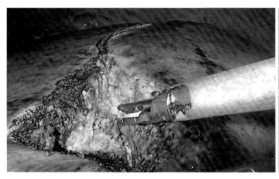

图 2-13-20　超声刀术中肝实质切除

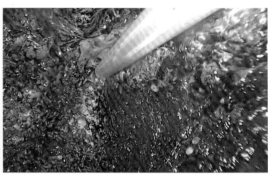

图 2-13-21　CUSA术中肝实质切除

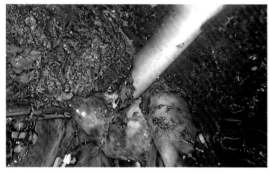

图 2-13-22　术中肝实质及尾状叶切除情况

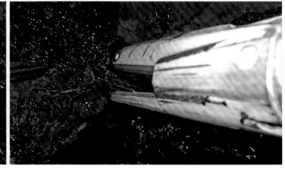

图 2-13-23　用直线切割闭合器离断右肝静脉

　　7.胆肠吻合。上提横结肠,显露Treitz韧带,助手将近端空肠扇形展开,显露出小肠系膜,从肠系膜根部无血管处切开浅层系膜组织,由浅入深,由根部向系膜远端逐步推进,选择避开系膜血管(如第一空肠动静脉),尽可能游离远端空肠系膜,以减轻张力,方便上提行胆肠吻合,游离系膜至距离Treitz韧带远端15cm空肠处,在此处用Endo-GIA直线切割闭合器离断空肠(图2-13-24)。切开在结肠中动脉右侧横结肠系膜上的无血管区,将空肠远端从横结肠后方经系膜拉至肝门部胆管处(图2-13-25)。距空肠袢末端10cm处,于空肠系膜对侧缘作一切口,长度比肝管开口略小(图2-13-26),予以4-0 Vicryl线间断缝合前后壁(图2-13-27),缝合的边距大致为胆管侧2mm、空肠侧3mm;针距约2mm,注意进针要均匀,并保证贯穿胆管和空肠全层。见吻合口无张力,血供好,无胆汁渗漏(图2-13-28)。选取胆管空肠吻合口下方约50cm处空肠与近端空肠行侧侧吻合,用3-0 Vicryl线贯穿近端、远端空肠祥浆肌层缝合一针作为牵引线,将近端、远端空肠祥相互靠拢,用超声刀于两侧空肠分别打开大小约4cm的切口,用3-0倒刺线连续缝合前后壁(图2-13-29),前壁再用4-0 Vicryl线浆肌层间断缝合数针加固(图2-13-30),见吻合口无张力,血供良好。冲洗腹腔后,于胆肠吻合口后方和肠肠吻合前方各放置1根腹腔引流管(图2-13-31)。

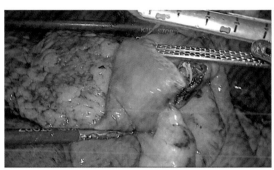

图2-13-24 用直线切割闭合器离断空肠　图2-13-25 空肠远端经结肠后方拉至肝门部胆管处

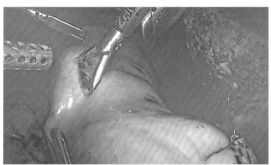 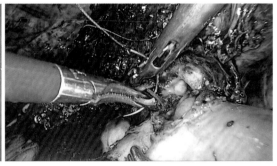

图2-13-26 空肠系膜对侧缘作一切口　图2-13-27 间断缝合后壁

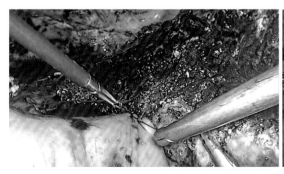 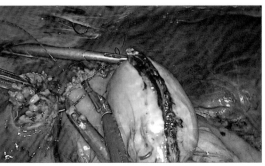

图2-13-28 胆肠吻合情况　图2-13-29 用倒刺线连续缝合后壁

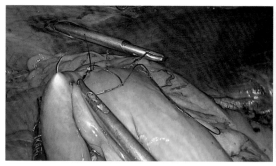
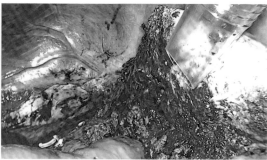

图 2-13-30　前壁浆肌层用 Vicryl 线间断缝合加固　　　　图 2-13-31　术区情况

▶▷ 术后病理

肝门部胆管肿瘤根治标本病理:肿瘤大体呈结节型,大小为 2.6cm×2.5cm×2.2cm,无包膜,组织学类型(分级)为肝内胆管细胞癌(中分化);切缘阴性;镜下微血管侵犯(-);神经侵犯(+);卫星灶(-);侵犯邻近脏器(-);淋巴结(4/7);胆囊标本病理为慢性胆囊炎。根据 TNM 分期(第 8 版 AJCC)为 $T_2N_1M_0$。

▶▷ 术后管理

1.术后禁食、胃管减压,同时予以抗感染、护肝利胆、TPN 营养支持治疗,鼓励患者早期下床活动。

2.术后第 1 天复查血常规:白细胞计数 13.92×10⁹/L,中性粒细胞比 86.0%,血红蛋白 96g/L,血小板计数 144×10⁹/L,C 反应蛋白 31.6mg/L;血生化:白蛋白 28.9g/L,总胆红素 68.2μmol/L,直接胆红素 30.7μmol/L,谷丙转氨酶 333U/L,谷草转氨酶 331U/L,肌酐 121.9μmol/L;凝血功能:凝血酶原时间 15.2s,国际标准化比率 1.45。予以输注白蛋白、血浆以改善凝血功能。术后第 3 天复查血常规已至正常范围;血生化:白蛋白 29.7g/L,总胆红素 46.3μmol/L,直接胆红素 21.4μmol/L,谷丙转氨酶 153U/L;凝血功能:凝血酶原时间 13.8s,国际标准化比率 1.31。均较前明显改善,继续输注白蛋白治疗。

3.术后连续 3 天胃管引流减少至 100mL 胃液,拔除胃管,同时予以少量流质饮食;第 4 天,继续进流质饮食;通气后,逐渐改半流质饮食。

4.腹腔引流管引流量逐渐减少,至第 3 天引流出约 50mL 淡黄色液体,复查腹部 CT 平扫未见腹腔明显积液;第 4 和 5 天,分别予以退管处理;至第 7 天,拔除腹腔引流管;术后第 10 天,患者出院。

5.患者 TNM 分期为 $T_2N_1M_0$,考虑患者术后仍存在高复发风险,术后予 GEMOX 方案化疗 6 个疗程,以降低肿瘤复发可能。

▶ ▷ 病例点评 ────────────────────

Ⅲa型肝门部胆管癌由于肿瘤解剖位置特殊,比邻肝动脉、门静脉及肝尾状叶,根治性切除术手术操作难度高、风险大,一直被认为是肝胆外科领域最具挑战性的手术之一。近年来,随着微创技术的发展及外科理念的不断更新,腹腔镜肝门部胆管癌根治性切除术的可行性、安全性、近期治疗效果得到了初步证实。与传统开腹手术相比,腹腔镜肝门部胆管癌根治性切除术在术中出血、术后恢复、住院时间等方面有一定优势。

本中心自2015年起开展完全腹腔镜下肝门部胆管癌根治性切除术,已完成近50例腔镜手术,取得了良好的效果,现总结腹腔镜下Ⅲa型肝门部胆管癌根治性切除术的技术要点如下。①精准的术前评估:包括胆管、血管受累程度,淋巴结转移情况,以及肝脏体积和功能评估等。②区域淋巴结清扫:在超高清腹腔镜放大清晰的视野下,利用超声刀由左向右、上下结合,沿肝总动脉、肝固有动脉鞘和门静脉主干清扫包括胰头后方的区域淋巴结。③腹腔镜肝切除:先结扎离断右肝动脉、门静脉右支,完成右侧入肝血流阻断;随后游离右半肝,显露尾状叶及各肝短静脉,并自下而上沿肝后下腔静脉妥善逐一处理离断,使得随后的右半肝联合全尾状叶切除术安全、顺利地进行肝实质离断。但是,过程中发生的难以控制的出血是腹腔镜肝切除手术失败的主要原因。④尾状叶切除:尾状叶的胆管支直接汇入肝门部胆管,且肝门部胆管癌的生物学特性决定尾状叶易受累。有报道称肝门部胆管癌患者肝尾状叶胆管病理阳性率达95.7%。因此,通常情况下应将联合尾状叶切除作为根治性切除手术的必要内容。腹腔镜有着独特的视野和显露条件,处理肝短静脉有很大的优势,可沿着下腔静脉前隧道自下而上结扎和切断肝短静脉,将左尾状叶牵至右侧,然后进行肝脏离断,达到整块切除。术中可通过保持较低的中心静脉压,采用超声刀、CUSA等断肝器械以控制术中出血。⑤左肝管空肠Roux-en-Y吻合术:腹腔镜下左肝管空肠吻合是Ⅲa型肝门部胆管癌根治性切除术的操作难点。为保证可靠的吻合,要求空肠上提无张力,通常行结肠后吻合,吻合口旁适当减张。采用后壁连续缝合、前壁间断缝合,打结全部在外,4-0倒刺线在后壁缝合时的应用增加了便利性,缩短了吻合时间。若左肝管管径较细,可放置胆管支撑管,既起到支撑引流作用,又可预防前壁缝合时缝针误缝后壁导致吻合口狭窄。若肝管开口多个,可进行肝管整形,形成1～2个共同开口再吻合。

R0切除是保证行腹腔镜下Ⅲa型肝门部胆管癌根治性切除术患者长期预后的关键。为达到腹腔镜下R0切除,我们的经验是:①术前仔细进行影像学评估,选择合适的患者。对于有门静脉或肝动脉主干侵犯的患者,不适合采用腹腔镜手术。随着腹腔镜胰十二指肠技术的发展,虽然门静脉切除重建技术在腹腔镜下已有较多开展,但对于肝门部的门静脉主干甚至门静脉左支侵犯患者,由于位置深、暴露困难、血管控制难度高,尚不适合进行尝试。②上下切缘的冰冻病理是确保R0切除的关键。术中降低肝门板,必要时可正中劈开部分肝实质,以助于显露左肝管。离断左肝管后,即切取部分断端送检。③遵循无瘤原则,采取腹腔镜下自下而上清扫,最后连同肿瘤、淋巴结缔组织、右半肝和尾状叶,整块移除标本。④区域淋巴结清扫已成为肝门部胆管癌根治的一个重要内容。腹腔镜下以肝总动脉、肝固有动脉轴为导向,血管鞘内分离解剖,自下而上、自左向右清扫神经、脂肪和淋巴组织,达到肝门部骨骼化。

目前在精准肝胆外科理念的指导下,选择合适患者为前提,对Ⅲa型肝门部胆管癌患者行完全腹腔镜下根治术是安全可行的,但需全面完善的术前评估,且术者需要具备腹腔镜复杂肝脏切除和各种消化道重建手术的技术和经验。

(梁 磊 刘 杰)

▶▷ 参考文献

[1]张成武,刘杰,尚敏杰,等.完全腹腔镜下Ⅲa型肝门部胆管癌根治性切除术[J].中华普通外科杂志,2017,32(8):691-693.

[2]陈德兴,邹文华,崔伟,等.腹腔镜肝门部胆管癌Ⅲa根治性切除术(附1例报告)[J].中国微创外科杂志,2018,18(11):1037-1039.

[3]张树彬,胡子轩,周新博,等.腹腔镜根治性切除Bismuth-CorletteⅢa型肝门部胆管癌新入路的临床应用分析[J].中华肝胆外科杂志,2022,28(11):827-830.

[4]蔡涵晖,胡智明,刘杰,等.完全腹腔镜下BismuthⅢa型肝门部胆管癌根治术三例[J].中华肝胆外科杂志,2018,24(9):613-615.

[5]张成武:腹腔镜肝门部胆管癌根治性切除术的应用体会[J].肝胆胰外科杂志,2020,32(5):257-260.

十四、机器人辅助手术治疗右肝后叶胆管结石

▶▷ 引　言

　　腹腔镜下困难部位肝切除术的难点主要在于术野暴露困难、操作空间狭小以及腔镜手术器械难以到达等,中转开腹率相对较高。与二维视觉的常规腹腔镜手术相比,机器人手术系统的3D效果可放大10～15倍,活动范围达360°,视野角度加大了;7个自由度的灵活机械臂使得术者能在狭小的手术空间进行精细分离与缝合,同时能达到腹腔镜器械无法达到的位置,因此机器人手术系统在困难部位肝切除术中能发挥更大的优势。

▶▷ 病情简介

　　患者,男性,58岁,因"右上腹胀痛1周"入院。患者1周前无明显诱因下出现右上腹胀痛,较剧难忍,伴右腰背部牵涉痛,伴恶心,无呕吐,无畏寒、发热等不适。至当地医院就诊,查肝胆胰B超,提示"胆囊结石,右肝内胆管结石考虑"。予以抗感染、解痉止痛等保守治疗后缓解。为进一步治疗来我院,门诊拟"右肝内胆管结石,胆囊结石"收住我科。患者既往无高血压、糖尿病、肝炎等病史,无手术史,无长期口服药物史,心肺功能良好。

▶▷ 入院实验室检查

　　血常规:白细胞计数$7.65×10^9$/L,红细胞计数$4.75×10^{12}$/L,血小板计数$234×10^9$/L,血红蛋白151g/L。

　　凝血功能:凝血酶原时间11.5s,部分凝血活酶时间22.8s。

　　肝功能:白蛋白40.8g/L,总胆红素15.0μmol/L,谷丙转氨酶57U/L,谷草转氨酶33U/L。

　　血清肿瘤标志物:甲胎蛋白2.9μg/L,癌胚抗原4.7μg/L,糖类抗原19-9 15.1U/mL。

▶▷ 入院影像学检查

　　肝胆增强MR提示：肝右叶肝内胆管多发结石，肝内胆管轻度扩张；胆囊结石伴胆囊炎，胆囊窝周围肝实质异常灌注表现。冠状面显示右肝后叶萎缩伴肝内胆管扩张和多发充盈缺损，T_2期呈高信号（图2-14-1A）；矢状面显示右肝后叶萎缩伴肝内胆管结石（图2-14-1B）；动脉期未见强化病变（图2-14-1C），静脉期可显示右肝后叶萎缩伴肝内胆管扩张（图2-14-1D）。

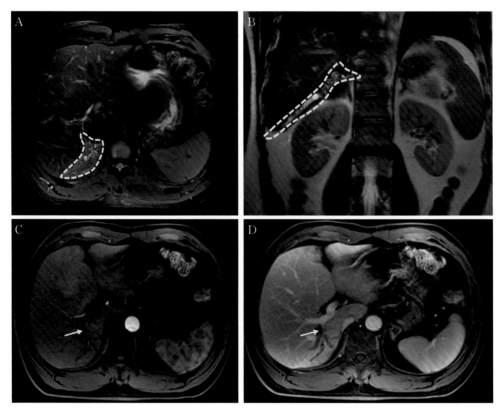

图2-14-1　肝胆增强MR检查结果

▶▷ 术前管理

◆ 术前评估

　　1.结合病史及入院检查结果，初步诊断：①右肝后叶萎缩伴肝内胆管扩张，肝内胆管多发结石；②胆囊结石。有手术切除指征。

　　2.患者无畏寒、发热、黄疸等急性胆管炎发作表现，肝功能Child-Pugh A级，ICGR15为5.7%。患者一般身体状况良好，PS评分0分，无其他重大脏器疾病，无手术禁忌。

◆ **手术策略**

患者所需切除病灶位于右肝后叶,为肝切除困难部位,同时伴有目标肝叶萎缩和肝脏转位,行腹腔镜肝切除存在一定的难度和挑战。患者经济能力较好,要求达芬奇机器人辅助手术。决定行达芬奇机器人辅助右肝后叶切除+胆囊切除术。

▶▷ **手术步骤**

1.体位及Trocar布局(图2-14-2):患者取平卧位,全身麻醉后,将患者右侧抬高45°~60°。脐部用气腹针建立气腹,气腹压维持在12~14mmHg。平脐下右侧约4cm处穿刺置入8mm Trocar作为镜孔,腔镜明视下建立其余4个Trocar。分别于右侧腋中线与脐上约3cm水平线交点、左侧锁骨中线肋缘下、右侧脐上约5cm偏左置入8mm Trocar,于脐左上建立12mm辅助操作孔。患者头高脚低30°后,再将达芬奇机器人主机经患者右上方推入,固定器械臂,置入各种操作器械。机器人4个器械孔的间距>8cm。助手位于患者右侧进行辅助操作。

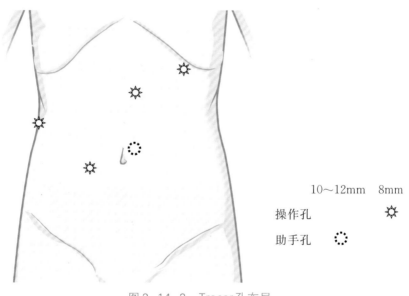

	10~12mm	8mm
操作孔		✸
助手孔	⣏	

图2-14-2　Trocar孔布局

2.肝脏游离:探查腹腔、盆腔,排除肿瘤性病变。常规切除胆囊,打开小网膜囊,预置第一肝门阻断带。用4号机械臂向头侧挑起肝脏,暴露Rouviere沟与右侧肝肾韧带、三角韧带等(图2-14-3A)。离断三角韧带、右冠状韧带,同时将右肝逐渐向左侧翻起(图2-14-3B)。为了充分游离右肝,需结扎并离断部分右侧肝短静脉(图2-14-3C),较粗的肝短静脉先用1号丝线结扎后再上Hem-o-lok夹夹闭离断。近膈顶处游离右肝韧带时,可换用机器人下电凝钩,相比超声刀,能在狭小空间内进行更加精细精准的操作(图2-14-3D)。

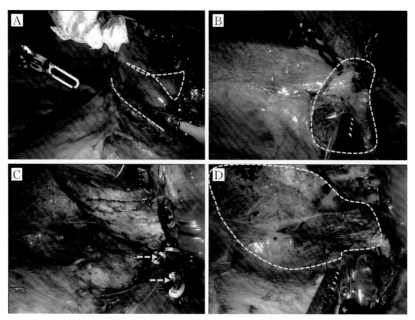

图 2-14-3　达芬奇机器人下右肝游离。A:虚线为肝肾韧带,虚线三角区域为 Rouviere 沟;B:虚线区域为三角韧带;C:箭头所指为肝短静脉;D:虚线区域为右肝裸区和冠状韧带

3.Rouviere 沟解剖(图 2-14-4):结合术前影像学检查,该患者右肝后叶肝蒂位于肝实质内,用超声刀打开部分肝脏实质后显露目标右肝后叶肝蒂。采用鞘内解剖法,向左上方牵拉肝总管,于其后方显露右肝动脉,沿右肝动脉寻到右肝后叶动脉,游离并用 Hem-o-lok 夹夹闭离断,在动脉后方显露游离出门静脉右后支后用 Hem-o-lok 夹夹闭离断(图 2-14-4A 和 B)。术中 B 超再次确认肝内病灶及其与周围血管的关系(图 2-14-4C)。

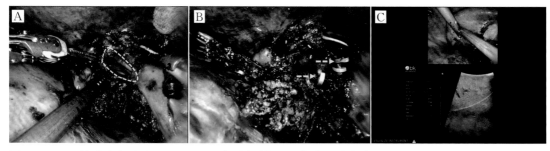

图 2-14-4　达芬奇机器人下 Rouviere 沟的解剖。A:虚线区域为右肝后叶肝蒂;B:箭头所指为右肝后叶动脉和静脉;C:术中 B 超再次确认肝内病灶及其与周围血管的关系

4.肝切除范围确定:该患者目标肝段血管夹闭后,可见右肝后叶缺血分界线。术中超声定位右肝静脉走向,同时结合术中荧光导航系统,因该患者术前已行吲哚菁绿15分钟滞留率(ICGR15)试验,可见目标肝段因胆汁排泄不通畅而染色(图 2-14-5A),根据缺血分界线、右肝静脉在肝膈面投影线以及荧光染色界线确定右肝后叶断肝平面,用电凝钩在肝脏表面标记拟切肝线(图 2-14-5B)。

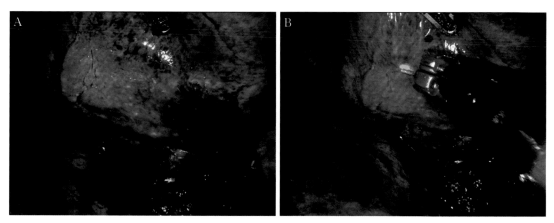

图 2-14-5 机器人辅助确定肝切除范围。A:目标肝段染色;B:标记拟切肝线

5. 肝实质离断(图 2-14-6):用超声刀结合电凝法离断肝实质,从右侧尾状叶起离断肝实质,沿着下腔静脉右侧缘向后向上继续离断肝实质,直至遇到右肝后叶胆管,因其内存在结石,予以超声刀直接离断胆管,开口内可见多发结石;过胆管后沿着肝切线向右上方继续离断肝实质直至显露出右肝静脉属支,如 V6、V7 分支,循这些属支追踪显露出右肝静脉主干,沿主干向头侧继续离断肝实质直至完整切除右肝后叶;因肝内胆管结石患者有肝内炎症,易出

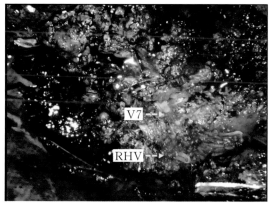

图 2-14-6 肝实质离断。RHV:右肝静脉;V7:肝 S7 段的回流静脉

血,术中予以 Pringle 法阻断入肝血流两次,减少出血,保持视野清爽,避免误伤管道。

6. 胆管残端处理(图 2-14-7):标本移除后,右后胆管开口胆道镜探查未见明显结石残留,右肝后叶胆管残端用 4-0 倒刺线连续缝合关闭。

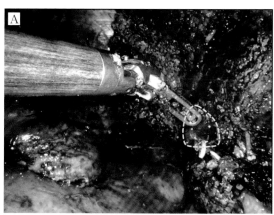
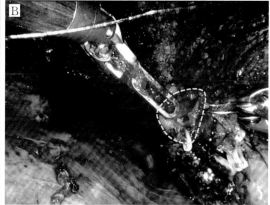

图 2-14-7 胆管残端处理。A:虚线区域所示右肝后叶残端;B:残端用 4-0 倒刺线连续缝合关闭

7.完整切除右肝后叶(图2-14-8),扩大切口取出标本;冲洗创面,放置腹腔引流管。

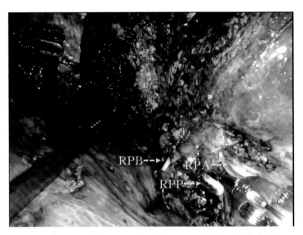

图2-14-8 手术创面展示。RPB:右肝后叶胆管;RPA:右肝后叶动脉;RPP:右肝后叶门静脉

▶▷ 术后大体标本及病理

大体标本(图2-14-9):右肝后叶肝脏大小为10cm×7cm×4cm,切面灰黄实性质软;胆管扩张,最大径0.5~0.8cm,内可见灰黄结石数枚,最大径0.1~0.5cm。

病理诊断:肝内胆管结石,伴胆管扩张,慢性胆管炎。慢性胆囊炎急性发作伴结石。

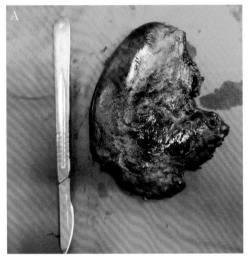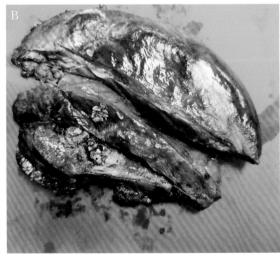

图2-14-9 术后大体标本照片

▶▷ 术后管理

1.术后管理采用多模式联合镇痛,早期拔除导尿管,早期下床活动,积极实施呼吸功能锻炼等快速康复理念。

2. 术后 8 小时饮水;术后第 1 天,进流质饮食;术后第 2 天,进半流质饮食。术后予以预防性抗感染、护肝利胆、输血浆、补液等对症支持治疗。

3. 术后第 1 天、第 3 天及第 5 天动态监测血常规、肝功能、凝血功能等指标,未见明显异常。术后第 3 天复查腹部 CT,见腹腔内无明显积液,腹腔引流管引流量逐日减少;拔除腹腔引流管后,患者于术后第 6 天出院。

▶ ▷ 技术要点

随着微创技术的快速发展,腹腔镜肝切除术已从边缘或浅表的部位,逐渐应用到肝脏上段(S4a、S7、S8)、尾状叶(Ⅰ)等困难部位。但是这些困难部位由于目标区域狭小、暴露困难、肝内解剖复杂及腹腔镜视野的限制,要实施安全有效的腹腔镜下困难部位肝切除术仍有较大的难度。右肝后叶胆管位置深在,再加上肝内胆管结石反复发生感染,导致胆管慢性炎性增厚、节段性扩张和狭窄,甚至引起病变肝段萎缩和健侧肝脏代偿性肥大,使得腹腔镜下困难部位肝内胆管结石的处理变得更加困难。而机器人辅助手术系统凭借其能在狭小深在的空间进行精细解剖和缝合的独特优势,能在困难部位肝切除中发挥更大作用。我们中心在积累大量腹腔镜下困难部位肝切除术经验的基础上,将机器人手术系统应用到右肝后叶等困难部位肝内胆管结石的治疗,总结经验如下。

体位摆放及 Trocar 孔布局设置:微创技术下的解剖性肝切除术,除精准的术前规划外,如何设计并优化"手术空间"也是影响手术成败和术者情绪的关键所在。针对右肝后叶区域结石的患者,可将患者右侧垫高 45°~60°,取头高脚低左侧卧位,将腔镜观察孔置于脐右约 3~5cm 处,机器人 4 个器械孔的间距>8cm,既可避免操作器械的相互干扰,还可更好地观察右肝后叶的解剖。肝脏自身重力的作用使右肝自然下垂,机械臂将 S6 段向头侧牵拉固定后,右侧肝肾韧带、三角韧带以及冠状韧带会保持自然的张力,增大了手术操作空间,便于右肝游离,从而获得更好的镜下手术视野,实施前入路下的围 Rouviere 沟直视解剖,大大增加了操作安全性和把握性。右肝后叶腹腔镜肝切除的难点之一在于,此类手术区域位于肝脏头背侧,在腹腔镜的足侧视角下暴露、解剖比较困难,借助于机器人手术系统超高清、3D、360° 灵活旋转、稳定、精细等特点,这个难题迎刃而解。

断肝策略:肝内胆管结石的病变范围以肝段为解剖界线分布,且常合并肝内胆管狭窄和扩张,肝蒂炎性增厚,所以循 Glissonean 系统的解剖性肝切除术更为合适。另外,肝内胆管结石的处理原则主要是完整去除病灶,并切除狭窄胆管以及所附属的肝段,因此无须寻求肝静脉的全程显露。由于反复炎症刺激,病灶肝蒂和肝段多合并纤维组织增厚和粘连,术中易导致出血和胆管意外损伤,无论是鞘内解剖还是鞘外解剖,其处理都比恶性肿瘤的处理要更加困难。机器人手术器械利用诸多优势,克服腹腔镜器械刚性的弊端,适宜在困难角度、狭小空间更好操作,尤其在复杂及特殊部位肝段(S1、S7、S8、

S4a段)切除中可以获得良好效果,在一定程度上解决了传统腹腔镜肝切除的难点问题。本案例中采用的机器人手术系统是第四代达芬奇手术机器人Xi系统,该系统整合了ICG荧光显影和术中超声影像等技术,可实时、动态观察和定位病灶、管道走行和肝段范围,术中精准导航解剖性肝切除。并且第四代达芬奇手术机器人Xi系统画质改善,有助于提高手术质量和保障患者安全。其利用机器人视频成像系统传输放大10倍的3D高清图像,自动滤除颤抖,及INTUITVE直觉式操控技术、7个自由度的可转腕手术器械等核心技术,具有肝门解剖更精细、肝后下腔静脉解剖更安全、缝合操作更流畅、控制出血更有效等优势。本例患者术前3天行ICG肝功能储备检测,由于右肝后叶胆管结石伴萎缩,右肝后叶肝内胆管ICG排泄部分受阻,导致ICG滞留病灶,沿着病灶聚集。利用达芬奇手术机器人Xi系统荧光显像技术,能显示右肝后叶的肝叶范围,帮助术者更精准地确定肝叶切除范围。在本例中,经过术前规划、体位调整和Trocar孔的布局后,首先降低肝门板,发现鞘外解剖右侧肝蒂困难,遂解剖Rouviere沟。大部分患者右肝后叶肝蒂深埋肝实质内,所以要结合术前影像学检查,需切开部分肝实质后才能精准定位右后血管和胆管,逐一进行游离结扎并离断。再结合肝脏缺血分界线和术中B超,标记拟切肝线,采用超声刀"刀头预热、小口咬进"的方式进行肝实质离断。肝内胆管结石者,术中还可以将目标肝段的Glissonean系统作为路标,获得一个全维度相对理想的肝脏断面,避免迷失方向。经验不丰富的医师应实时利用术中B超反复确认病灶位置和断肝范围,以免肝脏实质离断过少或过多甚至误伤管道。

(成 剑 刘 杰)

▶▷ 参考文献

[1]中国研究型医院学会肝胆胰外科专业委员会,国家卫生健康委员会公益性行业科研专项专家委员会.肝胆管结石病微创手术治疗指南(2019版)[J].中华消化外科杂志,2019,18(5):407-413.

[2]张成武,成剑.腹腔镜解剖性肝切除术治疗肝细胞性肝癌的进展与探索[J].浙江临床医学,2022,24(2):159-162.

[3]杭天,梁霄.机器人肝切除的现状与进展[J].肝胆胰外科杂志,2022,34(3):183-186,192.

[4]周鹏宇,涂志坚,李传富,等.机器人解剖性右肝后叶切除术[J].中华腔镜外科杂志(电子版),2023,16(1):56-59.

[5]Liu R, Abu Hilal M, Wakabayashi G, et al. International experts consensus guidelines on robotic liver resection in 2023[J]. World J Gastroenterol, 2023, 29(32): 4815-4830.

十五、机器人辅助肝门部胆管癌根治性切除术

▶▷ 引 言

虽然腹腔镜下肝门部胆管癌根治性切除术的安全性和可行性已被证实,但由于腹腔镜下完成复杂肝胆外科手术操作难度大,所以目前仅局限于少数中心开展。机器人手术系统克服了常规腹腔镜手术在复杂解剖和吻合操作中的局限性,使手术操作更加精细和灵活,并具有良好的人体工程学设计,在肝门部胆管癌微创根治性切除术中更加具有潜在优势。目前,机器人辅助肝门部胆管癌根治性切除术已在一些大的肝胆外科中心陆续开展并逐渐得到认可。

▶▷ 病情简介

患者,男性,62岁,因"中上腹痛2天"入院。2天前,患者出现中上腹持续性胀痛,不伴其他部位放射痛,无皮肤眼白发黄,无恶心、呕吐。当地医院门诊查腹部增强CT,提示:肝门部软组织肿块,胆管癌可能性大,胆总管下端稍高密度影,结石可能。MRCP提示:肝门部占位性病变,肝内外胆管扩张,胆总管中下段异常信号,结石可能。我院门诊拟"肝门部胆管占位:恶性肿瘤可能"收治。患者既往有右侧腹股沟疝手术史。

▶▷ 入院实验室检查

血常规:白细胞计数 6.98×10^9/L,红细胞计数 4.2×10^{12}/L,血红蛋白125g/L,血小板计数 160×10^9/L。

凝血功能:凝血酶原时间12.7s,部分凝血活酶时间27.6s。

肝功能:白蛋白43.4g/L,总胆红素20.8μmol/L,直接胆红素4.5μmol/L,谷丙转氨酶86U/L,谷草转氨酶44U/L。

血清肿瘤标志物:癌胚抗原1.9μg/L,糖类抗原19-9 4.5U/mL,甲胎蛋白2.1μg/L。

▶▷ 入院影像学检查

入院后肝胆增强MR检查（图2-15-1）：肝门部胆管占位，大小约29mm×20mm×25mm，伴肝内胆管扩张，考虑胆管癌可能，伴肝门区淋巴结转移可能。

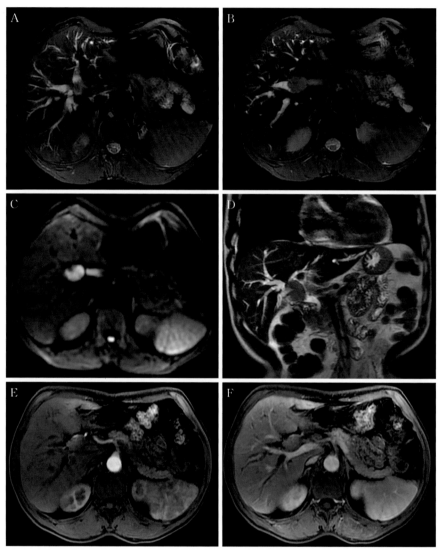

图2-15-1　肝胆增强MR显示肝门部占位。A：T_2期显示肝内动脉扩张；B：T_2期显示肝门部占位；C：DWI期显示肝门部占位；D：冠状位显示肝门部占位；E：动脉期显示肝门部占位；F：静脉期显示肝门部占位

▶▷ 术前管理

◆ 术前评估

1.肿瘤情况：结合患者病史及相关检查结果，首先考虑肝门部胆管癌；肿瘤位于左

右肝管汇合处并累及左肝管,诊断为Bismuth Ⅲb型,门静脉、肝动脉及肝静脉系统未见明显肿瘤侵犯,无肿瘤远处转移征象,属于肿瘤可切除;患者血清总胆红素在正常范围,术前无须行胆管引流。

2.一般情况:患者全身营养情况良好,无心、脑、肺等重要器官功能障碍,无凝血功能障碍,PS评分0分,ASA评分Ⅰ级。

3.肝体积及肝功能评估:右半肝体积为762.14mL,标准肝体积为1528mL,剩余肝体积占标准肝体积的49.87%(图2-15-2);ICGR15为4.5%。术前肝功能及剩余肝体积评估符合行左半肝联合尾状叶切除的要求。

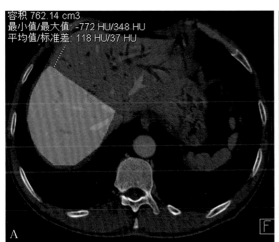 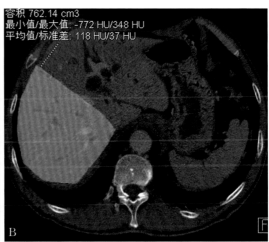

图2-15-2　术前肝体积测定(绿色部分为保留的右肝)

◆ **手术策略**

完善术前相关评估,经MDT讨论,肿瘤可根治性切除。经充分知情同意,对该例患者拟行达芬奇机器人辅助下左半肝联合尾状叶切除,区域淋巴结清扫,右肝管空肠吻合术。

▶▷ **手术步骤**

1.体位及Trocar孔布局(图2-15-3)。患者取头高脚低仰卧位;用气腹针建立气腹,压力维持在12~14mmHg;于脐下2cm做8mm切口,置入Trocar及镜头(2号臂);直视下分别于左侧腋前线近肋缘处(4号臂)、左侧锁骨中线与脐上方约4cm的水平线交点(主操作孔,3号臂)、右侧腋前线与脐上方约3cm的水平线交点(1号臂)置入8mm Trocar作为机械臂操作孔;于脐左旁开约3~4cm置入12mm Trocar作为助手辅助孔。

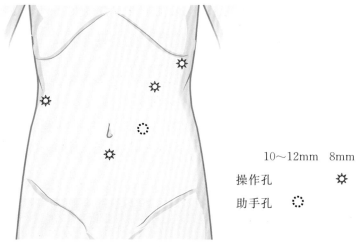

图2-15-3　Trocar孔布局

10～12mm　8mm

操作孔　　　☆

助手孔　　　◌

2.探查腹腔。腹腔内无明显积液,盆腔、腹膜、肠系膜等未见明显异常。肝脏无明显淤胆表现,质地尚软,左右肝管汇合处及上方可触及大小约3cm×2cm的质硬肿块,边界不清,膨胀性生长,累及左肝管为主,肿块后方紧贴右肝动脉,门静脉未受累犯,肝十二指肠韧带周围及胰头后上方可及明显肿大淋巴结,其余部位未见明显转移病灶。

3.处理胆总管。游离解剖胆总管下段,紧贴胰腺上缘用Hem-o-lok夹夹闭离断胆总管,送胆总管下切缘术中病理,提示切缘阴性(图2-15-4)。

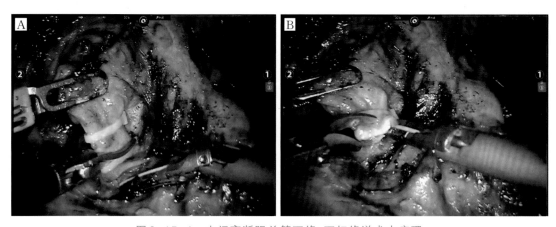

图2-15-4　夹闭离断胆总管下缘,下切缘送术中病理

4.区域淋巴结清扫。4号臂将肝脏向上方挡起,显露肝门部,初步探查发现肿瘤未侵犯周围重要血管,可行根治性切除术。用超声刀自胃角起沿胃小弯从左往右离断小网膜,直至十二指肠球部,打开小网膜囊,显露胰腺组织,沿胰腺上方打开肝总动脉鞘,清扫第8组淋巴结(图2-15-5);沿动脉鞘向左清扫直至胃左动脉右侧,同时显露脾动脉根部及腹腔干,清扫第7和9组淋巴结,过程中需注意清扫路径上的冠状静脉,一般从肝总动脉前方斜行跨越汇入脾静脉或门静脉左侧,极易出血。随后,将清扫的软组织向右上方

牵拉,清扫右侧膈肌脚直至下腔静脉前方,形成肝十二指肠韧带左侧淋巴结群;继续沿肝总动脉向右清扫直至显露胃十二指肠动脉,显露后方门静脉前壁;以肝固有动脉为轴线,向上纵行打开肝固有动脉鞘直至左肝动脉入肝处,清扫第12a组淋巴结(图2-15-6)。同时于胃右动脉根部予以Hem-o-lok夹夹闭后离断,必要时可悬吊固有动脉方便牵引清扫,向左侧剥离结缔组织至显露门静脉左侧壁,助手可将门静脉向右侧牵引,清扫第12p组淋巴结,与先前的左侧淋巴结群汇合;向右侧解剖游离结缔组织,显露右肝动脉起始部,需注意部分患者右肝动脉起始部源自肝固有动脉左侧,将离断的胆总管向上牵拉,清扫门静脉右侧淋巴结及第12b组淋巴结,形成肝十二指肠韧带右侧淋巴结群,过程中需要特别注意门静脉近胰头后方的静脉分支;做Kocher切口,将原先左侧清扫的淋巴结群从门静脉后方牵向右侧,与右侧淋巴结群汇合,继续沿门静脉右缘向下清扫胰头后方第13组淋巴结,整块切除所有区域性淋巴结(图2-15-7)。

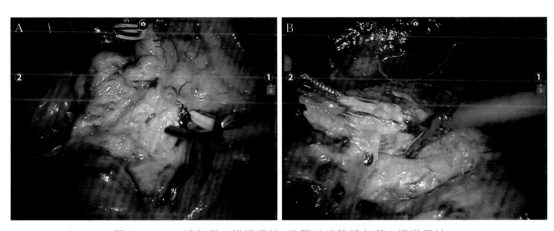

图2-15-5 清扫第5组淋巴结,沿肝总动脉清扫第8组淋巴结

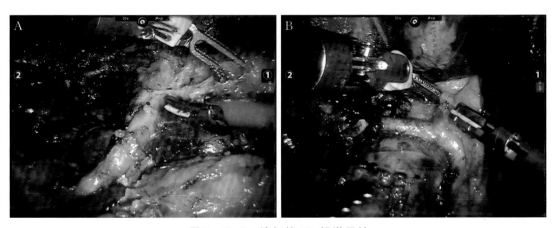

图2-15-6 清扫第12a组淋巴结

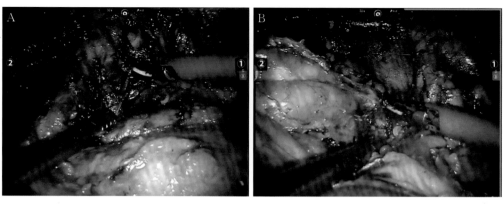

图2-15-7　清扫第12p、12b以及第13组淋巴结

5.左半肝切除联合尾状叶切除。用超声刀将胆囊从胆囊床剥离,游离出胆囊动脉后夹闭离断,下降肝门板,探查右肝管远端,质地柔软,未见肿瘤浸润;4号臂将胆囊及离断的胆总管向上牵拉,将右肝动脉从胆管肿块后方全程游离。用Hem-o-lock夹夹闭已经显露的左肝动脉和中肝动脉根部,并予以离断(图2-15-8);用2号丝线先结扎门静脉左支,近端予以可吸收夹夹闭,远端予以Hem-o-lock夹夹闭后离断(图2-15-9),完成左半肝入肝血流阻断(图2-15-10);分别仔细解剖分离门静脉尾状叶分支,并予以1号丝线结扎后离断。用超声刀离断肝圆韧带及镰状韧带至第二肝门,解剖显露中肝静脉及左肝静脉根部;离断左冠状韧带及左三角韧带后,将左肝向右翻起,显露尾状叶,从左侧入路处理数支肝短静脉(图2-15-11),将尾状叶从下腔静脉前分离。术中超声定位中肝静脉(图2-15-12),并用电刀在肝脏表面进行标记。用超声刀自浅入深离断肝实质至第一肝门处,在右肝胆管柔软处离断,可见右肝前后叶胆管开口(图2-15-13),胆管断端切缘送术中冰冻病理,提示切缘阴性。继续向第二肝门方向离断肝实质,途中游离出中肝静脉S4段数支分支,予以Hem-o-lock夹夹闭离断,显露中肝静脉主干(图2-15-14),沿中肝静脉离断肝实质至第二肝门,游离出左肝静脉后予以上Endo-GIA直线切割闭合器夹闭离断,完成左半肝联合尾状叶切除术。

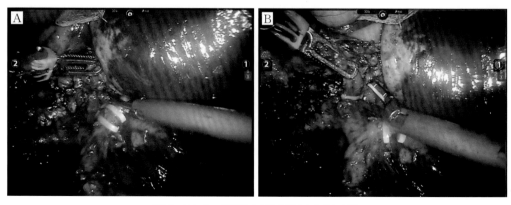

图2-15-8　离断左肝动脉及中肝动脉

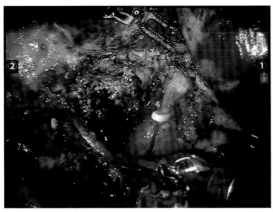 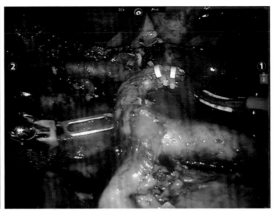

图2-15-9 夹闭离断门静脉左支　　　　图2-15-10 左半肝入肝血流阻断后效果

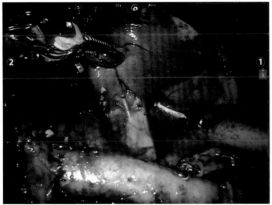 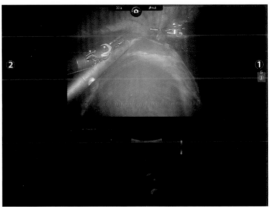

图2-15-11 处理肝短静脉　　　　　　图2-15-12 术中超声定位中肝静脉

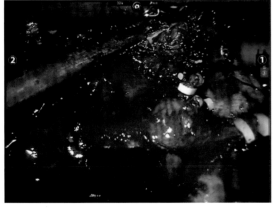 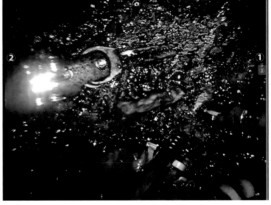

图2-15-13 右肝前后叶胆管开口　　　　图2-15-14 肝断面显露中肝静脉

6.消化道重建。肝断面仔细止血,未见明显出血和胆漏,予以5-0 Vicryl线行右肝前后叶胆管整形,分别于胆管顶部、中间和底部间断缝合3针;距屈氏韧带远端约20~30cm空肠选取血管弓较少处离断空肠系膜,用Endo-GIA直线切割闭合器(蓝钉)离断空肠。远端空肠在结肠前方上提至右肝管开口处,在空肠距末端5cm处的系膜对侧缘作切口,长度与胆管开口相当,用4-0倒刺线前后壁全层连续缝合,见吻合口血供良好(图2-15-15),无张力,无狭窄及胆漏。近端空肠与距离空肠袢50cm处行空肠侧侧吻合(图2-15-16),用3-0倒刺线连续缝合前后壁全层,前壁用4-0 Vicryl线行浆肌层间断加固。(胆肠吻合和肠肠吻合详细过程详见本篇中"五、腹腔镜胆肠吻合治疗胆囊切除术后胆总管损伤"第155页的相关内容)

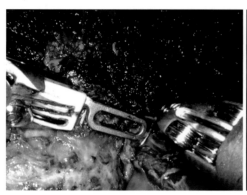 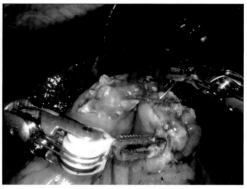

图2-15-15　右肝管空肠吻合　　　　　　图2-15-16　肠肠侧侧吻合

7.彻底止血,冲洗腹腔,检查无活动性出血,胆肠吻合口后方及肝创面分别放置1根腹腔引流管。清点器械纱布无误后,撤离机械臂,关腹切口,固定引流管。

▶▷术后标本及病理

术后大体标本见图2-15-17。常规病理报告:肝门部胆管浸润性癌伴胆管内乳头状肿瘤,大小约为1.2cm×1.0cm,胆管内乳头状肿瘤伴高级别异型增生,大小约为3.0cm×1.5cm,脉管累犯(—),神经累犯(—);胆总管下切缘及右肝管切缘(—);区域淋巴结(0/13)未见癌转移;TMN分期$pT_1N_0M_x$。"8组、12组及13组淋巴结"非霍奇金淋巴瘤(B细胞源性),符合慢性淋巴细胞性白血病/小淋巴细胞性淋巴瘤。

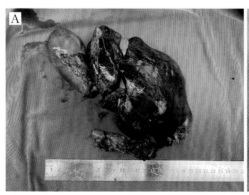 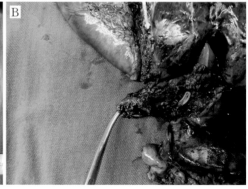

图2-15-17　术后大体标本

▶▷ 术后管理

1.术后未予以鼻胃管减压,患者第1天下床活动,第3天进流质饮食,第5天进半流质饮食。

2.术后第1天、第3天实验室血液检查白细胞计数及C反应蛋白升高,但呈下降趋势,肝功能谷丙/谷草转氨酶升高,总胆红素水平正常;第5天复查血常规、生化、凝血功能指标,未见明显异常。术后第3天复查腹部CT,见腹腔内少量积液,腹腔引流管引流量逐日减少,第5天拔除引流管。术后1周复查腹部增强CT,腹腔内未见明显积液,动脉期未见明显动脉瘤征象。术后第9天,患者出院。

3.患者术后病理诊断胆管癌明确,TMN分期为$pT_1N_0M_x$,考虑术后存在复发风险,予以吉西他滨(d1,d8)联合奥沙利铂(d1)方案行辅助化疗6个疗程。血液科会诊后认为淋巴瘤尚无治疗指征,观察随访等待,每月复查颈部、腋下、腹股沟、后腹膜B超及肺部CT检查,待有明确治疗指征后再进行治疗。

▶▷ 前沿进展

腹腔镜下肝门部胆管癌根治性切除术已在一些大型肝胆外科中心开展,并被证实是安全可行的。但由于腹腔镜手术固有的局限性,比如操作不灵活、器械活动自由度差、支点效应、反人体工学,以及学习曲线较长等,限制了其在肝门胆管癌根治性切除术中的应用。与传统腹腔镜相比,机器人手术系统具有稳定且高自由度的机械臂和高清放大的3D镜头,可以在狭小空间内进行灵活、精细的手术操作,能克服传统腹腔镜手术在复杂解剖和吻合操作中的不便,在肝门部胆管癌微创手术中更加具有潜在优势。机器人辅助肝门部胆管癌根治性切除术在2010年被首次报道。2020年,有学者报道了单中心48例机器人辅助肝门部胆管癌根治性切除术的临床结果,认为机器人辅助肝门部胆管癌根治性切除术是安全可行的。我们团队曾对腹腔镜/机器人辅助肝门部胆管癌根治性切除术的临床研究进行荟萃分析,其中包括7项研究的101例机器人辅助手术患者,结果显示近年来机器人辅助手术在肝门部胆管癌根治性切除术中的应用有明显增加的趋势,且随着技术的不断进步和经验的积累,微创肝门部胆管癌根治性切除术的安全性和可行性也进一步提高。国内学者认为机器人辅助手术在肝门部胆管癌根治性切除术中应用的主要优势包括有助于区域淋巴结清扫、有助于联合尾状叶切除、有助于胆肠吻合,而挑战则在于术中如何精准判断胆管离断平面和有效防止胆汁污染腹腔。笔者所在团队近年来在常规开展腹腔镜肝门部胆管癌根治性切除术和其他机器人肝胆胰手术的基础上,逐步开展机器人肝门部胆管癌根治性切除术,取得了一些经验。此例Bismuth Ⅲb型肝门部胆管癌患者手术历时6小时,术中出血量约200mL,术后未发生出血、胆漏、吻合口瘘、肝功能衰竭等严重并发症,住院时间也大大缩短。目前,虽然仍缺少大样本多中心随机对照研究,也暂时没有长期生存随访的数据结果,但是机器人手术系统在肝门部胆管癌手术中的优势已经得到越来越多术者的肯定。

◆ 机器人手术系统在肝门部胆管癌根治术中的优势

1.高位胆管重建以及血管切除重建:梗阻远端扩张胆管的管壁一般较薄,且胆管壁组织常因肝功能受损以及患者营养状况和炎症反应而致质地水肿脆弱,在重建过程中极易因操作力度和角度难以把握而导致缝合撕裂,使得吻合不确切,这也是在腹腔镜下高位胆管空肠吻合非常困难的重要原因。此外,肝门部胆管癌行肝切除后,断面通常会有两个或两个以上的胆管开口,很多情况下需要做胆管整形,或者需要做多个胆肠吻合口,这也加大了腔镜下缝合的难度。笔者所在团队开展数十例腹腔镜肝门部胆管癌根治性切除术,深刻体会到即使手术医生经验非常丰富、缝合技术十分娴熟,也难以克服腹腔镜固有角度缺陷进行满意吻合,从而造成术后胆漏、吻合口狭窄等严重并发症。与常规腔镜相比较,机器人手术系统独特的优势使胆肠缝合更精准和简单易行。笔者在此例患者的胆肠吻合中,明显感觉缝合较腔镜下更精确、更轻松,缝合时间也更短,且术后患者没有发生胆漏及胆肠吻合口狭窄等并发症。此优势同样体现在血管的切除重建上,肝门部胆管癌特有的位置易侵犯门静脉和肝动脉等重要血管,为达到R0切除,部分患者需要进行门静脉壁切除修补甚至部分切除行端端吻合,血管吻合质量的好坏直接影响门静脉通畅程度和剩余肝脏的血供,吻合不满意往往造成门静脉扭曲、狭窄、血栓形成甚至闭塞,引起严重的后果。而机器人手术系统稳定放大的3D手术视野和灵活精细的手术操作可最大限度确保血管重建的质量。

2.联合尾状叶切除:除Bismuth Ⅰ型以外,其他所有的肝门部胆管癌根治性切除术都需联合尾状叶切除,这也是手术的难点之一。相对于腹腔镜手术需要经过长期训练才能形成配合默契的手术团队而言,机器人手术可以由主刀医生自行控制,数个机械臂轮流交替,可以从不同角度进行挡肝、挑肝,从而更好地显露尾状叶及下腔静脉,有利于处理肝短静脉及尾状叶切除。

3.淋巴结清扫:本中心行区域淋巴结清扫始于胃左动脉右侧,以肝总动脉、肝固有动脉为导向,采用"自结缔组织中解剖血管"的理念,实施包括第7、8、9、12、13、16组区域淋巴结及其周围结缔组织的en-bloc切除。机器人灵活多变的视角和更大的放大视野使得淋巴结清扫较腔镜下更简单易行,也更彻底。当然,机器人系统在肝门部胆管癌根治性切除术中也有其局限性,相比于传统腹腔镜可以大范围灵活转换视野,机器人系统的视野范围相对固定,转换移动幅度较小,特别是在寻找和处理空肠时稍显困难。对于刚开展机器人手术、缺乏经验的主刀医生来说,经常会出现肠壁撕裂出血的情况,需要花费更多的时间进行处理。另外,如前文所提到的在术中缺乏有效"触觉"的情况下,如何判断胆管离断平面也是值得探讨的问题。

另外,此例患者的一个特殊之处是在肝门部胆管癌的基础上合并存在B细胞性淋巴瘤,且术前未能准确诊断,而是在清扫的区域性淋巴结的病理检查中意外发现,此类病例极为罕见,易造成漏诊,笔者查阅中外文献资料后未见类似报道。小淋巴细胞淋巴瘤和慢性淋巴细胞性白血病是非霍奇金淋巴瘤,都是成熟 B 细胞来源的惰性肿瘤。该病常见于 50 岁以上的中老年人,男性明显多于女性,病情进展缓慢。患者一般无自觉症状或表现缺乏特异性,半数患者有全身淋巴结肿大、肝大、脾大,还可出现低丙种球蛋白血症和自身免疫异常等。笔者在查找文献过程中还意外发现不少将肝门部胆管原发性胆管黏膜相关淋巴组织(mucosa-associated lymphoid tissue,MALT)淋巴瘤误诊为肝门部胆管癌的案例,两者在临床表现和影像学检查上极其相似,不易区分,往往需要手术切除标本的病理诊断才能最终证实,这点需要引起关注。

(刘 杰 张成武)

▶▷ 参考文献

[1]丑赛,常正尧,赵国栋,等.机器人和开腹手术治疗肝门部胆管癌的对比研究[J].中华外科杂志,2020,58(3):230-234.

[2]Wang W, Fei Y, Liu J, et al. Laparoscopic surgery and robotic surgery for hilar cholangiocarcinoma: an updated systematic review[J]. ANZ J Surg, 2021, 91(1): 42-48.

[3]殷晓煜.机器人辅助肝门部胆管癌根治术的现状、优势与局限性[J].中华腔镜外科杂志(电子版),2022,15(2):69-72.

[4]Inoue S, Takeda K, Okita M, et al. A case of mucosa-associated lymphoid tissue lymphoma of the bile duct diagnosed using intraductal ultrasonography and transpapillary investigation of the bile duct[J]. Nihon Shokakibyo Gakkai Zasshi, 2020, 117(4): 345-353.

十六、经内镜逆行胰胆管造影术（ERCP）治疗胆总管结石

▶▷引　言

经内镜逆行胰胆管造影术（endoscopic retrograde cholangiopancreatography，ERCP）是指将十二指肠镜插至十二指肠乳头，由内镜活检孔道插入造影导管至胆管或胰管，注入造影剂后经 X 线摄片，以显示胰胆管的技术。ERCP 早期主要应用于诊断，但随着高分辨率 MRCP 的问世及不断更新换代，ERCP 的诊断功能已大部分被磁共振胰胆管成像（magnetic resonance cholangiopancreatography，MRCP）所取代，目前 ERCP 主要用于胆胰疾病的治疗，如胆胰管结石、胆管良恶性狭窄伴或不伴胆管梗阻、胰腺炎或胰腺肿瘤等，其中又以取出胆总管结石的应用最为常见。

▶▷病情简介

患者，男性，57岁，因"发现胆囊结石10年，右上腹痛4天"入院。患者10年前确诊胆囊结石，未予以处理。患者4天前无明显诱因下出现右上腹痛，伴后背部闷胀感、小便尿色加深。外院行肝胆B超示：脂肪肝、胆囊多发结石。尿常规示：尿胆红素（3+）。门诊拟"胆囊结石，梗阻性黄疸"收住入院。

患者既往有高血压病史5年，口服缬沙坦氨氯地平片1片 qd，血压控制可。

▶▷入院实验室检查

血常规：白细胞计数 $5.85×10^9$/L，红细胞计数 $5.19×10^{12}$/L，血小板计数 $202×10^9$/L，血红蛋白 160g/L。

凝血功能：凝血酶原时间 11.0s，部分凝血活酶时间 25.9s。

肝功能：白蛋白 45.5g/L，总胆红素 123.0μmol/L，直接胆红素 78.0μmol/L，谷丙转氨酶 95U/L，谷草转氨酶 236U/L，谷氨酰转肽酶 1007U/L，碱性磷酸酶 163U/L。

血清肿瘤标志物:糖类抗原19-9 110.5U/mL,癌胚抗原1.2μg/L,甲胎蛋白4.6μg/L。

▶▷ 入院影像学检查

肝胆胰超声:脂肪肝(轻度),胆囊多发结石,胆囊息肉,胆总管未见明显扩张。

MRCP:胆囊炎,胆囊结石,胆总管下段小结石(图2-16-1)。

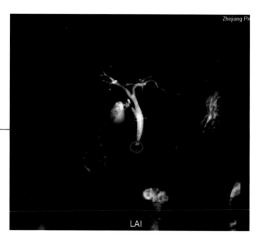

图 2-16-1 MRCP

▶▷ 术前管理

◆ 术前评估

1.患者ECOG评分0分,体力状态良好,精神状态良好,可耐受ERCP,血常规、凝血功能以及心肺功能未见明显异常,无操作禁忌。

2.患者胆总管结石横径约为6mm,且结石位于胆总管下段,胆道镜术中无法进入胆总管内,不符合腹腔镜胆总管切开取石指征,符合ERCP胆总管取石适应证。

◆ 手术策略

ERCP下胆总管取石术。

▶▷ 手术步骤

1.术前准备。操作医师和护士与患者核对身份,手术操作方式准确无误,患者依次口服二甲硅油6mL、利多卡因胶浆10mL后取俯卧位,头转向右侧;再依次予以消旋山莨菪碱针10mg、地西泮针5mg、杜冷丁针50mg肌注。

2.进镜。十二指肠镜经口依次经过食管、胃,到达十二指肠降段,找到十二指肠乳头,见乳头开口呈颗粒状(图2-16-2)。

3.插管。经活检孔道插入弓状切开刀,调节角度钮及抬钳器,使切开刀与十二指肠乳头开口方向垂直,将切开刀插入十二指肠乳头少许;经切开刀的导丝通道置入斑马导丝,X线透视下将导丝超选至胆总管内。

4.造影。透视下注入优维显5mL,见肝内外胆管显影。胆总管内径约0.7cm,内见1枚充盈缺损,直径约0.6cm(图2-16-3)。

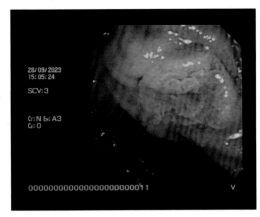

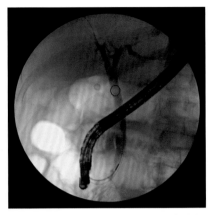

图 2-16-2　十二指肠镜在十二指肠乳头开口所见

图 2-16-3　造影所见,红圈处为结石

5.Oddi 氏括约肌切开及扩张。以弓状切开刀沿乳头开口 11 点钟方向行小切开(十二指肠乳头总长度的 1/3)(图 2-16-4),退出切开刀并保留导丝于胆总管内,在导丝引导下置入柱状扩张球囊,在球囊内缓慢注入优维显逐级扩张十二指肠乳头开口,当压力为 3kPa 时,球囊直径为 6mm,X线透视下见球囊压迹完全消失(图 2-16-5 和图 2-16-6),继续维持扩张 30 秒钟后退出导丝及球囊。

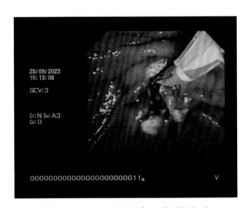

图 2-16-4　切开十二指肠乳头

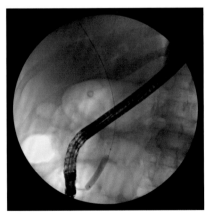

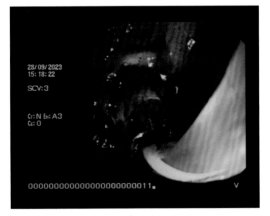

图 2-16-5　X 线透视

图 2-16-6　球囊扩张

6.取石。经活检孔道插入取石网篮,并放入胆总管内,适当抖动并向外拉拽网篮,可见 1 枚结石被完整取出(图 2-16-7)。

7.鼻胆管留置。经活检孔道插入导丝及鼻胆管,在导丝引导下将鼻胆管留置于胆总管内,撤除导丝,X 线透视下退出十二指肠镜,维持鼻胆管位置不变(图 2-16-8),回抽鼻胆管见棕黄色胆汁,用胶带将鼻胆管固定于鼻翼。

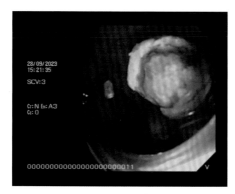 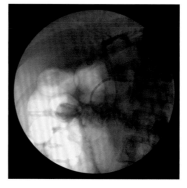

图 2-16-7　取出结石　　　　　　图 2-16-8　置入鼻胆管

►▷ 术后管理

1.术后 2 小时后查血清淀粉酶为 77U/L,患者无明显腹胀、腹痛等不适,术后 6 小时进水。

2.术后第 1 天复查,血清淀粉酶 89U/L,谷丙转氨酶 37U/L,谷氨酰转肽酶 58U/L;鼻胆管引流 275mL 棕黄色胆汁。患者无明显不适主诉,拔除鼻胆管,同时予以低脂半流质饮食。

3.术后第 2 天,行腹腔镜胆囊切除;次日,患者顺利出院。

►▷ 病例点评

针对胆总管结石,目前国内外指南均推荐应首先考虑 ERCP 取石术。但对于胆总管多发大结石,采用 ERCP 可因网篮反复进出或乳头切开过度,导致术后胰腺炎、穿孔、出血等并发症的发生率明显升高,同时需面临结石无法一次性取尽的困难;对于胆总管结石远端胆管相对狭窄者,ERCP 取石的成功率相对较低且在取石过程中易出现结石嵌顿,因此上述患者选择 ERCP 时亦需慎重。对于胆囊结石合并胆总管结石患者,有 meta分析比较了胆总管结石的内镜治疗和外科治疗(胆囊切除+胆总管切开取石+T 管引流),结果显示结石取出率、病死率、并发症发生率均无显著性差异,故选择内镜抑或外科手术治疗,应根据患者个体情况及各中心掌握的相关技术开展情况,制定适合患者的诊疗方案。近期有 meta 分析显示,ERCP 联合胆囊切除可以取得更优的临床获益。目前,对于胆总管直径<8mm 的,指南多倾向于选择 ERCP+腹腔镜胆囊切除,可有效避免胆总管切开缝合后引起的胆管远期狭窄。本例患者胆总管存在单颗结石,且胆总管直径及结石横径均<8mm,结石远端胆管无明显狭窄,故选用 ERCP 取胆总管结石的方法较为合理,术后亦无明显胰腺炎、穿孔、出血等并发症。

临床上,ERCP 术后最常见的并发症是 ERCP 术后急性胰腺炎(post-ERCP pancreatitis,PEP),是指在 ERCP 术后发生血清淀粉酶以及脂肪酶水平高于正常上限 3

倍，以及发生腹痛等一系列临床症状的急性胰腺炎。文献报道其发生率约为9.7%～14.7%，绝大多数为轻症胰腺炎，病死率约为0.7%。反复插管、导丝进入胰管、乳头括约肌预切开、括约肌柱状大球囊扩张、取石网篮反复进出胆管、胰管内造影剂注入等因素，均会使ERCP术后急性胰腺炎的发生率增加。在本例患者操作过程中，插管一次即成功进入胆总管，未进入胰管；结石横径为6mm，无须行大球囊扩张，故对乳头括约肌肌纤维的撕拉损伤较小；结石为单颗，网篮进入胆总管一次即可取出结石，避免了反复多次进入胆总管的情况，以上三者均有效降低了ERCP术后急性胰腺炎相关危险因素的影响，故本例患者术后并未发生ERCP术后急性胰腺炎。ERCP术后急性胰腺炎的早期诊断和有效预防非常重要，本中心常规监测操作后2小时及术后第1天的血清淀粉酶、白细胞计数及降钙素原等指标，同时密切观察患者有无腹痛等临床症状，必要时行腹部CT检查，争取术后早期发现。目前，国内外ERCP指南均推荐NSAID类药物纳肛可以有效降低ERCP术后急性胰腺炎的发生率。本中心对于存在ERCP术后急性胰腺炎高危因素的患者，术前给予100mg吲哚美辛纳肛，但对存在凝血功能障碍或有出血倾向的患者，应慎用NSAID类药物。

（王　强　王志敏　冯　霞）

▶▷参考文献

[1]中华医学会消化内镜学分会ERCP学组.中国ERCP指南(2018版)[J].中华消化内镜杂志,2018,35(11):777-813.

[2]Clayton ES, Connor S, Alexakis N, et al. Meta-analysis of endoscopy and surgery versus surgery alone for common bile duct stones with the gallbladder in situ[J]. Br J Surg, 2006, 93(10): 1185-1191.

[3]Mc Geehan G, Melly C, O'Connor N, et al.Prophylactic cholecystectomy offers best outcomes following ERCP clearance of common bile duct stones: a meta-analysis[J]. Eur J Trauma Emerg Surg, 2023, 49(5): 2257-2267.

[4]Kochar B, Akshintala VS, Afghani E, et al. Incidence, severity, and mortality of post-ERCP pancreatitis: a systematic review by using randomized, controlled trials [J]. Gastrointest Endosc, 2015, 81(1): 143-149.

[5]Luo H, Zhao L, Leung J, et al. Routine pre-procedural rectal indometacin versus selective post-procedural rectal indometacin to prevent pancreatitis in patients undergoing endoscopic retrograde cholangiopancreatography: a multicentre, single-blinded, randomised controlled trial[J]. Lancet, 2016, 387(10035): 2293-2301.

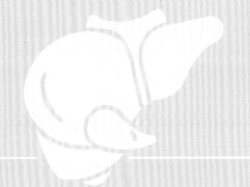

第三篇　胰　腺

一、荧光导航腹腔镜保留十二指肠胰头切除术

▶▷引 言

保留十二指肠胰头切除术（duodenum-preserving pancreatic head resection，DPPHR）最早用于治疗慢性胰腺炎患者。与胰十二指肠切除术（pancreaticoduodenectomy，PD）相比，DPPHR能保持十二指肠和胆管系统的完整性，对患者的生理结构影响较小，术后并发症少。对于良性或低度恶性肿瘤，DPPHR的长期预后不亚于PD。目前关于腹腔镜DPPHR的报道较少，前期我们中心已经尝试开展该类手术，且积累了部分经验。ICG显像技术在肝胆外科的广泛应用，使复杂变异胆管可视化，胆管损伤等并发症的发生率明显下降。目前，国内外少有开展荧光导航腹腔镜DPPHR的报道。

▶▷病情简介

患者，女性，26岁，因"体检发现胰腺肿物1周"入院。患者1周前在我院腹部超声检查提示：胰头钩突部可见大小约18mm×14mm的低回声结节，边界清，结节内及周边可见点条状血流信号，内回声不均，可见小暗区及点状钙化。为进一步诊治，收入我科。患者既往体健，无糖尿病病史，无烟酒嗜好，无肿瘤家族史。

▶▷入院实验室检查

血常规：白细胞计数 $6.18×10^9$/L，红细胞计数 $3.93×10^{12}$/L，血小板计数 $249×10^9$/L，血红蛋白 128g/L。

凝血功能：凝血酶原时间 12.0s，部分凝血活酶时间 29.4s。

肝功能：白蛋白 42.3g/L，总胆红素 7.2μmol/L，谷丙转氨酶 8U/L，谷草转氨酶 14U/L。

血清肿瘤标志物：糖类抗原 19-9 9.4μg/L，癌胚抗原 0.9ng/mL，甲胎蛋白 1.3μg/L。

►▷ 入院影像学检查

胰腺增强MR(图3-1-1):胰头部可见类圆形长T_1长T_2信号灶,DWI信号稍高(图3-1-1A、B),直径约18mm,增强动脉期可见明显强化(图3-1-1C),静脉期见环形强化(图3-1-1D)。胰头部占位性病变,考虑神经内分泌肿瘤可能。

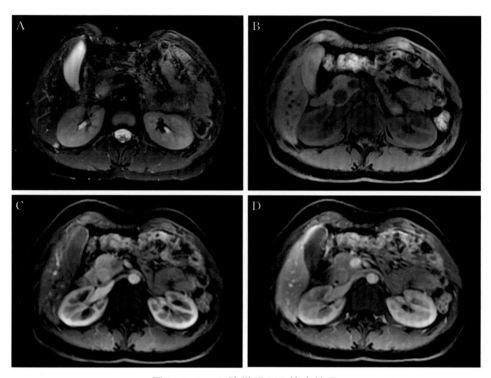

图3-1-1 入院增强MR检查结果

►▷ 术前管理

◆ 治疗决策

结合患者病史及入院检查结果,诊断胰头部占位病变,不排除低度恶性肿瘤可能。患者十二指肠及门静脉、肠系膜上静脉和肠系膜上动脉未受侵犯。考虑患者为年轻女性,低度恶性肿瘤可能,手术指征明确,心肺功能评估无明确手术禁忌,为保持十二指肠和胆管系统的完整性,将对患者生理结构的影响降到最低,经MDT讨论后,决定行腹腔镜DPPHR,术中联合ICG荧光显像技术。如术中冰冻切片病理提示其他类型胰腺恶性肿瘤,则改行腹腔镜PD。

►▷ 手术步骤

1. 体位及Trocar孔布局(图3-1-2):患者取仰卧位,头高脚低(30°),右侧抬高(30°);

用气腹针建立气腹,压力维持在12～14mmHg;主刀操作者位于患者左侧,在脐上作观察孔,然后在两侧上腹壁做0.5cm及1.0cm操作孔各2个,作为操作孔。助手站于患者右侧。

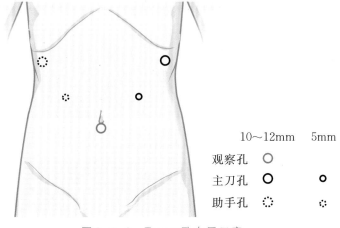

	10～12mm	5mm
观察孔	○	
主刀孔	◉	○
助手孔	◌	◌

图3-1-2　Trocar孔布局示意

术前经肘部静脉注射ICG(5mg)。腹腔镜下探查腹腔,游离结肠肝曲,将右侧结肠下降,游离并清扫肝总动脉旁淋巴结,在横结肠上缘打开大网膜,切开胃结肠韧带(图3-1-3A),打开小网膜,沿胃大弯向右显露胃网膜右动静脉,予以根部离断(图3-1-3B),远端胃用8号导尿管悬吊,显露后方胰腺。术中超声再次确认胰头钩突部肿块,大小约为2cm×1.5cm,有包膜,了解钩突部病灶与周围血管和胆胰管道结构间的关系。

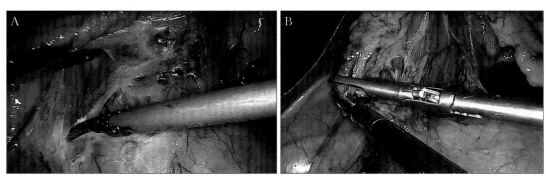

图3-1-3　切开胃结肠韧带,离断胃网膜右血管

2.解剖胰腺下缘,离断、缝扎Henle干(图3-1-4A),显露肠系膜上静脉,建立胰后颈部隧道,离断胰颈部(图3-1-4B)。将胰头向右侧翻起,从左向右分离胰头组织,特别注意保护胰十二指肠前下动脉、后下动脉及其进入十二指肠的分支。解剖胰头上缘,游离出肝总动脉、肝固有动脉及胃十二指肠动脉,沿胃十二指肠动脉分离出胰十二指肠前上、后上动脉(图3-1-5A)。沿胰腺下缘找到肠系膜上静脉(图3-1-5B),在肠系膜上静脉的左侧胰腺预定断胰处用超声刀逐步切断胰腺,见胰管直径约为0.2cm。胰腺断面确切止血。

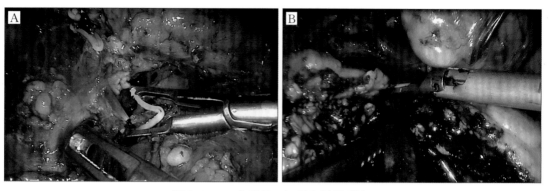

图 3-1-4　离断 Henle 干和胰腺颈部

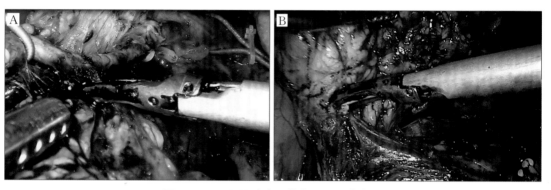

图 3-1-5　显露胰十二指肠下、上动脉弓

3.将胰头向右侧牵引,显露门静脉及肠系膜上静脉,用超声刀沿胰腺与十二指肠之间打开,显露胰十二指肠下动脉,保留胰十二指肠下血管弓,找到胰头钩突后方系膜,将胰头向右侧翻起,在系膜前方逐步离断胰腺实质,上缘直至胰十二指肠上动脉形成的血管弓左侧。

4.借助 ICG 荧光显像暴露胆总管(图 3-1-6A),注意保护胰腺段胆总管。在主胰管汇入胆总管根部结扎并离断主胰管(图 3-1-6B),解剖分离十二指肠侧胰腺组织,完整切除标本。标本经脐下孔稍扩大取出,术中送冰冻病理检查,明确肿瘤性质及切缘。

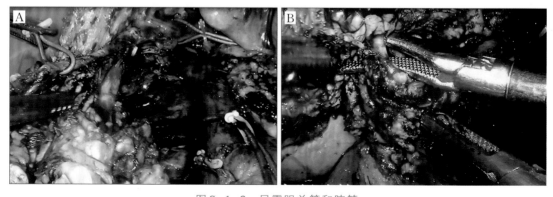

图 3-1-6　显露胆总管和胰管

5. 在离 Treitz 韧带远端约 15cm 处切断空肠。将远端空肠经结肠前方牵拉至右侧。先与残留的胰腺吻合，胰管内置引流管（图 3-1-7A），空肠对系膜侧切开大小约 0.3cm 的切口，采用 5-0 Vicryl 线做荷包行胰管空肠黏膜吻合（图 3-1-7B），胰腺与空肠前后壁间断缝合，吻合口血供好，无渗漏。

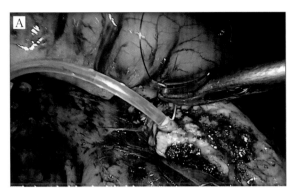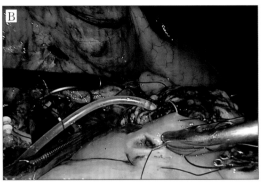

图 3-1-7　胰肠吻合

6. 距胰肠吻合口下方约 50cm 处作空肠侧侧吻合，用 3-0 倒刺线全层连续 + 浆膜加强（图 3-1-8A），吻合口通畅，血供良好，无张力。冲洗腹腔，无明显出血，于创面处以及胰肠吻合口后方各放置腹腔引流管 1 根，胰肠前方放置双套管 1 根（图 3-1-8B）。退镜，关闭各切口。

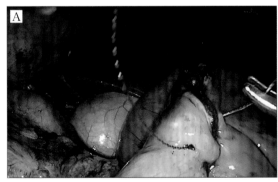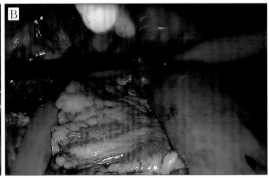

图 3-1-8　肠肠吻合

7. 术后标本及病理："胰头"神经内分泌肿瘤伴多形性特征（NET，G_2），肿物大小约为 1.8cm×1.8cm×1.7cm，核分裂像约 1 个/10HPF，未见胰周脂肪侵犯，神经侵犯（－），脉管内癌栓（－）。手术切缘（－）。区域淋巴结（0/4）未见肿瘤转移，pTNM 分期（第 8 版 AJCC）$pT_1N_0M_x$。

▶▷ **术后管理**

1. 术后第 5 天，进流质饮食；第 6 天，进半流质饮食。鼓励患者早期下床活动。

2.术后第1天、第3天及第5天动态监测血常规、肝功能、凝血功能和腹腔引流液淀粉酶，提示存在术后生化漏，予以保守治疗后改善。

3.术后第3天复查腹部CT，见腹腔内少量积液，腹腔引流管引流量逐日减少；术后第11天，拔除腹腔引流管后，患者出院。

根治性手术对G_2级胰腺NET的治疗效果通常较好，我们不常规推荐此类患者接受术后辅助治疗，术后门诊随访17个月。该患者随访期间恢复均良好，无腹痛等不适，无吻合口狭窄，无术后糖尿病、脂肪泻等并发症，生活质量良好。

▶ ▷ 病例点评

PD作为胰头部肿瘤的主要手术方式之一，目前已经在国内很多医学中心开展。然而，PD可能会导致胰腺分泌功能障碍。DPPHR保留了胃、十二指肠及胆管生理功能，患者的术后生活质量、疼痛程度、营养状态均优于PD，是治疗胰头部良性肿块、慢性胰腺炎及低度恶性肿瘤有效的手术方法。与腹腔镜胰十二指肠相切除术（laparoscopic pancreaticoduoden-ectomy，LPD）相比，腹腔镜DPPHR手术时间更短，两者在短期并发症方面无明显差异。

与LPD相比，腹腔镜DPPHR在技术上更具有挑战性。在手术过程中，维持胆管的完整性和十二指肠的血液供应是非常重要的。胆管和十二指肠的血供由胰十二指肠前动脉弓和胰十二指肠后动脉弓组成。沿胃肠十二指肠动脉向下寻找胰十二指肠上前动脉，而胰十二指肠下前动脉一般位于十二指肠水平部上方靠近肠系膜上静脉右侧缘区域，胰十二指肠上前动脉和胰十二指肠下前动脉汇合组成胰十二指肠前动脉弓。而胰十二指肠后动脉弓走行于胰头部后被膜中，其投影位置与前动脉弓大致相当。在腹腔镜DPPHR中对胰十二指肠动脉弓的保护直接关系到胰头和十二指肠区域的血供，因此我们尽可能分离保护胰十二指肠前、后动脉弓。使用超声刀沿着十二指肠前、后动脉弓走行方向仔细游离，注意超声刀头工作面不要靠近血管，避免余温引起的血管损伤。游离和悬吊胃肠十二指肠动脉，顺其走行在十二指肠内侧可以游离解剖出胰十二指肠上前动脉。保留十二指肠内侧缘0.5～1.0cm的少量胰腺组织，目的是保护十二指肠边缘的血管弓、保留胰腺后方的疏松结缔组织，术中不做Kocher，保护胰腺后方筋膜完整，可有效保护胰十二指肠后动脉弓。

根据胰十二指肠血管保存类型的不同，可以有以下几种手术方法。经典的Beger手术保留前、后动脉弓，但残留胰腺较多，术后胰漏的发生率较高。有人提出DPPHR术中离断胰十二指肠上前动脉，但不行Kocher切口，要求完整保护后动脉弓。也有人提出保留胰十二指肠前后动脉弓的胰头切除术，对动脉弓悬吊保护，逐一保留其十二指肠分支和离断胰腺支，手术难度较高。我们尽可能保护胰十二指肠前、后动脉弓，同时只保留胆总管后面的一小部分胰腺组织，可以最大限度地减少胰漏的发生。避免对胆总管完全游离360°裸化,否则易引起胆管狭窄或缺血胆漏。在胰腺空肠吻合方面,行导管-黏膜胰腺空肠吻合,对正常或扩张的主胰管患者是安全有效的。术中通过胆管造影更易识别胆管解剖结构,降低胆管损伤的风险,然而由于辐射以及额外的人力和设备而未普及。ICG荧光胆管造影是一种新的胆管显影技术,更加安全、高效、实时,在术中鉴别胆管系统和识别术中胆漏方面起到重要作用,具有广阔的应用前景。通过ICG荧光成像在肠系膜上静脉的右侧边缘和胃十二指肠动脉的背侧发现胆总管,如果含有ICG的胆汁逸出胆管,则在胆汁渗出区域能很好地识别胆汁渗漏。ICG荧光胆管造影可能减少胆漏和胆管损伤的发生,当然该结论还需要后续更多手术证实。

对于较大的胰腺中心或有丰富LPD手术经验的医师,ICG荧光导航下的腹腔镜DPPHR更具微创优势,有利于提高患者远期生存质量。期待未来会有大样本随机多中心研究证实。同时,不同术者操作水平对手术的影响也较大。如果评估术中或术后出血或肠坏死的风险较大,应及时更改手术方式。

（张军港　金丽明）

▶▷参考文献

[1]Cai YQ, Zheng ZJ, Gao P, et al. Laparoscopic duodenum-preserving total pancreatic head resection using real-time indocyanine green fluorescence imaging[J]. Surg Endosc, 2021, 35(3): 1355-1361.

[2]鲁超,金巍巍,牟一平,等.微创保留十二指肠的胰头切除术治疗胰头良性和交界性肿瘤的临床效果分析[J].中华外科杂志,2022,60(1):39-45.

[3]党晓卫,李路豪.腹腔镜保留十二指肠胰头切除术的体会与思考[J].中华普通外科学文献(电子版),2022,16(6):389-392.

二、腹腔镜保留脾脏的胰体尾切除术

▶▷ 前　言

随着影像技术的发展及健康体检的普及,胰腺良、恶性肿瘤的检出率有所上升。胰体尾切除术是处理胰体尾部疾病的常用术式。目前,对于胰体尾部良性疾病往往采取保留脾脏的胰体尾切除术。保留脾脏的胰体尾切除术有保留脾脏和脾血管(Kimura),以及仅保留脾脏(Warshaw)两种手术方式。保留脾脏可以防止脾切除后暴发感染、血小板计数升高的高凝状态,同时脾脏对维持人体正常的免疫功能也非常重要。近年来随着腹腔镜技术的成熟,腹腔镜胰体尾切除术也得到广泛开展并日渐成熟。本节将以一例胰腺导管内乳头状肿瘤的腹腔镜手术为例,阐释本中心胰腺 Kimura 手术的经验。

▶▷ 病情简介

患者,男性,68岁,因"体检发现胰体尾占位3天"入院。患者入院3天前无明显诱因下出现左侧腰背部酸胀不适,无腹痛,无黄疸等,就诊于当地医院。B超提示:胰体部囊性占位,大小约为3cm×4cm,胰管未见明显扩张。为进一步诊疗前来我院,门诊拟"胰腺占位病变"收入我科。患者既往体健,无手术史。

▶▷ 入院实验室检查

血常规:白细胞计数 $5.29×10^9$/L,红细胞计数 $5.00×10^{12}$/L,血小板计数 $198×10^9$/L,血红蛋白150g/L。

肝功能:白蛋白34.0g/L,总胆红素18.9μmol/L,谷丙转氨酶26U/L,谷草转氨酶26U/L。

血清肿瘤标志物:癌胚抗原3.9μg/L,糖类抗原19-9　8.5U/mL。

凝血功能:凝血酶原时间10.5s,部分凝血活酶时间25.1s。

▶▷ 入院影像学检查

胰腺增强MR(图3-2-1):胰体尾部可见囊性占位,大小约为30mm×25mm,T_2呈高信号,增强扫描病灶未见明显强化,考虑胰腺导管内乳头状黏液肿瘤(intraductal papillary mocinous neoplasm,IPMN)可能性大,囊腺瘤待排。

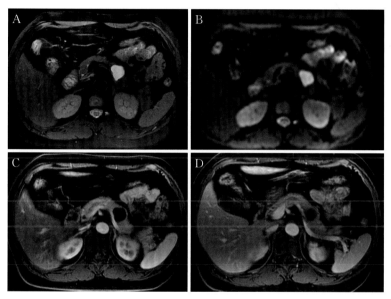

图3-2-1 胰腺增强MR检查结果。A:T_2加权呈现高信号;B:DWI呈现弥散受限;C:动脉期周边结节状强化,未侵犯脾动脉;D:静脉期同样可见结节状强化,未侵犯脾动脉

▶▷ 术前管理

◆ 治疗决策

结合病史及入院检查结果,患者胰腺囊性占位,首先考虑IPMN,不排除黏液性囊腺瘤可能,拟行手术治疗。

◆ 手术策略

基于该例患者诊断考虑是胰腺体部IPMN,未侵犯脾脏、脾动、静脉,拟行腹腔镜下保留脾脏的胰体尾切除术,结合术中冰冻病理结果及探查情况决定是否保留脾血管和脾脏。

▶▷ 手术步骤

1.体位及Trocar孔布局(图3-2-2):患者取仰卧分腿位,脐下方3cm做1cm小切口,建立气腹,置入10mm Trocar作为观察孔。左、右侧肋缘腋前线水平及左侧锁骨中线脐上2cm水平做5mm Trocar孔,右侧锁骨中线脐上方2cm做12mm Trocar孔为主操作孔。

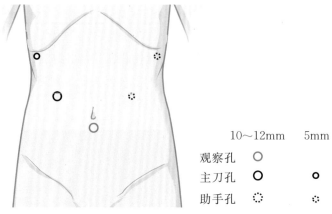

10～12mm　　5mm

观察孔　○

主刀孔　◎　　　　○

助手孔　⚬⚬⚬　　　⚬⚬⚬

图 3-2-2　Trocar 孔布局示意

2.探查腹腔,排除腹腔内转移性肿瘤病灶(图3-2-3)。

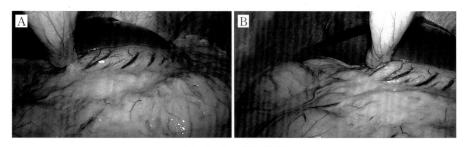

图 3-2-3　探查腹腔

3.提起大网膜,用超声刀离断大网膜至脾胃韧带(图3-2-4A),掀起胃后壁,打开小网膜囊(图3-2-4B),用红色导尿管悬吊胃引出体外牵引固定(图3-2-4C),暴露胰腺,脾脏下方切开脾结肠韧带,显露胰尾部(图3-2-4D)。

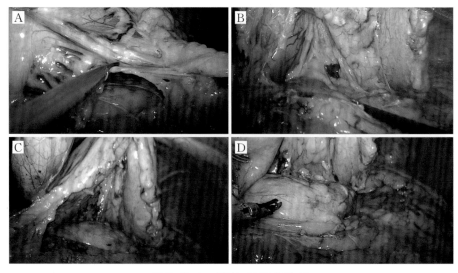

图 3-2-4　游离、显露胰体尾

4.在胰腺尾部上缘打开后腹膜,游离脾动脉予以悬吊(图3-2-5A),尽量显露脾静脉,尤其注意脾静脉分支的可靠结扎(图3-2-5B)。进一步分离胰腺下缘,显露胰腺尾部肿物,用直线切割闭合器(蓝钉)在距离胰腺肿物右侧约1cm处离断胰腺(图3-2-5C),进一步分离胰腺组织与周围脾动脉、脾静脉之间粘连(图3-2-5D),完整切除胰腺尾部。

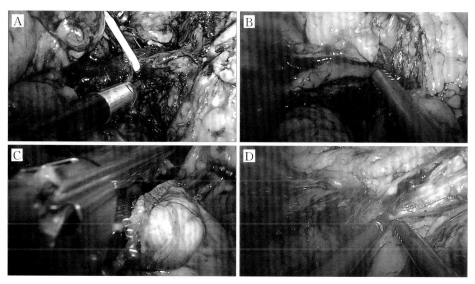

图3-2-5　离断胰腺

5.标本装袋后经辅助孔取出(图3-2-6A),术中冰冻病理:胰腺黏液囊性病变,倾向于IPMN。创面冲洗,确切止血,胰腺断面无出血,无胰液渗出(图3-2-6B),未见扩张胰管,用4-0 Prolene线缝合胰腺断端(3-2-6C),将大网膜覆盖在胰腺创面,缝合修补,胰腺创面留置腹腔引流管1根(图3-2-6D)。

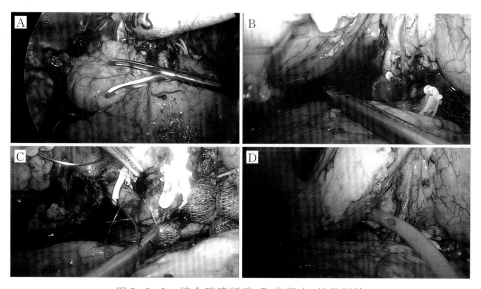

图3-2-6　缝合胰腺断端,取出标本,放置引流

▶▷ 术后病理

胰体尾部导管内乳头状黏液性肿瘤(IPMN),直径约3cm。免疫组化结果:CK7(+),Ki67(约2%),P53(野生型),CK20(−),Muc-2(−),Muc-5AC(+)。

▶▷ 术后管理

1.术后第1天,下床活动;术后1日肛门排气;术后第2天,饮少量清水;术后第3天,进流质饮食;第5天,进半流质饮食。

2.术后第1天,复查血常规、生化,炎症指标稍高;第3天和第5天,动态监测血常规、肝功能、凝血功能,炎症指标较前下降;术后第3、5、7天,检查引流液淀粉酶,均低于正常值。

3.术后第3天,复查腹部CT见腹腔内无明显积液,腹腔引流管引流量逐日减少;第4天开始低于20mL/d;术后第6天拔除腹腔引流管后,于术后第8天出院。术后予以预防性抗生素、抑制胃酸分泌、抑制胰酶分泌等对症支持治疗。

▶▷ 病例点评

自Mayo在1913年第一次报道胰体尾切除手术后,胰体尾切除术治疗胰体尾部肿瘤已经有一百多年历史。这一百多年来,胰体尾切除术经历了多次大的变革和创新,如手术方式的创新变革、手术切除范围的变化等。由于胰体尾与脾脏之间关系非常紧密,所以早期的胰体尾切除术往往联合脾脏切除。但是,对脾脏功能的深入研究发现脾脏在人体免疫功能等中发挥重要作用。随着外科学手术技术的不断进步,外科学家积极尝试保留脾脏的胰体尾切除术。1988年,Warshaw第一次报道了保留脾脏的胰体尾切除术。Warshaw的手术方式保留了脾脏,但是切除了脾脏的动静脉。1996年,Kimura首次报道了保留脾脏动静脉和脾脏的胰体尾切除。此手术方式可以最大限度地保护脾脏的功能,也更加符合精准外科的要求。

本例患者被确诊为胰体尾部的良性肿瘤,肿瘤较局限,未侵犯脾脏,但与脾动静脉关系密切,给Kimura手术方式行胰体尾切除增加了难度;而Warshaw手术方式可能降低手术难度,但胰腺病灶离脾门不远,如在胰腺病灶附近切除脾动静脉会明显增加脾脏缺血的风险。因此,基于胰腺良性病变的可能性大,又考虑到尽量多保留胰腺的功能,我们没有循规蹈矩地行标准的Kimura手术,并未从肠系膜上静脉前方离断胰腺切除远端的胰腺体尾,而是在保证肿瘤阴性切缘的前提下,尽量靠近胰腺体尾侧离断胰腺,以保留更多的胰腺实质,因此,该手术从严格意义上讲也属于保留功能的胰腺手术范畴。

目前,保留脾脏的胰体尾切除术在临床中已经较为广泛地开展。作为该手术的两种主要术式,Kimura手术与Warshaw手术有着各自的适应证:Kimura手术的适应证为正中偏左位置的胰体尾部良性或良恶交界肿瘤性病变、低度恶性病变及慢性胰腺炎；而对于病变范围大、与脾血管及脾门粘连紧密的胰体尾病变，通常选择 Warshaw 手术。Kimura 手术保留了脾动静脉，可最大限度地减少对脾脏血供的影响，保留脾脏功能，降低术后脾梗死的发生率，减少患者创伤，缩短术后恢复时间；但该手术操作相对复杂，需要细致分离胰腺较多血管小分支、长距离游离脾动静脉，而分离时可能造成血管损伤，导致术中出血，增加手术风险，延长手术时间。因此，该术式对手术医师技巧要求较高。对于 Kimura 手术，本中心总结了如下操作经验。①充分暴露手术野：悬吊胃后壁有助于保留胰腺上缘，充分游离横结肠有助于暴露胰腺下缘。②保护脾动静脉：Kimura 手术的要点和难点在于术中脾脏动静脉的识别和分离，如果直接在胰腺体尾肿瘤附近解剖脾动静脉困难，可以从胰腺颈部、体部交界处 SMV 前方游离胰后隧道，在保证肿瘤切缘的前提下，离断胰腺时可以尽量靠近胰腺尾侧进行，后小心分离脾动静脉。对于有经验的外科医师，推荐将 Kimura 手术作为良性胰体尾部肿瘤的首选术式。

胰漏是腹腔镜胰体尾部切除术最常见的并发症，其发生率为 4%～69%。胰漏的主要影响因素有残留胰腺质地、主胰管通畅情况及胰腺残端的处理等。本中心对胰漏的预防及处理经验如下：术中尽量避免损伤胰腺组织，完整切除胰腺尾部，胰腺断端加用血管缝线缝合，术后适当配合应用生长抑素和抑制胃酸分泌等治疗；胰腺断端放置腹腔引流管术后第 3、5、7 天均作引流液淀粉酶检查，观察引流液的颜色和量；尽早发现胰漏并及时处理。

（宋广元　谢志杰）

▶▷ 参考文献

[1] Warshaw AL. Conservation of the spleen with distal pancreatectomy[J]. Arch Surg, 1988, 123(5): 550-553.

[2] Kimura W, Inoue T, Futakawa N, et al. Spleen-preserving distal pancreatectomy with conservation of the splenic artery and vein[J]. Surgery, 1996, 120(5): 885-890.

[3] 徐建威，王磊.保留脾脏的胰体尾切除术研究进展[J].中国实用外科杂志,2023,43(2):206-210-215.

[4] Melvin WS, Needleman BJ, Krause KR. Robotic resection of pancreatic neuroendocrine tumor[J]. Laparoendosc Adv Surg Tech A, 2003, 13(1): 33-36.

[5] vanRamshorst TME, van Bodegraven EA, Zampedri P, et al. Robot-assisted versus laparoscopic distal pancreatectomy: a systematic review and meta-analysis including patient subgroups[J]. Surg Endosc, 2023, 37(6): 4131-4143.

三、腹腔镜胰腺中段切除联合胰管端端吻合术

▶▷ 引 言

　　随着微创技术的进步以及对胰腺内外分泌功能的理解加深,国内外学者非常注重胰腺功能保护,在符合肿瘤学治疗原则的前提下,通过创伤最小的局部切除或节段切除进行病灶切除,通过对主胰管的保护和修复,以保留正常胰腺组织、保证胰管正常的外分泌功能、避免消化道改道重建。目前多采用胰管端端吻合,这主要针对胰管缺损在5cm以内的患者;而对于5cm以上的超长距离胰管缺损的病例,则较少提及。而本中心通过实践,在部分中段胰腺切除后,对超长距离胰管缺损也可施行主胰管支架+胰管吻合联合胰腺实质端端对拢缝合,并取得较好的疗效。

▶▷ 病情简介

　　患者,男性,55岁,发现胰腺囊性占位1周入院。

　　患者发病以来无腹痛、腹泻,无发热,无胰腺炎和糖尿病病史。有饮酒习惯多年,无胰腺病家族史。外院超声检查提示胰体部囊性包块(7cm×5cm)。外院CT提示胰头片状囊性灶,与主胰管相通,考虑主胰管型胰腺导管内乳头状瘤(main duct-intraductal papillary mocinous neoplasm,MD-IPMN)。

▶▷ 体格检查

　　患者神志清,皮肤、巩膜无黄染,浅表淋巴结未及肿大;两肺呼吸音清,未闻及明显干湿啰音;心律齐,各瓣膜区未闻及明显病理性杂音;腹平软,全腹未及明显包块,无压痛及反跳痛,墨菲征(一),肝脾肋下未及,移动性浊音阴性,肠鸣音正常。

▶▷ 入院实验室检查

　　血常规:白细胞计数$5.18×10^9$/L,红细胞计数$4.74×10^{12}$/L,血小板计数$179×10^9$/L,血

红蛋白152g/L。

凝血功能:凝血酶原时间10.6s,部分凝血活酶时间28s。

生化:白蛋白38.7g/L,总胆红素8.2μmol/L,谷丙转氨酶11U/L,谷草转氨酶15U/L,总淀粉酶52U/L。

血清肿瘤标志物:糖类抗原19-9 26U/mL,癌胚抗原3.7μg/L,免疫球蛋白IgG_4 1.5g/L。

▶▷入院影像学检查

腹部增强CT提示胰腺中段近胰头区域片状囊性灶,多灶性,囊壁薄(图3-3-1A),与胰管相通(图3-3-1B、C),囊状肿物最长径约为7cm(图3-3-1D),考虑IPMN。胰腺计算机断层血管造影(computed tomograph angiography,CTA)提示:胰体部见团片样低密度影,内可见分隔,最大层面大小约为72mm×38mm,主胰管扩张(图3-3-2A~C)。门静脉、肠系膜上静脉(SMV):SMV近心端及门静脉起始段累及,软组织接触>180°(图3-3-2D)。

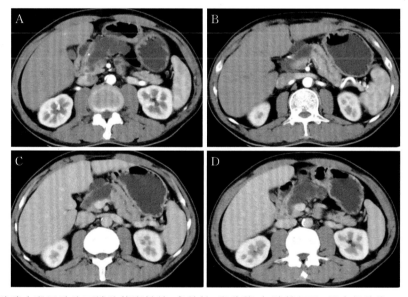

图3-3-1　胰腺中段近胰头区域片状囊性灶,多灶性,囊壁薄,与胰管相通,最大径约为7cm,考虑IPMN

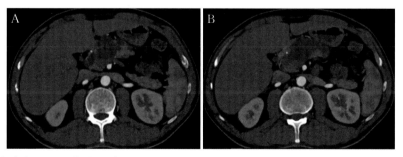

图3-3-2　胰腺中段近囊状结构成团,内可见分隔,主胰管扩张,没有显示胰腺变异动脉走行,肝总动脉、脾动脉和肠系膜上动脉没有受侵犯的征象

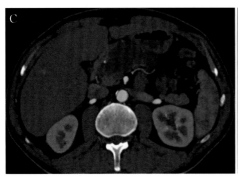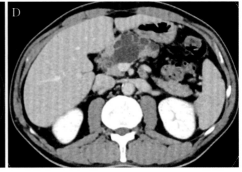

图 3-3-2（续） 胰腺中段近囊状结构成团,内可见分隔,主胰管扩张,没有显示胰腺变异动脉走行,肝总动脉、脾动脉和肠系膜上动脉没有受侵犯的征象

▶ ▷ 术前管理

由于胰腺胰头区和钩突区域胰腺体积较大,如果切除胰头和病灶区域,手术切除范围过大,虽然保留了部分胰体尾部,但仍然避免不了做消化道和胰体尾部重建,而单纯行腹腔镜胰腺中段切除术,同样需要做空肠和胰腺消化道重建,没有根本性解决消化道重建的问题。选择胰管-胰管端端吻合术,则手术难度增加了,术后胰漏并发症的发生风险也高,但避免了空肠离断,以及空肠和胰管间的消化道重建。为了降低术中胰管显露的难度,以及利于胰管间吻合重建,决定于术前一天通过内镜逆行胆胰管造影检查术(ERCP)放置胰管支架管;次日,手术切除胰腺中段病灶,联合胰管端端吻合。

▶ ▷ 手术步骤

1.体位及Trocar孔布局(图3-3-3):患者取平卧位,气插全麻,消毒铺巾。用气腹针建立气腹,压力在12mmHg。12mm穿刺器于脐下缘穿刺进入腹腔,为观察孔,镜头直视下做四个Trocar孔:左侧腋前线肋缘下置入5mm Trocar;右侧锁骨中线脐水平置入12mm Trocar;右侧腋前线肋缘下置入5mm Trocar;左侧锁骨中线脐水平置入5mm Trocar。

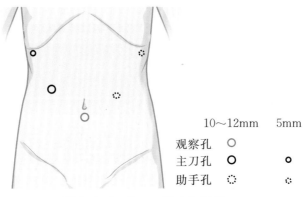

	10~12mm	5mm
观察孔	○	
主刀孔	◉	◦
助手孔	◌	◌

图3-3-3 Trocar孔布局示意

2.腹腔探查:用超声刀离断胃结肠韧带,打开小网膜囊。用8#导尿管绕过胃体,上提胃,于腹壁戳3mm小孔引出体外固定。肿块为多囊性病灶,主要位于腺颈和胰腺体部,囊性病灶质软,壁薄。术中超声明确胰头部和胰尾部为正常胰腺组织。

3.于胰腺上方解剖胰腺颈部和体部,暴露肝总动脉和脾动脉并悬吊。暴露肠系膜上静脉,于胰腺颈部后方建立胰后隧道(图3-3-4)。贯通胰周筋膜间隙,充分游离胰体部,注意保护脾动静脉,离断胰腺,胰腺断面确切止血。

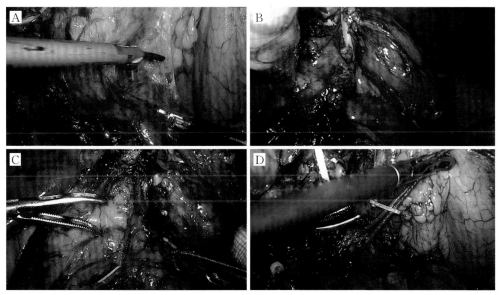

图3-3-4　解剖胰胃胰十二指肠间隙(A);8#导尿管绕过胃体引出腹壁外固定(B),利于胰胃间隙的暴露;于胰腺颈部后方、肠系膜上静脉前方建立胰后隧道(C);悬吊肝总动脉(D)

4.将胰腺颈部肿瘤向右上方翻起,游离胰头部,所遇血管用Hem-o-lok夹结扎后离断。解剖胃十二指肠动脉,用2-0丝线结扎后上可吸收夹夹闭离断。距离肿瘤边缘约0.5cm继续游离胰头部肿瘤,完全切除,保留胰腺钩突部(图3-3-5)。冰冻切片病理检查提示:"胰颈部肿块"导管内黏液性肿瘤,倾向良性,切缘阴性。

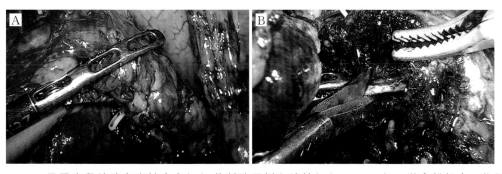

图3-3-5　显露中段胰腺多囊性病变(A);剪断胰尾侧主胰管(B);Kocher切开游离松解十二指肠和头侧胰腺(C);松解胰体尾侧胰腺(D)

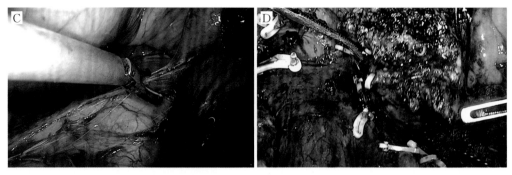

图3-3-5(续) 显露中段胰腺多囊性病变(A);剪断胰尾侧主胰管(B);Kocher切开游离松解十二指肠和头侧胰腺(C);松解胰体尾侧胰腺(D)

5.充分打开Kocher切口,游离十二指肠,使得头侧胰腺得到充分游离,同时将体尾侧胰腺周围筋膜游离松解,再将胰头残端与胰体部残端拉拢对齐,其张力明显减小(图3-3-6);再用3-0倒刺线行胰腺残端后壁连续缝合后,拟行胰管端端吻合。

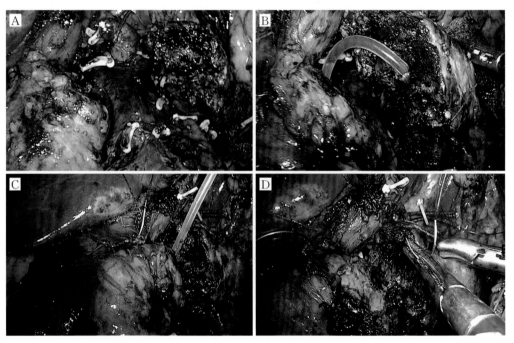

图3-3-6 胰腺中段切除后,肠系膜上静脉前方显露胰头和体尾部(A);Kocher切口充分打开和胰体尾侧周围松解后放置胰管支架管(B、C);胰腺实质后壁用4-0倒刺线缝合(D)

6.胰管端端吻合:用5-0 PDS在胰管两侧端端间断缝合6针,间置胰管支架管1根,胰头侧胰管支架管以越过十二指肠乳头进入十二指肠腔内为宜。胰腺断端前壁以3-0 Prolene线间断缝合。游离部分网膜组织,置入胰管端端吻合口后方。检查吻合口无张力,血供良好,无明显渗漏(图3-3-7)。于胰腺吻合口后方放置双套管1根,前方放置引流管1根。

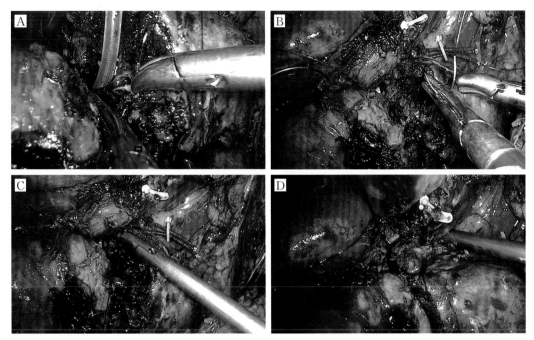

图3-3-7　用5-0 PDS间断吻合胰管6针（A、B）；胰腺实质用4-0 Prolene线间断缝合前壁（C、D）

7.术后标本及病理：胰颈部导管内乳头状黏液性肿瘤，伴低级别异型增生，大小为7cm×3cm×1.2cm。胰管远、近端切缘阴性。

▶▷ 术后管理

术后遵循快速康复理念，不放置胃管。术后24小时，患者下床活动；术后第2天，进食。术后予以预防性使用抗生素、抑制胃酸分泌、抑制胰酶分泌以及常规对症治疗。

术后第1天、第3天及第5天动态监测血常规、肝肾功能、凝血功能和腹腔引流液淀粉酶。术后第1天引流约300mL淡黄色液体，腹水淀粉酶＞6000U/L。

术后7天，增强CT未见明显液体积聚和假性动脉瘤征象（图3-3-8）。

术后第12天，拔除腹腔引流管；术后第13天，患者出院。

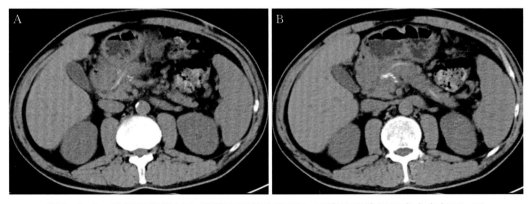

图3-3-8　局部无积液（A），胰管支架管在位（B），重建的胰腺组织愈合良好（C、D）

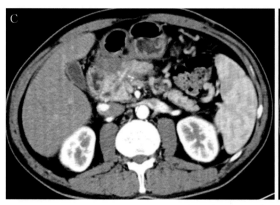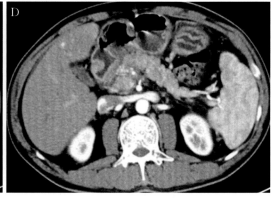

图3-3-8(续) 局部无积液(A),胰管支架管在位(B),重建的胰腺组织愈合良好(C、D)

▶ ▷病例点评

对于胰腺中段良性或低度恶性肿瘤,多主张在行胰腺中段切除后行胰肠吻合或者胰胃吻合。这类经典的胰腺中段切除术,需行胰尾残端-胃行胰胃吻合或胰腺残端-空肠行胰腺空肠ROUX-Y吻合,但消化道离断重建,次序改变,易激活胰酶及增加胰漏风险。而当主胰管缺损较大,无法修复或重建时,只能通过扩大切除或消化道重建来处理主胰管缺损,选择胰体尾部切除术或胰十二指肠切除术。

主胰管有破损时,往往需要在主胰管两端置入长度合适的胰管支架管。置入的方式有两种:一种是在术前通过十二指肠镜先置入胰管支架管,在术中也可起到指引主胰管的作用;另外一种是在术中行主胰管吻合时再置入相应长度的胰管支架管。但是,后者在逆向置入胰头侧主胰管时有一定的难度,尤其在通过十二指肠乳头区域时。因此,作者主张术前通过十二指肠镜置入胰管支架管的做法。但当主胰管缺损较大时,尤其大于5cm时,考虑到胰腺组织和胰管对合的张力问题,多主张主胰管架桥修复+胰管旷置术,找到主胰管两侧断端,选择直径适宜的胰腺支撑管分别放入主胰管近端和远端,然后用5-0可吸收PDS线将胰管和两端主胰管固定并旷置,并将两侧胰腺断端"U"形缝合,闭合断面小的胰管断端。本例胰腺IPMN最大径为7cm,切除中段病灶后,其主胰管缺损大于7cm,尽管游离胰腺头尾侧,腔镜下对端吻合基本不现实,但作者在游离胰腺头尾侧后,再充分游离Kocher切口,使得胰腺头侧游离更加充分,再行胰腺后壁连续吻合,置入置管支架管,其头侧需越过十二指肠乳头部,其尾侧置入胰管体尾侧,并用可吸收线行胰管端端吻合,最后用不可吸收线间断缝合胰腺前壁。这样免去消化道切段重建,更符合生理,同时也最大限度保留了胰腺内外分泌功能。本例患者术后出现A级胰漏,并做到早期出院,恢复良好。

因此,对于主胰管缺损大于5cm的良性或低度恶性的胰腺中段切除术患者,经验丰富的胰腺外科医生也可尝试在充分游离胰腺头侧和尾侧胰腺后,充分游离Kocher切口,再行胰管端端吻合术。其手术要点在于:①胰腺头尾侧游离和充分减张;②胰腺断面"U"形缝合;③胰管支架置入;④引流管放置可靠。

(金丽明 谢志杰)

▶▷参考文献

[1]Wang ZZ, Zhao GD, Zhao ZM, et al. An end-to-end pancreaticanastomosis in robotic central pancreatectomy[J]. World J Surg Oncol, 2019, 17(1): 67.

[2]Giuliani T, Marchegiani G, Girgis MD, et al. Endoscopic placement of pancreatic stent for "Deep" pancreatic enucleations operative technique and preliminary experience at two high-volume centers[J]. Surg Endosc, 2020, 34(6): 2796-2802.

[3]Tanaka K, Misawa T, Haruki K, et al. Enucleation of solid pseudopapillary tumor with a preoperative nasopancreatic drainage stent in a child[J]. Asian J Endosc Surg, 2017, 10(4): 438-441.

[4]Yu X, Wang W, Yu S, et al. The role of main pancreatic duct stent in the enucleation of benign/borderline pancreatic head tumors: a cohort study[J]. Langenbecks Arch Surg, 2023, 408(1): 198.

四、腹腔镜胰十二指肠切除术

▶▷ 引 言

胰十二指肠切除术（pancreaticoduodenectomy, PD）需切除胰头、十二指肠、胆囊、肝外胆管、远端胃和近端空肠，然后行胰肠、胆肠和胃肠的消化道重建，为此被誉为普外科手术的"珠穆朗玛峰"。随着微创技术的不断发展，腹腔镜胰十二指肠切除术（laparoscopic pancreaticoduodenectomy, LPD）在技术上已日趋成熟，其安全性和可行性也得到肯定。最近10年，尽管达芬奇手术机器人发展非常迅猛，但仍然没能完全取代腹腔镜手术。并且腹腔镜手术在一定程度上可作为机器人胰十二指肠术的前期训练术式。再者，手术机器人设备毕竟还没能在县市级医院得到普及。因此，LPD仍然作为经典术式，受到众多外科医师的推崇。当然，LPD作为除开腹PD和手术机器人PD之外的一种成熟的技术平台选项，也是众多普外科医师或胰腺外科医师需掌握的基本技能。本小节以一例外院误诊为环状急性胰腺炎发作的胰头癌行LPD为例，阐明LPD手术过程及诊治现状。

▶▷ 病情简介

患者，女性，59岁，因右上腹痛伴腹胀、恶心呕吐1个月余。患者1个多月前受凉后出现右上腹疼痛，阵发性绞痛，伴腹胀腹泻、恶心呕吐，无寒战高热、头痛头晕等不适。遂于2023年4月1日至外院住院治疗，诊断"急性胰腺炎，环状胰腺不排除"，查糖类抗原19-9 204.1U/mL；上腹部MR示十二指肠降部肠壁不均匀增厚及管腔狭窄，肝内外胆管及胰管稍扩张，环状胰腺伴炎症可能；胃镜病理示十二指肠黏膜炎伴糜烂，部分上皮中度异型增生；予以对症治疗后，腹痛症状较前好转，为进一步治疗，转入本院治疗。患者患糖尿病6年，口服降糖药及胰岛素，血糖控制尚可。

▶▷ 入院实验室检查 ──────────────────────────

  血常规:白细胞计数 8.1×10^9/L,中性粒细胞百分比 64.%,血红蛋白 133g/L;血小板计数 239×10^9/L。

  血生化:白蛋白 38.2g/L,总胆红素 23.9μmol/L,谷丙转氨酶 18U/L,谷草转氨酶 22U/L。
  凝血功能:凝血酶原时间 11.7s,国际标准化比率 0.89。
  肿瘤标志物:癌胚抗原 5.61ng/mL,甲胎蛋白 3.34ng/mL,糖类抗原-125 17.5U/mL,糖类抗原 19-9＞1982.0U/mL。

▶▷ 入院影像学检查 ──────────────────────────

  胰腺增强CT(图3-4-1)提示:十二指肠降部肠壁不均匀增厚及管腔狭窄(图3-4-1A~D),肝内外胆管及胰管稍扩张,十二指肠内侧壁可疑结节伴胰管扩张(图3-4-1E、F)。

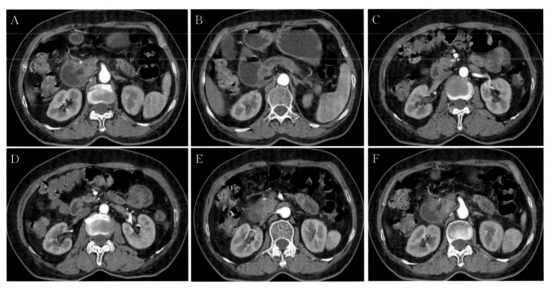

图3-4-1 胰腺增强CT:十二指肠降部内侧肠壁不均匀增厚及管腔狭窄;胰腺周围边渗出性改变,胰管远端扩张

  增强MR(图3-4-2)提示:十二指肠降部、胰头区胆总管末段周围异常信号影伴肝内外胆管及胰管扩张,胆囊增大,肿瘤性病变不能除外。胰头周围多发增大淋巴结。

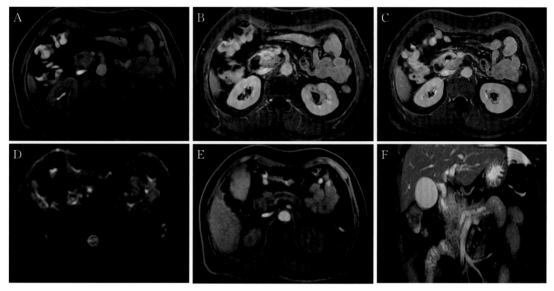

图3-4-2 胰头区胆总管末段周围见团片状异常信号影,与增厚十二指肠降部壁分界不清,钩突正常形态消失,T$_1$及T$_2$等信号(A~C),DWI稍高信号(D),增强呈明显延迟强化(E),胆总管、胰管扩张,胆囊增大(F)

▶▷ 术前管理

◆ 治疗决策

结合患者1个多月前有急性胰腺炎发作病史,且考虑为环状胰腺所致,尽管入院后完善了一系列检查,胰腺增强CT及MR提示钩突部占位存在,糖类抗原19-9升高,恶性肿瘤首先考虑,但也不能完全排除环状胰腺导致的胰腺炎。经MDT讨论,患者糖类抗原19-9升高,CT提示胰管不同程度扩张,十二指肠占位可能,结合外院胰腺MR,肝内外胆管扩张及胆总管末段周围异常信号影,首先考虑十二指肠内侧或胰腺钩突部肿瘤可能,有手术指征。

▶▷ 手术步骤

1.体位:患者取仰卧位,气插全麻,常规导尿,消毒铺巾。在脐部下方约2cm作穿刺建立气腹,戳孔进Trocar,然后在两侧上腹壁各做2个5mm及10mm操作孔(图3-4-3)。

2.沿Kocher切口解剖拓展层面:显露十二指肠右后侧缘后腹膜间隙(图3-4-4A),沿右肾前筋膜,将十二指肠降部、水平部及胰头向左上方翻起(图3-4-4B),松解十二指肠后壁与下腔静脉和左肾静脉间隙(图3-4-4C),直至分离至肠系膜上动脉、腹腔干及腹主动脉(图3-4-4D)。清扫第16组淋巴结,暴露肠系膜上静脉及肠系膜上动脉右侧缘。

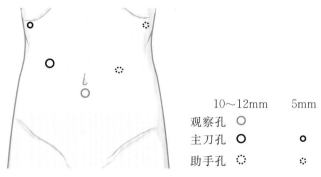

图3-4-3 Trocar孔布局示意

10~12mm 5mm
观察孔 ○
主刀孔 ● ○
助手孔 ◌ ◌

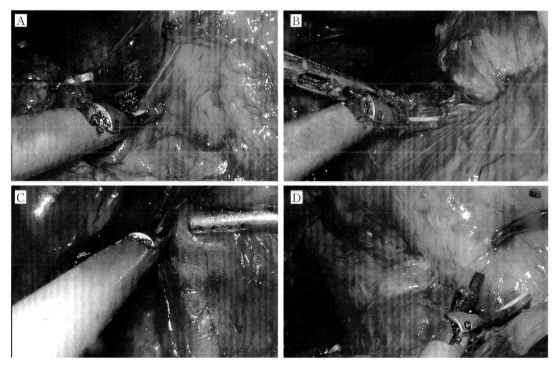

图3-4-4 Kocher切口后可见局部十二指肠和后腹膜间挛缩,组织水肿

3.断胃:打开胃结肠韧带,进一步向右侧游离;离断胃结肠韧带,打开结肠十二指肠胃融合筋膜,充分游离降结肠肝区;沿胃大弯部胃网膜血管左右交界区域至胃小弯胃角附近,取腔镜直线切割闭合器(蓝钉)切割离断胃体,吻合备用(图3-4-5)。

4.解剖肝十二指肠韧带:在肝十二指肠左侧缘和胰颈区上缘交叉区域开始解剖、悬吊肝总动脉(CHA)、肝固有动脉

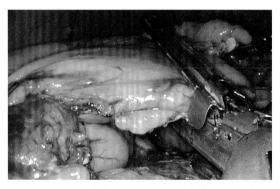

图3-4-5 用直线切割闭合器离断约3/5远端胃

（PHA）和胃十二指肠动脉（GDA），清扫肝总动脉、肝固有动脉周围淋巴结（第8a、12a组）；于胃十二指肠动脉根部丝线结扎、夹闭、离断胃十二指肠动脉（图3-4-6A～C）。切除胆囊，自胆囊管和肝总管汇合以上离断胆管（图3-4-6D），用血管夹临时夹闭，清扫门静脉前方、胆管旁和胆囊管周淋巴结（第12p、12c、12b组）。

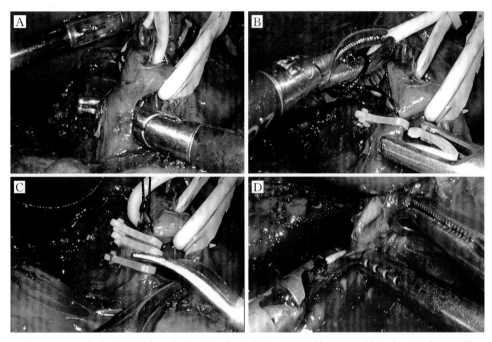

图3-4-6　完整显露胃十二指肠动脉处置过程；于胆囊管和肝总管汇合以上离断胆管

5.离断胰腺：沿胰颈下缘开始分离，明确肠系膜上静脉和门静脉相应位置，建立胰后隧道，警惕肠系膜上静脉前缘有通向胰腺下半部区域的分支（前哨静脉）。用超声刀离断胰腺实质，于胰腺截面中后上1/3处有胰管通过，用剪刀离断主胰管（图3-4-7A），然后置入相应大小的胰管引流管（图3-4-7B）。可先缝合胰腺上下缘，再离断胰腺实质，以减少出血。

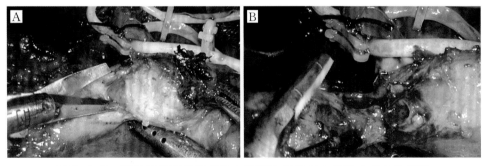

图3-4-7　可见明显囊状扩张的主胰管和离断后直径较大的主胰管腔

6.空肠离断：平摊横结肠系膜，确定空肠和Treitz韧带位置，于无血管区结肠系膜血管左侧缘用超声刀离断开结肠系膜裂孔(图3-4-8A)(L孔),距Treitz韧带远端10~15cm处用直线切割闭合器(白钉)离断空肠(图3-4-8B),备用。沿断开的空肠近端,在结肠上区完成空肠系膜依次结扎离断后,与Kocher切口会师完成十二指肠和空肠近端的游离(图3-4-8C、D)。

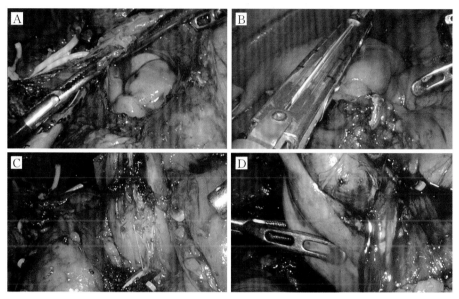

图3-4-8　经L孔完成空肠离断,及十二指肠水平部和升部游离,与Kocher切口会师

　　7.胰腺钩突切除:离断胰腺后,将近端空肠、十二指肠及胰头向右侧牵引,显露门静脉及肠系膜上静脉,自足侧向头侧利于腹腔镜操作视角的原则,用超声刀进行钩突与肠系膜上静脉间解剖(图3-4-9),该区域静脉管壁薄而脆,尤其是存在胰腺炎症组织水肿的患者。沿肠系膜上静脉和门静脉右侧缘,离断胃结肠静脉干(Henle干)(图3-4-10)、胰十二指肠下静脉(IPDV)、胃右静脉等属支。发自肠系膜上静脉的钩突支胰十二指肠下动脉(IPDA)(图3-4-11A)也在肠系膜上静脉后方、肠系膜上动脉的右侧缘发出。对于较粗的管道,予以丝线结扎后用Hem-o-lok夹夹闭后离断(图3-4-11B);如遇血管破口较大,可以用金属钛夹临时夹闭,待移除标本后再行5-0 Prolene线缝合。

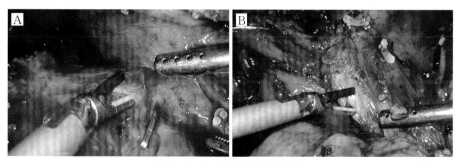

图3-4-9　钩突游离和切除

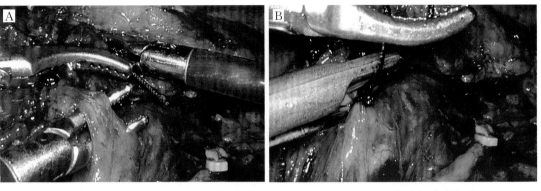

图3-4-10　用Henle干丝线结扎一道(A)后再用Hem-o-lok夹夹闭离断(B)

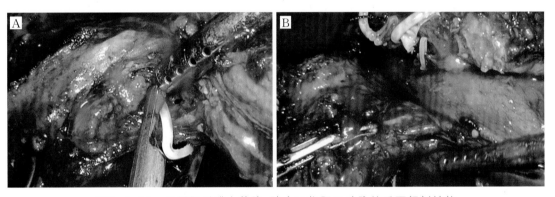

图3-4-11　显露肠系膜上静脉、胰十二指肠下动脉等重要解剖结构

8.移除标本后,创面彻底止血,金属夹闭处用5-0 Prolene缝扎,向主胰管内置入相应大小的胰管支架管(图3-4-12)。

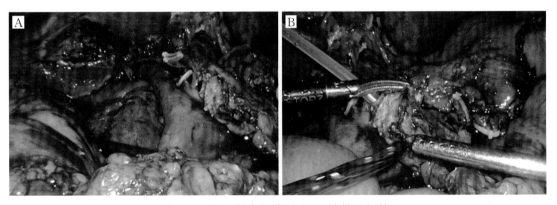

图3-4-12　标本切除后,置入胰管支架管

9.行Child消化道重建方式:

(1)胰肠吻合(导管对黏膜):于横结肠后位将空肠提拉,分别在胰管两侧用4-0 Prolene(36mm)贯穿胰腺和空肠浆肌层,行"U"字形缝合。用3-0 PDS缝合固定胰管支撑管,在空肠、胰管对应处打开一个5mm的小孔,浆肌层做一荷包,置入胰管支撑管进入

远端空肠内,然后对胰腺实质和空肠浆肌层行"U"形缝合前壁3针(图3-4-13)。

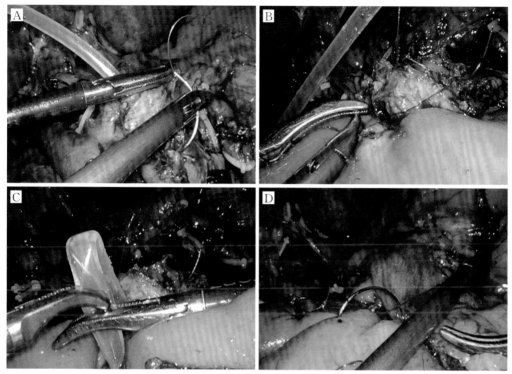

图3-4-13 胰肠吻合过程:贯穿胰腺和空肠浆肌层,行"U"字形缝合作为胰肠吻合的后壁(A),用PDS胰管对黏膜吻合缝合4~6针(B),置入主胰管支撑管(C);对胰腺实质和空肠浆肌层行"U"字形缝合作为胰肠吻合的前壁(D)

(2)胆肠吻合:距胰空肠吻合口10cm作肝总管-空肠端侧吻合,于空肠系膜对侧缘作一全层切开0.8cm的切口,用4-0倒刺线连续吻合肝总管及空肠(图3-4-14)。

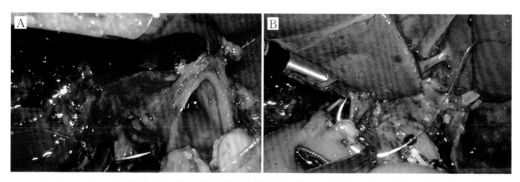

图3-4-14 胆肠吻合过程:后壁用倒刺线连续缝合后(A),继续前壁连续缝合(B)

(3)胃肠吻合:于胆肠吻合口远端45cm将空肠与胃后壁以直线切割闭合器(蓝钉)行侧侧吻合,胃空肠共同开口以3-0倒刺线作连续缝合。

10.冲洗腹腔,确切止血,分别于胆肠吻合口前方、胰肠吻合口前方放置1根引流管。

▶▷ 术后病理

1.冰冻切片病理(2023年4月18日)诊断:胰十二指肠(壶腹部)腺癌,胆管切缘阴性,胰颈切缘胰腺组织呈慢性炎性改变,未见明确恶性肿瘤。

2.术后常规病理:①胰十二指肠(壶腹部)中分化腺癌(胰胆管型),大小为2.5cm×2.5cm,肿瘤浸润至十二指肠浆膜层,局部浸润胰腺组织,脉管累犯阳性,神经累犯阳性。②"胆管切缘""胰颈切缘""胃切缘""空肠切缘"均为阴性。③区域淋巴结情况(1/18)见癌转移,其中"肠周"淋巴结(1/8),"胃周"淋巴结(0/8),"肝总动脉旁"淋巴结(0/2)。④pTNM分期(第8版AJCC)$pT_{4b}N_1M_x$。

▶▷ 术后管理

1.术后常规肛门排气后进流质饮食,鼓励患者早期下床活动。

2.术后第1天、第3天及第5天动态监测血常规、肝肾功能、凝血功能等指标,未见明显异常。术后第3天复查腹水淀粉酶。

3.术后第3天复查腹部CT见腹腔内无明显积液,腹腔引流管引流量逐日减少;拔除腹腔引流管后,术后第10天复查增强CT未见腹腔干、肝总动脉和胃十二指肠动脉假性动脉瘤形成,积液少量(图3-4-15)。术后第12天,患者出院。

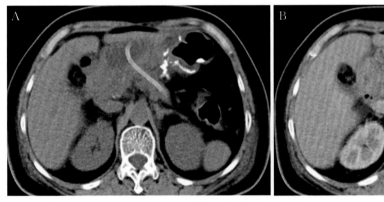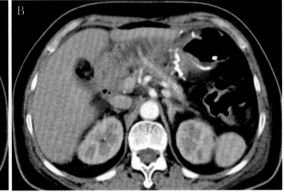

图3-4-15 未见明显腹腔积液(A),未见明显假性动脉瘤形成(B)

4.胰腺导管腺癌诊断明确,胰腺肿瘤较大,又紧邻肠系膜上静脉,术后行吉西他滨+奥沙利铂方案化疗,21天为1个疗程,持续6~8个疗程。

▶▷ 病例点评

该病例最值得分享的是以胰腺炎为首发症状的胰腺癌诊断难度大,并且存在环状胰腺诊断的高度迷惑性。我们知道,环状胰腺(annluar pancreas)是一种先天性发育畸形的胰腺疾病,因在十二指肠上带状胰腺组织环部分或完全包绕十二指肠第一段或第二段,易导致肠腔狭窄,患者出现腹痛、恶心、呕吐,甚至发生急性胰腺炎。本病于1818年由Tiedemann首先在尸检中发现,于1862年由Ecker首先报道。

目前,其主流的病因学说有两种解释。一种认为环状胰腺是由于位于十二指肠腹侧的始基未能随十二指肠的旋转与背侧始基融合所致的;另一种则认为,由于腹侧与背侧胰始基同时肥大,因而形成环状胰腺。

环状胰腺的诊断难度大,根据典型的症状与体征,结合影像学表现,应考虑本病的可能。因此,该病例出现腹痛、呕吐症状,淀粉酶增高,胰腺头部和十二指肠都有相应的症状体征,极易首先考虑到环状胰腺的可能。①追溯患者在第一家医院就诊时就存在腹痛、呕吐症状,血清淀粉酶高于正常值3倍以上,同时CT影像学检查也有胰腺头部肿胀,周围组织水肿渗出性改变,按照中国胰腺炎诊治指南,符合3条急性胰腺炎诊断标准,可诊断急性胰腺炎。经过标准的禁食、胃肠减压输液、抑制胰酶等治疗后,患者整体症状体征明显改善,实验室检查也趋于正常,但经过1个月规范的治疗后,上腹部隐痛和呕吐症状缓解不明显,这是诊断的疑点之一。②诊断思维定式干扰性极强。尽管有极具迷惑性的诊断,但从完整病史追问中不难发现,该患者在此次发病前基本没有腹部明显的症状,比如恶心、呕吐以及频繁的腹痛记忆,这是诊断的疑点之二。③胰腺炎起病不典型,症状体征以及炎症风暴不强烈,并且伴随着肿瘤指标增高。因此,MDT讨论是治疗的重中之重环节。基于上述疑点,我们积极组织影像学专家详细阅片,结合MR和CT影像学检查,首先考虑胰头钩突区恶性肿瘤的可能。PET-CT可能为诊断提供一定的线索,但在与家属交流后,放弃PET-CT检查,家属和患者非常坚决要求手术治疗,也不考虑超声内镜引导下的穿刺病理学检查。手术过程中,没有发现环状胰腺的存在,但是组织水肿较为明显,可能与肿瘤诱发的急性胰腺炎发作有一定的关系,快速病理学也证实了胰头腺癌。因此,在遇到不典型胰腺炎起病患者,尤其年龄在50岁以上,伴随肿瘤标记物增高时,要警惕胰腺肿瘤的可能。

◆ LPD钩突切除前影像学的评估价值

胰腺钩突的成功切除是LPD的难点和关键步骤,切除得是否完整,不仅与手术后胰漏并发症发生相关,而且直接关系到肿瘤治疗的预后。有文献表明,肿瘤局部复发与围钩突区域清扫不彻底关系密切。开腹PD、手术机器人PD或LPD三个技术平台中的任何一个技术平台,其实都能够有效处理围钩突区域切除和淋巴结清扫,但后两者作为微创技术平台,有放大效应,并且腹腔镜的独特显露视角有利于提高切除的效率,甚至可能获取更多数量的淋巴结。对于该患者近期有过急性胰腺炎病史,胰腺钩突处理的难点在于组织的炎性水肿明显,增加了精细解剖的难度,尤其:①在紧贴肠系膜上静脉、胰十二指肠下动静脉、胰十二指肠上静脉、胰背动脉、胰十二指肠下动脉(inferior pancreaticoduodenal artery,IPDA)、空肠近端背侧静脉(proximal-dorsal jejunal vein,PDJV)、空肠第一静脉等需精细处理部位,显露较为困难;②不能完全追求肠系膜上动脉周围360°的过度裸化;③钩突附近肿瘤易侵犯肠系膜上静脉,增加切除难度。其实对于钩突处理,需要考虑切除的路径,对于钩突切除较容易的患者(如胆管下端癌、壶腹部癌、十二指肠乳头癌、胰头内分泌肿瘤等患者),可选择经典的肠系膜上静脉入路;对于切除难度较高的患者(如慢性胰腺炎与PV/SMV致密粘连、交界性可切除胰头癌、联合PV/SMV切除重建的胰头癌等患者),可采取肠系膜上动脉优先入路,首先从肠系膜上动脉离断胰腺钩突系膜,然后用血管夹门静脉、脾静脉和肠系膜上静脉的状态下游离PV/SMV,或联合PV/SMV切除重建。尽管对钩突切除难易程度的评估主要基于影像学读片习惯的养成和读片水平的提高,但具体钩突切除路径的选择需要依据具体情况决定。

◆ **LPD结肠上区胰腺病灶切除和消化道重建的优势**

沿胰腺下缘于结肠中静脉左侧打开结肠系膜,提起近端空肠,距屈氏韧带10cm,离断空肠。游离屈氏韧带,十二指肠第三、四段,再与Kocher切口会师,顺利完成病灶区域切除。L孔是指从左横结肠系膜上建立的人为的系膜通道,位于中结肠动脉左侧的无血管区域,由于空肠起始部恒定于该区域背侧的少血管区域,肠系膜下静脉的右侧缘,因此使用超声刀或电钩打开结肠系膜区域后,易显露空肠起始部,不需要对结肠下区进行大范围骚动,而完成胰十二指肠切除;再则,在完成消化道重建时,经过L孔容易提拉空肠袢,大大节约手术时间,直接将空肠袢经过L孔上提完成胰肠吻合和胆肠吻合。我们习惯在结肠上区准备做胃肠吻合的空肠袢部位做好标记后,再简单地于结肠下区提拉做好标记的空肠袢,完成胃肠吻合。

◆ **腹腔胰肠吻合方式的选择**

胰漏的发生直接影响LPD术后是否顺利恢复,尽管胰漏的发生与诸多因素有关,比如胰腺质地、胰管直径大小等,但是胰肠吻合方式一直困扰着医生对PD的选择。目前,胰肠吻合方式主要分为两大类:①胰腺空肠套入式吻合,是开腹PD手术中最为经典的胰肠重建方式;②胰管-空肠黏膜吻合,其本质是将胰腺看作管腔细小且壁厚的空腔器官,按照胃肠吻合的理念进行重建。而胰管对黏膜的吻合方式呈现出更多衍生或改良的术式,如Blumgart法吻合、"301"式单针全层胰肠吻合、一针连续胰肠吻合和双针连续胰肠吻合等,这些术式可能具备比较适合腔镜的手术视角、可重复性较高的优势,在各大中心开展较广泛。

总之,术者应根据腹腔镜不同的手术视角和操作方式,选择成熟的、易于掌握的、可重复性强的吻合方式,这是极为重要的,尤其应该选择术者熟悉的吻合方式。

(陈潇远 金丽明)

▶▷ **参考文献**

[1] Ma MJ, Cheng H, Chen YS, et al. Laparoscopic pancreaticoduodenectomy with portal or superior mesenteric vein resection and reconstruction for pancreatic cancer: a single-

center experience[J]. Hepatobiliary Pancreat Dis Int, 2023, 22(2): 147-153.

[2]Yong TL, Malik H, Gold G. How to do a laparoscopic pancreaticoduodenectomy[J]. ANZ J Surg, 2023, 93(4): 1024-1026.

[3]汪学艳,白琪,冯泽东,等.环状胰腺诊治进展[J].中华肝脏外科手术学电子杂志,2020,9(3):216-220.

[4]李永彬,蔡云强,王昕,等.流程优化的全腹腔镜胰十二指肠切除术的临床总结(附手术视频)[J].四川大学学报(医学版),2020(4):446-452.

[5]张太平,刘悦泽.中国腹腔镜胰十二指肠切除术20年发展、存在问题及对策[J].中华普外科手术学杂志(电子版),2021,15(3):241-244.

五、胰腺全系膜切除在腹腔镜胰头癌根治术中的应用

▶▷ 前　言

胰腺癌的发病率在国内外均呈明显上升趋势,胰腺癌患者的总体5年生存率仍约为7%,近几十年来没有显著变化。目前,手术是唯一可能治愈胰腺癌的方法。统计显示,近80%的胰腺癌发生在胰腺头部,由于胰头与肠系膜血管和腹腔动脉具有特殊的解剖关系,所以胰头癌根治性切除(R0)率偏低。非R0切除导致的切除部位局部复发是胰头癌患者预后不良的主要原因。多项研究显示,胰腺后侧神经丛的淋巴细胞结构可能在肿瘤细胞浸润中起关键作用,胰头癌患者的胰后神经组织周围肿瘤侵袭率高达77%,而胰腺全系膜切除(total mesopancreas excision,TMpE)可增加R0切除率,但其对全身复发和患者生存获益的影响尚未确定。对此尽管尚存在争议,但胰腺系膜的定义和胰腺全系膜切除术的一些临床实践已逐渐被胰腺外科医生所接受。此例患者术前被诊断为胰头癌,拟行腹腔镜下胰十二指肠切除术(LPD),术中应用胰腺全系膜切除术以增加胰头癌R0切除率,降低术后肿瘤局部复发的风险。

▶▷ 病情简介

患者,女性,49岁,因"发现胰腺占位2天"就诊。2天前,患者在我院体检行腹部常规彩超检查提示"胰头部等回声团块,建议进一步影像学检查"。患者无腹痛,皮肤、巩膜无黄染,门诊以"胰腺占位性病变"收入我科。

▶▷ 体格检查

患者神志清,皮肤、巩膜无黄染,浅表淋巴结未及肿大;两肺呼吸音清,未闻及明显干湿啰音;心律齐,各瓣膜区未闻及明显病理性杂音;腹平软,全腹未及明显包块,无压痛及反跳痛,墨菲征(−),肝脾肋下未及,移动性浊音阴性,肠鸣音正常。双下肢无水肿。

►▷入院实验室检查

血常规:白细胞计数 8.1×10⁹/L,中性粒细胞百分比 64.%,血红蛋白 133g/L,血小板计数 239×10⁹/L。

血生化:白蛋白 38.2g/L,总胆红素 23.9μmol/L,谷丙转氨酶 18U/L,谷草转氨酶 22U/L。

凝血功能:凝血酶原时间 11.7s,国际标准化比率 0.89。

血清肿瘤标志物:癌胚抗原 5.61ng/mL(↑),甲胎蛋白 3.34ng/mL,糖类抗原 125 17.5U/mL,糖类抗原 19-9>1982.0U/mL(↑)。

传染病四项:HBsAg(—),HCV-Ab(—),HIV(—),TP-Ab(—)。

尿、粪常规:无明显异常。

►▷入院影像学检查

胰腺增强 CT 提示:胰头部见结节状稍高密度影,边界欠清(图 3-5-1A),增强扫描病变强化程度与正常胰腺强化呈稍低密度,直径约为 1.5cm(图 3-5-1B、C),伴远端胰管扩张(图 3-5-1D),首先考虑胰腺癌可能。

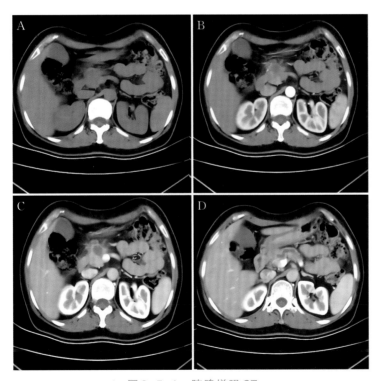

图 3-5-1　胰腺增强 CT

MRCP(图 3-5-2)提示:胆总管、肝内胆管未见明显扩张,其内未见明显异常低信号影;主胰管明显扩张。

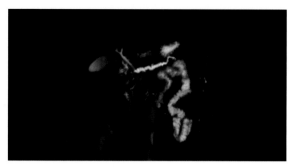

图3-5-2　MRCP

▶▷ 术前管理

◆ 治疗决策

结合病史及影像学检查,患者胰头癌诊断基本明确;肿瘤位于肠系膜上静脉右前方,未触及肠系膜上动静脉以及腹腔干,术前评估肿瘤可切除,术前常规检查心肺功能良好,手术耐受性良好,术前腹部和肺部CT等检查未见明显远处转移病灶,经MDT讨论后,决定行腹腔镜胰十二指肠切除术。

◆ 手术策略

该例患者被诊断为胰头癌,术前阅片发现右肝动脉存在变异,源自肠系膜上动脉,存在术中损伤的风险,并且胰头癌患者的胰后神经组织周围肿瘤侵袭率高,拟行动脉优先多入路联合的腹腔镜胰十二指肠切除术,应用胰腺全系膜切除术式增加胰头癌以后组织R0切除率,降低术后肿瘤局部复发的风险。

▶▷ 手术步骤

1.体位:患者取仰卧位,气插全麻,常规导尿,消毒铺巾。取脐下小切口,长约1cm,建立气腹,压力为12mmHg,置入腔镜(图3-5-3),探查如上述。

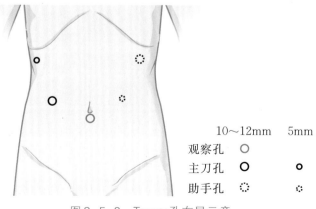

	10~12mm	5mm
观察孔	○	
主刀孔	◉	○
助手孔	⊙	⊙

图3-5-3　Trocar孔布局示意

2.直视下,上腹部再做4个Trocar孔,置入相应器械。用超声刀打开胃结肠韧带,向右侧分离十二指肠前方融合筋膜,下降结肠肝曲(图3-5-4)。

3.打开Kocher切口,游离十二指肠降部,将十二指肠降部及胰头向左侧翻起,直至显露下腔静脉、左肾静脉及腹主动脉,清扫第16组淋巴结(图3-5-5)。

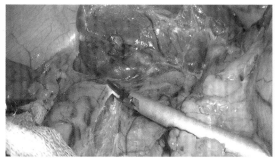 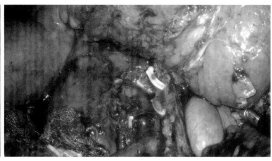

图3-5-4　降结肠肝曲　　　　　　　图3-5-5　打开Kocher切口,清扫第16组淋巴结

4.用Endo-GIA直线切割闭合器(蓝钉)离断胃(图3-5-6),解剖肝十二指肠韧带,悬吊肝总动脉(图3-5-7),游离胃十二指肠动脉,用1号丝线根部结扎而后用双重Hem-o-lok夹夹闭后离断(图3-5-8),清扫第7、8、9组淋巴结,游离胆总管、门静脉及肝总动脉,清扫肝十二指肠韧带淋巴结。游离胆囊床,在胆囊管汇入胆总管部上方1cm处切断肝总管,胆管上切缘送术中冰冻病理,提示胆管下切缘阴性。

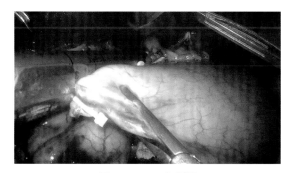

图3-5-6　离断胃

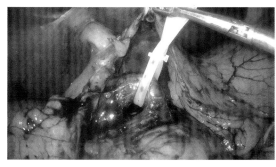 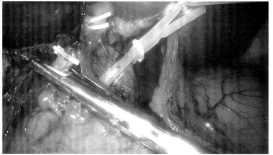

图3-5-7　悬吊肝总动脉　　　　　　图3-5-8　处理胃十二指肠动脉

5.在肠系膜上静脉的左侧胰腺预定断胰处用超声刀逐步切断胰腺及周围神经,见胰管直径约为3mm,胰腺断面确切止血(图3-5-9)。

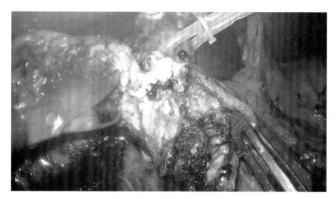

图3-5-9　离断胰腺

6.用超声刀打开结肠系膜L孔,上提近端空肠。离Treitz韧带10cm处用Endo-GIA直线切割闭合器(白钉)切断空肠(图3-5-10)。游离近端空肠,用超声刀离断十二指肠水平部系膜,游离暴露肠系膜上动脉左侧缘,并清扫肠系膜上动脉左侧以及左下方淋巴脂肪组织,探查空肠动脉第一支以及胰十二指肠下动脉(图3-5-11)。将近端空肠牵向右侧,同时将远端空肠经结肠后方牵拉至右侧。

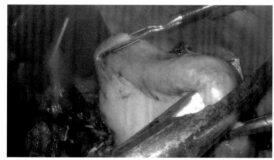

图3-5-10　离断空肠

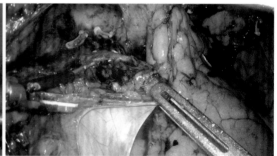

图3-5-11　清扫肠系膜上动脉左侧以及左下方淋巴脂肪组织

7.将胰头、十二指肠、空肠上段向右侧牵引,显露门静脉、肠系膜上静脉,自足侧向头侧用超声刀离断胰腺钩突部与肠系膜上静脉间组织,血管分别予以Hem-o-lok夹夹闭后离断,门静脉游离后用血管带悬吊,向左上方牵引门静脉(图3-5-12)以及肠系膜上静脉,显露肠系膜上动脉,离断肠系膜上动脉与胰腺钩突间系膜组织,根部结扎离断胰十二指肠下动脉(图3-5-13),探查右肝动脉起源自肠系膜上动脉(图3-5-14),清扫肠系膜上动脉右半周淋巴脂肪组织以及神经组织,清扫海德堡三角,完整切除标本(图3-5-15),清扫完成(图3-5-16)。

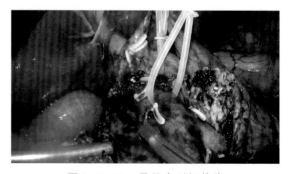

图3-5-12　悬吊牵引门静脉

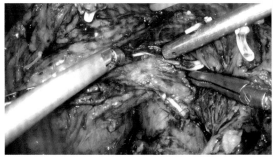

图3-5-13　结扎离断胰十二指肠下动脉

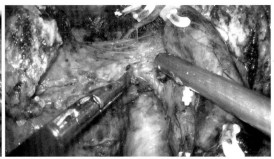

图3-5-14　探查变异的右肝动脉

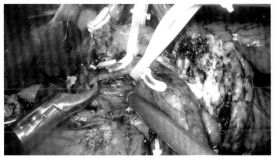

图3-5-15　清扫海德堡三角

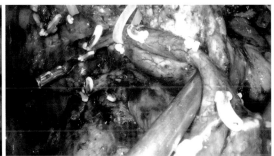

图3-5-16　海德堡三角以及变异的右肝动脉

8.行Child消化道重建,将空肠上端自结肠后上提,先与残留的胰腺吻合。自空肠断端5cm打开肠管,胰管内放置支撑管,用3-0 Prolene线先缝合固定胰管支撑管,胰腺上下缘各用3-0 Prolene线U形缝合胰腺组织与空肠浆肌层,空肠作小孔置入胰管支撑管后行荷包固定,再用3-0 Prolene线连续缝合胰腺与空肠浆肌层。检查吻合口无张力,血供良好,无明显胰漏。

9.在距胰空肠吻合口10cm作胆管空肠端侧吻合,于空肠系膜对侧缘作一切口,对肝总管开口予以整形,长度与胆管开口相当,用4-0倒刺线连续吻合胆总管及空肠。吻合口无张力,无胆汁渗漏。自胆肠吻合口远端45cm将空肠上提,与胃后壁以Endo-GIA直线切割闭合器(白钉)行侧侧吻合。检查胃腔内无活动性出血,用4-0 Vicryl线间断缝合加固浆肌层。

10.冲洗腹腔,无明显胆漏及出血,于胆肠吻合口后方放置负压引流管1根,胰肠下方放置引流管1根,关腹。

▶▷术后管理

术后予以预防感染、解痉镇痛、抑制胰酶等对症治疗,鼓励患者早期下床活动,肛门排气后开始进流质饮食。术后隔天动态监测血常规、肝功能、凝血功能和腹腔引流管淀粉酶。术后第4天复查腹部平扫CT,见腹盆腔内少量积气积液。腹腔引流管引流量逐日减少。术后1周拔除腹腔引流管。术后第12天,患者出院。

术后病理大体观:胰十二指肠切除标本,胰头部可见一质硬肿块,大小约为2.5cm×2cm,切面灰白灰红,未侵及肠壁及胆总管下端。

病理诊断:胰腺导管腺癌,中-低分化,肿瘤大小约为2.5cm×2cm×2cm,间质可见神经侵犯,未见确切脉管内瘤栓;癌累及十二指肠肠壁深肌层,而胃切端、十二指肠切端、胰腺切端均未见癌累及;淋巴结阳性(1/24),其中检及胃小弯侧淋巴结1枚、胃大弯侧淋巴结6枚、胰腺周围脂肪淋巴结5枚均未见癌转移,第8组淋巴结4枚均未见癌转移(0/4),第12组淋巴结1枚未见癌转移(0/1),第14组淋巴结6枚均未见癌转移(0/6),第16组淋巴结1枚见癌转移(1/1)。

▶ ▷ 病例点评

胰腺系膜被定义为从胰头后表面延伸到肠系膜血管后的坚实且血管化良好的结构。与其他腹腔内器官一样,胰腺被两层腹膜覆盖。胰腺腹侧和背侧的融合发生在第6周,此时血管主要来自腹腔动脉。第6周后,胰腺与胰腺系膜一起呈横切面,胰腺头部向右侧嵌入十二指肠弯曲处,尾部到达脾脏的左侧。此时,来自肠系膜上动脉的胰十二指肠下动脉沿着十二指肠与胰头之间的沟槽生长,并与来自胃十二指肠动脉的分支相连。因此,腹腔干和肠系膜上动脉被认为是胰腺系膜的核心结构,对胰腺癌行区域淋巴结清扫的关键在于遵循动脉优先的原则,预先处理肝总动脉以及肠系膜上动脉,通过悬吊肝总动脉以及肠系膜上动脉,从根部处理供应胰十二指肠区域的血管(包括胃十二指肠动脉、胃右动脉和胰十二指肠下动脉),并清理动脉周围的淋巴脂肪组织。

全直肠系膜切除术(total mesopancrease exaision,TME)被广泛应用于直肠肿瘤根治中,其优势在于显著降低直肠癌的局部复发率。2007年,德国Gockel等通过解剖新鲜尸体标本,相应地提出了针对胰腺癌实施胰腺全系膜切除的观念,但关于胰腺系膜切除的范畴并未详尽阐述。5年后,法国Adham与Singhirunnusorn明确了胰腺全系膜切除的范畴,涵盖了门静脉-肠系膜上静脉、腹腔干和肠系膜上动脉构成的三角区域。在对52例可切除胰腺恶性肿瘤患者实施胰腺全系膜切除后,他们发现肿瘤侵袭的部位就在胰腺系膜。2010年,我国学者彭淑牖、刘颖斌团队在胰腺全系膜切除领域开展研究。在研究过程中,他们对胰腺全系膜的定义进行了进一步明确,即狭义的胰腺系膜仅包绕胰腺钩突至肠系膜上动静脉的膜状结构。在此基础上,他们详细阐述了胰腺全系膜的具体区域。范围上起自腹腔干上方2cm,下至肠系膜下动脉,左至肠系膜下静脉边缘,右至下腔静脉右侧缘,后方至下腔静脉和腹主动脉左侧缘。此区域包含第16组淋巴结(图3-5-17)。

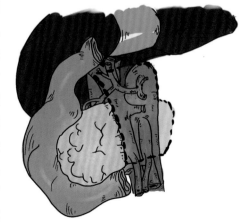

图3-5-17 胰腺全系膜切除范围示意

　　文章探讨了胰头癌根治术中采用腹膜后淋巴脂肪板层根治性切除的策略。研究发现，该策略的切除范围与胰腺全系膜区域相似，但更清晰地明确了胰腺系膜的区域。该策略有望为提高胰头癌治疗效果提供有益的启示。

　　从胰腺膜性解剖层次来看，在十二指肠和胰腺后方，与下腔静脉和主动脉平面之间存在胶原纤维层，称为胰后筋膜。胰腺的重要血管全部位于胰后筋膜与胰腺实质之间。胰腺头部的融合筋膜被称为 Treitz 筋膜，胰体尾部的筋膜称为 Toldt 筋膜。筋膜从十二指肠外侧缘到主动脉左缘，从胰头后表面和十二指肠第三部分连续延伸至肠系膜血管后。基于膜解剖理论，术中沿下腔静脉前方的融合筋膜，打开 Kocher 切口，将十二指肠降部及胰头向左侧翻起，显露下腔静脉、左肾静脉、腹主动脉直至肠系膜下静脉，清扫第16 组淋巴结，可以规范、安全地实施胰腺癌胰后区域的淋巴结清扫（图 3-5-18）。打开结肠系膜 L 孔，左侧入路清扫肠系膜上动脉左侧以及下方的淋巴脂肪组织。本例患者术后病理提示获取第16 组（腹主动脉前方）淋巴结 1 枚，可见癌转移（1/1）；获取第 14 组（肠系膜上动脉旁）淋巴结 6 枚，均未见癌转移（0/6）。后腹膜层面探查加多入路联合的手术途径可以提高 R0 切除率和增加淋巴结获取数量，有助于胰腺癌的肿瘤分期，指导术后辅助治疗。

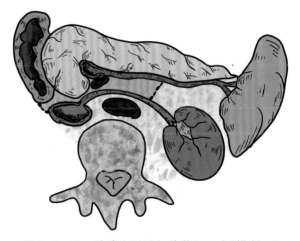

图 3-5-18　胰腺全系膜切除范围示意（横断面）

　　德国海德堡州胰腺中心 Hackert 等提出清扫"海德堡三角"的胰腺癌根治术，在局部晚期胰腺癌新辅助化疗后手术过程中施行了以门静脉、肠系膜上静脉、肝总动脉、腹腔干和肠系膜上动脉为边界的三角区内神经纤维及淋巴结彻底清扫。研究显示，海德堡三角区域是胰腺癌局部复发的主要部位。在 LPD 过程中，如何做到完整清除该区域是目前的研究热点之一。此清扫区域也是行 TMpE 的重点范围。为了达到腹腔镜下TMpE 的目的，我们尝试对常规的手术流程进行一些初步改进，包括手术入路的选择、血管的悬吊等。对于此例胰头癌病例，其手术难度在于存在血管变异，右肝动脉源自肠系膜上动脉，术中在处理胰腺钩突以及清扫肠系膜上动脉周围淋巴脂肪组织时需要注意保护右肝动脉，同时清扫海德堡三角的难度增加。我们应用动脉优先多入路联合的办法，首先打开结肠系膜 L 孔，左侧入路联合中间入路预先探查处理空肠动脉第一支以及胰十二指肠下动脉，清扫肠系膜上动脉左侧以及下方的淋巴脂肪组织；然后，用右侧入路联合门静脉悬吊的办法切除胰腺钩突，清扫肠系膜上动脉周围神经脂肪组织以及海德堡三角。改良手术入路有助于早期发现肿瘤与肠系膜上动脉的关系，提高 R0 切除率，同时还可以探查有无重要血管变异。此病例术中探查证实存在右肝动脉变异，其源自肠系膜上动脉,走行于门静脉右侧的胰腺钩突组织中,行 TMpE 时需要注意保护此右肝动脉,通过门静脉悬吊,可以有效暴露门静脉后方的胰腺钩突系膜,游离保护变异的右肝动脉并清扫其周围的淋巴脂肪组织。

(姚伟锋　全丽明)

▶▷ **参考文献** ────────────────────────

[1] Xu J, Tian X, Chen Y, et al. Total mesopancreas excision for the treatment of pancreatic head cancer[J]. J Cancer, 2017, 8(17): 3575-3584.

[2] 张建生,王天阳,刘润田,等.胰腺全系膜切除用于腹腔镜胰头癌根治术 34 例疗效分析[J].中国实用外科杂志,2017,37(4):447-451.

[3] 秦仁义,彭丰.腹腔镜胰十二指肠切除术临床研究进展及方向[J].中国实用外科杂志,2022,42(5):494-497.

[4] 赵玉泽、王成锋.胰腺癌诊疗指南(2022 年版)[J].中华消化外科杂志 2022,21(9):1167-1136,2022,38(5):1006-1030.

[5] 张太平,刘悦泽.中国腹腔镜胰十二指肠切除术 20 年发展、存在问题及对策[J].中华普外科手术学杂志(电子版),2021,15(3):241-244.

[6] 刘颖斌,全志伟,彭淑牖.胰头癌行胰腺全系膜切除的理念与争议[J].中国实用外科杂志,2013,33(10):856-858.

六、胰十二指肠切除术后腹腔镜胰体尾癌根治术

▶▷ **前　言**

胰体尾癌发病隐匿,恶性程度高,患者5年存活率不到8%,根治性手术仍是唯一可能治愈的手段。1913年,梅奥医学中心首次报道远端胰腺联合脾脏切除治疗胰体尾癌,该传统手术方式一直沿用至今。胰腺是腹膜后位器官,位置深,显露困难。传统胰腺开腹手术常需较大切口才能充分显露术野。在腹腔镜下,术野直观清晰,胰体尾切除具有显露优势,并且腹腔镜手术创伤小、恢复快,大大缩短了患者的住院时间。胰腺癌胰十二指肠切除术后复发,有机会再次行胰腺手术的病例文献报道不多。本病例为胰十二指肠切除术后的胰体尾癌复发病例,我们为其实施了腹腔镜下的胰体尾癌根治术。

▶▷ **病情简介**

患者,女性,75岁,因"上腹部不适20天"入院。患者20天前无明显诱因下出现上腹部不适伴嗳气,无腹痛、腹胀,无皮肤、巩膜发黄,无畏寒、发热,无恶心、呕吐。遂至当地医院行PET-CT检查,结果提示:胰体尾部占位,大小约为17mm×18mm,考虑胰腺恶性肿瘤。遂至我院就诊,门诊拟"胰腺占位性病变:胰腺恶性肿瘤"收住入院。患者有高血压病30余年,服用替米沙坦胶囊,血压控制可。

既往史:6年前因胰头癌在我院接受腹腔镜辅助保留幽门的胰十二指肠切除+肠系膜上静脉部分切除重建+空肠造瘘术;20年前,接受子宫切除术。

无烟酒史及肿瘤相关家族史。

▶▷ **入院实验室检查**

血常规:白细胞计数2.51×10⁹/L(↓),血红蛋白97g/L(↓),血小板计数52×10⁹/L(↓)。

生化类:白蛋白37.3g/L(↓),谷丙转氨酶65/L(↑),谷草转氨酶42U/L(↑),总胆红

素15.5μmol/L,直接胆红素6.9μmol/L。

血肿瘤标志物:甲胎蛋白1.9μg/L,癌胚抗原8.4μg/L(↑),糖类抗原19-9 166.1U/mL(↑)。

▶▷入院影像学检查

胰腺增强MR(图3-6-1):腹部术后改变,胰体部占位伴胰管扩张,考虑肿瘤性病变,请结合相关检查;脾大;肝门部、胰头旁及后腹膜多发淋巴结显示。

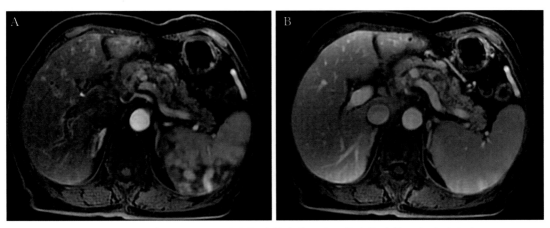

图3-6-1　胰腺MR增强示动脉期胰体占位(A)和静脉期胰体尾部病变(B)

▶▷术前管理

◆治疗决策

结合病史及入院检查结果,患者胰体占位病变,恶性可能;患者6年前因胰头癌行腹腔镜胰十二指肠切除手术,目前考虑肿瘤复发可能。患者术前检查未见明显腹腔及其他部位转移病灶,考虑有手术指征,手术方式考虑腹腔镜下胰体尾癌根治术。此次为二次手术,分离粘连范围广,定位原胰肠吻合口后,首选直接在胆肠和胰肠吻合口间肠袢离断后再顺行模块化切除胰体尾,如分离困难,则需拆除原胰肠吻合口后再切除胰体尾。

▶▷手术步骤

1.体位及Trocar孔布局(图3-6-2):患者取仰卧位,头高脚低(30°),右侧抬高(30°);用气腹针建立气腹,压力维持在12~14mmHg;操作者位于患者左侧,在脐上作观察孔,然后在两侧上腹壁各做2个0.5cm及1.0cm操作孔。助手站于患者右侧。

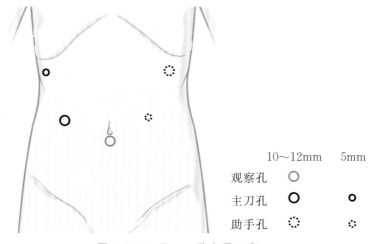

10～12mm　　5mm

观察孔　　○

主刀孔　　**○**　　　**○**

助手孔　　◌　　　◌

图3-6-2　Trocar孔布局示意

2.用超声刀游离小肠与腹壁之间粘连,显露原空肠袢及胰肠吻合口、胃肠吻合口,将胃提起,沿胃大弯及小弯侧分别游离粘连,将胃肠吻合口与后方的胰体尾部分离贯通。打开原胰肠吻合口,取出胰管支撑管,将空肠袢与胰腺断端完全游离(图3-6-3)。

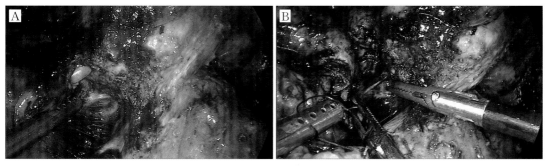

图3-6-3　分离粘连,拆开吻合口(A),可见胰管支撑管;移除支架(B)

3.在胰腺上缘找到肝总动脉,沿肝总动脉找到脾动脉,在脾动脉起始段用Hem-o-lok夹夹闭离断,沿胰腺下缘找到肠系膜上静脉,分离胰腺后方结缔组织,提起胰腺残端后用直线切割闭合器离断脾静脉(图3-6-4)。

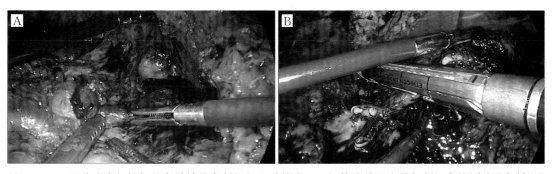

图3-6-4　于脾动脉起始部分离并结扎离断(A),于脾静脉汇入门静脉处用直线切割闭合器(白钉)离断(B)

4.将胰腺残端向左侧牵引,游离胰腺后方组织直至脾门,游离离断脾结肠韧带、脾膈韧带,遇胃短血管予以夹闭离断,完整切除胰体尾部及脾脏,用直线切割闭合器(白钉)离断原胰肠吻合口肠袢(图3-6-5)。

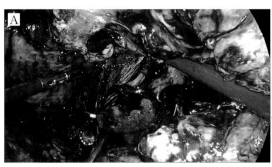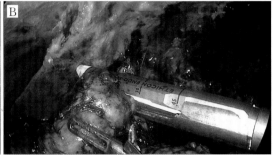

图3-6-5 离断胃短血管,切除胰体尾及脾脏(A);用直线切割闭合器(白钉)离断原胰肠吻合口肠袢(B)

5.冲洗腹腔,无明显出血,于脾窝放置腹腔引流管1根。

▶▷ 术后病理

1."胰体尾"导管腺癌,中-低分化,大小为3cm×2.5cm×2cm,侵犯胰腺组织及胰周脂肪组织,神经累犯阴性,脉管累犯阴性。

2.脾脏组织,与胰尾部粘连,未见癌浸润。

3.胰脾周淋巴结共3枚,未见癌转移。

▶▷ 术后管理

术后常规第3天进流质饮食,第5天进半流质饮食,鼓励患者早期下床活动。术后每2小时监测血糖,并用胰岛素泵控制血糖。术后动态监测血常规、肝功能、凝血功能、引流液淀粉酶等。术后1周复查腹部CT,未见腹腔内包裹性积液,无手术区域假性动脉瘤形成,拔除腹腔引流管并于术后第10天出院。

出院后改3餐前短效胰岛素+睡前中效胰岛素控制血糖;术后监测血小板,血小板计数升高后,予以阿司匹林治疗1个月。患者术后用吉西他滨联合白蛋白紫杉醇方案治疗6个疗程,术后随访1年余。

该患者随访期间恢复良好,无腹痛等不适,血糖控制稳定,予以补充胰酶,无术后脂肪泻等并发症,生活质量良好。

▶▷ 病例点评

胰腺癌根治性手术后,患者的中位无瘤存活时间不长,局部复发率高。有研究显示,对术后出现局部复发的胰腺癌患者进行二次切除术,可以有效地延长患者的生命时间,其术后死亡率为 1.0%,合并率为 29.0%,R0 切除率高达 69%,而整体生存时间中位数为 32.0 个月。该结果表明,采取再次手术切除可在一定程度上延长患者的生存时间,说明再次手术具有一定的可行性和安全性。

目前对于术后出现局部复发的胰腺癌患者,术前辅助治疗的效果尚未明确。有研究表明,采取术前放疗的方法无法降低患者根治性切除后局部复发的风险,说明术前治疗并无显著作用。对于出现局部复发的胰腺癌术后患者,实施再次手术切除的难度较大,术者需熟练掌握胰腺周围血管解剖,并且熟练掌握动脉鞘剥除术,才可能完整切除病灶。综上,胰腺癌术后局部复发再手术切除的有效性和安全性较高,采取再手术切除治疗术后局部复发≥9 个月的患者可能延长患者生存时间。胰体尾联合脾脏切除是胰腺体尾恶性肿瘤的主要治疗方式,也是该部位病变的标准术式。

Meta 分析结果显示,LDP 与 ODP 相比在 R0 切除率与淋巴结清扫数量方面差异无统计学意义。来自欧洲的 DIPLOMA 研究则发现微创胰体尾癌根治术的 R0 切除率较 ODP组高。对远期生存情况的 Meta 分析结果显示,LDP 与 ODP 在术后化疗完成率、术后复发率以及总生存期方面差异无统计学意义。Sulpice 等在分析法国健康数据库(french healthcare database,FHBD)中胰体尾癌病例时发现,虽然接受 LDP 的患者总生存期显著长于 ODP,但两者 1、3、5 年生存率差异无统计学意义。

在参考国内外有关文献以及治疗经验的基础上,对术后局部复发的胰腺癌患者有选择地实施了二次手术切除。该患者病灶位于胰体部,选择腹腔镜胰体尾癌根治术。本例患者腹腔镜胰体尾切除术的技术难点在于,其胰十二指肠切除术后,腹腔粘连广泛,分离粘连易损伤肠管及周围脏器;另外,需从胰腺上缘入路找到脾动脉,从胰下缘入路找到脾静脉,分离过程中极易损伤门静脉、肠系膜上静脉、肝总动脉引起大出血。并且由于胰腺位于腹腔最深处,比邻胃、十二指肠、结肠、脾脏等重要器官,周围大血管众多,解剖非常困难。因此,相比其他腹部手术,胰腺手术难度系数更大,腹腔镜下胰腺手术的难度较传统开腹又有所增加。尤其在胰十二指肠术后患者,分离粘连过程中稍有不慎就会有大出血的风险。

所有腹腔镜手术中,控制出血是最关键的技术之一。腹腔镜保留脾脏的胰体尾切除控制出血的关键在于控制脾动静脉出血;不保留脾脏的腹腔镜胰体尾切除术控制出血的关键在于先结扎脾动脉,妥善处理脾蒂和胃短血管。对于本例患者,根据文献经验,在胰头癌术后局部复发的情况下选择再次行腹腔镜胰体尾癌根治术,经过仔细的术前评估、术中精细操作,分离腹腔粘连并预先解剖脾动静脉予以夹闭离断,最后顺利完成腹腔镜下胰体尾癌根治。术后用吉西他滨联合白蛋白紫杉醇方案辅助治疗,随访 1 年复查未见肿瘤复发,肿瘤标志物恢复正常,取得了良好的效果。

由于切除了所有胰腺组织,所以术后血糖管理及外分泌功能的缺乏成为患者术后管理的难点。近年来,随着外科技术进步和围手术期管理水平提高,全胰切除(total pancreatectomy,TP)术后短期及中长期并发症的发生率和病死率均明显下降,与同期胰腺部分切除术相近。文献报道,147例实施全胰切除术患者的围手术期病死率和并发症发生率分别为4.8%和36.0%,与同期施行的胰腺部分切除术结果差异无统计学意义。同时,新型合成胰岛素、皮下微型胰岛素泵及口服胰酶制剂的临床推广,解决了全胰切除术后内、外分泌功能缺失的难题,显著提高了全胰切除术的安全性和患者术后生活质量,使全胰切除术重新被胰腺外科医生所接受和应用。

随着手术技术和药物的进步,全胰切除术在治疗胰腺癌的安全性和疗效方面取得了明显的进步。目前,胰腺恶性肿瘤行全胰切除术的适应证主要是侵犯胰颈部的胰头癌或胰体尾癌、术中冰冻病理学检查示胰腺切缘阳性、多发性胰腺癌或胰腺神经内分泌肿瘤、累及胰管全程的IPMN病例等。全胰切除术治疗胰腺癌应在MDT模式下,选择可手术获益病例,合理选择手术路径,提高手术安全性,实现肿瘤的根治性切除,并提高患者生活质量。

(江　恺　张成武)

▶▷ 参考文献

[1]中华医学会外科学分会胰腺外科学组,中国抗癌协会胰腺癌专业委员会微创诊治学组.腹腔镜或机器人辅助胰腺癌根治术中国专家共识[J].中华外科杂志,2023(3):187-195.

[2]吴鹏飞,张凯,陆子鹏,等.胰腺癌术后局部复发再手术切除临床价值研究[J].中国实用外科杂志,2021,41(8):900-904.

[3]van HilstJ, de RooijT, KlompmakerS, et al. Minimally invasive versus open distal pancreatectomy for ductal adenocarcinoma(DIPLOMA): a pan-European propensity score matched study[J]. Ann Surg, 2019, 269(1): 10-17.

[4]中国抗癌协会胰腺癌专业委员会微创诊治学组,中华医学会外科学分会胰腺外科学组,赵玉沛,等.腹腔镜或机器人辅助胰腺癌根治术中国专家共识(2022年版)[J].中华外科杂志,2023,61(3):187-195.

[5]SulpiceL, FargesO, GoutteN, et al. Laparoscopic distal pancreatectomy for pancreatic ductal adenocarcinoma: time for a randomized controlled trial? Results of an all-inclusive national observational study[J]. Ann Surg, 2015, 262(5): 868-874.

[6]金钢,郑楷炼.全胰切除术治疗胰腺癌争议与共识[J].中国实用外科杂志,2018,38(7):746-749.

七、腹腔镜根治性顺行模块化胰脾切除术 治疗胰体尾癌

▶▷ 前　言

胰体尾癌是致死率极高的一种疾病,严重影响人类的健康,是全球癌症患者相关死亡的第四大原因。胰腺癌患者治愈的唯一机会是根治性切除肿瘤,根治性切除的关键是R0切除和区域淋巴结清除。1913年,梅奥医学中心首次报道远端胰腺联合脾脏的胰体尾切除(distal pancreatosplenectomy,DPS),但其后腹膜切缘阳性率较高,即使行扩大胰腺切除和淋巴结清扫范围,也未能改善预后,且并发症发生率增高。传统的远端胰脾切除术通常腹膜后边缘阳性率较高、早期复发率较高和患者生存率较低。1999年,Strasberg提出根治性顺行模块化胰脾切除术(radical antegrade modular pancreatosplenectomy,RAMPS),强调对后腹膜筋膜的解剖认识,同时也强调对结构的理解,以获得较高的阴性率。并且基于胰腺体和尾部的淋巴引流,以及肿瘤穿透Gerota筋膜和左肾上腺的程度,于2003年改良了根治性顺行模块化胰腺脾切除术。

▶▷ 病情简介

患者,女性,56岁,因"体检发现肿瘤标记物升高1周"入院。1周前患者体检,查肿瘤标志物:糖类抗原19-9 513U/mL,癌胚抗原6.4μg/L。查肝胆胰脾超声示:胰腺占位,首先考虑恶性肿瘤,无腹痛症状。为进一步诊治,门诊拟"胰腺占位"收入院。

▶▷ 体格检查

患者神志清,皮肤、巩膜无黄染,浅表淋巴结未及肿大;两肺呼吸音清,未闻及明显干湿啰音;心律齐,各瓣膜区未闻及明显病理性杂音;腹平软,全腹未及明显包块,无压痛及反跳痛,墨菲征(—),肝脾肋下未及,移动性浊音阴性,肠鸣音正常。双下肢无水肿。

▶ ▷ 入院实验室检查

血常规:白细胞计数 $5.91×10^9/L$,中性粒细胞百分比 56.3%,血红蛋白 158g/L,血小板计数 $269×10^9/L$。

血生化:白蛋白 43.2g/L,总胆红素 13.9μmol/L,谷丙转氨酶 12U/L,谷草转氨酶 14U/L。

凝血功能:凝血酶原时间 9.7s,国际标准化比率 0.92。

血清肿瘤标志物:甲胎蛋白 4.9μg/L,癌胚抗原 5.8μg/L,糖类抗原 19-9 484.2U/mL。

传染病四项:HBsAg(—),HCV-Ab(—),HIV(—),TP-Ab(—)。

尿、粪常规:无明显异常。

▶ ▷ 入院影像学检查

胰腺增强 CT 示:胰腺体部可见结节状稍低密度灶,边界尚清,大小约为 9mm×10mm,增强后呈轻度强化(图 3-7-1A),强化幅度低于周围胰腺实质,主胰管稍扩张,胰尾稍萎缩(图 3-7-1B)。考虑胰腺癌可能。

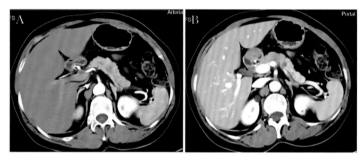

图 3-7-1 胰腺增强 CT

胰腺增强 MR 示:胰体部增粗,局部见团块状异常信号,T_1WI 呈稍低信号,T_2WI 呈稍高、低混杂信号,DWI 呈高信号,ADC 呈低信号,病灶大小约为 22mm×18mm,增强后病变强化程度低于周围胰腺实质,其以远可见胰管稍扩张,胰腺信号欠均匀(图 3-7-2A);病灶与脾静脉分界不清(图 3-7-2B);腹膜后淋巴结显示。考虑胰腺癌伴远端胰腺炎可能性大,病变局部侵犯脾血管。

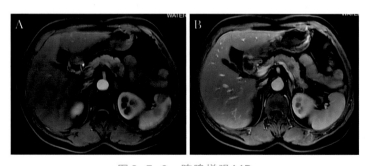

图 3-7-2 胰腺增强 MR

▶▷ 术前管理

◆ 治疗决策

结合病史及辅助检查,患者诊断胰体尾部癌基本明确。术前常规检查患者心肺功能良好,手术耐受性良好,术前腹部以及肺部CT等检查未见明显远处转移病灶,胰腺肿瘤未侵及腹腔干、肠系膜上血管或门静脉,术前影像学评估胰腺肿瘤可切除,经MDT讨论后,决定行胰体尾部癌根治术。

◆ 手术策略

该例患者诊断为胰体尾癌,术前影像学评估,胰腺肿瘤右侧边缘与门静脉左侧缘的距离大于2cm,肿瘤局部突破胰腺包膜,侵犯脾静脉,存在术后高复发风险,拟行腹腔镜胰体尾癌根治术(后RAMPS术式)。

▶▷ 手术步骤

1.体位及Trocar孔布局(图3-7-3):患者取仰卧位,头高脚低;经脐部用气腹针建立CO_2气腹,压力维持在12~14mmHg;操作者位于患者右侧,在脐下作观察孔,然后在两侧上腹壁各做2个0.5cm及1.0cm操作孔;助手站于患者左侧。

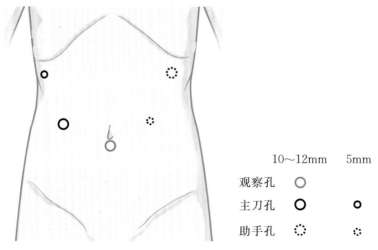

	10~12mm	5mm
观察孔	○	
主刀孔	○	○
助手孔	◌	◌

图3-7-3 Trocar孔布局示意

2.用超声刀游离小肠与腹壁之间粘连,打开胃结肠韧带,向左至脾下极,游离结肠脾曲,用8#红色导尿管悬吊胃体(图3-7-4)。向上离断胃短血管,显露胰腺,在胰腺上缘显露肝总动脉,用血管吊带悬吊和牵引肝总动脉,清扫第8组淋巴结(图3-7-5)。

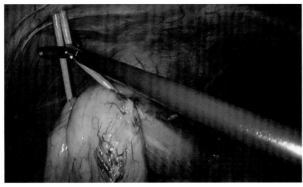

图3-7-4 用导尿管悬吊胃体

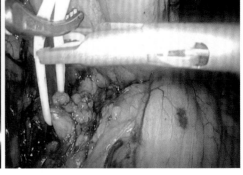

图3-7-5 悬吊肝总动脉并清扫第8组淋巴结

3.游离胃左血管,用Hem-o-lok夹夹闭离断冠状静脉,清扫第7组淋巴结(图3-7-6和图3-7-7)。

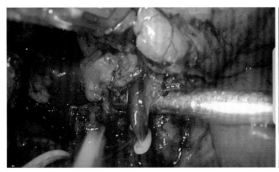

图3-7-6 离断胃左静脉

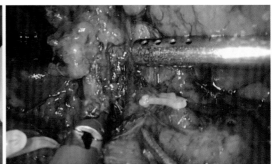

图3-7-7 清扫第7组淋巴结

4.在胰腺下缘找到肠系膜上静脉,显露脾静脉,胰腺上下缘前后贯通(图3-7-8),予以Endo-GIA直线切割闭合器(蓝钉)离断胰腺(图3-7-9)。将远端胰腺向上牵拉,游离脾静脉后用丝线结扎后,用Hem-o-lok夹夹闭离断(图3-7-10)。

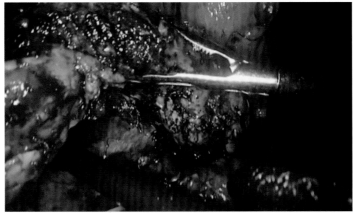

图3-7-8 游离胰后间隙

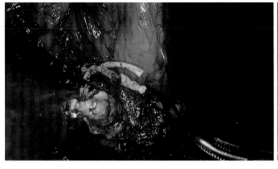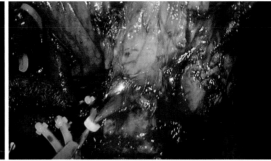

图3-7-9 用Endo-GIA直线切割闭合器离断胰腺　　　　图3-7-10 离断脾静脉

5.将远端胰腺向上牵拉,此例病例的胰背动脉较粗大,预先处理胰背动脉,用丝线结扎+Hem-o-lok夹夹闭离断胰背动脉(图3-7-11),继续向胰腺上缘找到脾动脉后,根部予以4号线结扎一道后用Hem-o-lok夹夹闭离断(图3-7-12)。

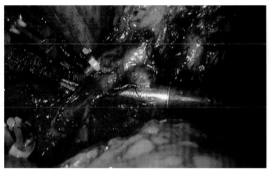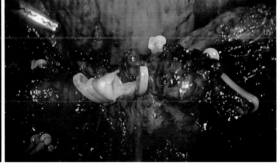

图3-7-11 离断胰背动脉　　　　　　　　　图3-7-12 处理脾动脉

6.沿肠系膜上动脉左缘向下探查,游离胰腺后方结缔组织直达左肾静脉表面(图3-7-13);继续向左侧分离,游离左侧肾上腺动静脉,用Hem-o-lok夹夹闭离断(图3-7-14),完整切除左侧肾上腺。

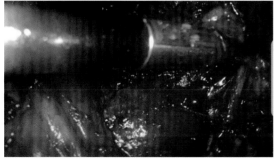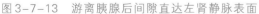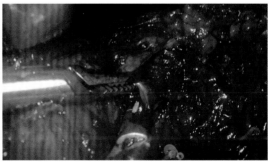

图3-7-13 游离胰腺后间隙直达左肾静脉表面　　　图3-7-14 离断左侧肾上腺动静脉

7.沿左肾静脉继续向左游离,暴露左肾动脉(图3-7-15)。打开左肾脂肪囊,连同肾脂肪囊一并切除直至近脾门(图3-7-16);游离脾结肠韧带、脾膈韧带,连同脾脏一并切除。将标本置入标本袋中经脐下孔扩大后取出。牵引肝总动脉,清扫海德堡三角(图3-7-17)。

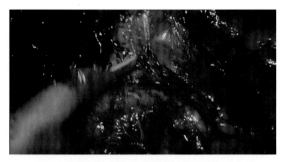

图 3-7-15 暴露左肾动脉

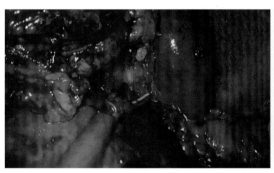

图 3-7-16 打开左肾脂肪囊,连同肾脂肪囊一并切除直至近脾门

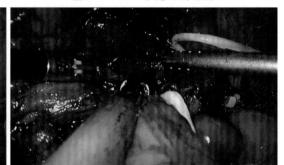

图 3-7-17 清扫海德堡三角

8.彻底止血,冲洗腹腔,检查无活动性出血,在胰腺残端创面放置腹腔引流管1根。清点器械纱布无误后,逐层关腹。

▶▷术后管理

术后常规第1天进糖尿病流质饮食,第2天进糖尿病半流质饮食,鼓励患者早期下床活动。术后第1天、第3天及第5天动态监测血常规、肝肾功能、凝血功能等指标,未见明显异常;术后3天复查腹水淀粉酶。术后第3天复查腹部CT,见腹腔内无明显积液,腹腔引流管引流量逐日减少。拔除腹腔引流管后,患者于术后第9天出院。

▶▷术后病理

胰体尾部+脾脏+左肾上腺切除标本行病理检查。①"胰体部"低分化导管腺癌(胰胆管型),部分区呈印戒细胞癌样形态,肿瘤大小约为2.8cm×2.5cm×1.2cm,癌组织侵及胰腺周围脂肪组织神经累犯(+),脉管累犯(−)。②自检胰腺切缘阴性。③脾脏组织:慢性脾瘀血改变,未见癌累犯。④肾上腺未见癌累犯。⑤区域淋巴结(0/18),其中自检胰周淋巴结(0/11),送检"第7、8、9组"淋巴结(0/7),均未见癌转移,TNM(第8版AJCC)分期为$T_3N_0M_0$。根据患者术后病理分期,术后予以吉西他滨联合奥沙利铂化疗。

▶ ▷ 病例点评

近几年,腹腔镜手术已被尝试用于治疗胰腺远端的胰腺导管癌,其安全性已得到初步验证。2023年7月,欧洲微创胰腺手术联盟发布DIPLOMA国际多中心随机对照临床试验的研究结果证明,在可切除胰体尾癌患者中,微创手术与开放手术相比在根治性切除率方面具备非劣效性。而腹腔镜RAMPS术式尚处于初始阶段,随着3D腹腔镜、4K腹腔镜等手术设备以及器械的改进,应用胰腺周围膜性解剖的特点,腹腔镜RAMPS术式在安全性和手术根治性方面具有优势。韩国延世大学Lee等学者研究提出了适用于LRAMPS手术的胰体尾癌筛选标准:首先,肿瘤范围仅限于胰腺内部;其次,在远端胰腺与左肾及肾上腺之间存在完整的筋膜层;最后,肿瘤与腹腔干(celiac axis,CA)需有1~2cm的间距。

对于该病例,术前影像学阅片发现胰体尾部占位,肿瘤侵出胰腺包膜,局部侵犯脾静脉可能,术前规划拟行腹腔镜下根治性顺行模块化胰脾切除术(后RAMPS术式)。RAMPS手术强调模块化手术切除的理念,术中强调胰腺层面膜性解剖,后腹膜层面要求达到左肾静脉水平,从而达到彻底的淋巴组织清扫。手术切除范围头侧以膈肌脚为界,尾侧到达左肾静脉水平,左侧边界为左肾筋膜和侧腹膜交界,右侧边界在肠系膜上静脉左侧,背侧到达肾筋膜前叶(Gerota筋膜),即肾静脉以及左肾表面。

胰腺周围的膜性解剖从前向后依次为小网膜囊后壁、胰腺前筋膜、胰腺、胰后筋膜(腹主动脉左侧为Toldt筋膜,腹主动脉右侧为Treitz筋膜)、后腹膜下筋膜,而此层在肾脏可分为肾筋膜前叶(Gerota筋膜,内含有脂肪)和肾后筋膜(Zuckerkanl筋膜),将肾脏包绕。在实施后腹膜层面的操作时,必须精准地定位肠系膜上动脉左侧缘,并在屈氏韧带的位置向下探查,以找到左肾静脉表面,继续向左侧分离,并打开左肾脂肪囊,连同肾脂肪囊一并切除直至近脾门(图3-7-18)。

RAMPS术式作为针对传统手术流程的一种优化手段,强调顺行性手术策略、模块化切除理念及标准化淋巴结清扫范围,着重关注后腹膜切缘的根治性。在常规切除范围的基础上,切除Gerota筋膜(即肾周筋膜),伴或不伴左侧肾上腺切除。与通常的逆行切除相比,RAMPS术中以腹腔动脉以及肠系膜上血管为轴,循肾前筋膜后平面,完整切除胰腺后方的淋巴脂肪组织并清扫区域淋巴结。多项研究显示,此术式可以提高R0切除率和增加淋巴结获取数量,有助于胰腺癌的肿瘤分期,指导术后辅助治疗,然而目前对于患者术后总体生存获益无明显差异。有学者认为,RAMPS术式无论是淋巴结清扫还是后腹膜组织廓清都更为彻底,但也增加了手术创伤,需要有选择性地开展。此病例术前影像学评估发现胰腺肿瘤突破胰腺包膜,存在后腹膜组织肿瘤侵犯以及淋巴结转移高风险,故行腹腔镜胰体尾部癌根治术(后RAMPS术式)。

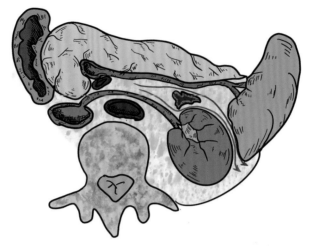

图 3-7-18　RAMPS 术式后腹膜解剖层面示意。切线 1：前 RAMPS 层面；切线 2：后 RAMPS 层面

多项研究结果表明，在胰腺癌手术后，局部肿瘤复发与远处转移患者的中位生存时间差异不具有统计学意义（9.36 个月 vs 8.94 个月，$P=0.27$）。胰腺癌术后局部复发是影响患者预后的重要因素。胰腺癌 R1 切除的原因主要是肠系膜上动脉、肠系膜上静脉以及腹腔干周围的后切缘和钩突未能达到足够的切缘，从而导致术后局部肿瘤复发。鉴于胰腺癌手术的复杂性和术后局部肿瘤复发的风险，手术过程中应以提高胰腺癌 R0 切除率为核心目标。为了达到该目标，降低术后复发的可能性，德国海德堡欧洲胰腺中心对一部分转化治疗的局部晚期胰腺癌患者，在新辅助化疗后的手术治疗中实施了海德堡三角清扫技术。该技术全面清扫了以门静脉、肠系膜上静脉、肝总动脉、腹腔干及肠系膜上动脉为边界的三角区域内的神经纤维与淋巴结组织，该区域恰好是胰腺癌术后局部复发的高发部位。通过在胰腺癌根治术中应用海德堡三角清扫，可以显著提高肿瘤根治程度，进而降低术后局部复发率，为胰腺癌患者带来更好的治疗效果和生活质量。

（姚伟锋　金丽明）

▶▷ **参考文献**

[1] Strasberg SM, Drebin JA, Linehan D. Radical antegrade modular pancreatosplenectomy [J]. Surgery, 2003, 133(5): 521-527.

[2] Kim HS, Hong TH, You YK, et al. Radical antegrade modular pancreatosplenectomy (RAMPS) versus conventional distal pancreatectomy for left-sided pancreatic cancer: find ings of a multicenter, retrospective, propensity score matching study[J]. Surg Today, 2021, 51: 1175-86.

［3］Van HJ, De RT, Klompmaker S, European Consortium on Minimally Invasive Pancreatic Surgery（E-MIPS）. Minimally invasive versus open distal pancreatectomy for ductal ad-enocarcinoma（DIPLOMA）: a pan-European propensity score matched study［J］. Ann Surg, 2019, 269: 10-17.

［4］Van HJ, De RT, Bosscha K, Dutch Pancreatic Cancer Group. Laparoscopic versus open pancreatoduodenectomy for pancreatic or periampullary tumours（LEOPARD-2）: a multicentre, patient-blinded, randomised controlled phase 2/3 trial［J］. Lancet Gastroenterol Hepatol, 2019, 4（3）: 199-207.

［5］Ramirez PT, Frumovitz M, Pareja R. Minimally invasive versus abdominal radical hysterectomy for cervical cancer［J］. N Engl J Med, 2018, 379（20）: 1895-1904.

八、新辅助治疗后腹腔镜下根治性顺行模块化胰脾切除术

▶▷ **引 言**

胰体尾癌恶性程度高,预后差,术后复发率也高。相较于胰头癌,胰体尾癌患者早中期更少出现黄疸等症状,一旦发现都相对更晚期。近年来,根治性顺行模块化胰脾切除术(RAMPS)的提出,明显增加了清扫范围,尤其增加了后腹膜的切除深度,使得胰体尾癌的R0切除率明显提高;与传统的远端胰体尾联合脾切除术(conventional distal pancreatosplenectomy,CDPS)相比,患者总生存时间(overall survival,OS)和无进展生存(progress free survive,PFS)也显示出明显的优势。但对于初始交界可切除胰腺癌和局部进展胰腺癌患者,以及伴有肝脏寡转移者,尚缺乏确凿的获益证据。目前,对于临床中是应用直接胰腺原发病灶联合同步肝脏寡转移灶切除,还是通过新辅助治疗后再行根治性切除手术,尚缺乏高等级的肿瘤学证据和临床指南的推荐。

▶▷ **病例介绍**

患者,男性,78岁,因体检发现胰腺占位2周,外院行腹部CT和胰腺MR增强,结果提示:胰腺颈部占位,胰腺癌首先考虑,肝S3段转移考虑,肝脏多发囊肿。糖类抗原19-9 2689U/mL。遂来门诊,以"胰腺占位"收住入院。

家族史:母亲死于肝癌,一弟弟患"肝癌"。

入院后,行超声内镜下胰腺穿刺病理检查,诊断胰腺导管腺癌。MDT讨论后,先行白蛋白紫杉醇和吉西他滨(AG方案)联合免疫检查点抑制剂(PD-1)术前辅助治疗3个疗程,再次评估胰腺动脉CTA及胰腺MR和PET检查,显示肿瘤活性明显下降,肿瘤退缩,糖类抗原19-9明显下降。再次行MDT讨论后,决定行腹腔镜下胰体尾癌根治切除术。

▶▷入院影像学检查

胰腺动脉CTA提示：胰体部占位，病变累及肝总动脉、脾动脉、脾静脉。

1.动脉评价：①肠系膜上动脉无累及；②腹腔干无累及；③肝总动脉累及，其接触面＞180°，血管轮廓不规则，血管无解剖变异；④脾动脉累及，其接触面＞180°（图3-8-1A），病变累及血管长度约24mm，血管轮廓不规则，血管无解剖变异。

2.静脉评价：①门静脉无累及；②肠系膜上静脉无累及；③脾静脉累及，其接触面≤180°（图3-8-1B），血管轮廓不规则，血管无解剖变异。

胰腺癌伴肝内转移治疗后改变，肝多发囊肿（图3-8-1）。

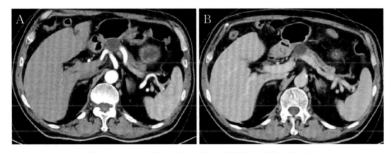

图3-8-1 胰体部病灶与周围血管的关系

肝脏增强MR：肝内多发大小不等、不规则囊样长T_1长T_2信号影，最大者约为86mm×48mm，囊壁稍增厚、毛糙，DWI、ADC未见明显弥散受限，增强扫描部分囊壁可疑轻度强化（图3-8-2A）。胰体前缘囊样长T_1长T_2影，大小约1.7cm，囊壁稍厚，增强扫描未见明显强化（图3-8-2B、C），远端胰管扩张（图3-8-2D）。

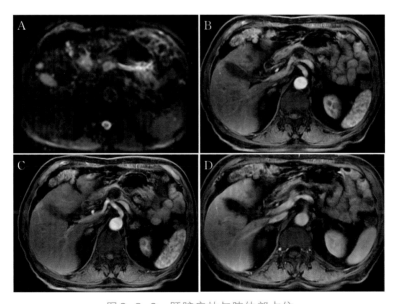

图3-8-2 肝脏病灶与胰体部占位

PET/CT全身显像提示:胰腺癌新辅助化疗后,胰腺体部类圆形低密度灶,FDG代谢稀疏,结合病史,考虑胰腺癌治疗后改变;后缘与肝总动脉、脾动脉、脾静脉分界不清;远端胰管扩张、胰腺萎缩;胰腺体部钙化灶(图3-8-3)。肝S3段见稍低密度灶,FDG代谢同周围肝组织近似,考虑治疗后改变(对比外院MR,病灶形态缩小);肝多发囊肿(图3-8-4)。

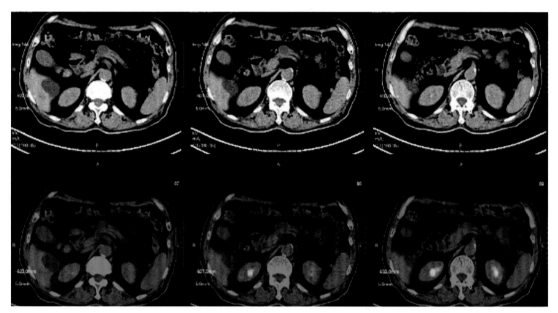

图3-8-3 胰腺体部类圆形低密度灶,FDG代谢稀疏

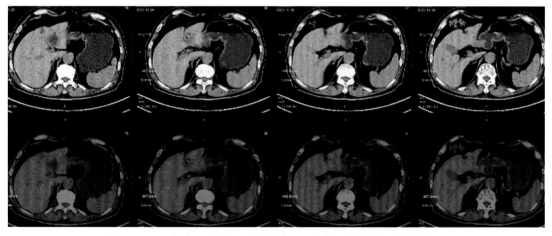

图3-8-4 肝S3段见稍低密度灶,FDG代谢同周围肝组织近似

▶▷入院实验室检查

血常规:白细胞计数 $7.43×10^9$/L,血小板计数 $179×10^9$/L,血红蛋白 110g/L。

肿瘤指标:糖类抗原19-9 299.2U/mL(↑),癌胚抗原 3.6μg/L,糖类抗原125 17.6U/mL。

生化:白蛋白 40.6g/L,谷丙转氨酶 10U/L,谷草转氨酶 21U/L,总胆红素 18.2μmol/L,直接胆红素 4.1μmol/L,葡萄糖 4.79mmol/L。

术前凝血功能:凝血酶原时间 13.2s,部分凝血活酶时间 25.9s,凝血酶时间 16.6s。

▶▷ 术前管理

◆ 治疗决策

结合患者病史及入院检查结果,初步诊断为胰体尾癌,肝转移瘤。胰体尾部肿瘤,边界不清,大小约为 2.4cm×2.0cm,胰管及胆管未见狭窄及扩张。动脉评价:①肠系膜上动脉未见异常。②腹腔干未见异常。③肝总动脉未见异常。④脾动脉受累,其接触面>180°,病变累及血管长度约为 42mm,血管轮廓不规则。静脉评价:①门静脉起始部管壁稍毛糙。②肠系膜上静脉未见异常。③正常脾静脉闭塞,可见侧支循环建立。肝脏见 1 处转移瘤,小于 3cm,评估可切除,为寡转移灶。直接手术切除,可能复发率高,预后不良。经 MDT 讨论后,决定先采用 AG 联合 PD-1 方案进行术前辅助治疗,根据治疗效果决定手术时机。

◆ 术前新辅助疗效评估

术前经过 3 个疗程的 AG 联合 PD-1 方案治疗后,动态复查血糖类抗原 19-9 水平进行性下降,并超过术前 50%,提示新辅助治疗效果可(图 3-8-5)。复查 PET-CT 提示:胰腺癌新辅助化疗后,胰腺体部病灶呈现 FDG 代谢稀疏,肝内转移灶缩小,FDG 代谢同周围肝组织近似。

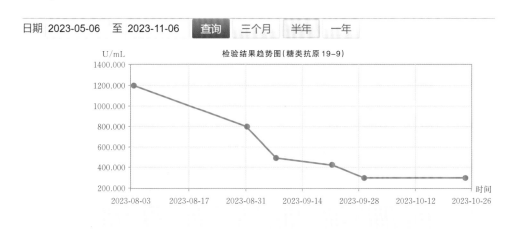

图 3-8-5　术前新辅助治疗后以及术后糖类抗原 19-9 变化趋势

▶▷ 手术步骤

1.体位及 Trocar 孔布局:患者取仰卧分腿位,左侧略抬高,沿用双主刀医师站位(图 3-8-6)。五孔法路径,呈"V"形分布 Trocar 孔,脐下置 10mm Trocar 孔作为腹腔镜观察孔;右侧腋前线肋缘下2cm及平脐腹直肌外缘分别置5mm和12mm Trocar孔,供右侧医师操作;左侧腋前线肋缘下2cm及平脐腹直肌外缘分别置5mm和5mm Trocar孔,供左侧医师操作。

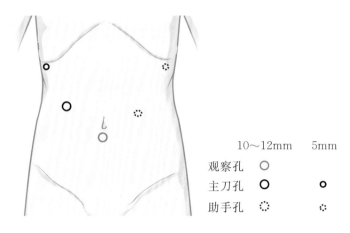

图3-8-6 Trocar孔布局示意

2.探查腹腔:建立气腹后,探查腹腔,确定有无腹腔、盆腔内转移。

3.用超声刀打开胃结肠韧带至脾脏一并离断胃短血管,用8号导尿管将胃悬吊于腹壁,以利于显露胰腺及肿瘤组织,可初步判断肿瘤的可切除性。

4.从胰腺下缘开始,在肠系膜上静脉前方游离胰腺后方腹膜组织(图3-8-7A),在胰腺下缘可见胰腺下后静脉和肠系膜上静脉(图3-8-7B),顺势在脾静脉汇入肠系膜上静脉处完全贯通游离门静脉(图3-8-7C),头侧直至见到肝总动脉(CHA),此时可贯通建立胰腺后隧道(图3-8-7D)。

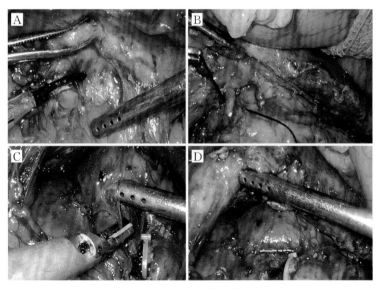

图3-8-7 胰后隧道的建立

5.用超声刀离断胃小弯侧网膜后,从肝十二指肠左侧缘和胰颈区上缘交叉区域开始解剖(图3-8-8A),循胰腺前筋膜进入Treitz筋膜,确认建立胰后隧道时探及的肝总动脉后(图3-8-8B、C),予以悬吊。再用7号丝线牵引门静脉和贯通的胰腺颈部(图3-8-8D)。

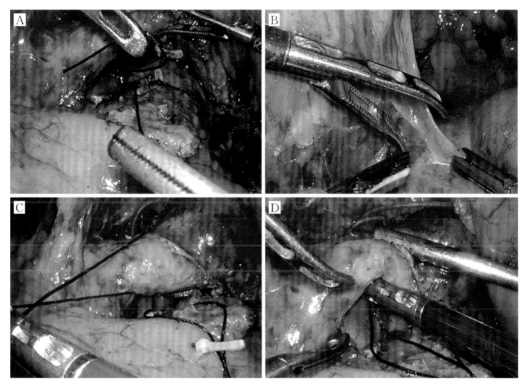

图3-8-8　游离肝总动脉,游离牵引脾静脉、胰体

6.暴露悬吊肝总动脉,确认门静脉与肠系膜上静脉关系,确定胰腺离断平面并切割闭合胰腺实质。在7号丝线牵引下置入直线切割闭合器(图3-8-9A),确保胰腺切缘阴性,在肠系膜上静脉前方偏胰头侧角度离断胰颈部,然后继续使用直线切割闭合器离断胰腺后方丝线牵引的门静脉(图3-8-9B)。

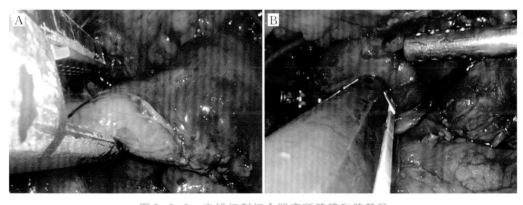

图3-8-9　直线切割闭合器离断胰腺和脾静脉

7.循肝总动脉走行,一并清扫肝总动脉和门静脉周围淋巴结(第8a、8p组);顺势向腹腔干(CA),此时非常容易显露游离脾动脉(spleen artery,SA)根部和胃左动脉(LGA)起始部。腹腔干从腹主动脉发出胃左动脉、脾动脉和肝总动脉,三者刚好形成"十"字分叉,清扫第7、8、9组淋巴结,于脾动脉根部多重结扎后,一并清扫标本和第10、11组淋巴结。在脾动脉根部双重结扎,远端结扎一道后离断(图3-8-10)。

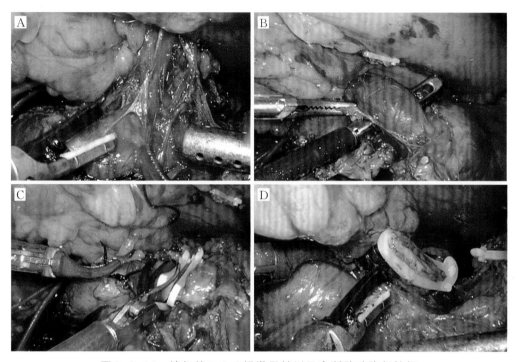

图3-8-10　清扫第7、8、9组淋巴结以及离断脾动脉起始部

8.将离断的胰腺体尾标本向左侧翻起,此时可循腹腔干向足侧解剖显露肠系膜上动脉(图3-8-11A),在肠系膜上动脉的左侧深面和腹主动脉夹角中显露左肾静脉层面,以肾静脉为基准深度(图3-8-11B),廓清前方腹膜后周围组织,离断左侧肾上腺动静脉后(图3-8-11C),一并切除左侧肾上腺组织,显露出肾动脉、肾静脉等结构(图3-8-11D)。

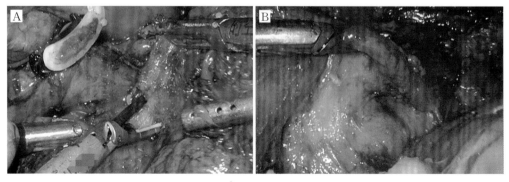

图3-8-11　肠系膜上动脉周围清扫和左肾静脉层面确定

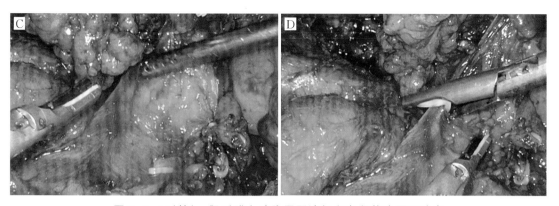

图3-8-11（续）　肠系膜上动脉周围清扫和左肾静脉层面确定

9.将Gerota筋膜,第14、16a组淋巴结和胰体尾连同脾脏一同切除。沿肾蒂前方肾筋膜层面继续向左侧推进,显露左肾前方表面纤维囊结构,再向左侧外上方向清扫肾脂肪囊、脾及区域淋巴结(含第10、11组淋巴结)及后腹膜组织,廓清范围为肾筋膜后方、左肾静脉前方(图3-8-12A),以肾静脉下缘为下界(图3-8-12B),左肾脂肪囊外侧缘为左侧界(图3-8-12C),膈肌脚水平上缘为上界(图3-8-12D),整块切除标本。

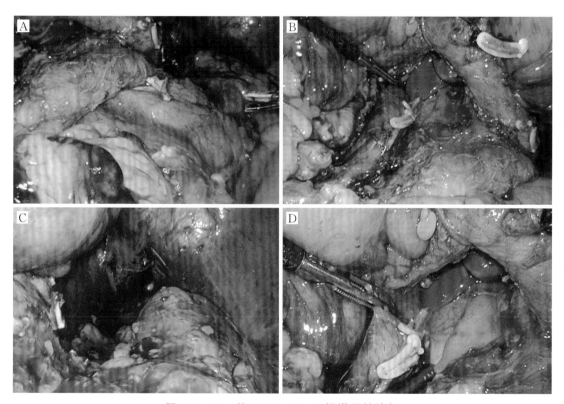

图3-8-12　第10、11、14、16组淋巴结清扫

10.清扫完毕后,标本装袋并移除。手术区域全貌显示肾、肾静脉、肠系膜上动脉、海德堡三角等结构(图3-8-13)。

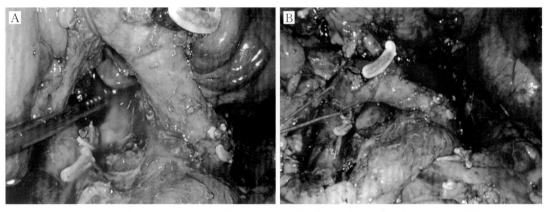

图3-8-13 海德堡三角(肝总动脉、腹腔干及肠系膜上静脉)(A)和清扫后全貌(B)

▶ ▷ 术后管理

1.术后行常规预防感染、抑制胰酶分泌、预防应激性溃疡、营养支持等对症治疗,根据是否存在低蛋白血症等,给予相应的血浆和白蛋白输注补充。术后常规第1天进流质饮食,第2天进半流质饮食,鼓励患者早期下床活动。术后第1天、第3天及第5天动态监测血常规、肝功能、凝血功能等指标,未见明显异常。术后第4天复查腹部CT,见腹腔内无明显积液,腹腔引流管引流量逐日减少(图3-8-14)。拔除腹腔引流管后,患者于术后第8天出院。

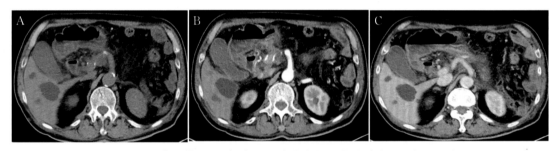

图3-8-14 术后增强CT复查显示动脉走行和轮廓清晰,积液明显减少

2.患者胰腺癌伴肝脏寡转移灶,术前新辅助化疗效果良好。术后常规病理提示:①胰体导管腺癌,中分化,胰胆管型,大小约为2.3cm×1.5cm×1.2cm,侵及胰周脂肪组织,神经累犯阳性,脉管累犯阳性;肿瘤细胞胞浆嗜酸性变,间质纤维组织增生,周围胰腺腺泡萎缩,符合化疗后改变;②胰腺切缘阴性;③区域淋巴结(3/22)可见癌转移[胰周淋巴结(1/9),脾门淋巴结(0/1),"海德堡三角"淋巴结(2/12)];④脾脏组织及肾上腺组织未见肿瘤累及;⑤"左肝肿块"转移性或浸润性腺癌,"右肝肿块"纤维化结节,伴局灶血管增生扩张;⑥免疫组化染色结果:EGFR(+)、VEGF(弱+)、CEA(+)、Ki67(+,约20%)。DNA错配修复蛋白表达:MLH1(+)、PMS2(+)、MSH2(+)、MSH6(+),提示DNA错配修复功能正常(pMMR)。提示术后仍存在高复发风险,术后继续按原AG联合PD-1方案辅助治疗。

▶ ▷ 病例点评

自1882年Trendelemburg实施第一例胰体尾部切除术至今,胰腺癌患者的预后仍不尽如人意,尤其交界可切除和局部进展期的胰腺癌患者,仍然没有获得理想的总生存期和无进展生存期。胰体尾癌是一种高度恶性肿瘤,具有侵袭性高、易侵犯血管、易突破胰腺被膜、侵犯左肾上腺甚至突破肾筋膜进入肾脂肪囊,以及远处转移等特点。新辅助治疗可能使交界可切除胰腺癌和局部进展胰腺癌患者获得更长的生存期,而对于初始可切除的胰腺癌同时伴有肝脏寡转移者,目前多项研究表明,做同步的切除手术并不能改善患者的总生存期,给患者带来生存获益。零星的研究表明,新辅助化疗可能使肝脏寡转移病灶的胰腺癌患者获得根治性切除,并获长期存活。目前的指南并未推荐行肝脏转移灶和胰腺转移灶同步切除,或者行新辅助治疗后再行根治性手术。

研究表明,传统的CDPS手术后遗留切缘阳性率高达36%～90%。尽管RAMPS提高了R0切除率,但并没有展示出更理想的总生存期和无进展生存期。可能的原因有三个方面:①手术切除层面较窄、深度较浅;②可切除性评估不一致;③新辅助治疗或转化治疗没有得到广泛认可。

1.手术流程和后腹膜清扫范围:我们中心除做到术前评估规范化、MDT指导外,手术操作基本做到流程化,我们简单总结为"四边""三角"和"一面"。"四边",即:头侧边达腹腔干根部上缘,足侧边达左肾静脉下缘及肾筋膜前叶(肾筋膜,内含有脂肪),进入左肾静脉层面,继而剔除肾筋膜,显露出左侧肾包膜、左侧肾上腺表面进行分离,实现胰体尾部、脾、淋巴、神经结缔组织的整块切除,保证更深的后腹膜层面,以达到R0切除率,我们常规按后RAMPS标准切除左侧肾上腺;左侧边至脾外侧腹膜缘,右侧边至肠系膜上静脉的右侧缘。"三角"即海德堡三角(由腹腔动脉根部、肠系膜上动脉和肠系膜上静脉右侧缘构成)。充分廓清海德堡三角内淋巴结缔组织,是手术清扫的关键之一,其实海德堡三角并非真正意义上的三角形,而是三角的立体结构。"一面"即肾静脉深度层面和Gerota筋膜,即肾实质层面。

2.RAMPS遵循模块化手术切除理念,行自右向左的en-bloc(整块)切除胰体尾部、左侧肾上腺及脾脏和后腹膜组织,涵盖了第7、8、9、10、11p、11d、18组,及部分14p/d、部分16a组淋巴结,符合肿瘤的根治原则和清扫范围,整个手术过程更加符合"no touch(不接触)"的原则。目前,国内外指南中的胰体尾癌标准淋巴结清扫范围包括脾门淋巴结(第10组淋巴结)、脾动脉近端及远端旁淋巴结(第11p、11d组淋巴结)、胰腺下缘淋巴结(第18组淋巴结)。本例患者的后RAMPS清扫符合指南和规范要求的范围和清扫内容。

3.严格可切除评估:参照MDT讨论模式,对肿瘤影像学进行准确评估,胰腺动脉CTA对胰腺的动脉分支进行准确预判,尤其对于是否有血管侵犯提供更加精准的信息。通过PET/CT可以判断是否有远处器官转移,以及对肿瘤进行影像学定性或肿瘤活性定性。本病例在新辅助治疗前后的两次PET/CT检查其实对于患者是否具备手术时机给予了非常理想的评价。患者新辅助化疗后,肿瘤血液学指标出现大幅度下降,胰腺体部病灶FDG代谢稀疏,肝内转移灶缩小,FDG代谢同周围肝组织近似等。

4.期待新辅助或转化治疗被广泛接受。指南中指出,血清糖类抗原19-9水平较高、胰腺原发肿瘤较大、区域淋巴结肿大超过5mm或有融合趋势的患者,体重显著下降并伴有明显疼痛等的高风险胰腺癌人群,以及局部进展期胰腺癌或合并远处转移的胰腺癌患者,根据体能状态选择一线化疗方案作为新辅助治疗或转化治疗方案,但目前尚无最佳推荐方案。新辅助治疗可使20%~60%的局部进展期胰腺癌患者获得再手术的机会,也使交界性可切除胰腺癌患者获得更好的根治性切除效果,最终获得生存获益。本病例也可能是经过术前转化或新辅助治疗后的典型病例。期待更多的临床前瞻性研究和真实世界的研究能给出更客观的循证医学证据。

（金丽明）

▶▷ 参考文献 ────────────

［1］Siegel RL, Miller KD, Fuchs HE, et al. Cancer statistics, 2021［J］. Cancer J Clin, 2021, 71(1): 7-33.

［2］Sun D, Cao M, Li H, et al. Cancer burden and trends in China: a review and comparison with Japan and South Korea［J］. Chin J Cancer Res, 2020, 32(2): 129-139.

［3］Versteijne E, Suker M, Groothuis K, et al. Preoperative chemoradiotherapy versus immediate surgery for resectable and borderline resectable pancreatic cancer: results of the dutch randomized phase Ⅲ PREOPANC trial［J］. J Clin Oncol, 2020, 38(16): 1763-1773.

［4］Janssen QP, van Dam JL, Bonsing BA, et al. Total neoadjuvant FOLFIRINOX versus neoadjuvant gemcitabine-based chemoradiotherapy and adjuvant gemcitabine for resectable and borderline resectable pancreatic cancer（PREOPANC-2 trial）: study protocol for a nationwide multicenter randomized controlled trial［J］. BMC Cancer, 2021, 21(1): 300.

［5］杨尹默,刘光年.胰腺癌合并肝脏寡转移:联合切除还是姑息治疗［J］.中华消化外科杂志,2021,20(4):376-380.

［6］张宇华,童伟民,金丽明,等.腹腔镜左下入路动脉先行根治性顺行模块化胰脾切除［J］.中华普通外科杂志,2019,34(5):444-445.

［7］Strasberg SM, Drebin JA, Linehan D. Radical antegrade modular pancreatosplenectomy［J］. Surgery, 2003, 133(5): 521-527.

［8］Ome Y, Hashida K, Yokota M, et al. Laparoscopic radical antegrade modular pancreatosplenectomy for left-sided pancreatic cancer using the ligament of Treitz approach［J］. Surg Endosc, 2017, 31(11): 4836-4837.

九、腹腔镜同期全胰联合肝转移癌切除术

▶▷引　言

关于全胰腺切除术（total pancreatectomy，TP）在治疗胰腺癌中的价值一直存在争议。全胰腺切除术曾因短期和中长期并发症发生率较高、患者生存质量差以及对胰腺癌治疗效果不佳等，应用逐渐减少。然而，近几年随着手术技术和围手术期处理水平的提高，合成胰岛素和胰酶补充药物的出现，全胰腺切除术的安全性和患者术后生存均有所改善。目前，对胰腺恶性肿瘤行全胰腺切除术的适应证主要有侵犯胰颈部的胰头癌或胰体尾癌，术中冰冻病理学检查示胰腺切缘阳性，多发性胰腺癌或胰腺神经内分泌肿瘤，以及累及胰管全程的胰腺导管内乳头状黏液肿瘤（intraductal papillary mocinous neoplasm，IPMN）等。对于全胰腺切除术在胰腺癌治疗中的价值，建议在 MDT 模式下，甄别出手术切除可获益的病例，合理选择手术路径及手术方式，提高手术安全性，实现肿瘤的根治性切除，提高患者生活质量。对本例胰腺颈部癌病例，我们实施了腹腔镜下全胰腺切除术（laparoscopic total pancreatectomy，LTP）。

▶▷病情简介

患者，男性，59 岁，因"发现皮肤、小便发黄半月余"入院。患者半月前发现皮肤、眼白发黄，伴皮肤瘙痒，无畏寒、发热，无腹痛、腹泻，无恶心、呕吐等不适。遂至当地医院就诊，查血总胆红素 124.6μmol/L，糖类抗原 19-9 1752.9U/mL。查腹部增强 CT 提示：胰头部结节灶，胆总管及胰管扩张，胰体尾部萎缩，肿瘤待排。患者为进一步治疗来院就诊，门诊拟"胰腺肿物：胰腺癌？"收住入院。患者既往有高血压病史 5 年，口服苯磺酸氨氯地平片、厄贝沙坦氢氯噻嗪片，血压控制稳定。无烟酒史及肿瘤家族史。

▶▷入院实验室检查

血常规：白细胞计数 $6.38×10^9/L$，血红蛋白 126g/L（↓），血小板计数 $231×10^9/L$。

生化：白蛋白37.3g/L(↓)，谷丙转氨酶432U/L(↑)，谷草转氨酶141U/L(↑)，总胆红素158.5μmol/L(↑)，直接胆红素123.3μmol/L(↑)。

血肿瘤标志物：甲胎蛋白2.5μg/L，癌胚抗原8.6μg/L(↑)，糖类抗原19-9 1396.0U/mL。

凝血功能：凝血酶原时间10.9s，部分凝血活酶时间25.6s。

血清免疫球蛋白IgG₄ 0.05g/L。

►▷ 入院影像学检查

腹部超声提示：胰腺头部低回声占位，癌首先考虑；肝内外胆管增宽，胆总管增宽；胆囊外形增大，胆囊内胆汁淤积；胰管增宽。

胰腺动脉CT造影(computed tomography angiography，CTA)：胰头部占位，病变累及肠系膜上静脉(图3-9-1)。附见：肝门部淋巴结肿大；肝S5段富血供结节，考虑转移灶可能。

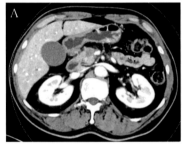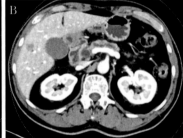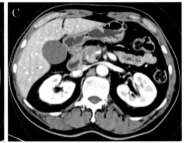

图3-9-1 胰腺动脉CTA。A:胰头部占位；B:胰体尾部主胰管扩张，右肝结节，转移灶不除外；C:肿瘤侵犯肠系膜上静脉

PET-CT检查(图3-9-2)提示：①胰头部结节灶，FDA代谢增高，考虑胰腺癌，累及肠系膜上静脉，远端胰管扩张，胰尾部萎缩。胰头周围有数枚淋巴结，较大枚FDG代谢略增高，有转移可能，请结合病理。②肝S5段低密度灶伴FDG代谢增高，考虑转移灶。③其余脏器未见明显肿瘤转移。

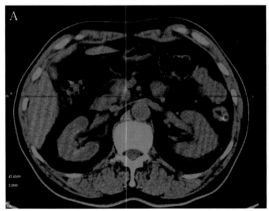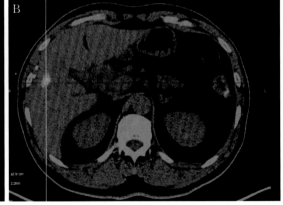

图3-9-2 PET-CT检查。A:胰腺体部病灶，考虑胰腺癌；B:肝脏肿物，考虑转移

▶ ▷ 术前管理

◆ 治疗决策

结合病史及入院检查结果,诊断考虑胰腺癌伴肝转移,对于肝脏内单发转移病灶的胰腺癌寡转移,如确认其他地方无转移灶,且原发病灶能做到根治手术,可同期行手术切除。患者胰腺癌合并梗阻性黄疸,经MDT讨论后,决定先行经皮经肝胆管穿刺引流术(percutaneous transhepatic cholangiodrainage,PTCD)引流,待胆红素水平下降后行腹腔镜胰十二指肠切除手术,根据肿瘤切缘情况决定术中方案,必要时行腹腔镜全胰腺切除手术。患者胰腺肿瘤侵犯门静脉可疑,必要时行门静脉部分切除重建。

▶ ▷ 手术步骤

1.体位及Trocar孔布局(图3-9-3):患者取仰卧位,头高脚低(30°),右侧抬高(30°);用气腹针建立气腹,压力维持在12~14mmHg;主刀医生位于患者右侧,在脐下作观察孔,然后在两侧上腹壁各做2个0.5cm及1.0cm操作孔。助手站于患者右侧。

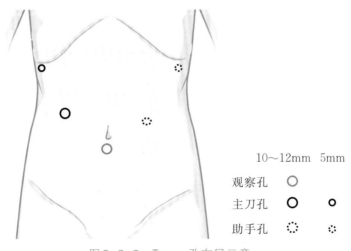

	10~12mm	5mm
观察孔	○	
主刀孔	⬤	o
助手孔	⬚	⬚

图3-9-3　Trocar孔布局示意

2.充分游离腹腔肠粘连,右肝可见一转移病灶,大小约2cm,质硬,部分突出表面,予以完整切除(图3-9-4)。肝结节冰冻病理切片提示:"肝脏肿块"浸润/转移性腺癌。

3.打开胃结肠韧带,随后打开胃小弯,沿胃小弯向上清扫淋巴结至贲门处;沿胃右动脉逐步清扫肝总动脉、肝固有

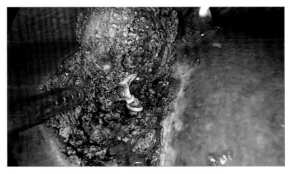

图3-9-4　切除肝段转移病灶

动脉、胆总管及肠系膜上静脉和门静脉周围淋巴结,将肝十二指肠韧带做"骨骼化"清扫。分离并切断胃十二指肠动脉,游离胆总管、门静脉及肝总动脉(图3-9-5)。游离胆囊,结扎胆囊动脉后,在胆囊管与胆总管汇合部上方1cm处切断肝总管。

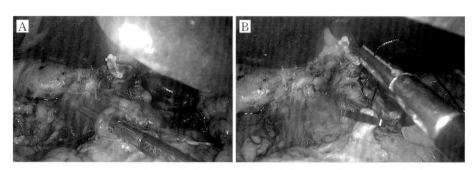

图3-9-5 清扫肝门部组淋巴结;解剖结扎夹闭胃十二指肠动脉

4.用Endo-GIA直线切割闭合器横断胃体部,切除75%的远端胃,打开Kocher切口,解剖游离十二指肠降部及水平部,显露胰头背侧,直至显露下腔静脉、左肾静脉及腹主动脉,并清扫第16组淋巴结(图3-9-6)。

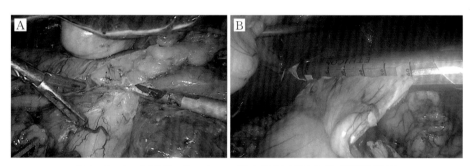

图3-9-6 打开Kocher切口,用直线切割闭合器离断远端胃

5.沿胰腺下缘分离显露肠系膜上静脉,自胰腺下缘分离至胰腺上缘,建立胰颈部后隧道,于肠系膜上静脉前方离断胰腺,质地坚硬,切缘送快速病理检查(图3-9-7和图3-9-8)。胰颈部病灶侵犯肠系膜上静脉、脾静脉与门静脉交汇处,范围3cm左右。快速切片多次送检胰腺切缘均存在异形细胞,遂决定行腹腔镜全胰切除联合肠系膜上静脉/门静脉血管切除重建,环周游离肠系膜上静脉后,预置血管吊带牵引。

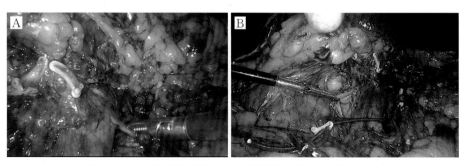

图3-9-7 预置肠系膜上静脉阻断带,解剖上静脉分支

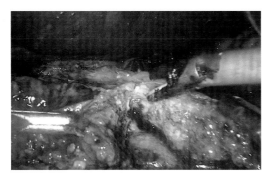

图3-9-8　肠系膜上静脉前方离断胰腺

6.在距离Treitz韧带10cm处切断空肠,游离近端空肠,向左侧结扎切断十二指肠水平部系膜,将近端空肠牵向右侧。游离暴露肠系膜上动脉(SMA)左侧缘,并清扫肠系膜上动脉左侧以及左下方淋巴脂肪组织,探查胰腺动脉钩突支以及空肠动脉第一支(JA1)。将胃远端、胰头、十二指肠、空肠上段向右侧牵引,显露门静脉、肠系膜上静脉,分离并结扎胰腺钩突部及肠系膜上静脉间组织和血管,暂不离断肿瘤侵犯部分(图3-9-9)。

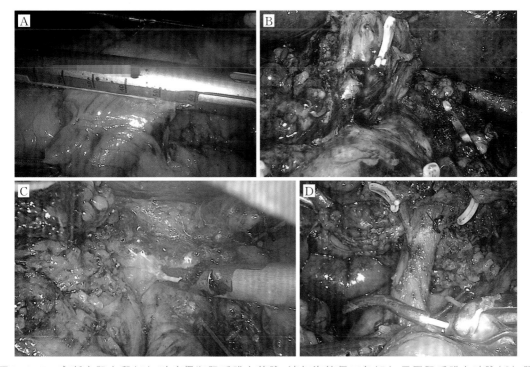

图3-9-9　离断空肠上段(A);肿瘤侵犯肠系膜上静脉,清扫海德堡三角(B),显露肠系膜上动脉(C);阻断钳阻断肠系膜上静脉(D)

7.在侵犯肠系膜上静脉、脾静脉与门静脉交汇处上方离断门静脉,下方离断肠系膜上静脉,结扎脾静脉,离断间距约1.5cm,移除胰十二指肠切除标本(图3-9-10)。随后用4-0 Prolene线间断端端连续缝合门静脉与肠系膜上静脉,注意肝素冲洗。

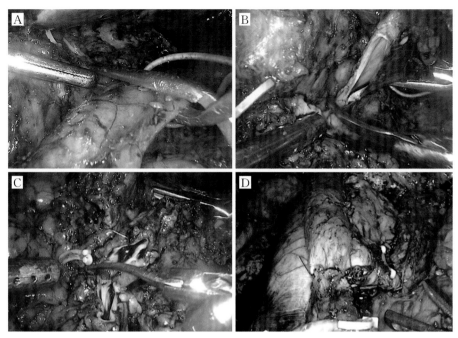

图 3-9-10　阻断钳阻断门静脉(A)，剪刀剪断肠系膜上静脉(B)，剪刀剪断门静脉、肠系膜上静脉部分切除后端端吻合重建(C)；门静脉与肠系膜上静脉吻合(D)

　　8.将胰体尾向左侧翻起，肠系膜下静脉汇入肠系膜上静脉处离断，离断门静脉(易于血管重建)于脾动脉根部结扎离断，直至完整切除胰体尾及脾脏，移除标本(图3-9-11)。

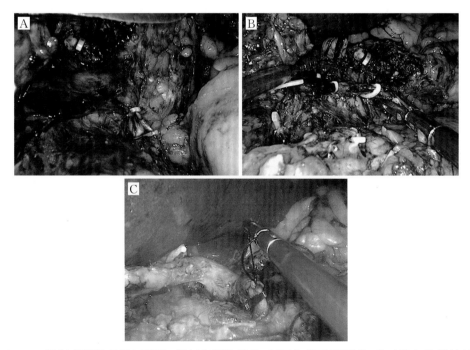

图3-9-11　解剖离断肠系膜下静脉，解剖离断脾静脉，预置门静脉阻断带，脾动脉起始部结扎离断

9.消化道重建,胆管-空肠端侧吻合,于空肠系膜对侧缘作一切口,长度与胆管开口相当,可吸收性全层连续缝合;距胆肠吻合口远端约40cm处与残胃作端侧吻合(图3-9-12)。

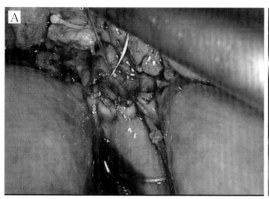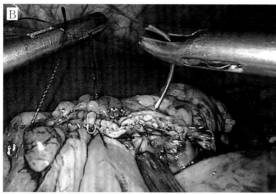

图3-9-12 胆肠吻合,胃肠吻合

10.冲洗腹腔,确切止血,清点器械无误后,分别于胆肠吻合口周围与脾窝置2根引流管,逐层关腹。

▶ ▷ 病理诊断

术后病理:①胰腺导管腺癌,中-低分化,大小约为4.1cm×3.5cm×3.1cm,胰胆管型,浸润胰腺周围纤维脂肪组织,累犯十二指肠壁肌层,神经累犯(+),脉管累犯(+)。②胰颈切缘、胆管切缘、胃切缘及十二指肠切缘均阴性。③"肝脏肿块"浸润/转移性腺癌,符合胰腺导管腺癌转移。④区域淋巴结(共5/26)可见癌转移[脾周淋巴结(0/4),胃周淋巴结(0/7),胰周淋巴结(2/10),冰冻送检第8组淋巴结(2/4),第12组淋巴结(1/1)],腹腔动脉旁淋巴结示纤维结缔组织。

▶ ▷ 术后管理

术后动态监测血常规、肝功能、凝血功能、引流液淀粉酶。术后常规第5天进流质饮食,第7天进半流质饮食,鼓励患者早期下床活动。术后早期每2小时监测血糖并用胰岛素泵控制血糖。术后第1周复查腹部CT,见腹腔内少量积液。未见门静脉系统静脉血栓,未见手术区域动脉残端假性动脉瘤形成。拔除腹腔引流管后,术后第10天,患者出院。

出院后改用3餐前短效胰岛素+睡前中效胰岛素控制血糖。术后血小板计数升高,术后第7天起排除出血风险后予以阿司匹林抗血小板积聚治疗1个月。术后予以常规吉西他滨联合白蛋白紫杉醇方案化疗6个疗程。该患者随访期间均恢复良好,无腹痛等不适,无吻合口狭窄,无静脉血栓形成,无慢性腹痛、脂肪泻等并发症,血糖控制稳定,生活质量良好。

▶ ▷ 病例点评

1942年,Rockey实施首例全胰腺切除术,但患者术后15天死于胆漏引发的胆汁性腹膜炎。20世纪六七十年代开始,为了治疗多中心病灶的胰腺肿瘤以及提高胰腺癌手术的根治性,同时避免胰腺手术后发生严重的胰漏,全胰腺切除术逐渐得到广泛应用,但其缺点也逐渐显现。全胰腺切除术术后并发症的发生率和病死率与胰十二指肠切除术相当,且造成患者出现严重的代谢性问题,如即使应用胰岛素也难以平稳控制的脆性糖尿病,患者反复发生低血糖甚至昏迷,胰腺外分泌功能障碍后造成营养吸收不良甚至导致恶液质综合征,这些严重影响了患者的生活质量。由于出现上述严重问题,且没有改善肿瘤的治疗效果,因而全胰腺切除术曾经在相当长的一段时间内被认为不适合用于治疗胰腺癌,曾逐渐被外科医生所摒弃。

近年来,随着外科技术进步和围手术期管理水平提高,全胰腺切除术术后短期及中长期并发症的发生率和病死率均明显下降,与同期胰腺部分切除术相近。同时,新型合成胰岛素、皮下微型胰岛素泵及口服胰酶制剂的临床推广,解决了全胰腺切除术术后内、外分泌功能缺失的难题。由于胰岛素的基础分泌量和刺激分泌量完全丧失,全胰切除后患者因暂处禁食状态,所以围手术期血糖管理建议用胰岛素泵控制血糖,而将血糖维持在稍高水平是一项安全的处理措施。长期血糖管理最理想的方法是每天使用长效胰岛素1次+餐前注射速效或超速效胰岛素。

随着手术技术和药物的进步,及术后管理经验的积累,全胰腺切除术在治疗胰腺癌的安全性和疗效方面取得了明显的进步,也逐渐被外科医生重新接受。

另外,随着新辅助治疗方法的发展和对胰腺恶性肿瘤生物学特征的深入研究,目前对累及胰腺周围主要血管的胰腺恶性肿瘤的外科治疗认识发生了重要变化。对于累及胰腺周围主要静脉的病例,目前临床数据显示,联合门静脉-肠系膜上静脉切除重建的胰腺癌根治术的术后患者病死率、并发症发生率及生存时间与标准胰腺癌根治术相当。即在达到肿瘤根治切除的同时,不会增加患者的围手术期并发症。对于联合静脉切除的胰腺切除术,目前已达成临床共识:静脉切除后安全重建是根治切除的决定性因素。当静脉受侵长度<5cm时,切除后通常可直接行端端吻合;当静脉侵犯长度≥5cm时,端端吻合后吻合口会有较大张力,术后常有血栓形成,故临床多采用人工血管或自体血管。

而术后血管重建的并发症主要是静脉吻合口血栓形成,一旦发生血栓应即刻给予抗凝治疗,方法为持续24h泵入低分子量肝素12500U,超声监测血管通畅情况和凝血状态。本例患者静脉受侵长度约为3cm,端端吻合过程中门静脉内注射肝素抗凝,术后早期给予阿司匹林口服抗凝治疗,术后复查门静脉系统血流通畅,无血栓形成。

胰腺癌患者合并包括寡转移在内的肝脏转移灶,通常被认为是手术禁忌证。近年来,不断有小样本回顾性研究结果证实部分胰腺癌肝转移患者能够从手术治疗中获益,尽管证据等级不高,但也提示晚期胰腺癌患者并非完全失去局部治疗的机会,关键是如何筛选出能从手术中获益的患者。欧洲一项多中心回顾性研究纳入69例行同期手术治疗的合并同时性肝转移的胰腺癌患者(手术切除组),其肝脏寡转移病灶多为术中偶然发现,相较于对照组69例仅行开腹探查而未行手术切除的胰腺癌合并肝脏寡转移患者(非手术切除组),手术切除组患者中位总生存期显著延长(14.5个月 vs.7.5个月,$P<0.001$)。本例患者术前经过PET-CT检查,术前诊断及术中探查均证实为寡转移,予行转移灶及原发灶的同期切除。患者胰腺肿块位于胰体部,且侵犯门静脉,CT显示胰体尾部萎缩,行胰十二指肠切除或胰体尾切除均难以获得阴性切缘,故决定行腹腔镜全胰切除联合门静脉切除重建手术。术后予以辅助化疗,取得了较好的治疗效果,目前仍无瘤生存。目前,更多的研究支持胰腺癌合并寡转移灶的手术切除治疗,然而其患者能否获益尚需要更多的研究及文献支持。

得益于胰腺手术技术和围手术期管理水平的提高,全胰腺切除术作为一种根治性手术方式已被外科医师及患者广泛地接受和认可,长效胰岛素的发展及胰酶替代制剂的应用使患者术后生存质量得以明显改善。然而,全胰腺切除术作为一种预防性手术方式,仍存在争议,但只要合理地选择适应证,给予全面的术前评估、严格的围手术期管理、优质的术后护理,并且患者有良好的依从性,相信全胰腺切除术可以应用于更多的胰腺相关疾病治疗。

(江　恺　陶　然)

►▷ 参考文献

[1]Ramacciato G, Nigri G, Petrucciani N, et al. Pancreatectomy with mesenteric and portal vein resection for borderline resectable pancreatic cancer: multicenter study of 406 patients[J]. Ann Surg Oncol, 2016, 23(6): 2028-2037.

[2]中华医学会外科学分会胰腺外科学组.中国胰腺癌诊治指南(2021)[J].中华外科杂志,2021,59(7):561-577.

[3]金钢,郑楷炼.胰十二指肠切除术手术入路探讨与评价[J].中国实用外科杂志,2016,36(8):829-834.

十、机器人辅助胰尾肿瘤局部切除术

▶▷引 言

对于胰腺各种肿瘤,既往采用范围过广的胰体尾加脾切除或胰十二指肠切除术,切除了过多的正常胰腺组织和周围脏器,导致患者较易出现内、外分泌功能障碍。然而,随着胰腺良性或低度恶性肿瘤发病率的增加,胰腺肿瘤的局部切除可以更为准确地切除胰腺肿瘤并且最大限度地保留胰腺的组织。针对术前影像学或穿刺病理明确的良性、交界性或低度恶性肿瘤,肿瘤的局部切除在根治性切除肿瘤的基础上尽可能地保留患者器官的功能,包括内分泌功能等,因此获得广泛的应用。此外,机器人镜头因3D放大成像、多角度灵活机械臂以及精细操作,相较于腹腔镜手术和开放手术,可以有更为细腻、稳定的操作。本小节拟通过对一例少见的胰腺异位脾脏表皮样囊肿行肿瘤局部切除术,阐述机器人辅助下保留胰腺功能的肿瘤切除的手术经验。

▶▷病情简介

患者,男性,53岁,因"发现肿瘤标志物升高半年"入院。患者有饮酒习惯,无腹部外伤史,无糖尿病病史,无肿瘤家族史。患者发现肿瘤标志物升高半年,无腹痛、腹泻,无发热、呕吐,无体重降低、食欲下降等。入院后,查血,糖类抗原19-9 86.5U/mL(↑);查胰腺MR,提示胰腺尾部囊实性占位,性质首先考虑胰腺肿瘤性病变,良性或交界性可能性大。拟进一步行择期手术治疗。

▶▷入院实验室检查

术前血常规:白细胞计数 $5.03×10^9/L$,红细胞计数 $5.06×10^{12}/L$,血小板计数 $234×10^9/L$,血红蛋白246g/L。

术前肝功能:白蛋白39.4g/L,总胆红素45μmol/L,谷丙转氨酶16U/L,谷草转氨酶16U/L。

术前凝血功能:凝血酶原时间10.9s,部分凝血活酶时间25.6s。

术前血清肿瘤学指标:糖类抗原19-9 86.5U/mL。

▶▷ 入院影像学检查

　　术前胰腺增强 MR：胰腺形态、大小基本正常，胰腺尾部可见一结节状异常信号，T_2 高信号，大部分囊样信号改变（图 3-10-1A），T_1 低信号，DWI 未见明确异常高信号（图 3-10-1B），病灶境界清楚，大小约为 14mm×18mm，增强后病灶可见囊壁环形明显强化，囊壁厚度较均匀，囊壁厚约 2.4mm，囊内无强化，其余胰腺实质强化均匀（图 3-10-1C～F），胰尾见囊实性占位，首先考虑肿瘤性病变，良性或交界性可能性大。

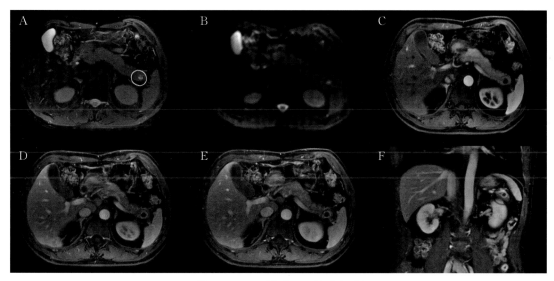

图 3-10-1　增强 MR 检查结果

▶▷ 术前管理

◆ 治疗决策

　　患者糖类抗原 19-9 水平升高；增强 MR 示伴胰体尾囊实性占位，性质首先考虑胰腺肿瘤性病变，良性可能性大；胃肠镜提示仅慢性非萎缩性胃炎伴糜烂。经进一步影像学评估、心肺功能评估、血液学指标评估，未见明显手术禁忌，拟行机器人辅助下的胰尾局部肿瘤切除术，根据术中冰冻病理，决定是否进一步行扩大脾脏切除或胰体部切除；根据常规病理结果，决定下一步治疗方案、是否需要进一步扩大切除范围及采取后续化疗等。

◆ 手术策略

　　该例患者诊断为胰腺尾部囊实性结节，性质待排，糖类抗原 19-9 升高，存在手术指征，未见明显手术禁忌，考虑机器人放大倍数高、操作精细，决定行机器人辅助下的胰尾肿瘤局部切除术；结合术中冰冻病理情况，决定是否改变手术策略，是否联合脾脏切除、淋巴结清扫以及扩大胰腺切除范围等。

▶▷手术步骤

1.体位及Trocar孔布局(图3-10-2):患者取平卧位,气插全麻,消毒铺巾。用气腹针建立气腹,压力在12mmHg,用8mm穿刺器于脐下2cm处穿刺进入腹腔,为观察孔,置入机器人镜头,直视下再做四个Trocar孔(1号臂:左侧腋前线肋缘下8mm;2号臂:右侧锁骨中线与脐水平8mm;3号臂:右侧腋前线肋缘下8mm;辅助孔:左侧锁骨中线脐水平12mm)。

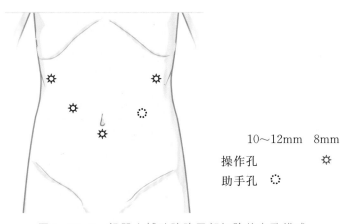

	10~12mm	8mm
操作孔		✿
助手孔	⬭	

图3-10-2 机器人辅助胰腺局部切除的布孔模式

2.探查腹腔,腹腔内无腹水,肝表面、腹壁、网膜、盆腔、腹膜等未见转移病灶。

3.用3号臂上提胃壁,于胃体水平大弯侧,用超声刀紧贴胃壁血管弓内离断胃结肠韧带至脾胃韧带,尽量保留胃短血管(图3-10-3)。

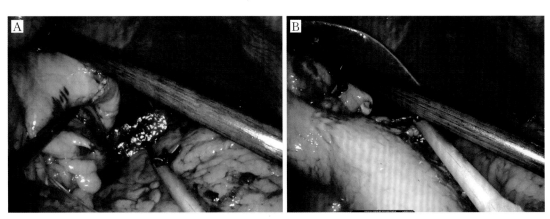

图3-10-3 先离断胃结肠韧带后用3号臂挡胃

4.打开胃胰皱襞间隙,显露解剖胰腺上缘,并进一步分离离断脾结肠韧带,以游离下降横结肠(图3-10-4)。显露胰腺后,术中超声定位探查:肿瘤位于胰腺尾部,大小约为2cm,紧邻脾门,超声显示病灶低回声,边界清;肠系膜上血管及主胰管均未见肿瘤累及。

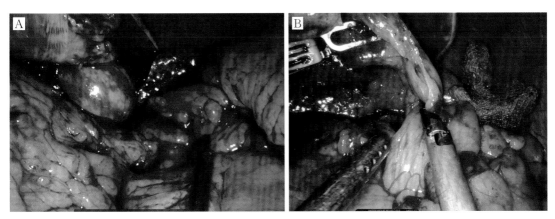

图3-10-4 上提胃,打开胃胰间隙(A),离断脾结肠韧带(B)

5.钝性分离显露脾动脉、脾静脉主干,用超声刀游离解剖胰尾部与脾动脉及脾静脉间隙,并结扎离断脾动脉、脾静脉供应胰尾部的分支血管(图3-10-5和图3-10-6)。

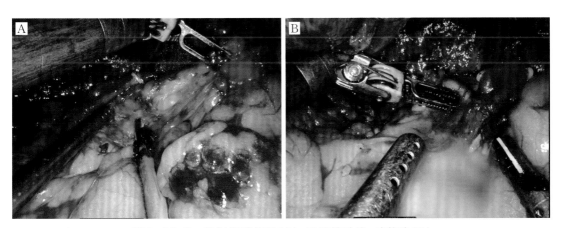

图3-10-5 解剖胃胰间隙(A),暴露脾动脉、脾静脉(B)

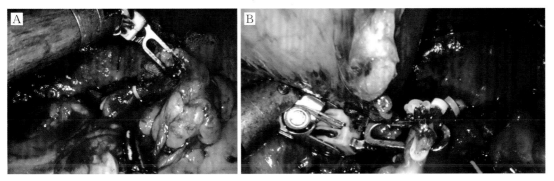

图3-10-6 结扎脾动脉分支血管(A)和脾静脉分支血管(B)

6.在胰周筋膜间隙层面内,游离胰腺表面筋膜,显露胰腺背侧;充分分离胰尾部与脾门、胰腺背侧与肾前筋膜之间粘连(图3-10-7)。

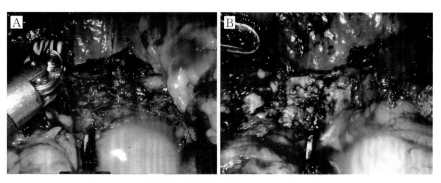

图3-10-7　游离胰周筋膜(A)，显露胰尾背面(B)

7.充分游离粘连后，确认胰尾部与脾动脉及脾静脉在安全距离后，用超声刀电切离断胰腺(图3-10-8)，将其装入标本取出袋后取出。

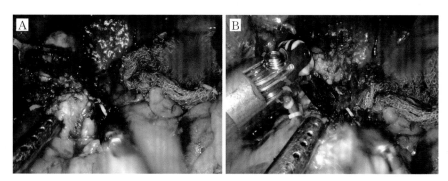

图3-10-8　超声刀离断部分胰腺

8.胰腺断端予以4-0 Prolene线间断缝合(图3-10-9A)。冲洗创面，确认无出血、无胰液渗出后，将大网膜覆盖胰腺创面(图3-10-9B)，胰腺断面旁放置引流管1根。

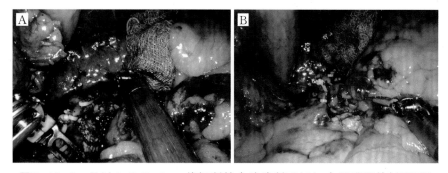

图3-10-9　予以4-0 Prolene线间断缝合胰腺断面(A)，大网膜覆盖创面(B)

▶▷ 术后管理

患者术后24小时下床活动，术后第2天进流质饮食。术后第1天引流约100mL淡黄色液体，查腹水淀粉酶200U/L，继续保持引流通畅，予以抑酶、抗感染、营养支持等对症治疗。术后第2天、第3天引流液量分别为50mL、30mL,淀粉酶分别为300U/L、105U/L。继续对症治疗,术后第5天,引流管内未见明显液体引出;予退管后,24小时内仍未见引流液。术后第6天,全腹CT复查,未见腹腔内积气、积液,予以半流质饮食,拔除引流管,患者未诉明显不适。患者一般情况好,无明显发热、腹痛、恶心、呕吐、腹胀等不适,于术后第9天出院。患者诊断为胰腺异位脾脏表皮样囊肿,3个月后复查未见复发征象。

▶▷ 病理诊断

切开标本可见一边缘质硬的肿块,色白,大小约为1cm,切开肿块可见囊液,色清亮。送组织病理提示:"胰体尾肿块"良性囊性病变,内衬单层立方上皮伴鳞化,囊壁内纤维结缔组织增生,伴萎缩的脾脏组织,符合胰腺内的异位脾脏的表皮样囊肿。周围胰腺组织萎缩,胰岛细胞增生,自检胰腺断端切缘阴性。免疫组化染色结果:P53(野生型)、CgA(－)、SYN(－)、CD56(－)、CD31(血管+)、CD34(血管+)、ERG(血管+)、Fli-1(血管+)、CK7(－)、CK19(－)、Muc-1(－)、Ki67(2%)。该患者病理诊断为胰腺异位脾脏表皮样囊肿。

▶▷ 总结与展望

保留功能的胰腺肿瘤局部切除是指在牺牲较少胰腺正常组织的情况下,完整剜除胰腺肿瘤,不改变胃肠道生理结构,保护胰腺的内分泌和外分泌功能,减少术后胆漏、胃瘫、吻合口瘘等并发症的发生。相较于传统胰腺手术(胰头十二指肠切除、胰体尾切除等术式),其出血量更少、术后住院时间更短、术后并发症更少,已被逐渐应用于治疗各种良性和低度恶性的胰腺肿瘤,包括神经内分泌肿瘤、实性假乳头状瘤、囊肿等。而保留功能的胰腺肿瘤局部切除对肿瘤的性质和大小有着相对严格的指征要求,一般仅限于良性及低度恶性病灶,病灶需与主胰管保持安全的位置(距离2~3mm),肿瘤大小一般不超过10cm,因此术前影像学评估和术中超声的应用至关重要。

该例患者术前糖类抗原19-9升高,伴胰体尾囊实性占位,胰腺增强MR提示胰体尾囊实性占位,首先考虑胰腺肿瘤性病变,良性或交界性可能性大,存在手术指征,未见明显手术禁忌。考虑到胰腺神经内分泌肿瘤为低度恶性肿瘤,在符合肿瘤根治切除的前提下,可尽量保留胰腺功能。胰腺肿瘤的局部切除(剜除)技术优势明显,既可完整切除肿瘤,达到与规则性切除相同的疗效,又能最大限度地保留正常胰腺组织,进而大大降低术后发生胰腺内外分泌功能障碍的风险,尤其能避免胰十二指肠切除术重建消化道操作给患者生活质量带来的严重影响。胰腺尾部肿瘤局部切除的主要手术难点在于肿瘤所在位置及手术需切除胰尾部的范围,尽量避免因胰腺尾部范围切除不够而导致肿瘤破碎及切缘不足,术中超声的应用可以极大地帮助术者判断胰腺切除的范围。如果胰尾部肿瘤较大,紧贴脾门或包裹脾静脉,为了进一步控制术中出血,可以优先游离并悬吊脾动脉主干,如遇胰体尾血管分支出血,可快速利用血管夹暂时夹闭脾动脉根部,即可迅速控制脾动脉分支出血。

而胰腺局部肿瘤切除则需术者严格把握适应证,通过术前影像学评估、内镜检查、肿瘤标志物检测,对肿瘤的良恶性进行精准诊断。此外,术中切除标本送快速冰冻病理检查,如考虑恶性,则需进一步扩大切除范围和淋巴结清扫范围。对于良性或低度恶性肿瘤,在局部切除时做到肿瘤包膜外完整切除、切缘阴性,则可完全地避免术后局部复发与远处转移。术后胰漏是胰腺局部肿瘤切除的最常见并发症,根据本中心的经验,术后胰漏的发生与肿瘤的大小无明显关系,与肿瘤所在部位关系密切。肿瘤局部切除术时保留了胰腺解剖学上的连续性,切除肿瘤后胰腺组织并无横断面,无法从胰腺的横断面上观察主胰管的管径和形态,无法判断主胰管是否连续;当切面较大时,也无法确保切面上的小胰管是否完整结扎,造成术后发生胰漏的风险升高。因此,术前完善影像学检查,严格把握胰腺肿瘤局部切除的适应证,如发现肿瘤压迫胰管导致胰管扩张、肿瘤边界距离主胰管过近时,应当谨慎行胰腺肿瘤局部切除术;术中则应注意保护主胰管,必要时放置胰管支架预防损伤主胰管,如果不慎发生主胰管损伤,须改行标准节段胰腺切除术;术中超声的应用可以很好地判断主胰管的位置及肿瘤的边缘;术后引流管的放置则可以很好地起到通畅引流的作用,尽可能地降低胰漏的危害。

随着机器人辅助外科的发展,基于其机械臂操作灵活、镜头放大倍数高、成像更为立体清晰、机械臂过滤人为抖动可保持稳定操作等优势,已经很明确能够更为精细地解剖和辨认组织间隙,减少术中出血以及更加精准地切除病灶,故决定对该例患者行机器人辅助下的胰尾肿瘤局部切除术。在机器人3D超清的成像系统下进行胰尾部暴露,机械臂的暴露及操作更为灵活,在解剖过程中可精细地游离,大大减少胰腺损伤的发生。通过术中超声定位肿瘤所在的位置,并且标记切缘,结扎并离断供应胰尾部的动静脉及分支胰管,最大限度地保留正常胰腺组织,保护胰腺的内外分泌功能。该术式对胰腺良性肿瘤、交界性肿瘤和低度恶性肿瘤有着显著的优势及重要的临床价值。在缝合、打结等操作上,机器人手术也有着得天独厚的优势;在术中胰腺断端吻合的过程中,机器人灵活的操作臂大大解决了进针角度刁钻、打结空间狭窄等问题,缩短了手术所需的时间,有助于减少术中出血、胰漏、麻醉意外等并发症的发生。

(曹黎东 金丽明)

▶▷ 参考文献

[1]计嘉军,梁超杰,付建柱,等.腹腔镜保脾胰体尾切除术Kimura法和Warshaw法临床疗效对比Meta分析[J].中华肝脏外科手术学电子杂志,2019,8(3):207-211.

[2]李澄清,王磊.保留功能的腹腔镜胰腺手术:胰腺外科的合理选择[J].临床肝胆病杂志,2022,38(12):2696-2700.

十一、机器人辅助胰十二指肠切除术

▶▷ 引　言

一般而言，胰十二指肠切除术特指开腹胰十二指肠切除术（open pancreaticoduodenectomy，OPD），需切除胰头、十二指肠、胆囊、肝外胆管、远端胃和近端空肠，然后再行胰肠、胆肠和胃肠消化道重建，为此被誉为普外科手术的"珠穆朗玛峰"。但随着微创技术的不断发展，腹腔镜胰十二指肠切除（laparoscopic pancreaticoduodenectomy，LPD）在技术上已日趋成熟，其安全性和可行性也得到肯定。以达芬奇手术机器人为代表的机器人辅助胰十二指肠切除术（robotic pancreaticoduodenectomy，RPD）也已于2001年被首次尝试，因机器人辅助系统具有诸多优势，如高分辨率裸眼3D放大视野、7个自由度的Endowrist机械臂、过滤生理颤动等，机器人辅助手术在全球如火如荼地开展。本中心作为高通量胰腺手术中心，已成熟开展OPD、LPD和RPD三种技术平台手术。

▶▷ 病情简介

患者，男性，66岁，因发现皮肤、眼白黄染1月余，大便呈陶土色，无畏寒、发热，无恶心、呕吐，无腹痛、腹泻，遂至当地医院就诊。查血总胆红素268.8μmol/L，糖类抗原19-9 623.0U/mL。肝胆胰脾超声示：胰头部占位，肝内外胆管扩张，主胰管扩张，胆囊肿大，胆囊内胆泥沉积。上腹部增强MR示：①胰头占位，考虑胰腺癌，侵犯胆总管下段，伴肝内外胆管、胰管扩张；②慢性胆囊炎。行经皮肝内胆管穿刺引流术后，皮肤黄染稍好转，其间无畏寒、发热，无恶心、呕吐，无腹痛、腹泻。为进一步诊治来院，门诊拟"胰腺肿瘤"收入住院。患者体重无明显变化，大便呈陶土色。

▶▷ 体格检查

患者皮肤、巩膜黄染，腹平软，无压痛、反跳痛，右上腹部可见一经皮肝穿刺胆管引流术（percutaneous transhepatic cholangiodrainage，PTCD）引流管，引流液呈黄褐色。

▶▷**入院实验室检查** ────────────────────────

血常规:白细胞计数 5.54×10⁹/L,血小板计数 178×10⁹/L,血红蛋白 95g/L。

血清肿瘤指标:糖类抗原19-9 614.9U/mL(↑),甲胎蛋白3.8ng/mL,癌胚抗原1.6μg/L,糖类抗原125 8.6U/mL。

生化:白蛋白 30.1g/L(↓),谷丙转氨酶 52U/L(↑),谷草转氨酶 58U/L(↑),总胆红素 241.0μmol/L(↑),直接胆红素 133.6μmol/L(↑),间接胆红素 107.4μmol/L(↑)。

术前凝血功能:凝血酶原时间 13.6s,部分凝血活酶时间 29s。

▶▷**入院影像学检查** ────────────────────────

MR提示:胰腺钩突部可见囊实性异常信号影,范围约为 25mm×21mm,T₂WI呈等高信号,T₁WI呈低信号,DWI呈等信号,增强扫描实性成分可见不均匀强化。病灶与门静脉主干及肠系膜上静脉比邻,主胰管明显扩张。胰腺钩突部占位,考虑胰腺恶性肿瘤,病灶比邻门静脉主干及肠系膜上静脉。

胰腺动脉CTA:胰头占位,肝总动脉、腹腔干、脾动脉起始部(图3-11-1A),动脉期病灶强化不均(图3-11-1B),肠系膜上动脉无变异血管分支(图3-11-1C),病灶与门静脉主干及肠系膜上静脉近段紧邻,接触面小于180°(图3-11-1D)。

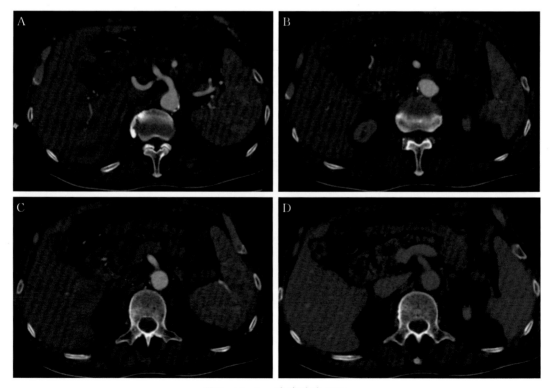

图3-11-1 胰腺动脉CTA

▶▷ 术前管理

　　戒烟、雾化吸入，进行呼吸训练仪使用等常规呼吸道管理，床上大小便练习等常规术前准备；进行 PTCD 引流减黄、口服引流胆汁、血浆输注和白蛋白使用等术前准备；术前评估，CTA 评估是否存在血管变异，寻找 IPDA，JV1，JA1，PDJV 等走行及分支，肿瘤是否有侵犯动脉和静脉等，以确定是否需要准备血管切除与重建。

▶▷ 手术步骤

　　1.机器人装机，观察孔在脐部左下方，在机器人腹腔镜明视下再作4个穿刺器穿刺，右侧腋前线肋下4cm、左侧腋前线下2cm 都装入 8mm 机器人套管，左侧腹直肌外侧缘平脐放入 12mm 套管，置入机器人器械（图 3-11-2）。

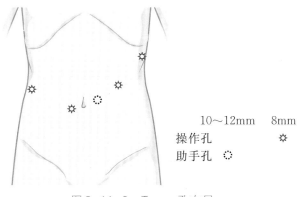

10～12mm　　8mm
操作孔　　　　☼
助手孔 ⟡

图 3-11-2　Trocar 孔布局

　　2.Kocher 切口解剖：切开胃结肠韧带至网膜血管网左右交界处。解剖 Kocher 切口，游离十二指肠降部及水平部，显露胰头背侧（图 3-11-3A），直至显露下腔静脉、左肾静脉及腹主动脉（图 3-11-3B），并清扫第16组淋巴结。沿胰腺上缘胰周间隙（图 3-11-3C）分离显露肝总动脉（图 3-11-3D）、肝固有动脉和胃十二指肠动脉，离断胃右动脉，用 Hem-o-lok 夹夹闭，顺势清扫周围淋巴结。

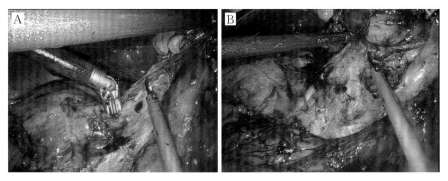

图 3-11-3　Kocher 切口拓展及胃十二指肠动脉游离

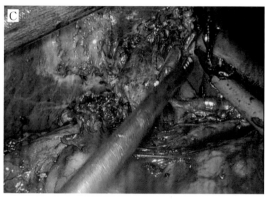
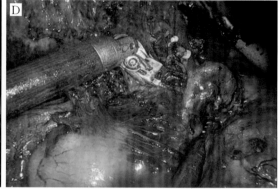

图 3-11-3(续) Kocher切口拓展及胃十二指肠动脉游离

3.离断胃体:沿胃体部胃网膜血管左右交界区域至胃小弯胃角附近,取 Endo-GIA 直线切割闭合器(蓝钉)切割离断胃体,吻合备用。

4.分离胃十二指肠动脉,于根部(距肝总动脉发出处 0.5～1cm)用 2-0 丝线结扎后再予以 Hem-o-lok 夹夹闭后离断(图 3-11-4)。游离胆总管、门静脉及肝总动脉,清扫肝十二指肠韧带淋巴结。

5.离断肝总管:解剖胆囊三角区(图 3-11-5A),显露胆囊动脉,夹闭并离断胆囊动脉。将胆囊完整剥离于胆囊床,用 Hem-o-lok 夹夹闭胆囊管不作离断,然后在胆囊管与胆总管汇合部上方离断肝总管(图 3-11-5B),备吻合。

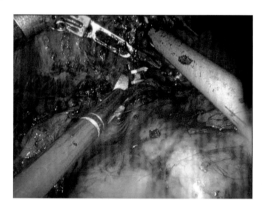

图 3-11-4 分离结扎胃十二指肠动脉

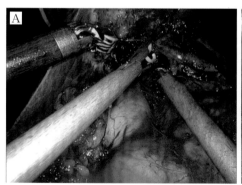
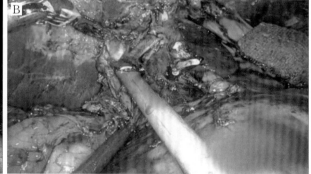

图 3-11-5 离断肝总管

6.离断胰腺颈部:沿胰腺下缘分离显露肠系膜上静脉,此处警惕肠系膜上静脉往胰腺的分支(图 3-11-6A),沿门静脉前方自胰腺下缘分离至胰腺上缘,建立胰颈部后隧道(图 3-11-6B)。然后,超声刀逐步由下至上离断胰颈部(图 3-11-6C),在胰体中后 1/3 近主胰管处用剪刀离断胰管(图3-11-6D),并置入相应管径的胰腺支撑管备用。

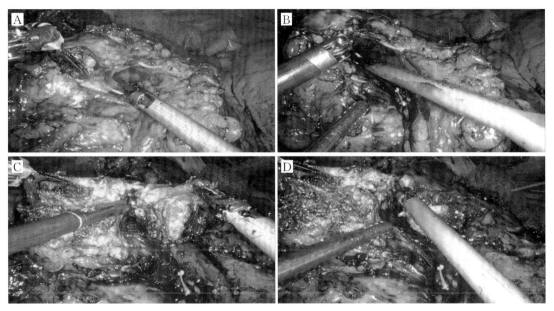

图3-11-6 胰颈部离断

7.离断空肠:结肠上方,打开"L"孔(图3-11-7A)。距Treitz韧带远端10～15cm处用Endo-GIA直线切割闭合器(白钉)离断空肠(图3-11-7B),备用。游离近端空肠,向左侧结扎切断十二指肠水平部系膜,游离暴露肠系膜上动脉左侧缘,并清扫肠系膜上动脉左侧以及左下方淋巴脂肪组织,探查胰十二指肠下动脉(inferior pancreaticoduodenal artery,IPDA)以及空肠动脉第一支(JA1)。将近端空肠牵向右侧,同时将远端空肠经结肠后方牵拉至右侧。

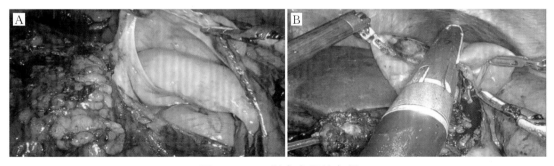

图3-11-7 游离空肠并离断

8.钩突切除:将胰头、十二指肠、空肠上段向右侧牵引,显露门静脉及肠系膜上静脉,自足侧向头侧用超声刀离断胰腺钩突部与肠系膜上静脉间组织,分支分别予以Hem-o-lok夹夹闭后离断(图3-11-8A),离断肠系膜上动脉与胰腺钩突间系膜组织,显露IPDA(图3-11-8B),于起始部结扎离断胰十二指肠下动脉,继续自下而上离断钩突及其系膜组织(图3-11-8C)。廓清海德堡三角区域淋巴神经组织(图3-11-8D),完整切除标本并装入标本袋。

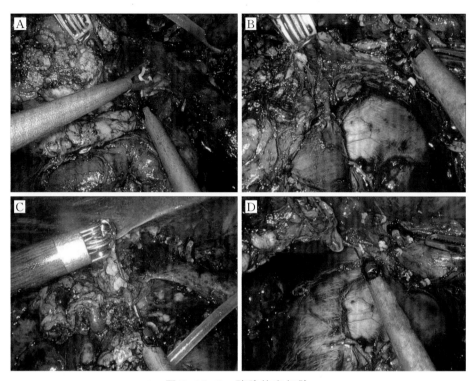

图3-11-8 胰腺钩突切除

9.行Child消化道重建方式:

(1)胰肠吻合(导管对黏膜):于横结肠后位将空肠提拉,分别在胰管两侧用4-0 Prolene线(36mm)贯穿胰腺和空肠浆肌层,行"U"字形缝合(图3-11-9A)。用3-0 PDS线缝合固定胰管支撑管(图3-11-9B),在空肠、胰管对应处打开一个5mm小孔,胰腺导管与空肠黏膜孔间作连续缝合(图3-11-9C),置入胰管支撑管进入远端空肠内。然后用4-0 Prolene线再行"U"字形缝合前壁3针(图3-11-9D)。

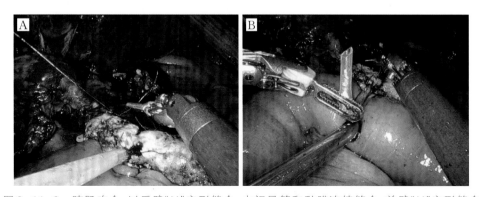

图3-11-9 胰肠吻合,以后壁"U"字形缝合,中间导管和黏膜连续缝合,前壁"U"字形缝合

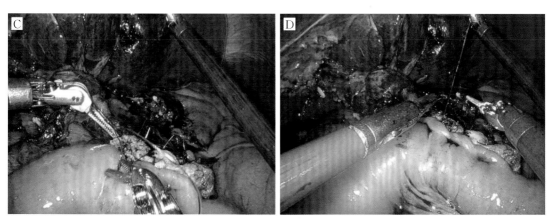

图3-11-9（续） 胰肠吻合，以后壁"U"字形缝合，中间导管和黏膜连续缝合，前壁"U"字形缝合

（2）胆肠吻合：距胰空肠吻合口10cm作肝总管-空肠端侧吻合，于空肠系膜对侧缘作一个全层切开0.8cm切口，用4-0倒刺线连续吻合肝总管及空肠（图3-11-10）。

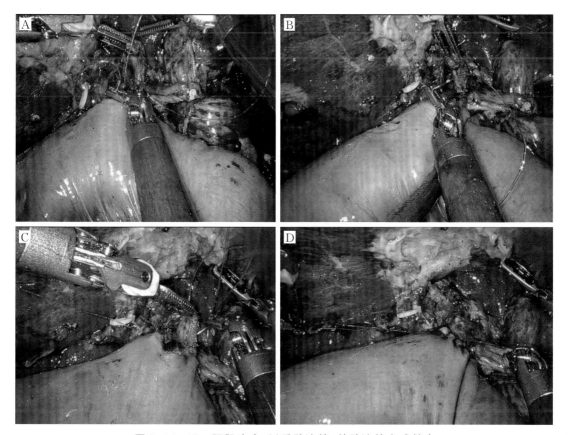

图3-11-10 胆肠吻合，以后壁连续、前壁连续方式缝合

（3）胃肠吻合：于胆肠吻合口远端45cm，将空肠与胃后壁用Endo-GIA直线切割闭合器（蓝钉）行侧侧吻合，胃空肠共同开口用3-0倒刺线作连续缝合。

10.冲洗引流:冲洗腹腔,确切止血。分别于胆肠吻合口前方、胰肠吻合口前方放置1根引流管,经左右腹壁戳口引出腹壁并固定。

▶▷ 术后病理

①"胰头部"导管腺癌,高-中分化,肿块大小约为4.5cm×4cm×3.5cm,癌组织侵犯胰周脂肪组织及十二指肠肌层,神经累犯(+),脉管累犯(+)。②胆管切缘、胰腺切缘、胃切缘、十二指肠切缘均为阴性。③胰周淋巴结(2/8)可见癌转移,"胆囊周"淋巴结(0/1)未见癌转移;另送第8组淋巴结示纤维脂肪组织和淋巴结(0/3)未见癌转移,第12组淋巴结(0/4)未见癌转移。免疫组化染色结果:癌组织:VEGF(−)、P53(野生型)、CEA(+)、HER-2(1+)、Ki67(+,20%)。

▶▷ 术后管理

术后遵循快速康复理念,不放置胃管,患者于术后24小时下床活动,术后第1天空肠营养管开始进糖盐水,次日开始短肽肠内营养。术后予以预防性使用抗生素、抑制胃酸分泌、抑制胰酶分泌以及常规对症治疗等。术后第1天、第3天及第5天动态监测血常规、肝肾功能、凝血功能和腹腔引流液淀粉酶。术后第1天引流约300mL淡黄色液体,腹水淀粉酶>6000U/L。术后7天,CT增强未见明显液体积聚和假性动脉瘤征象。术后第13天,拔除腹腔引流管。术后15天,患者出院。

▶▷ 病例点评

20世纪30年代,Whipple尝试为一例壶腹部癌患者分期行胆胃吻合和胃空肠吻合后,再行胰头和十二指肠全切除,这后来被称为胰十二指肠切除术(PD)的原型。经过近60年的技术改进和沉淀后,手术日趋成熟,其安全性和可行性不断得到肯定。1994年,Gagner等首次报道腹腔镜胰十二指肠切除术(LPD),从此开启PD的微创之路。2001年,Giulianotti等率先利用腹腔镜切除胰十二指肠标本后,再借助机器人机械臂精准操作完成消化道重建的杂交微创手术。由于机器人外科手术系统具备高分辨率裸眼3D可视化放大、7个自由度的Endowrist机械臂、过滤生理颤动、精确操作等优势,使得适合机器人辅助胰十二指肠切除术(RPD)患者的安全性、可行性得到保证。

◆ 手术的安全性

业已证明,RPD与LPD同样具备安全性和可行性。而且达芬奇机器人手术系统不仅能降低中转开腹率、术后出血率,减少术中出血,还可缩短术后住院时间,且不增加手术时间及术后总体并发症发生率。回顾性研究或对照研究的荟萃分析表明,在有经验的LPD和RPD中心,术后胰漏、胆漏、出血等并发症,及再次手术率和病死率无明显差异,并且LPD和RPD提供了较好的临床优势,如术中出血少、术后切口感染率和胃潴留率低、术后恢复快、住院时间短等。文献报道,相较于开腹胰十二指肠切除术(OPD),RPD手术时间显著延长、术中出血明显减少、术后住院时间显著缩短,而术后并发症发生率相似;相较于LPD,RPD则具有手术时间较短、术中出血较少、住院时间较短、中转开腹率较低等优势。有学者报道,在完成RPD数量超过250例后,RPD在手术时间、术中出血量、术后住院时间及胰漏等并发症发生率等各项指标均优于OPD。随着手术经验的积累,RPD的手术时间、术中出血量、中转开腹率以及术后胰漏发生率等相关指标均改善,可在完成约200例RPD后达到平台期。

◆ **肿瘤切除彻底性的问题**

OPD、LPD和RPD同样面临肿瘤切除彻底性的考验,都须严格遵循肿瘤根治原则:①整块切除肿瘤和周围组织;②无瘤技术;③足够的切缘;④彻底清扫淋巴结。评价手术根治有效性的重要因素有切缘阴性、淋巴清扫的程度以及肿瘤学预后等。正如LPD早期对其肿瘤清扫的彻底性提出挑战一样,目前大量文献已经证明了LPD肿瘤清扫的彻底性以及肿瘤学的预后。其实早在10年前就有两个研究显示RPD与OPD的R0切除率分别为100%比83.3%,及100%比87%。回顾性研究或对照研究的荟萃分析表明,对于有经验的LPD和RPD中心,LPD或RPD无论近期疗效还是远期生存率,均不劣效于OPD,在R0切除率、淋巴结清扫数目上显示出更佳的优势,当然至今仍然缺乏LPD和RPD与OPD前瞻性随机对照研究的证据。最近有学者比较分析对胰腺癌患者行RPD和OPD的围手术期结果,发现RPD术中出血较少、淋巴结获取数目较多,但两者R0切除率相似;也有研究利用美国国家癌症数据库(National Cancer Datebase)数据比较分析了626例行RPD和17205例行OPD胰腺癌患者的远期生存情况,结果显示两者中位总体生存期相近,提示RPD治疗胰腺癌具有不劣于OPD的肿瘤学效果。

◆ **在钩突切除中的优势**

钩突处理始终是PD的难点和关键步骤,切除得是否完整,不仅与手术后胰漏并发症的发生相关,而且直接关系到肿瘤患者的预后。有文献表明,肿瘤局部复发与该区域的处理关系密切。这点无外乎OPD、LPD或RPD三个技术平台中的任何一个平台。胰腺钩突处理的难点在于:①钩突解剖周围解剖复杂,紧贴肠系膜上静脉、胰十二指肠下动静脉、胰十二指肠上静脉、胰背动脉、PDJV、V1st等;②钩突解剖形态变异大,部分钩突非常肥厚,可达肠系膜上动脉左侧缘;③钩突附近肿瘤易侵犯肠系膜上静脉,增加切除难度;④胰腺系膜、钩突处神经淋巴组织清扫不彻底易导致腹膜后切缘阳性。其实,对钩突的处理需要考虑切除的路径,对于钩突切除较容易的患者(如胆管下端癌、壶腹部癌、十二指肠乳头癌、胰头内分泌肿瘤等)可选择经典的肠系膜上静脉入路;对于切除难度较高的患者(如慢性胰腺炎与PV/SMV致密粘连、交界性可切除胰头癌、联合PV/SMV切除重建的胰头癌等),可采取肠系膜上动脉优先入路,首先从肠系膜上动脉离断胰腺钩突系膜,然后在Bulldog夹阻断门静脉、脾静脉和肠系膜上静脉的状态下,游离PV/SMV或联合PV/SMV切除重建。

◆ 消化道和血管的重建

PD需要胰空肠、胆管空肠和胃空肠吻合,需进行大量缝合和打结操作。对于缝合训练有素的外科医生而言,腔镜放大的视野和视觉角度是OPD所无法比拟的,尤其是机器人裸眼3D、仿真内旋手腕和过滤抖动的优势,因此RPD比LPD更具优势。再则,PD本身是费时耗精力的手术,对于术者而言,机器人辅助下吻合可以最大限度节约术中的体力消耗。因此,早期开展的RPD往往选择腔镜下切除术机器人辅助下重建的杂交微创方式。一项对照研究显示,RPD和LPD术后总体并发症发生率(术后胰漏、术后胃瘫、术后胆漏)差异无统计学意义,但RPD组患者术后出血发生率更低。这表明RPD的消化道重建是安全可行的。最近有研究比较了常规RPD和联合静脉切除重建RPD的临床效果,结果表明,两者除手术时间、术中出血量差别外,其术后胰漏、胃排空障碍等并发症的发生率和患者死亡率无显著差异;并且显示经过8例RPD重建手术学习曲线后,手术时间趋于稳定。

◆ RPD学习曲线

对于训练有素的新生代微创或机器人手术外科医生,往往直接上手RPD,而跨越式跳开OPD或LPD的训练,并且也取得非常理想的手术效果。然而,一旦出现需要紧急处理事件时,还是猝不及防的。因此,我们中心一般遵循循序渐进的原则,OPD是基石,是LPD或RPD的起始术式,保证对OPD中发生的意外有一定理解后,如出血、肠襻缺血和管道变异等非常事件发生的可靠应对能力后,选择性开展RPD或LPD。因此,早期开展的单位和个人,其实可以最大化器械平台和个人的技术优势,如早期可以通过腔镜切除标准,重建减张机器人平台。有研究表明,RPD学习曲线显著短于腹腔镜手术,大约20~40例,而腔镜的学习曲线需要50例以上手术;在完成RPD例数超过200例后,意味着达到机器人技术平台的熟练程度。

(金丽明 张成武)

▶▷ 参考文献

[1]Beane JD, Zenati M, Hamad A, et al. Robotic pancreatoduodenectomy with vascular resection: Outcomes and learning curve[J]. Surgery, 2019, 166(1): 8-14.

[2]邹恒,周江蛟,刘忠涛,等.机器人辅助胰十二指肠切除术学习曲线及与同期开放手术对比分析[J].机器人外科学杂志,2020,1(3):155-165.

[3]Girgis MD, Zenati MS, King JC, et al. Oncologic outcomes after robotic pancreatic resections are not inferior to open surgery[J]. Ann Surg, 2019, 274(3): e262-e268.

[4]Nassour I, Winters SB, Hoehn R, et al. Long-term oncologic outcomes of robotic and open pancreatectomy in a national cohort of pancreatic adenocarcinoma[J]. J Surg Oncol, 2020, 122(2): 234-242.

［5］Vining CC, Kuchta K, Schuitevoerder D, et al. Risk factors for complications in patients undergoing pancreaticoduodenectomy: a NSQIP analysis with propensity score matching［J］. J Surg Oncol, 2020, 122（2）: 183-194.

［6］Kamarajah SK, Bundred J, Marc OS, et al. Robotic versus conventional laparoscopic pancreaticoduodenectomy a systematic review and meta-analysis［J］. Eur J Surg Oncol, 2020, 46（1）: 6-14.

十二、机器人辅助胰体尾部癌合并肝寡转移根治性切除术

▶▷引 言

胰腺癌恶性程度高，预后差，术后复发率也高。新辅助治疗可以使交界可切除和局部进展胰腺癌患者有生存获益，但对于可切除胰腺癌患者是否应常规接受新辅助治疗，目前尚存在争议。目前多项研究表明，对于初始可切除的胰腺癌伴有肝脏寡转移者，同步的手术切除并不能给患者带来生存获益。因此，目前的指南并不推荐对这类初始可切除病灶进行肝转移灶和胰腺原发灶的同步切除，而应先行新辅助治疗的主要理由是：早期抑制微小转移灶，控制肿瘤复发转移；降低肿瘤负荷，实现R0切除；提高患者耐受性和依从性，解决术后辅助治疗不耐受的问题；预先筛选有高侵袭性肿瘤的患者，避免无意义的手术。

▶▷病情简介

患者，男性，58岁，因"发现血糖类抗原19-9升高半年余，胰体尾部占位3天"入院。3天前，患者再次复查血清肿瘤标志物提示糖类抗原19-9 3434U/mL，腹部CT增强提示"胰体部可见肿块，大小约为31mm×58mm，胰腺癌考虑，邻近血管受侵犯"。患者无畏寒、发热，无恶心、呕吐，无腹胀、腹痛等不适。为进一步诊治，门诊拟"胰体尾部占位：胰腺癌考虑"收住我科。患者既往有2型糖尿病病史16年，口服吡格列酮二甲双胍片15mg1片tid，格列齐特缓释片30mg2片qd，达格列净片1片qd。自述血糖控制一般。饮酒40年，每天半斤黄酒；吸烟40年，每天1包。

▶▷入院实验室检查

血常规：白细胞计数 $3.3×10^9/L$，红细胞计数 $5.2×10^{12}/L$，血小板计数 $256×10^9/L$，血红蛋白124g/L。

凝血功能：凝血酶原时间 12.8s，部分凝血活酶时间 23.5s。

肝功能：白蛋白 39.6g/L，总胆红素 17.8μmol/L，谷丙转氨酶 36U/L，谷氨酰转肽酶 578U/L。

血清肿瘤标志物：癌胚抗原 10.7μg/L，糖类抗原 125　267.1U/mL，糖类抗原 19-9 3461.0U/mL。

▶▷ 入院影像学检查

2022 年 9 月 12 日，本院肝、胆、脾、胰超声检查提示：胰体尾部低回声团，考虑胰腺癌，后方脾静脉受侵截断，脾动脉分支被肿块包绕；肝内偏高回声团，不排除转移灶。2022 年 9 月 13 日，胰腺动脉 CTA 增强检查提示：胰体尾部占位，大小约为 34mm×61mm，病变累及脾动脉，脾静脉闭塞伴侧支循环建立。门静脉起始部可疑受累。附见：肝脏多发低密度灶，脾胃间隙软组织影，转移待排（图 3-12-1）。2022 年 9 月 5 日，本院肝脏超声造影检查提示：肝 S8 段低回声结节，转移瘤首先考虑；肝 S2 段低增强区，转移瘤可能。

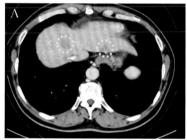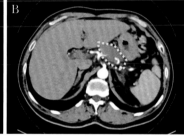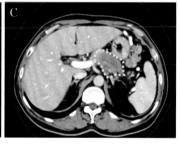

图 3-12-1　入院胰腺 CTA 增强。A：动脉期显示肝 S2 段、肝 S8 段结节轻度强化（虚线圈所示）；B、C：胰体尾部肿瘤呈乏血供表现，侵犯脾动、静脉

2022 年 9 月 14 日，行 PET-CT 提示：①胰体尾部软组织肿块伴 FDG 代谢不均匀增高，首先考虑胰腺癌，病灶周围脂肪浸润，病变累及脾动、静脉，脾静脉闭塞伴侧支循环形成，与邻近胃壁分界欠清。病灶周围多发淋巴结转移可疑。腹膜稍浑浊，肠系膜及腹膜后多发小淋巴结。②肝 S2 段、S8 段低密度灶伴 FDG 代谢增高，首先考虑转移。③右肺上叶前段小结节，FDG 代谢未见异常增高，良性可能，建议 CT 密切随访（3～6 个月）。右肺中叶、左肺上叶见少许纤维灶。④胃贲门部、胃窦部生理性摄取/合并少许炎性，请结合胃镜检查；升结肠憩室；前列腺钙化。⑤多发椎体边缘锐。

2022 年 9 月 16 日，行 B 超引导下经皮肝脏肿块穿刺活检，标本病理诊断为腺癌。

▶▷ 术前管理

◆ 术前诊断

①胰体尾部癌；②肝脏寡转移灶；③2 型糖尿病。

◆ **手术方式**

达芬奇手术机器人下胰体尾癌根治+肝脏寡转移灶切除术。

◆ **术前评估**

结合患者病史及入院检查结果,初步诊断为胰腺体尾癌,肝转移瘤。胰体尾部肿瘤,边界不清,大小约为34mm×61mm,胰管及胆管未见狭窄及扩张。动脉评价:①肠系膜上动脉:未见异常。②腹腔干:未见异常。③肝总动脉:未见异常。④脾动脉:受累,其接触面＞180°;病变累及血管长度约42mm;血管轮廓不规则。静脉评价:①门静脉:起始部管壁稍毛糙,可疑受侵。②肠系膜上静脉:未见异常。③脾静脉:正常脾静脉闭塞,可见侧支循环建立。肝脏见两处转移瘤(小于3cm),评估可切除,为寡转移灶。直接手术切除可能预后不良,术后早期复发转移风险高。经MDT讨论后,决定先行用白蛋白紫杉醇联合吉西他滨(AG方案)进行术前新辅助治疗,根据治疗效果决定手术时机。

术前新辅助治疗效果评估:术前经过3个疗程的AG方案新辅助化疗,动态监测血清糖类抗原19-9水平,发现糖类抗原19-9呈进行性下降,提示新辅助治疗效果良好(图3-12-2)。复查胰腺CTA增强检查显示:肿瘤大小由34mm×61mm缩小至23mm×37mm,内部强化减弱,脾血管近端显示较前更清晰(图3-12-3)。

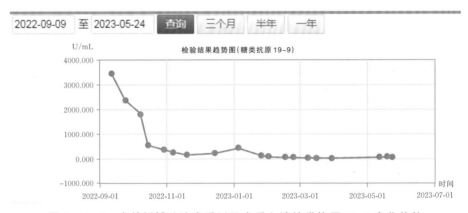

图3-12-2 术前新辅助治疗后以及术后血清糖类抗原19-9变化趋势

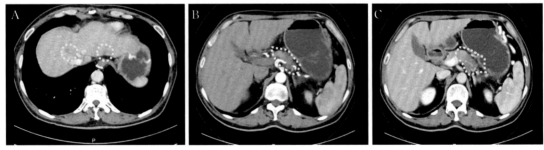

图3-12-3 AG方案新辅助治疗3个疗程后复查胰腺CTA增强检查。A:动脉期显示肝S2段、肝S8段结节较治疗前缩小(虚线圈所示);B、C:胰体尾部肿瘤较治疗前缩小,脾血管近端显示较治疗前更清晰

复查PET-CT评估:同2022年9月14日图像对比,胰体尾部软组织肿块伴FDG代谢增高,考虑胰腺癌治疗后仍有肿瘤活性组织,累及脾动、静脉(同前图像对比,形态缩小,FDG代谢减低);胰腺病灶周围多发小淋巴结显示(同前图像对比,形态缩小,FDG代谢减低);肝S2段、S8段低密度灶,考虑肝转移治疗后改变,肿瘤活性受抑制(同前图像对比,FDG代谢减低)。

◆ **手术策略**

该例患者诊断为胰腺癌伴肝脏寡转移灶,新辅助治疗3个疗程后,血清糖类抗原19-9水平从3461.0U/mL下降至正常。肿瘤部分缓解,肝转移代谢活性受到抑制,提示新辅助治疗效果佳,预后可能良好。胰体尾部肿瘤最长径约4cm,侵犯脾血管,门静脉起始部可疑受侵,腹腔镜下行胰腺体尾癌根治术存在一定的难度和挑战,患者经济能力可,拟行达芬奇手术机器人下胰体尾癌根治+肝脏寡转移灶切除术。

▶▷ 手术步骤

1. 体位及Trocar孔布局(图3-12-4):患者取平卧位,全身麻醉,脐下纵行切口建立气腹,压力维持在12～14mmHg。脐下建立8mm Trocar孔作为观察孔,为3号臂位置,1号机械臂位于右侧肋缘下腋中线水平,助手孔位于右侧锁骨中线脐水平,3号机械臂位于左侧锁骨中线脐水平,4号机械臂位于左侧腋前线脐水平,五孔法操作,邻近2个Trocar孔之间距离大于8cm。助手位于患者右侧。

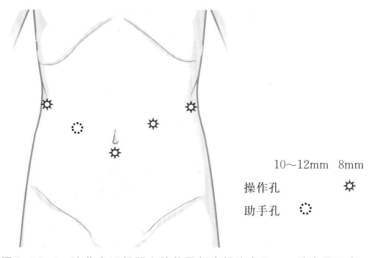

10～12mm　8mm

操作孔　　✧

助手孔　　◌

图3-12-4　达芬奇Xi机器人胰体尾部癌根治术Trocar孔布局示意

2. 腔镜下探查,明确无腹腔和盆腔等转移。用超声刀打开胃结肠韧带,用Hem-o-lok夹夹闭并离断韧带间较粗大的血管。打开小网膜囊。用4号臂无损钳向头侧牵拉胃,充分暴露胰腺颈部和体尾部,评估肿瘤部位和局部侵犯情况。打开胰腺颈部后上缘包膜,寻找肝总动脉,游离并悬吊(图3-12-5)。

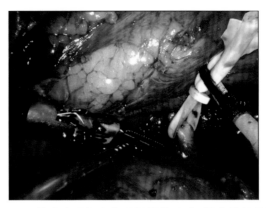

图 3-12-5　沿着胰腺颈部上缘解剖肝总动脉,游离并悬吊肝总动脉

3.寻找门静脉:分离横结肠系膜,沿着Helen干游离胰腺下缘,寻找肠系膜上静脉,沿着静脉走行建立胰颈后方隧道(图3-12-6)。

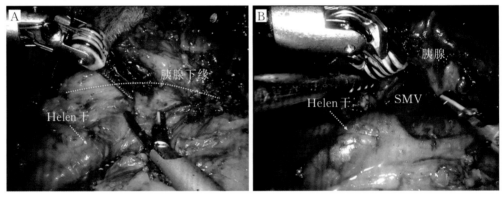

图 3-12-6　寻找门静脉。A:沿着Helen干游离胰腺下缘,寻找肠系膜上静脉;B:沿肠系膜上静脉走行建立胰颈后方隧道(SMV:肠系膜上静脉)

4.断胰:用超声刀距离肿瘤2cm处离断胰腺实质,创面确认止血,注意寻找主胰管并结扎、离断(图3-12-7)。

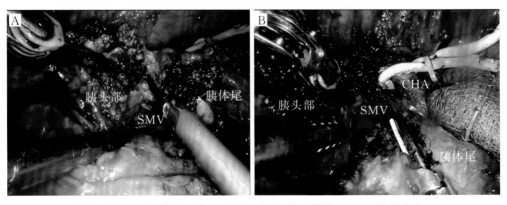

图 3-12-7　胰腺颈部离断(SMV:肠系膜上静脉;CHA:肝总动脉)

5.脾静脉处理:用4号臂将胰体尾部向左上方牵拉,暴露脾静脉,发现脾静脉近端周围组织粘连致密,门静脉起始部可疑受侵。遂先游离肠系膜上静脉并悬吊,以便牵拉和血流控制。沿着门静脉起始部游离脾静脉根部上方,贯通脾静脉根部后方,用丝线结扎脾静脉近端后,再用直线切割闭合器(白钉)闭合离断脾静脉(图3-12-8)。脾静脉残端送术中冰冻病理提示切缘阴性。

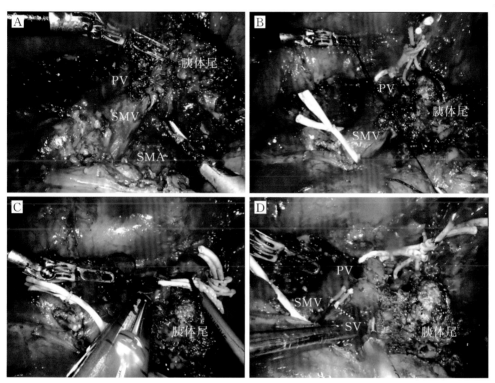

图3-12-8　脾静脉处理。A:发现脾静脉近端周围组织粘连致密。B:游离肠系膜上静脉并悬吊,以便牵拉和血流控制。贯通脾静脉根部后方后,用丝线结扎脾静脉近端。C:用直线切割闭合器白钉闭合离断脾静脉。D:脾静脉离断后手术创面(PV:门静脉;SMV:肠系膜上静脉;SMA:肠系膜上动脉;SV:脾静脉)

6.脾动脉处理:解剖腹腔干,沿着脾动脉走行游离脾动脉,结扎脾动脉,近端用AP402夹闭后离断(图3-12-9)。

7.区域淋巴结清扫:用4号臂将胰腺颈部向左上方翻起,用超声刀继续沿着腹膜后深面解剖。暴露左肾静脉,沿着左肾静脉水平向左离断腹膜后组织,离断脾结肠韧带,直至脾脏下极。游离胃短血管,沿胃大弯打开脾胃韧带,遇较粗分支用Hem-o-lok夹夹闭后离断。游离脾脏至脾上极,离断脾膈韧带。经胰腺断端向胰体尾部翻起,沿Gerota筋膜游离胰腺后方组织至脾门,进一步游离脾周围韧带,完整切除远端胰体尾部及脾脏。然后清扫腹主动脉旁淋巴结、脾动脉旁淋巴结、胃左动脉旁淋巴结、肝总动脉旁淋巴结、腹腔干周围淋巴结(图3-12-10)。

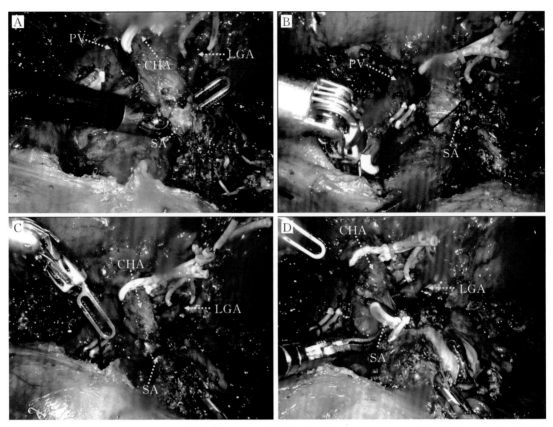

图 3-12-9　脾动脉处理。A:游离脾动脉;B:丝线结扎脾动脉;C:用 AP402 夹闭脾动脉;D:离断脾动脉(PV:门静脉;CHA:肝总动脉;LGA:胃左动脉;SA:脾动脉)

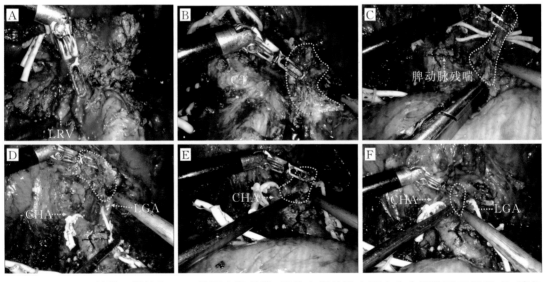

图 3-12-10　区域淋巴结清扫。A:暴露左肾静脉,沿着左肾静脉水平向左离断腹膜后组织;B:清扫腹主动脉旁淋巴结;C:清扫脾动脉旁淋巴结;D:清扫胃左动脉旁淋巴结;E:清扫肝总动脉旁淋巴结;F:清扫腹腔干周围淋巴结(LRV:左肾静脉;CT:腹腔干;CHA:肝总动脉;LGA:胃左动脉)

8.胰腺残端处理:胰腺断端用4-0 Prolene线间断缝扎止血,预防胰漏。标本装入一次性取物袋中,脐下做小切口取出(图3-12-11)。

9.用超声刀切除肝脏寡转移灶(图3-12-12),创面确认止血。

10.重新建立气腹进入腹腔,再次确认创面无渗血,放置腹腔引流管(图3-12-13)。逐层关闭腹部切口。

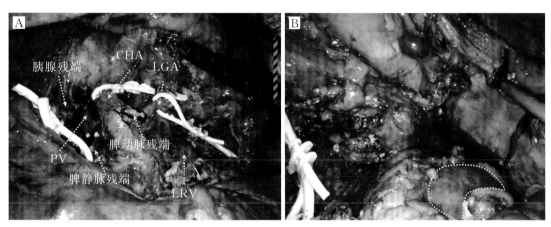

图3-12-11 标本移除后手术创面,虚线圆圈所示为左肾(PV:门静脉;LRV:左肾静脉;CHA:肝总动脉;LGA:胃左动脉)

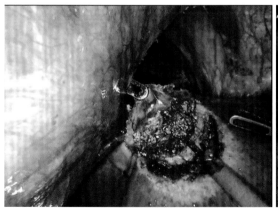

图3-12-12 肝脏寡转移灶切除

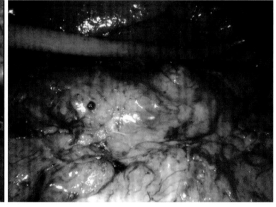

图3-12-13 手术创面放置引流管

▶▷ 术后病理

大体标本:①脾脏+胰体尾部切除标本:胰腺大小为6cm×3.5cm×2.5cm,切面见一灰白色实性肿物,大小约为4.5cm×2cm×1.5cm,质地偏硬。脾脏大小为13cm×8cm×5cm,切面暗红色,质软。②肝脏转移病灶:大小为3.5cm×2.5cm×2cm,切面见一灰白色实性结节,大小约为1.2cm×1cm×0.8cm,结节与周围肝组织界清,其余肝组织呈灰黄,质中。③区域淋巴结:肝总动脉旁、脾动脉旁、腹腔干周围及腹主动脉旁淋巴结,见灰黄脂肪样组织一堆,总大小为 8cm×7cm×2cm,触及 5 枚淋巴结,最大径为 0.1～0.7cm;胃左动脉旁淋巴结,见灰黄脂肪样组织一堆,总大小为 3cm×3cm×1cm,触及 5 枚淋巴结,最大径为 0.3～0.8cm。

病理诊断:化疗后脾脏+胰体尾部+肝转移灶根治性切除标本。①胰腺中分化导管腺癌(胰胆管型),大小约为 4.5cm×2cm×1.5cm;肿瘤侵及胰周脂肪组织;脉管累犯阳性,神经累犯阳性;肿瘤细胞可见少量坏死、核固缩、胞浆嗜酸性变,间质纤维组织增生,符合化疗后改变,TRG 分级 Ⅱ 级(Evans 分级系统,10%～50% 肿瘤细胞损毁);周围见少量萎缩的胰腺组织及胰岛。②胰腺切缘处可见吻合钉,切缘阴性。③脾门部及脾脏组织内均未见癌累及;脾周脂肪组织内可见副脾。④区域淋巴结未见癌转移(0/30),其中自检胰周及脾门部淋巴结(0/19),送检肝总动脉旁、脾动脉旁、腹腔干周围及腹主动脉旁区域淋巴结(0/6)和"胃左周围"淋巴结(0/5)。⑤"转移病灶肝脏"组织内见坏死组织伴肉芽肿反应,未见明确肿瘤细胞残余。⑥pTNM 分期(第 8 版 AJCC)为 $pT_3N_0M_x$。

▶ ▷ 术后管理

1.采用快速康复理念进行术后管理,多模式联合镇痛,早期拔除导尿管,积极进行呼吸功能锻炼,术后 8 小时饮水,术后第 1 天进流质饮食,术后第 2 天进半流质饮食。

2.术后予以预防性抗感染、奥曲肽预防胰漏、输血浆、补液等对症支持处理。

3.术后第 1 天、第 3 天及第 5 天动态监测血常规、肝肾功能、凝血功能和腹腔引流液淀粉酶等指标变化。术后第 4 天复查腹部 CT,见腹腔内无明显积液,腹腔引流管引流量少于 30mL/d,引流液为淡黄色腹水样液体;退管后拔除腹腔引流管。术后第 7 天,患者出院。

4.患者胰腺癌伴肝脏寡转移灶,术前新辅助化疗效果良好。根据术后病理结果,患者 TNM 分期(第 8 版 AJCC)为 $pT_3N_0M_x$。术后仍存在高复发风险,术后继续按原 AG 方案辅助治疗 6 个疗程,密切随访复查。

▶ ▷ 总结与展望

胰腺是腹膜后位器官,位置深,显露困难,且比邻肠系膜上血管、腹腔干、腹主动脉和左肾血管等腹部重要脏器血管,所以胰腺疾病的传统开腹手术常需较大切口才能很好地显露术野,胰腺外科的微创技术发展也较胃肠、肝胆外科缓慢。目前,胰腺疾病的腹腔镜下治疗的安全性和有效性已得到验证,但胰腺癌的腹腔镜下治疗仍具有挑战性。机器人辅助技术在胰腺外科的应用也一直在探索中。2002 年,Melvin 等首次报道机器人系统辅助下的胰腺切除术后,机器人胰腺手术报道逐渐增多。少量研究表明,与传统开腹胰腺手术相比,机器人手术具有术中出血少、住院时间短的优势,同时在围手术期并发症、肿瘤学预后方面与传统开腹手术无明显差异。对比腹腔镜手术,达芬奇机器人手术系统的特点是可以在狭小空间内利用3D放大视野进行灵活精准的操作,在淋巴结清扫、术野显露、困难位置操作上有显著优势。这在一定程度上优化了传统腹腔镜手术,其灵巧的手腕和精确的操作简化了缝合等精细操作过程,使淋巴结清扫更彻底,大幅提升了胰腺肿瘤微创手术的效率和安全性。但是,目前关于胰体尾癌的机器人辅助手术(RDP)、开腹手术(ODP)或者腹腔镜下手术(LDP)对照研究的文献较少。一项回顾性研究中分别纳入332例接受RDP和2386例接受ODP治疗的胰体尾癌患者资料,发现RDP患者的住院时间和90天病死率方面优于ODP。而在一项DIPLOM的大样本研究中,通过倾向评分匹配发现微创技术的胰体尾切除的术中出血量和住院时间优于ODP,两组90天病死率的差异则无统计学意义。《腹腔镜或机器人辅助胰腺癌根治术中国专家共识(2022年版)》建议对适当选择的病例施行RDP,有经验的单位可以开展胰体尾癌RDP。

胰腺癌存在发病隐匿、切除率低、术后复发率高等临床特点。仅20%~30%的确诊患者有手术切除的机会,约50%的患者合并远处转移,还有约30%的患者因肿瘤累及局部主要血管而呈局部进展表现。随着MDT模式的发展,在化疗药物及其方案不断丰富的背景下,胰腺癌合并肝转移或者胰腺癌进展期的治疗理念与策略从传统意义的不可切除或者过度切除向转化治疗模式发展。过去的观点认为,胰腺癌一旦出现肝转移就失去了手术机会。最近研究显示,假如转移灶局限于单器官数目≤4个,肿瘤标志物糖类抗原19-9＜1000U/mL,肿瘤经一线化疗方案治疗后呈稳定或缓解状态,则根治性手术切除有望改善胰腺癌合并同时性肝脏寡转移患者的预后。在缺乏有效判断肿瘤生物学行为手段的前提下,术前系统治疗可以评估肿瘤生物学行为、筛选潜在获益人群、消灭微转移病灶等。一项Meta分析结果显示,在胰腺癌合并同时性肝脏寡转移患者,接受初始化疗后再行手术治疗组患者的中位总体生存时间达23.0~56.0个月,显著优于仅行化疗组患者(11.0~16.4个月)。一项胰腺癌合并同时性肝脏寡转移的临床研究,其中129例患者未行化疗直接行同期手术,总体生存时间为7.6~14.5个月;71例患者先行化疗再行手术,总体生存时间为34.0~56.0个月,比较两组患者预后,差异有统计学意义。该研究中,45.5%术前化疗选择以吉西他滨为基础的化疗方案。该研究结果还显示,同期手术组与术前化疗组患者的中位生存时间分别为10.7个月和13.4个月,两组比较,差异无统计学意义,这提示患者未能从手术治疗中获益。目前一致认为,对于术前明确诊断的胰腺癌合并同时性肝脏寡转移患者,应先行新辅助治疗,但是对于手术治疗时机如何选择仍存在争议。目前,由于对系统性治疗效果的影像学评价也缺乏一致性量化标准,鉴于胰腺癌间质组织极为丰富的特殊性,目前所广泛采用的以肿瘤大小判断放化疗效果的实体瘤疗效评价标准,不足以体现对胰腺癌及其转移灶的治疗效果及其肿瘤生物学行为,所以血清肿瘤标志物的动态变化可作为参考评判指标。本例患者经过3个周期AG的新辅助治疗,血清糖类抗原19-9水平降至正常,肿瘤部分缓解,转移灶为2个,且小于3cm。成功进行达芬奇机器人辅助下的胰体尾癌根治性切除+肝转移瘤切除术,术后常规病理提示:10%～50%胰腺肿瘤细胞被损毁,"转移病灶肝脏"组织内见坏死组织伴肉芽肿反应,未见明确肿瘤细胞残余,说明该例患者胰腺癌生物学行为稳定,化疗效果佳。术后按原方案继续化疗,随访半年未见肿瘤复发转移。

然而,化疗可导致肿瘤局部纤维化,增加手术难度与风险。目前,以腹腔镜或机器人辅助为主的各类胰腺微创手术均有开展,技术日趋成熟,手术安全性明显提高。美国国家癌症数据库中大样本胰体尾癌病例资料的回顾性分析结果提示,RDP在淋巴结清扫数量与术后辅助化疗率方面优于ODP,且发现RDP患者的总生存期优于ODP,但两者在1、3、5年生存率方面的差异无统计学意义。一项对美国国家癌症数据库中胰体尾癌病例资料的回顾性分析发现,RDP的中转开腹率低于LDP,但两者在住院时间和90天病死率方面的差异无统计学意义。单中心回顾性分析结果提示,RDP的手术时间可能略长于LDP,但两者在术中出血量和术后胰漏发生率的差异无统计学意义。《腹腔镜或机器人辅助胰腺癌根治术中国专家共识(2022年版)》强烈推荐有经验的单位选择合适的胰体尾癌患者开展RDP。

(成　剑　金丽明)

▶▷ 参考文献

[1]杨尹默,刘光年.胰腺癌合并肝脏寡转移:联合切除还是姑息治疗[J].中华消化外科杂志,2021,20(4):376-380.

[2]刘丹希,胡继盛,孙备.新辅助治疗在胰腺癌中的应用现状和争议[J].中华医学杂志,2021,101(10):712-715.

[3]张太平,刘悦泽,任博.胰腺癌全程新辅助治疗的现状及挑战[J].中华消化外科杂志,2022,21(4):461-464.

[4]中国抗癌协会胰腺癌专业委员会微创诊治学组,中华医学会外科学分会胰腺外科学组.腹腔镜或机器人辅助胰腺癌根治术中国专家共识(2022年版)[J].中华外科杂志,2023,61(3):187-195.

[5]张旭,马永蔌,田孝东,等.可切除胰腺癌的新辅助治疗现状及展望[J].中华外科杂志,2023,61(7):546-549.

[6]中国抗癌协会胰腺癌专业委员会.中国抗癌协会胰腺癌整合诊治指南(精简版)[J].中国肿瘤临床,2023,50(10):487-496.

[7]刘荣,陈洋,赵国栋,等.联合腹腔干切除的机器人胰体尾癌扩大根治术[J].中华腔镜外科杂志(电子版),2016,9(5):305-306.

十三、腹腔镜联合胆道镜钬激光碎石联合胰肠吻合术治疗胰管结石

▶▷ 前　言

慢性胰腺炎继发胰管结石的发生率高达50%，易继发胰管梗阻、胆管梗阻、感染、疼痛以及内外分泌功能异常，甚至部分病例存在癌变风险。本病例以胰头部结石为主，按常规治疗可能需行胰十二指肠切除术（pancreaticoduodenectomy，PD）或者行保留十二指肠的胰头切除术（duodenum-preserving pancreatic head resection，DPPHR），如选择保留十二指肠的胰头次全切除术再加空肠胰肠吻合的Beger术式，结合该患者的愿望，我们采用多镜联合钬激光碎石、胰肠吻合术的治疗策略。术后随访2年多，预后良好。

▶▷ 病情简介

患者，男性，47岁，因上腹部隐痛伴饱胀1个月，门诊拟"胰管结石伴胰管扩张，慢性胰腺炎"收住入院。入院前1个月，患者进食后出现上腹胀痛，休息后无缓解，可忍受，无放射痛，无腹泻，无发热，无恶心、呕吐等症状。当地医院查上腹部增强CT提示：胰头部萎缩、多发钙化灶，胰头部胰腺导管内结石，胰管扩张明显，考虑胰头部慢性胰腺炎；胆胰管磁共振（MRCP）提示：胰管串珠状扩张及近端低信号影。患者有糖尿病病史2年，平素口服二甲双胍0.25g 1片bid，西格列汀1片qd，自诉血糖控制可。21年前，患者发生重症急性胰腺炎，20年前曾行"胰腺假性囊肿空肠吻合内引流术"，术后恢复良好。

▶▷ 体格检查

患者神志清，皮肤、巩膜无黄染，浅表淋巴结未及肿大，两肺呼吸音清，未闻及明显干湿啰音，心律齐，各瓣膜区未闻及明显病理性杂音，腹平软，腹部正中可见一长约12cm的陈旧性手术瘢痕。全腹未及明显包块，无压痛及反跳痛，墨菲征（一），肝脾肋下未及，移动性浊音阴性，肠鸣音正常。双下肢无水肿。

▶▷ 术前入院实验室检查

血常规：白细胞计数 $6.78×10^9$/L，红细胞计数 $4.93×10^{12}$/L，血小板计数 $256×10^9$/L，血红蛋白 128g/L，血糖 9.8mmol/L。

凝血功能：凝血酶原时间 12.3s，部分凝血活酶时间 29.0s。

肝功能：白蛋白 42.5g/L，总胆红素 7.2μmol/L，谷丙转氨酶 18U/L，谷草转氨酶 14U/L，淀粉酶 30U/L。

血清肿瘤标志物：糖类抗原 19-9 11.4μg/L，癌胚抗原 1.9ng/mL。

▶▷ 术前入院影像学检查

腹部增强 MR 检查（图 3-13-1）：胰头颈部多发结节状异常信号影，T_1WI、T_2WI 均呈低信号，增强未见明确强化，较大者大小约为 20mm×10mm，主胰管扩张（图 3-13-1A，B）。胰周间隙存在，左肾前筋膜不厚。胆总管不扩张，管壁不增厚。腹膜后未见明显肿大淋巴结。考虑：①胰头颈部多发结节状异常信号影，考虑结石/钙化灶可能；②主胰管扩张。

腹部增强 CT 检查：肝内外胆管无明显扩张；胆囊区域未见明显异常；胰腺胰头颈部多发结节状致密影，较大者大小约为 20mm×10mm，主胰管扩张（图 3-13-1C，D），提示胰头部结石和部分钙化。

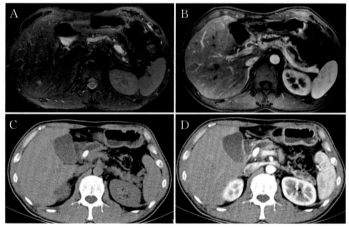

图 3-13-1 术前 MR 增强和 CT 增强检查：可见主胰管不规则扩张，呈串珠样改变，胰腺萎缩，胰头区域胰管结石影

腹部 B 超：胰腺胰头厚 13mm、体厚 12mm、尾厚 14mm，内部光点增粗，回声减低，分布不均匀；主胰管不规则扩张，呈串珠样改变，最宽处约 9mm；胰管内见强光斑，长径约 20mm。提示主胰管结石。

术前胃肠消化道造影：发现幽门通过滞后，口服复方泛影葡胺后 1 小时，仅可见少量造影剂通过。

► ▷ **术前管理** ────────────────────────

◆ **治疗决策**

　　患者慢性胰腺炎合并胰管结石,结石局限于胰头区域主胰管内诊断明确,手术指征明确。但考虑到患者年龄不大,以及多年前有过胰腺假性囊肿手术(具体消化道重建方式不详),并且考虑到胰管结石较大,结石坚硬,行内镜逆行胆胰管造影(ERCP)下取石,胰管支架置入难度大,效果不确切,而行常规的 PD 手术或者选择 Berger 手术,其创伤也相对较大,因此,选择腹腔镜下胆道镜联合钬激光碎石取石,胰管空肠 Partington 式吻合。

► ▷ **手术步骤** ────────────────────────

　　1.体位及 Trocar 孔布局(图3-13-2):患者取仰卧位,头高脚低(30°),右侧抬高(30°);脐部开放法建立 CO_2 气腹,压力维持在 12~14mmHg;操作者位于患者右侧,在脐下作观察孔,然后在两侧上腹壁各做 2 个 5mm 及 10mm 操作孔。助手站于患者左侧。

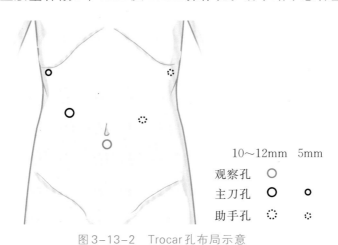

	10~12mm	5mm
观察孔	○	
主刀孔	⬤	⚫
助手孔	◌	⚬

图 3-13-2　Trocar 孔布局示意

　　2.腔镜下初步探查:腹腔内小肠管和腹壁粘连明显(图3-13-3A),无明显积液聚集,所见盆腔、腹膜、小肠、结肠及胃壁未及明确占位病灶。

　　3.打开胃结肠韧带后网膜囊前,于横结肠下区解剖厘清原胰腺囊肿与小肠向消化道重建方式,用超声刀分离右上腹原切口下肠管和腹壁间粘连后,首先定位屈氏韧带作为肠襻探查起始(图3-13-3B),沿空肠近端逐渐向远端解剖,发现原空肠间侧侧吻合口(图3-13-3C)和空肠囊肿吻合口(图3-13-3D)位于右上腹。

　　4.于结肠下区原囊肿空肠吻合口远端 25cm 左右用 Endo-GIA 直线切割闭合器离断空肠肠襻,待空肠侧侧吻合之用(图3-13-4A)。用超声刀离断胃结肠韧带(图3-13-4B),进入网膜囊,游离胰腺周围筋膜,显露胰腺头部以及体尾部。取 8 号导尿管悬吊胃体牵拉至体外固定(图3-13-4C)。再次探查,见胰腺质地硬、萎缩、纤维化明显(图3-13-4D)。

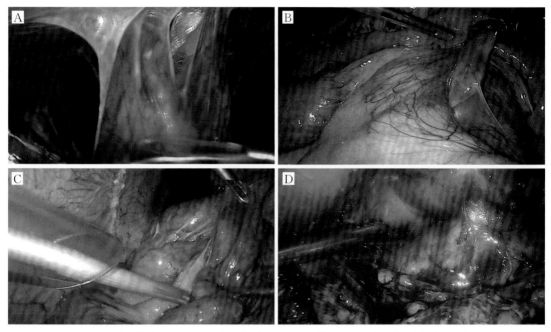

图 3-13-3 明显腹腔内粘连；显露肠系膜下静脉和屈氏韧带；显露原空肠侧侧吻合口；空肠囊肿吻合口

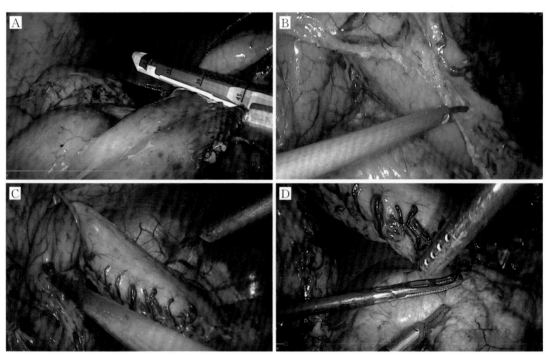

图 3-13-4 用 Endo-GIA 直线切割闭合器离断空肠肠祥；在胃血管弓外离断胃结肠韧带；用 8 号导尿管悬吊胃体牵拉至腹壁外固定；显露胰腺质地硬、萎缩和纤维化

5. 术中超声探查主胰管扩张明显，胰头部可见结石回声（图 3-13-5A）。通过超声确定扩张胰管后，于胰体尾前方纵向切开主胰管 5cm（图 3-13-5B），取出胰管结石（图 3-13-

5C)；再借助胆道镜观察扩张的胰管,取出残留于胰管腔内的结石(图 3-13-5D),及钬激光碎石。

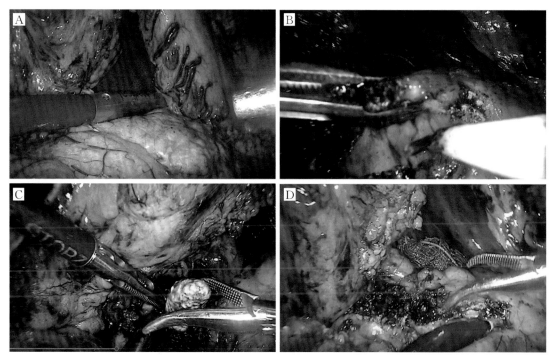

图 3-13-5　超声定位明确胰管结石所在位置和扩张的胰管;纵向切开胰管;取出胰管结石;用胆道镜检查胰管腔内

6.于离断远端空肠肠袢对系膜缘纵向全层切开大小约 3cm 的口径(图 3-13-6A),以4-0 倒刺线行主胰管及空肠侧侧连续全层吻合(图 3-13-6B)。距胰肠吻合口远端 40cm处,用腔镜直线切割闭合器行空肠肠袢侧侧吻合,最后关闭系膜裂孔。

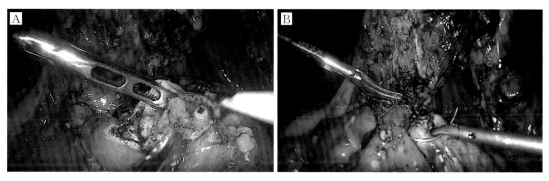

图 3-13-6　空肠肠袢纵向全层切开 3cm;空肠和剖开的胰管做全层连续吻合

7.冲洗创面,确认无出血及吻合口可靠后,在胰肠吻合口后方放置自制双套管 1 根,在胰肠吻合口前方放置腹腔引流管 1 根。

▶▷ 术后管理

术后给予抑制胰酶、预防感染、解痉等对症治疗，鼓励患者早期下床活动。

术后第1天，进少量流质饮食。术后第2天，肛门排气。

术后第1天、第3天及第5天，动态监测血常规、肝功能、凝血功能和腹腔引流管淀粉酶。术后第1天、第3天及第5天引流液量和淀粉酶分别为：100mL，1303U/L；30mL，696U/L；20mL，96U/L。术后第3天复查腹部CT，见腹腔内少量积液，腹腔引流管引流量逐日减少（图3-13-7）；术后第5天拔除腹腔引流管；术后第8天，患者出院。

术后随访33个月。随访期间，该患者无腹痛、腹泻，无吻合口狭窄，血糖控制稳定，无脂肪泻等并发症，生活质量良好。

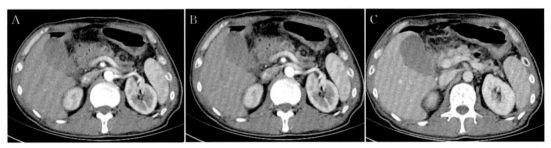

图3-13-7　胰管空肠吻合术后第3天腹部CT增强提示，腹腔内无明显游离液体积聚

▶▷ 病例点评

胰管结石按分布可分为4种类型：Ⅰ型（胰头部胰管结石）、Ⅱ型（胰体部胰管结石）、Ⅲ型（胰尾部，甚至充满整个主或副胰管）和Ⅳ型（广泛分支胰管结石或广泛密集的胰腺钙化）。治疗原则主要考虑去除结石，减低胰管内压力，消除或减少疼痛，改善胰腺功能。因此，可供选择的手术策略包括：对Ⅰ型患者行胰头部切除术的Beger手术或PD手术）、胰头局部切除加胰管空肠侧侧吻合术（Frey手术）；对Ⅱ型患者行胰体尾部切除术（distal pancreatosplenectomy，DP）或胰管引流术；对Ⅲ型患者行胰管引流术，包括胰管口成形、Du Val手术（胰尾切除，胰腺空肠吻合）、Puestow-Gillesby手术（胰尾切除，胰腺空肠内植入吻合术）、Partington手术（胰管空肠侧侧吻合术）和Wanner手术（胰管胃侧侧吻合术）；而对Ⅳ型患者主要采取胰腺切除术或胰管引流术。文献和指南中指出，对部分胰管结石患者可采取体外震波碎石、内镜下取石或支架置入等微创治疗技术进行干预。然而，结石和疼痛的复发仍是无法克服的痛点。内镜治疗后长期随访显示，轻度到中度疼痛者约占36%，剧烈疼痛者约占4%，结石复发率约为23%。近年来，ERCP主导的内镜手术在简单胰管结石治疗中起到非常重要的作用；然而对于结石较多、较大的患者，可能为相对禁忌。我们在临床实践中发现胰管结石多为胰管铸型结石，质地坚硬，不易被体外震波碎石，甚至于钬激光打击成"千疮百孔"后，仍然能够保持着结石原有的

轮廓,而不易通过石网篮取出。本例患者就有胰管结石大、铸型、多发,继发内外分泌功能不全的表现。因此,选择以最终的手术干预为主的微创治疗。

2017年慢性胰腺炎国际共识指南工作组制定的疼痛指南中推荐,可根据胰腺形态学改变(包括胰管结石)和既往疼痛处理情况,选择胰腺(部分)切除术、胰管减压引流术或两者相联合的手术方式来缓解疼痛,即引流术、切除术联合引流术及内脏神经切除术。胰管减压引流术是主要针对主胰管全程扩张直径大于8mm、存在各型胰管结石的一种辅助术式。将主胰管长距离剖开后,与空肠行Roux-en-Y侧侧吻合,即Partington术式,使整个胰腺的主胰管得以彻底敞开引流,同时保留胰体尾部及脾脏,其创伤相对较小,手术相对简单,能最大限度保留胰腺内外分泌功能。而对于Ⅳb型胰管结石、肿块型慢性胰腺炎患者,在不能除外胰腺癌时,需要行切除联合引流术,如PD、保留幽门的胰十二指肠切除术(pylorus-preserving pancreaticoduodenectomy,PPPD)、DPPHR、胰腺局部切除联合胰管空肠吻合术等。幸运的是,本例患者没有明确的胰头或胰尾区域占位性病变,仅表现为胰头区域主胰管结石伴全程胰管扩张。尽管近年来,微创技术的进步使得保留十二指肠的胰头次全切除术的Beger术式有了非常好的应用前景,其优势表现在术式切除范围相对小,保留了胃、十二指肠及胆管的生理连续性,但毕竟增加胰头部切除,增加十二指肠区域血供保留的难度,并且胰漏的风险还是居高不下。而内脏神经手术以消除胰管结石所致的胰管内高压导致的剧烈疼痛为主。对于本例患者而言,其主要内外分泌功能受影响,无须行去内脏神经手术,其轻微的腹胀、腹痛症状可在胰管纵向切开后得到改善。通过2年多的随访,我们发现该患者腹痛、腹胀症状基本消失,体重增加,其糖尿病症状也得到大幅度改善。

该患者的主要临床特点是,21年前因重症胰腺炎腹腔内严重感染而长时间住院治疗,又因继发胰腺假性囊肿于20年前行开腹胰腺假性囊肿空肠吻合手术,这些可能导致腹腔内难以想象的粘连,也是此次腹腔镜手术的主要挑战,但腔镜建立气腹的优势可以很好地展开腹壁与肠管间的粘连带,容易分离粘连。胰管结石多为铸型结石,质地坚硬,单纯靠胆道镜取石难度大,成功率低,胆道镜下借助钬激光碎石技术可以较好地碎裂胰管内结石,以便取石。

本病例分享最大的亮点在于,术式的规划选择既最大限度地保留了胰腺内外分泌功能,又简化了手术方式,实现患者的手术利益最大化。对于每个手术个体,术前规划可供选择的治疗方案的难易程度和利弊评估是非常重要的考量指标。近年来,消化内镜技术发展迅速,但基于胰管结石较大、结石坚硬,ERCP下取石、胰管支架置入不一定适合该患者;而行常规的PD手术或者Berger手术,创伤也相对较大。因此,选择腹腔镜下胆道镜联合钬激光碎石取石,胰管空肠Partington式吻合。

本例病例需要长时间随访,包括胰腺内外分泌功能,尤其避免胰头部区域肿瘤的漏诊。该患者规律门诊随访期间,无任何肿瘤发生证据,预后良好。

(金丽明　张成武)

▶▷**参考文献** ————————————————————

［1］Sahoo AK, Swain N, Mohanty AK, et al. Diabetes status after lateral pancreaticoje-junostomy and Frey's procedure in chronic calcific pancreatitis: an observational study［J］. Cureus, 2022, 14(2): e21855.

［2］Van Quang V, Hieu LT, Van Loi L, et al. Laparoscopic pancreatic duct exploration, electrohydraulic shock wave lithotripsy combined with internal drainage for pancreatic duct stones: a case report［J］. Int J Surg Case Rep, 2023, 106: 108190.

［3］Singh VK, Yadav D, Garg PK. Diagnosis and management of chronic pancreatitis: a review［J］. JAMA, 2019, 322(24): 2422-2434.

［4］Plagemann S, Welte M, Izbicki JR, et al. Surgical treatment for chronic pancreatitis: past, present, and future［J］. Gastroenterol Res Pract, 2017, 2017: 8418372.

［5］焦守斐,栗光明.胰管结石的外科治疗［J］.中华肝脏外科手术学电子杂志,2019,8(4): 279-282.

十四、感染性坏死性胰腺炎外科升阶梯治疗至腹腔镜前入路脓肿清创术

▶▷ 引 言

感染性胰腺坏死(infected pancreatic necrosis,IPN)是急性胰腺炎(acute pancreatitis,AP)患者后期死亡的主要原因,以往感染性胰腺坏死治疗的金标准是开腹行胰腺坏死组织清除术,但其手术并发症的发生率和患者死亡率均居高不下。而升阶梯(step-up)治疗策略自提出后,成为感染性胰腺坏死治疗的主流,有助于减少患者新发器官功能障碍的发生,改善患者远期预后。以经皮穿刺置管引流(percutaneous catheter drainage,PCD)、微创入路腹膜后胰腺坏死组织清除术(minimal-access retroperitoneal pancreatic necrosectomy,MARN)以及腹腔镜视频辅助清创(video assisted debridement,VAD)为代表的微创策略已成为感染性胰腺坏死治疗的主要选项,经腹腔镜前入路胰腺坏死清除术式存在明显的优势。

▶▷ 病情简介

患者,女性,59岁,因"上腹部疼痛3天"入院。3天前,患者进油腻食物后出现上腹部胀痛,性质钝痛,向腰背部放射,伴恶心、呕吐,呕吐5次,为黄色胃内容物,伴低热,最高体温38℃。当地医院B超检查示:胆囊泥沙样结石,胰腺肿胀及胰周积液;CT提示:胰腺周围渗出,急性胰腺炎表现。对症治疗后,上述症状无明显缓解。拟"急性胰腺炎"收住入院。

既往高血压病史10年,糖尿病病史6年,甲减病史20年,规律口服药物控制。

▶▷ 体格检查

体温37.8℃,血压105/60mmHg,心率120次/分,呼吸21次/分,SpO_2 92%,体重75kg,BMI 26.3kg/m²。皮肤、巩膜无黄染;腹膨隆,腹肌紧张度偏高,上腹部压痛,无反跳痛,墨菲征阴性;双肺呼吸音粗,下肺呼吸音减弱,散在湿啰音;心脏、神经系统查体无殊。

▶▷ 入院实验室检查 ────────────────────

　　血常规：白细胞计数 14.98×10⁹/L，中性粒细胞百分比 87.2%，血小板计数 220×10⁹/L，血红蛋白 131g/L，C反应蛋白 338.3mg/L。

　　生化检查：白蛋白 39.4g/L，总胆红素 22.2μmol/L，直接胆红素 10.8μmol/L，谷丙转氨酶 139U/L，空腹血糖 15.4mmol/L，肌酐 441.5μmol/L，血钾 6.15mmol/L，血清淀粉酶 898U/L。

　　凝血功能：凝血酶原时间 10.9s，部分凝血活酶时间 25.6s。

　　血清肿瘤标志物：糖类抗原 19-9 86.5U/mL（↑），甲胎蛋白 4.34ng/mL，癌胚抗原 1.9μg/L。

▶▷ 入院影像学检查 ────────────────────

　　CT检查（图 3-14-1）：第 1 天，胰腺肿胀，胰周渗出，胰周脂肪间隙模糊；第 7 天，胰腺肿胀，胰周渗出明显增加，腹腔积液，胰周脂肪间隙模糊显著；第 15 天，胰腺肿胀，胰周渗出包裹明显，腹腔积液，胰腺可见部分坏死灶存在。

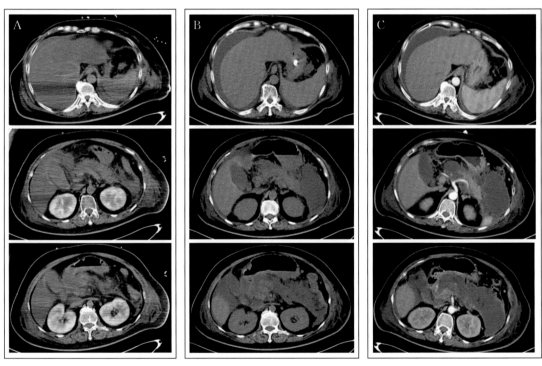

图 3-14-1　第 1 天（A）、第 7 天（B）和第 15 天（C）CT检查显示胰腺肿胀，渗出、腹腔积液和坏死灶情况

　　CT检查（图 3-14-2）：第 22 天，胰腺肿胀，胰周渗出明显增加，腹腔积液，胰周脂肪间隙模糊显著；第 35 天，胰腺肿胀，胰周渗出包裹明显，可见脓腔内穿刺引流置管，胰腺可见部分坏死灶存在。

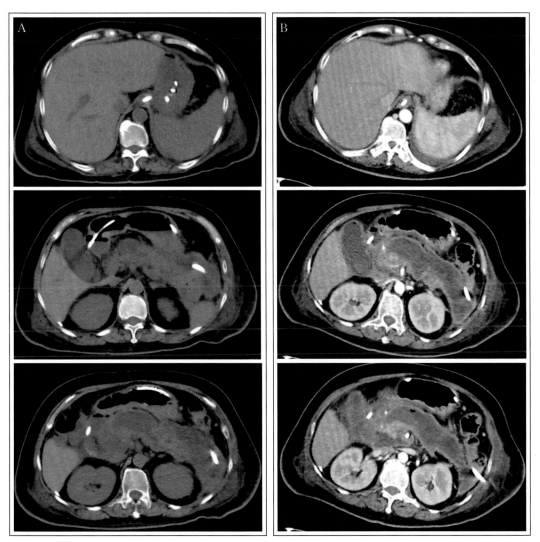

图3-14-2　第22天(A)和第35天(B)CT显示胰腺肿胀,胰周渗出明显增加,腹腔积液、胰周积液包裹和坏死情况

▶▷ 术前管理

◆ 早期治疗决策(4周内)

基于该患者入院时即表现为急性重症胰腺炎(重型)、多器官功能紊乱综合征(MODS)、Ⅰ型呼吸衰竭、急性肾功能不全、代谢性酸中毒、低钙血症、全身炎症反应综合征(SIRS),早期给予补液扩容[8mL/(kg·h)]、器官功能保护支持(CVP、尿量监测和血液滤过)、预防感染、早期肠内营养支持、抑胃酸分泌、抑制胰酶等治疗(图3-14-3和图3-14-4)。

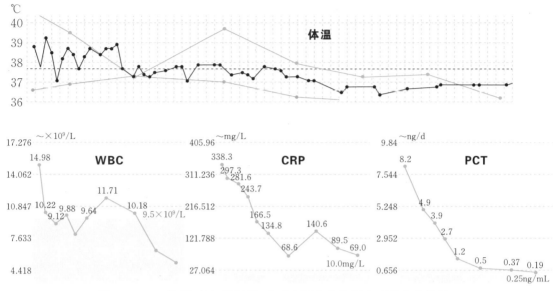

图3-14-3 体温、白细胞计数、C反应蛋白和降钙素原的变化趋势

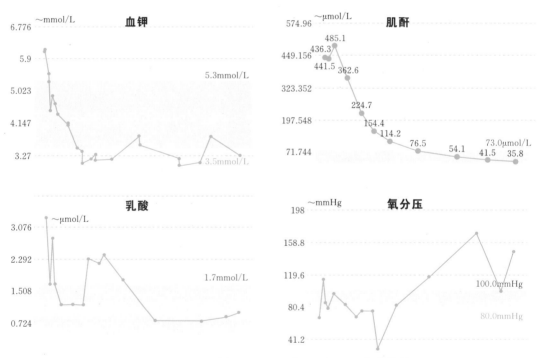

图3-14-4 血清钾、肌酐、乳酸和血氧分压变化趋势

◆ **后期治疗决策（4周后）**

在当患者胰腺炎病程进入感染性胰腺坏死阶段时，采取当前主流的升阶梯治疗策略，在引流不畅时，继续借助MDT决定选择消化内镜路径与微创外科技术，如选择外科微创，则选择MARPN、微创腹腔镜入路胰腺脓腔清创手术。

► ▷ **手术步骤** ——————————————————————————

1.体位及Trocar孔布局(图3-14-5):患者取仰卧位,头高脚低(30°),左侧抬高(30°);经脐部用Veress穿刺针建立CO_2气腹,压力维持在10～12mmHg;操作者位于患者右侧,在脐上作观察孔,然后在两侧上腹壁各做2个5mm及10mm操作孔。助手站于患者左侧。

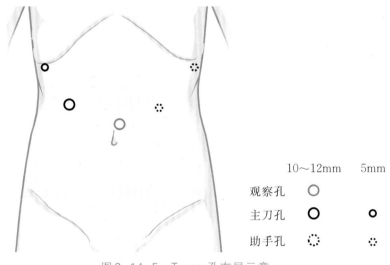

	10～12mm	5mm
观察孔	○	
主刀孔	◉	○
助手孔	⦿	⦿

图3-14-5　Trocar孔布局示意

2.分离粘连(图3-14-6A)后,在胃网膜血管弓外无血管区离断胃结肠韧带(图3-14-6B),可靠结扎胃网膜血管损伤,以避免术后腹腔或网膜囊内出血。经细针穿刺明确脓腔位置(也可应用术中超声定位),参照PCD穿刺导管作为引导(图3-14-6C)进入脓腔,及时吸引脓液后,离断胃结肠韧带拓宽脓腔前壁(图3-14-6D)。

3.继续用超声刀仔细离断大网膜至脾胃韧带,循PCD导管纵向切开胰腺周围脓肿前壁(图3-14-7A),可见固态坏死组织和少许脓性液积聚(图3-14-7B),胰头颈侧(图3-14-7C)和体尾侧(图3-14-7D)大块坏死失活组织,也可见部分存活的胰腺组织,与周围坏死组织边界明显,避免过多触碰和器械夹持。在清除坏死胰腺及其周围坏死组织时,遇血管用Hem-o-lok夹夹闭。部分渗血区域用4-0 Prolene缝扎。

4.部分存活的胰体尾背侧胰腺组织(图3-14-8A),清理后的脓腔结构(图3-14-8B)。用0.5%聚维酮碘溶液冲洗脓腔(图3-14-8C)后,置入自制的双套冲洗引流管(图3-14-8D)。用超声刀打开左侧结肠旁沟和右侧进入腹膜后腔隙,清理大量坏死组织伴脓肿,分别置入引流管。

5.创面充分冲洗,确认无出血后,在小网膜囊腔内及右侧腹膜后间隙各置入1根双套管,左侧腹膜后放置1根普通腹腔引流管。

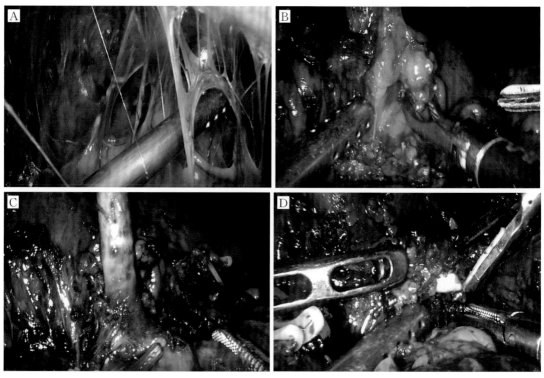

图 3-14-6　腹腔内粘连情况和脓腔入路选择

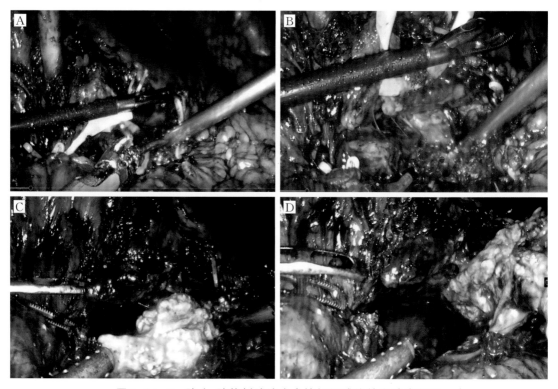

图 3-14-7　胰头、胰体侧脓腔内大块坏死感染灶和脓液积聚

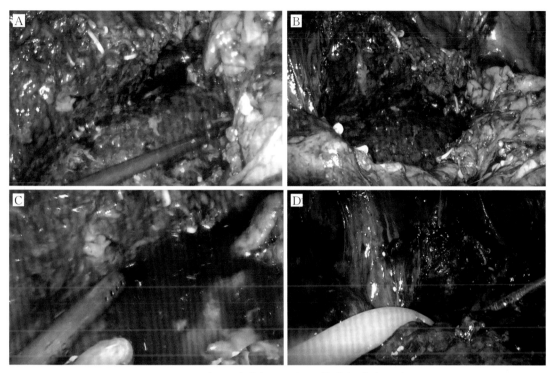

图3-14-8　坏死胰腺组织和坏死物清创冲洗后腔隙

▶▷术后管理

术后常规使用抗生素，建议术中加强抗生素使用，早期建立肠内营养，抑制胃酸分泌、抑制胰酶分泌以及常规对症治疗。

术后第1天、第3天及第5天动态监测血常规、肝肾功能、凝血功能和腹腔引流液淀粉酶。

术后第1天引流约300mL淡黄色液体，腹水淀粉酶＞3000U/L。术后第7天，CT增强显示液体积聚明显减少，无假性动脉瘤征象。术后第15天，拔除腹腔引流液少的引流管，留引流液较多的引流管，患者出院。

▶▷病例点评

急性胰腺炎总体发病率呈上升趋势，文献报道约15%～20%的急性胰腺炎患者会发生胰腺坏死，其中约30%的患者继发急性坏死物积聚(acute necrotic-collection, ANC)及成熟的包裹性坏死(walled-off necrosis, WON)继发感染，即感染性胰腺坏死。以往开腹行胰腺坏死组织清除术是感染性胰腺坏死治疗的金标准，但手术并发症的发生率约为35%～95%，患者死亡率约为11%～39%。升阶梯治疗策略提出后，成为感染性胰腺坏死治疗的主流方式。

"3D"(delayed, debridement, drainage)延迟清创引流原则(发病4周后)作为已被广

泛认同的感染性胰腺坏死的外科手术干预策略,其目的是避免早期强烈的"二次打击",并且等待坏死组织成熟、脓腔壁结实,以便彻底清除。这也是目前支持延迟手术的主流观点。在感染性胰腺坏死发病早期,患者处于强烈全身炎症反应状态,可能无法承受清创手术的双重打击。然而,在微创时代,随着内镜与微创外科技术的不断发展,以内镜清创引流、腹腔镜视频辅助清创为代表的清创手术逐渐被应用于感染性胰腺坏死治疗,其对机体打击相对较小,微创手术的时机可能需重新考量。然而,经内镜的清创引流次数多,耗时长,一旦出现血管并发症,处理棘手。从清创效率而言,腹腔镜路径清创术明显优于内镜引流清创手术和腹腔镜视频辅助清创,腹腔镜的大视野使得清创更加安全和有效。经腹腔镜入路具备如下显著的优势:①能够同时处理多处感染病灶(胰周、结肠后间隙及肠系膜根部感染区域),感染控制能力强。②手术视野充分,清除坏死组织效率高,副损伤小,对血管意外处理能力强。③腹腔骚动时间短,快速有效清创,整体创伤较小,术后应激状态较轻,且消化道功能恢复快。④手术解剖标志清晰,步骤明确,易于掌握和推广。⑤手术次数少,总疗程短,医疗费用低。⑥术后远期并发症少,胰腺内外分泌功能保存较好。

在该患者出现感染性胰腺坏死的早期,我们首先采取单根经皮穿刺置管引流,然后增加经皮穿刺置管引流,再升级到多根引流管的经皮穿刺置管引流。尽管每根引流管均有脓性引流液引出,但是引流不够彻底、全身感染的症状改善缓慢,调整抗生素也无济于事。我们也曾尝试低压冲洗,但是脓性引流量改变不大,推断可能是局部坏死组织物较多、较稠,或者以"干性坏死"为主,因此引流效果不佳,势必须再次升阶梯处理。其实国内外大部分学者也认为,对于感染性胰腺坏死,优先引流"湿性坏死",而"干性坏死"多选择清创。因此,在开展腹腔镜路径感染性胰腺坏死清创之初,我们也谨慎参照文献将胃结肠韧带和壁层腹膜环周缝合,以建立通路并保护腹腔。但该病例急性重症胰腺炎治疗1个月后,胰腺及胰周感染性坏死明确,腹腔内脓腔周围粘连明显,无须过多担心脓腔扩散而导致炎症或感染的全身蔓延。目前,并无腹腔镜路径增加腹腔感染蔓延的确凿证据,我们的感染性胰腺坏死病例也未显示腹腔镜路径增加感染扩散的可能(未发表数据)。

基于荷兰胰腺炎研究小组具有里程碑意义的PANTER试验问世后,国内外主流的感染性胰腺坏死清创以升阶梯策略为主导。该研究小组于2021年和2023年分别报告了感染性胰腺坏死延期或即刻引流进行POINTER研究的早期结果和后续疗效,结果即刻导管引流未显示出优势,并且近5年的研究结果显示延期引流有长期预后更好的优势。迄今为止,对于感染性胰腺坏死清创引流的时机,主流观点支持延期手术,目的是避免早期强烈的"二次打击",并且等待坏死组织成熟、脓腔壁结实,以便彻底清除。但当继发腹腔高压甚至腹腔间隔室综合征等情况时,不能固守升阶梯治疗策略,避免教条化和绝对化问题,应争取时间,提高救治效率,同时降低患者的卫生经济学成本。而且无须在感染性胰腺坏死早期采取多步骤经皮穿刺置管引流,而可以早期直接行"一步法"开腹彻底清创手术。

对大部分病例,建议在发生感染性胰腺坏死后4周左右进行清创。

　　近年来,内镜技术发展突飞猛进,部分病例通过选择内镜经胃后壁胰腺坏死引流(endoscopic transluminal drainage,ETD)和内镜经胃后腹膜胰腺坏死清创术(endoscopic transluminal necrosectomy,ETN),取得了不错的效果。但关于内镜外科与手术外科之间的选择一直存在争议,其焦点主要集中在术后患者病死率和新发器官功能衰竭的发生率,以及肠瘘、胰漏发生率的比较。我们中心结合自身对腹腔镜前入路途径的熟练程度,选择腹腔镜辅助清创。术前做好详细规划,聚焦脓腔清创,以清除大块坏死组织为主,并放置粗双套管,减少过大范围骚动及其附带性手术。该病例是通过腹腔镜辅助清创的典型,在高效完成坏死清除和脓肿引流后,常规放置双套管,术后持续低压灌洗,减轻炎症风暴反应,起到充分彻底引流的作用,促使患者术后稳步恢复。

(金丽明　窦常伟　杨晓燕)

▶▷参考文献

[1]van Santvoort HC, Besselink MG, Bakker OJ, et al. A step-up approach or open necrosectomy for necrotizing pancreatitis[J]. N Engl J Med, 2010, 362(16): 1491-1502.

[2]Hollemans RA, Bakker OJ, Boermeester MA, et al. Superiority ofstep-up approach vs open necrosectomy in long-term follow-up of patients with necrotizing pancreatitis[J]. Gastroenterology, 2019, 156(4): 1016-1026.

[3]Luangsukrerk T, Harinwan K, Khoo S, et al. Drainage of complex walled-off pancreatic fluid collections in LAMS era: a multicenter study[J]. Can J Gastroenterol Hepatol, 2022, 29, 2022: 9250370.

[4]Husu HL, Kuronen JA, Leppäniemi AK, et al. Open necrosectomy in acute pancreatitis-obsolete or still useful?[J]. World J Emerg Surg, 2020, 15(1): 21.

[5]Boxhoorn L, Besselink MG, Voermans RP;Dutch Pancreatitis Study Group. Surgery versus endoscopy for infected necrotizing pancreatitis: a fair comparison?[J]. Gastroenterology, 2019, 157(2): 583-584.

[6]Adler DG. Surgery versus endoscopy for patients with infected pancreatic necrosis[J]. Lancet, 2018, 391(10115): 6-8.

[7]曹锋,李非.感染性胰腺坏死微创治疗的基本原则、方式与评价[J].中华外科杂志,2023,61(1):13-17.

[8]李非,曹锋.感染性胰腺坏死的腹腔镜手术及治疗展望[J].中华消化外科杂志,2018,17(12):1156-1159.

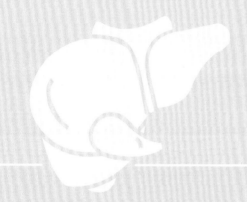

第四篇　脾　脏

一、腹腔镜脾切除联合门奇断流术

▶▷引 言

　　门静脉高压是指门静脉系统内压力升高,通常由肝硬化等疾病引起的肝内阻力增加所致。食管胃底静脉曲张破裂出血是门静脉高压最常见且严重的并发症之一。门静脉高压合并食管胃底静脉曲张破裂出血在中国、日本等亚洲地区尤为常见,多发于中老年人,尤其是男性。门静脉高压合并食管胃底静脉曲张破裂出血的患者死亡率约为7%～15%;出血后幸存的患者仍有很高的再出血风险(第1年内仍达60%),死亡率高达33%。因此,手术治疗出血或预防再出血对于改善患者的预后具有重要意义。腹腔镜脾切除联合门奇断流术(laparoscopic splenectomy and esophagogastric devascularization, LSED)通过采用腹腔镜技术切除脾脏,并进行食管胃底曲张静脉离断术,以减轻门静脉高压并预防破裂出血的发生。LSED已被证明是治疗门静脉高压合并食管胃底静脉曲张安全有效的方法,被认为是开放手术的微创替代方案,可加速患者康复并减少术后并发症的发生。

▶▷病情简介

　　患者,男性,57岁,因"反复呕血、黑便2年余"入院。患者有慢性乙型病毒性肝炎病史40余年,入院前未行抗病毒治疗;有3次内镜止血治疗史。入院查体:神志清,无贫血貌;心肺无殊;腹平软,未及明显压痛;肝脏肋下未及;脾脏Ⅲ度肿大,质地中等,表面光滑,活动度可,未及明显压痛。

▶▷入院实验室检查

　　血常规:白细胞计数$3.18×10^9$/L,红细胞计数$3.66×10^{12}$/L,血小板计数$26×10^9$/L,血红蛋白80g/L。

凝血功能：凝血酶原时间18.8s，部分凝血活酶时间37.8s。

肝功能：白蛋白36.3g/L，总胆红素32.52μmol/L，谷丙转氨酶35U/L，谷草转氨酶72U/L；乙肝大三阳。

肿瘤标志物：甲胎蛋白0.8μg/L，其他主要肿瘤指标无异常。

HBV-DNA：低于检测值（入院后予以恩替卡韦抗病毒治疗）。

▶▷ 入院影像学检查

胃镜检查（图4-1-1）：食管中上段开始见曲张静脉，其中一支静脉向下延伸至齿状线附近，呈串珠样，直径约0.7cm。

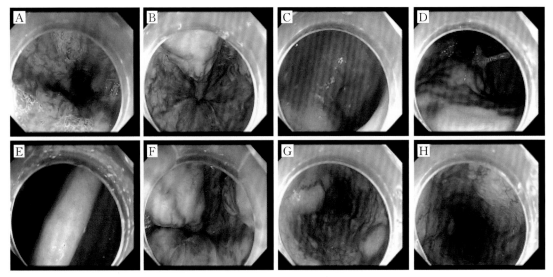

图4-1-1 胃镜检查。食管下段、胃底静脉曲张，部分呈红色征

门静脉增强CT（图4-1-2）：肝脏轻度萎缩，肝包膜皱缩，呈肝硬化表现，腹腔内未见明显腹水，食管下段、胃周冠状静脉、脾静脉明显曲张，脾脏明显肿大，脾脏下极达脐水平。

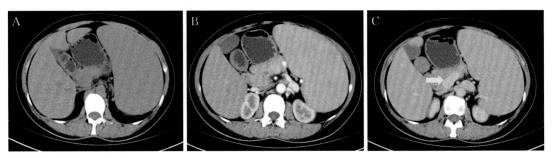

图4-1-2 CT检查结果。A：CT平扫示肝硬化、脾大；B：门静脉CT增强显示胃底食管下段静脉重度曲张，侧支循环形成；C：脾静脉明显增宽（黄色箭头）

骨髓穿刺病理学检查:骨髓三系增殖程度降低,红系相对活跃,巨核细胞系数量减少,形态未见明显异常。排除原发血液系统疾病。

▶▷ 术前管理

◆ 术前评估

1.结合病史及影像学检查结果,患者乙肝后肝硬化合并门静脉高压诊断明确,患者门静脉高压导致脾大、食管胃底曲张静脉反复破裂出血,胃镜检查提示红色征,手术指征明确,需要进一步行腹腔镜脾脏切除联合食管胃底曲张静脉离断术。

2.患者ECOG评分0分,体力状态良好,精神状态良好,可耐受手术,血常规、生化以及其他系列指标未见明显异常,心肺功能评估无手术禁忌。

◆ 术前准备

1.改善营养状况,纠正贫血及凝血功能障碍。

2.防治食管胃底曲张静脉破裂出血,防治恶心、呕吐、便秘、咳嗽、负重等使腹内压增高的因素;避免进干硬食物或刺激性食物;术前一般不放置胃管。

◆ 手术策略

拟行腹腔镜脾脏切除联合食管胃底曲张静脉离断术(LSED)。

▶▷ 手术步骤

1.体位及Trocar孔布局(图4-1-3),患者取仰卧位。脐上缘或脐下缘10mm切口穿刺建立气腹,置入10mm套管后导入腹腔镜,探查腹腔、盆腔。主刀和扶镜医师位于患者右侧,第一助手位于患者左侧。

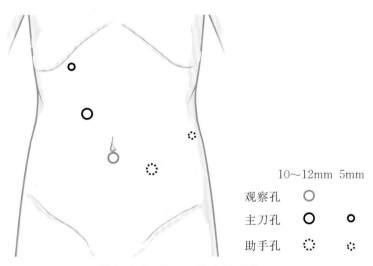

图4-1-3　Trocar孔布局示意

2.探查。腹腔内无明显腹水,肝脏体积缩小,呈结节性肝硬化表现;脾脏明显增大,约30cm×20cm×15cm,充血肿大,脾周无明显粘连;胃底、食管下段、脾门、后腹膜可及大量曲张血管,迂曲成团;盆腔、大网膜、腹腔未及肿块。

3.悬吊胃体。沿胃大、小弯侧离断胃体部大、小网膜,用8号导尿管绕过胃体向右上方提拉,并穿出腹壁固定将胃悬吊(图4-1-4),显露胰腺上缘、脾门(图4-1-5)。

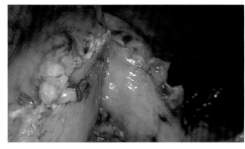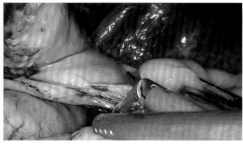

图4-1-4 胃悬吊 | 图4-1-5 显露胰腺上缘、脾门

4.结扎脾动脉。在胰腺上缘根据搏动解剖脾动脉(图4-1-6),用Hem-o-lok夹双重夹闭(图4-1-7),注意勿损伤脾静脉以免导致难以控制的出血。

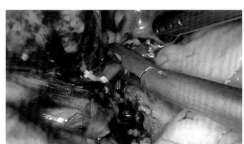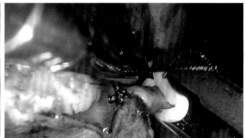

图4-1-6 解剖脾动脉 | 图4-1-7 双重夹闭离断脾动脉

5.处理脾蒂。离断脾胃韧带及脾门血管分支,避开胰尾部及结肠脾曲。应用电凝钩打开脾门后腹膜,应用吸引器紧贴脾脏在脾门下小心分离,建立脾门后隧道(图4-1-8)。然后根据脾门的大小和形态,用Endo-GIA直线切割闭合器通过隧道分次离断脾蒂(图4-1-9),离断脾膈韧带后将脾脏完整切除移至盆腔。

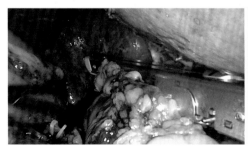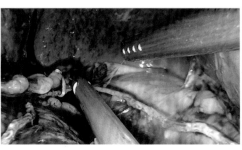

图4-1-8 建立脾门后隧道 | 图4-1-9 Endo-GIA直线切割闭合器离断脾蒂

6.断流血管。用Endo-GIA直线切割闭合器离断胃左动脉及胃冠状静脉团(图4-1-10),用超声刀离断贲门周围血管直到食管下段6~8cm,较粗的扩张血管用Hem-o-lok夹双重夹闭,离断高位食管支和部分异位高位食管支(图4-1-11)。

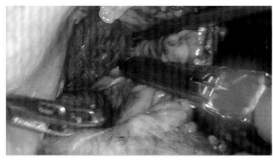 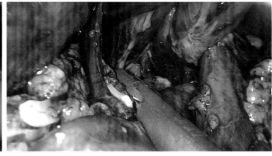

图4-1-10 离断胃左动脉　　　　图4-1-11 离断胃底、食管下段冠状静脉团

7.取出脾脏。在腹腔内将脾脏剪成2~3份,装入标本袋;延长脐部切口至2~3cm,将脾脏装入标本袋取出。

8.再次置入腹腔镜,冲洗创面,确认无活动性出血后,脾窝处放置引流管,常规关腹。

▶▷ 术后病理

大体描述:脾脏碎组织一堆,总大小17cm×14cm×7.5cm,切面暗红色、实性、质软。

镜下所见:脾脏白髓和边缘区扩大,红髓更明显。脾脏中血细胞呈隔离和破坏状态。

病理诊断:"腹腔脾脏"符合瘀血性脾肿大。

▶▷ 术后管理

1.加强术后监护,密切监测生命体征。观察膈下引流管引流物的性质和量。

2.监测CVP、动脉血气分析、肝肾功能、血电解质和凝血功能,加强抑酸、护肝等支持治疗,适当利尿和应用止血药物,适时输注血浆、白蛋白。

3.应用广谱抗生素预防感染。鼓励患者咳痰,预防肺部感染和左下肺不张。

4.给予合理营养支持治疗,争取早期口服进食,食物以糖类和易消化吸收的软食为主,蛋白质量逐渐增加。

5.监测引流液淀粉酶,若淀粉酶正常,术后48小时可拔除腹腔引流管。

6.监测血小板计数和出凝血时间,若血小板计数>500×10⁹/L,则启动抗凝治疗。

6.监测血小板计数和出凝血时间,若血小板计数$>500\times10^9/L$,则启动抗凝治疗。

7.监测门静脉血栓和静脉曲张改善情况,术后7~15天应用多普勒彩超检查门静脉系统,术后15~30天复查食管吞钡造影或胃镜。

▶ ▷ 病例点评

在治疗门静脉高压合并食管胃底静脉曲张出血方面,尽管药物、内镜和介入治疗都取得了进展,但手术治疗仍然至关重要。虽然药物治疗旨在降低曲张静脉的压力和血流量以实现止血,但它们可能并不能达到足够的效果,内镜治疗往往是此类活动性出血的首选方法。当其他治疗无效时,通常需要进行经颈静脉肝内门体分流术(transjugular intrahepatic portosystemic shunt, TIPS)或手术干预。TIPS 虽可有效地降低肝硬化食管胃曲张静脉再出血的发生率、再出血相关的死亡率,但却明显增加肝性脑病的发生率。因此,TIPS 在临床上一般适用于全身情况较差、不能行内镜或手术治疗的患者。当然,对于 Child C 级患者,应首选肝移植,TIPS 仅作为肝移植前的桥接治疗手段。本例患者反复上消化道出血,多次内镜治疗失败,因此手术治疗是其重要的替代方法。

对于肝硬化且脾功能亢进的巨脾患者,以往腹腔镜手术是禁忌,但随着腹腔镜技术的发展、手术流程的规范,腹腔镜脾切除逐渐成为肝硬化、巨脾、脾亢的规范性手术。如何预防腹腔镜术中出血和处理术中出血是手术成功的关键。除配备优良的手术器械外,手术者应具备娴熟的腹腔镜技术,能与助手互相配合,且耐心操作。肝硬化门静脉高压症时,脾脏巨大、弯曲变形,迂曲扩张的回流血管附着在脾实质上导致分离困难,加之血管壁薄、脆、压力高,特别易受损伤,血管一旦破损出血往往十分凶猛,腹腔镜下视野受限,不易控制出血。这种条件下,主刀医生左手应持无损伤肠钳,一旦出血可迅速钳住血管近端,应用血管夹结扎控制出血。若出血不能有效控制,则应果断快速改小切口辅助腹腔镜手术或行中转开腹手术。90% 的病例能够分离出脾动脉起始段并进行结扎,在切除脾脏以前,首先在胰腺上方分离脾动脉主干并结扎,可减少向脾脏的血液供应,同时由于脾静脉回流通畅,脾脏缩小,腹腔内空间增大,便于操作。因此,脾动脉预先结扎的最大优势在于真正意义上的"自体脾血回输"。

另外,由于空间受限,脾脏后入路在处理脾血管和脾脏游离方面具有优势。其技术要点在于优先离断脾周韧带和脾后粘连,确切处理脾胃韧带,待脾脏"松动"向前翻转脾脏,钝性游离脾蒂血管,建立脾后隧道。游离过程应遵循先易后难、由浅入深的原则。利用腹腔镜的放大作用,应用解剖钳逐支分离出脾动、静脉,然后用可吸收夹或钛夹闭合,用超声刀离断,在使用可吸收夹或钛夹的过程中也应考虑给腹腔镜下闭合器留有余地,防止闭合器打在钛夹上方导致切割失效。脾脏有时与胰尾紧密粘连,应仔细分离,防止损伤胰尾而造成术后胰漏。

在进行贲门周围血管离断时,应仔细分离和结扎胃左动、静脉及其以上所有曲张静脉,包括高位食管支和左膈静脉。血管离断时应紧贴胃壁组织,以保证确切阻断曲张静脉,降低交通静脉再通风险,降低复发和再出血的风险。此外,紧贴胃壁组织操作可避免术中意外损伤曲张静脉而造成出血。应慎用超声刀直接离断曲张静脉,有时由于几支静脉无法逐支分开,可分别用腔内直线型切割闭合器(Endo-GIA)离断。如果血管直径较大、组织较厚,应选择蓝钉以确保血管完全离断和有效止血。如果血管直径较小、组织较薄,则选择白钉以减少组织损伤和促进术后恢复。胃大小弯前后壁的浆膜如有肌层损伤,应修补创面,线结不牢的应加固。创面的浆膜化可预防出血,避免胃和食管瘘,并可阻止胃底贲门区侧支循环形成。贲门胃底浆膜化时,可将食管下段部分包埋在其中,这样可在一定程度上阻碍胃黏膜下的反常血流进入食管下段,还可适当减少胃内容物反流食管的机会。

脾切除后脾静脉血栓形成通常与手术后门静脉系统中的局部高凝状态有关,这可能归因于手术后血小板计数飙升和聚集能力增强。门静脉系统的血流动力学改变也可能是另一个重要原因,因为在结扎所致的脾静脉残端,血液紊流或淤滞导致血细胞成分沉积,易导致脾静脉血栓形成,继而形成门静脉和肠系膜上静脉血栓。通常,术后1~3周,血小板计数增加达到顶峰,血小板计数>600×10^9/L与脾切除术后静脉血栓形成相关,此时建议启动阿司匹林抗血小板凝集治疗。尽管肺栓塞和深静脉血栓形成的预防已相对完善,但对于脾切除术后静脉血栓的预防仍存在争议,主要担心预防性抗凝可能会诱发抗凝相关并发症,这些通常与出血相关。近年来,关于预防性抗凝的可行性、安全性和有效性的证据正逐渐增多。目前,脾切除术后预防性抗凝的时机主要基于个人经验,在充分权衡出血风险后,可选择联合或序贯使用低分子量肝素和华法林,一般情况下,华法林应维持使用至术后6个月。此外,利伐沙班等新型抗凝药也可以替代华法林。

术后食管胃底静脉曲张再出血的发生率和患者死亡率是评价手术疗效的重要指标。内镜治疗后累计再出血的发生率仍高达25%~30%。因此,LSED对于Child-Pugh A、B型肝硬化门静脉高压合并食管胃底静脉曲张破裂患者具有重要意义,且可以显著降低再出血的发生率,但对患者长期生存的影响仍不明确。

(顾宗廷　尚敏杰)

▶▷参考文献

[1] Wang D, Zhang Z, Dong R, et al. Laparoscopic splenectomy and esophagogastric devascularization combined with fast-track principles offers greater benefit for patients with portal hypertension [J]. Wideochirurgia i inne techniki maloinwazyjne = Videosurgery and other miniinvasive techniques, 2022, 17(2): 326-337.

[2] Wang D, Chen X, Lv L, et al. Laparoscopic splenectomy and devascularization for massive splenomegaly in portal hypertensive patients: a retrospective study of a single surgical team's experience with 6-year follow-up data[J]. Ann Transl Med, 2022, 10(4): 207.

[3] de Franchis R, Bosch J, Garcia-Tsao G, et al. Baveno Ⅶ-Renewing consensus in portal hypertension[J]. J Hepatol, 2022, 76(4): 959-974.

[4] O'Leary JG, Greenberg CS, Patton HM, et al. AGA Clinical practice update: coagulation in cirrhosis[J]. Gastroenterology, 2019, 157(1): 34-43.e1.

[5] Huang B, Wen T. Can a laparoscopic surgery be an alternative to transjugular intrahepatic portosystemic shunts (TIPS) for the treatment of portal hypertensive bleeding?[J]. Hepatobiliary Surg Nutr, 2023, 12(1): 151-154.

二、腹腔镜二级脾蒂离断脾切除联合门奇断流术

▶▷ 引 言

自 20 世纪 90 年代开始，腹腔镜下脾切除术（LS）以微创、术后恢复快、瘢痕美观、并发症少等优势被广泛用于脾良性病变的临床治疗。但由于脾脏血供丰富，质脆，并深藏于左上腹，与胰尾关系密切，使腹腔镜下脾切除术中出血及胰尾损伤的风险增加，一旦出现难以控制的出血即需中转开腹。因此，妥善处理脾脏血管以控制术中出血成为腹腔镜下脾切除的关键。在脾蒂较宽，预计需多次使用直线切割闭合器才能离断脾蒂，且脾门组织肥厚时，传统腹腔镜下直线切割闭合器（Endo-GIA）法可能会出现钉合不可靠的意外，于是二级脾蒂法腹腔镜脾切除术（laparoscopic splenectomy by secondary pedicledi vision，LSSP）被提出。二级脾蒂法腹腔镜脾切除术紧贴脾脏施行手术，相对避开胰尾组织，手术安全性和可行性得以提高。通过本病例，我们探讨 LSSP 在治疗门静脉高压症脾大、脾功能亢进和食管胃底静脉曲张中的应用价值。

▶▷ 病情简介

患者，男性，67 岁，因"乏力半年余，加重伴腹胀 20 余天"入院。半年余前，患者无明显诱因下出现乏力，无腹痛，无恶心、呕吐等不适，未予以重视。20 余天前，患者因乏力症状加重，伴腹胀，无腹痛，无恶心、呕吐，无头痛、头晕等不适，至外院就诊。外院腹部 B 超示：肝硬化，门静脉增宽，脾大，腹水（肝周见深约 49mm、右下腹腔见深约 50mm、左下腹腔见深约 45mm 液性暗区），肝囊肿，胆囊壁厚毛糙，胆总管稍扩张。患者既往有长期饮酒史。经护肝利尿治疗，患者乏力、腹胀好转，胃纳可，但血常规三系皆明显降低，转至我科进一步诊治。拟"酒精性肝硬化失代偿期并门静脉高压症"收住入院。

▶▷ 入院实验室检查

血常规：白细胞计数 2.01×10^9/L，红细胞计数 2.20×10^{12}/L，血小板计数 34×10^9/L，血红蛋白 76g/L。

凝血功能:凝血酶原时间17.0s,部分凝血活酶时间19.6s。

肝功能:白蛋白31.6g/L,总胆红素40.8μmol/L,谷丙转氨酶10U/L,谷草转氨酶23U/L。

肿瘤标志物:甲胎蛋白3.8μg/L。

乙肝:阴性。

内镜诊断:食管静脉曲张,距门齿25cm起可见一蚯蚓状曲张静脉,至距门齿35cm可见四条直线形曲张静脉(红色症阳性),门静脉高压性胃病;胃窦浅溃疡;十二指肠球炎。

►▷入院影像学检查

术前CT增强和胃镜提示食管胃底静脉曲张(图4-2-1～图4-2-4)。

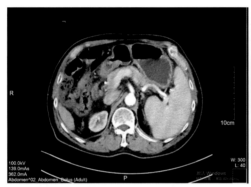

图4-2-1 腹部增强CT动脉期

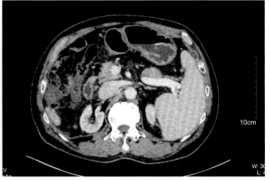

图4-2-2 腹部增强CT门静脉期

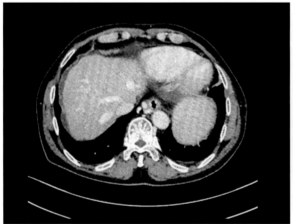

图4-2-3 提示食管胃底静脉曲张

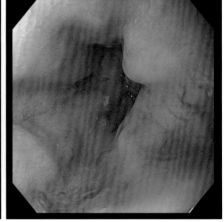

图4-2-4 胃镜示食管胃底静脉曲张

►▷术前管理

◆术前评估

1.结合病史及病理检查结果,酒精性肝硬化、门静脉高压、食管胃底静脉曲张、脾功能亢进诊断明确,需要进一步行脾切除及贲门周围血流离断术(简称脾切断流术)。

2.患者ECOG评分0分,体力状态良好,精神状态良好,肝功能Child-Pugh A级,可耐受手术,血常规、生化以及其他系列指标未见明显异常,心肺功能评估无手术禁忌。

3.术前予以改善营养状况、保护肝脏治疗,低脂、高蛋白、高热量、高维生素饮食,补充支链氨基酸,限制芳香族氨基酸的摄入,输血浆,适当使用保肝药物。

◆ **手术策略**

术前影像学评估考虑对于脾蒂较宽、脾动脉分支呈分散型,预计患者需多次使用切割闭合器才能离断脾蒂,且脾门组织肥厚,存在钉合不牢的可能,故对于脾脏切除拟采用腹腔镜二级脾蒂法。

▶▷ **手术步骤**

1.体位的选择和Trocar孔的建立,患者取平卧位,可垫高左腰部(图4-2-5)。Trocar孔的选择同腹腔镜下脾切断流术。

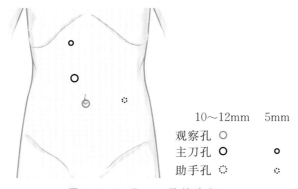

	10～12mm	5mm
观察孔 ○		
主刀孔 ●	○	
助手孔 ◌	◌	

图4-2-5 Trocar孔的建立

2.探查。腹腔内无明显腹水,肝脏体积缩小,脾脏明显增大,大小约为30cm×20cm×15cm,充血肿大,脾周无明显粘连;胃底、食管下段、脾门、后腹膜可及大量曲张血管,迂曲成团;盆腔、大网膜、腹腔未及肿块(图4-2-6和图4-2-7)。

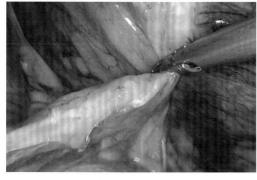

图4-2-6 游离脾周粘连,显露脾胃韧带

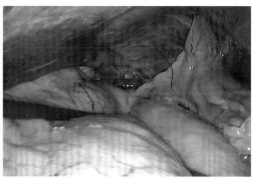

图4-2-7 探查左上腹腔

3.悬吊胃体。沿胃大、小弯侧离断胃体部大、小网膜,用8号导尿管绕过胃体向右上方提拉(图4-2-8),并穿出腹壁固定将胃悬吊,显露胰腺上缘、脾门(图4-2-9)。

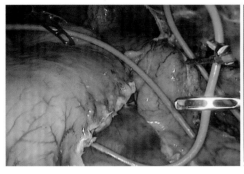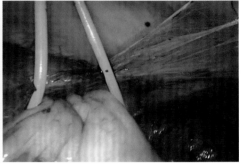

图4-2-8 用红色导尿管从胃后壁穿过　　　　图4-2-9 胃提拉悬吊

4.结扎脾动脉。在胰腺上缘根据搏动解剖脾动脉(图4-2-10),用丝线结扎后用Hem-o-lok夹双重夹闭(图4-2-11),注意勿损伤脾静脉,以免导致难以控制的出血。

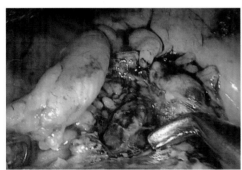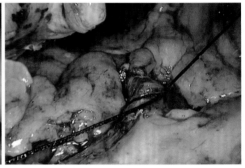

图4-2-10 胰腺上缘寻找脾动脉　　　　图4-2-11 用丝线结扎脾动脉

5.处理脾蒂。离断脾胃韧带及脾门血管分支,避开胰尾部及结肠脾曲。应用电凝钩打开脾门后腹膜,应用吸引器紧贴脾脏在脾门下小心分离,尝试游离脾门后间隙。探查后发现脾蒂血管分支多,根据脾门的大小和形态,用腹腔镜下直角钳分次掏绕离断二级脾蒂(图4-2-12~图4-2-17)。

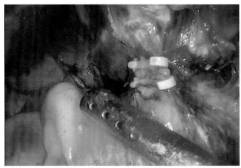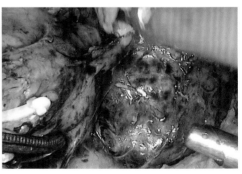

图4-2-12 离断脾结肠韧带　　　　图4-2-13 离断脾下极终末支

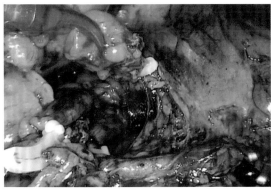

图4-2-14 脾门血管呈现分散型

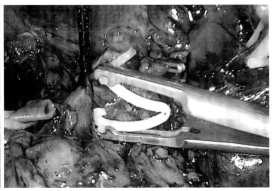

图4-2-15 夹闭脾静脉主干

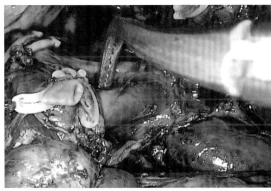

图4-2-16 脾蒂血管分支众多

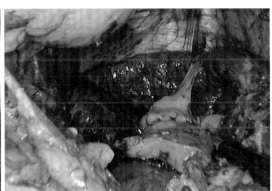

图4-2-17 脾门血管完全离断

6.断流胃小弯侧血管。离断胃左动脉及胃冠状静脉团(图4-2-18和图4-2-19),用超声刀离断贲门周围血管,直到食管下段6～8cm。

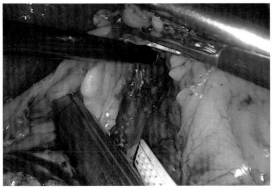

图4-2-18 用直线切割闭合器(白钉)离断胃左动脉

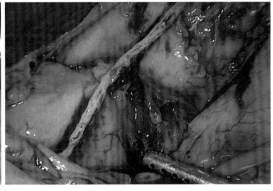

图4-2-19 离断胃冠状静脉团

7.取出脾脏。在腹腔内将脾脏剪成2～3份,装入标本袋;延长脐部切口至2～3cm,将脾脏连同标本袋一块取出(图4-2-20和图4-2-21)。

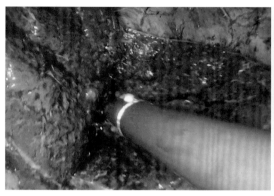 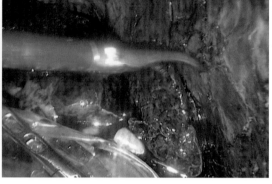

图4-2-20　脾脏在腹腔内被切成小块　　　图4-2-21　用标本袋分次取出脾脏

8.再次置入腹腔镜,冲洗创面,确认无活动性出血后,在脾窝处放置引流管,常规关腹。

▶▷术后管理

1.该患者术后常规测量血压、脉搏和血红蛋白,过程稳定。膈下脾窝引流管的情况无特殊。

2.考虑患者术前功能较差,术后应充分补充维生素、葡萄糖等。患者术后肾功能及尿量正常,无肝昏迷表现,常规应用抗生素,防治全身和膈下感染。

3.术后测定血小板计数,当血小板计数上升至$50×10^9$/L以上时,可能发生脾静脉血栓,使用口服抗血小板聚集治疗;术后3周,血小板计数降至正常后停用抗凝药物,复查未见门静脉系统血栓形成。术后病理提示:慢性瘀血性脾大。肝活检病理提示:结节性肝硬化,符合肝硬化门静脉高压症诊断。

▶▷病例点评

腹腔镜脾切除具有创伤小、患者术后恢复快等优点,被医师和患者广泛接受。一般情况下,对于正常大小的脾脏,较易用超声刀游离脾周韧带,且游离脾周韧带后悬吊脾脏,使用后入路法先分离出脾蒂后间隙,用直线切割闭合器直接离断脾蒂,简单而安全。因此,国内外开展的腹腔镜脾切除术在处理脾蒂时大多采用一级脾蒂离断法,即应用腔内直线切割闭合器(Endo-GIA)离断脾蒂。

但对于肥胖、脾门血管迂曲扩张明显、胰尾周围粘连等的患者,特别是肝硬化所引起的脾大存在出血倾向,脾蒂较宽时,如块状结扎脾蒂血管,会导致结扎线或闭合钉滑脱,引起不可控制的大出血或胰尾损伤。因此,对于脾蒂较宽(如肝硬化门静脉高压症巨脾切除)、预计需多次使用切割闭合器才能离断脾蒂,脾门组织肥厚并且潜在钉合后脱钉或钉合不可靠的患者,应当采用二级脾蒂法处理脾蒂。

脾动脉主干在脾门分出终末支进入脾脏,在分出终末支前的脾蒂为一级脾蒂。脾动脉分支呈集中型和分散型:①集中型,约占30%,在距脾门0.6~2.0cm处又分成两大支脾上、下极终末支,此两大分支被称为二级脾蒂,此类型脾动脉主干相对较长,终末支较短;②分散型,约占70%,在脾动脉距脾门2.1～6.0cm处分成脾上、下极动脉和脾上、下极终末动脉,此4大分支为二级脾蒂,此类型脾动脉主干相对较短,二级脾蒂较长,更适合采用二级脾蒂离断方式。脾静脉及分支与动脉伴行。一级脾蒂的血管数目、位置、走向的个体差异很大。熟悉脾脏的应用解剖是实施腹腔镜二级脾蒂法切除脾脏的关键之一。脾蒂血管有赖于术前增强CT检查和术中探查判断,因为CT扫描检查增强动脉期和门静脉期时机不同,部分细小血管易未及时强化显影,所以术中仔细解剖判断仍十分重要。本例患者术前CT检查未能显影,但术中探查发现脾门肥厚粘连,血管分支众多,决定采用二级脾蒂法切除脾脏。

二级脾蒂法处理脾蒂时,循脾门血管走行靠近脾实质的1个或多个疏松间隙,通过该间隙分离脾门血管,分别夹闭、切断,移出脾脏,断端再予以缝扎。对于脾静脉直径小于1.5cm,脾血管分支在脾门外侧相对分散的患者,用吸收夹一一夹闭或结扎;若脾门与后腹膜粘连致密呈板块状,可在脾肾韧带的壁层腹膜缘剪开后腹膜,分离腹膜外结缔组织后,将脾向前内掀起,分别结扎后腹膜胰尾背面的曲张小静脉及脾血管,从而免除直线切割闭合器的使用。

该例患者有门静脉高压、食管胃底静脉曲张,内镜下诊断可见一蚯蚓状曲张静脉,红色征阳性,决定行在手术脾脏切除后联合门奇静脉断流术。予以游离小网膜内曲张静脉,后用直线切割闭合器(白钉)离断至高位食管周围穿至静脉。使用直线切割闭合器时,操作应轻柔,切忌暴力,闭合器头端应经分离好的间隙或者隧道伸入,最好露出头端后再进行切割闭合。贲门周围血管离断的原则为离断贲门周围胃浆膜层以及食管下段至少6～8cm的血管,包括胃短静脉,胃网膜左静脉,胃冠状静脉的胃支、食管支、高位食管支和异位高位食管支,胃后静脉和左膈下静脉,以及与上述静脉伴行的同名动脉。

在处理曲张血管时,应紧贴胃壁分离,由于曲张静脉管壁菲薄,操作时应细致轻巧,特别是牵拉胃壁、下拉食管时,动作应轻柔。切忌粗暴牵拉导致曲张静脉撕裂出血。游离食管下段时,注意寻找、离断高位食管支和异位高位食管支,并保护好沿食管被膜下方走行的迷走神经前后干。处理右侧膈肌脚时,注意辨认纵隔胸膜和食管被膜的层次,避免切破纵隔胸膜,导致纵隔气肿。食管后壁往往有较粗大的血管,该处位置靠后,空间狭窄,须谨慎处理离断食管下段周围血管,不可切开食管裂孔,防止术后膈疝形成。胃后静脉短而粗,有时多支,并且有时曲张成团,需仔细确认后结扎离断,避免撕裂导致难以控制的大出血。

腹腔镜下二级脾蒂离断脾脏切除联合门奇断流术对切除技术要求较高,脾蒂的解剖变化较多,术前患者肝功能欠佳,增加了手术难度,因此术前应充分评估患者的一般情况和影像学资料,熟练掌握对脾门解剖;术中娴熟、细致、耐心操作,做好积血回收利用对手术安全也是至关重要的。

(尚敏杰　谢志杰)

▶▷ 参考文献

[1]周进学,展翔宇.二级脾蒂离断在腹腔镜脾切除术中的应用[J].中华普通外科杂志,2017,32(2):119-121.

[2]朱江,比拉力丁,宋思凯,等.脾蒂离断方式在全腹腔镜脾切除术中的应用研究[J].中华普通外科杂志,2021,36(5):371-373.

[3]洪德飞.腹腔镜二级脾蒂离断法脾切除术[M].北京:人民卫生出版社,2017.

[4]Toyoda Y, Igami T, Ochiai Y, et al. Single-incision laparoscopic splenectomy for an unruptured aneurysm of the splenic artery[J]. Med Princ Pract, 2018, 27(1): 95-98.

[5]汤建军,孙姚承,法镇中,等.腹腔镜脾切除术中不同脾蒂离断法的选择与应用[J].肝胆胰外科杂志,2018,30(6):462-466.

[6]李友伟,何平.脾动脉优先阻断技术在腹腔镜脾切除术中的应用[J].微创医学,2017,12(4):501-503.

[7]Radkowiak D, Zychowicz A, Lasek A, et al. 20 years experience with laparoscopic splenectomy. Single center outcomes of a cohort study of 500 cases[J]. Int J Surg, 2018, 52: 285-292.

[8]Murad Feroz B, Anirudh Mirakhur, Edward Wolfgang, L, et al. Portal hypertension: imaging of portosystemic collateral pathways and associated image-guided therapy[J]. World J Gastroenterol, 2017, 23(10): 1735-1746.

三、腹腔镜脾部分切除术

▶▷ 引 言

脾脏为腹膜内位器官,位于腹腔的左上侧。在左季肋区后外方肋弓深处,与第9~11肋相对,长轴与第10肋一致。膈面与膈肌和左肋膈窦相邻,前方有胃,后方与左肾、左肾上腺比邻,下端与结肠脾沟相邻,脾门与胰尾相邻。脾脏一般长10~12cm,宽6~8cm,厚3~4cm,重110~200g。脾脏是人体中枢免疫器官之一,也是人体最大的淋巴器官,约占全身淋巴总量的25%,内含大量的淋巴细胞和巨噬细胞。

脾脏质软而脆,当局部受暴力打击时易破裂出血,脾外伤占各种腹部损伤的40%~50%,脾切除术是手术根治脾外伤和脾脏疾病的一种常用有效手段。另外,各种原因引起的脾功能亢进及血液疾病也是脾脏切除的主要原因。脾外伤分级的关键在于断裂血管的识别,据此将脾外伤分为4级。Ⅰ级:损伤仅有脾被膜撕裂,可用各种凝固法或粘合法。Ⅱ级:实质撕裂、脾段或下属分支离断,可用单纯缝合或粘合法。Ⅲ级:实质撕裂、脾叶血管离断,施行部分脾切除(规则或非规则)。Ⅳ级:脾动脉主干或全分叶动脉离断,可施行脾切除,但同时做脾组织薄片网膜内移植,总体积不少于原脾的1/3可望脾功能恢复。另外,对于位于脾脏的上极或下极、未累及脾门位置的脾脏良性占位性病变及部分血液系统疾病,也可行脾部分切除术。

▶▷ 病情简介

患者,男性,38岁,因"砸伤致左侧胸腹部及全身多处疼痛2小时"。患者2小时前睡觉时遭遇墙体倒塌,被墙砸伤,当时即感左胸腹部疼痛明显,伴全身多处疼痛不适,呈持续性疼痛,难忍,无胸闷、气促,无意识丧失,无四肢抽搐,无大小便失禁,无恶心、呕吐,无畏寒、发热等不适。遂至我院急诊行腹部平扫CT提示:腹、盆腔积血,脾脏密度不均,考虑脾破裂。现为进一步治疗,急诊拟"创伤性脾破裂;腹腔积血"收治入院。

▶ ▷ 入院实验室检查

血常规:白细胞计数 5.9×10⁹/L,中性粒细胞百分比 56.3%,血红蛋白 133g/L,血小板计数 128×10⁹/L。

凝血全套:凝血酶原时间 15.1s,D-二聚体 1200μg/L。

▶ ▷ 入院影像学检查

腹部增强CT(图 4-3-1):脾脏密度不均,考虑脾破裂。腹盆腔积液。

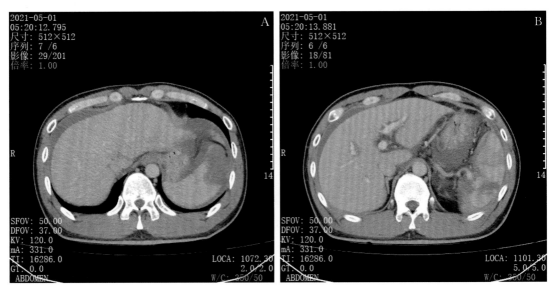

图 4-3-1 脾部分切除术前增强CT检查结果。A:脾破裂见肝周大量积液;B:脾脏内多处裂口增强不均

▶ ▷ 术前管理

◆ 治疗决策

对于循环稳定的脾脏损伤患者,术前完成腹部增强CT检查,充分评估脾脏损伤情况,是否合并其他脏器损伤可能;了解脾动静脉主干位置及分支情况,为术中阻断脾动脉及解剖分支血管提供影像学帮助,做好部分脾切除的充分准备。该病例增强CT检查提示患者脾脏上极近脾门处损伤出血,伤及脾门可能,患者生命体征稳定,可考虑腹腔镜手术,并根据术中探查情况尽可能保留部分脾脏。

◆ 术前评估

1.患者目前血流动力学稳定,可耐受手术。

2.外伤性脾破裂Ⅲ级,有急诊手术指征。

3.腹部增强CT检查进一步评估脾脏周围血管与血流情况,以及脾血肿与脾门位置关系。

◆ **手术策略**

根据腹部增强CT示血肿位于脾上极,近脾门处,拟行腹腔镜探查+脾部分切除术。

▶▷ 手术步骤

1.麻醉成功后,患者取平卧位,常规消毒铺巾。

2.Trocar孔布局(图4-3-2):脐上弧形切开1cm,进气腹针,充入CO_2气体形成12～14mmHg气腹压,进11mm Trocar作为观察孔。腹腔镜探查后,患者体位改头高脚低,右侧倾斜30°。于右侧腋前线、剑突下、左锁骨中线平脐水平分别置入5mm、5mm、10mm Trocar作为操作孔,探查腹腔,并行自体血回收。

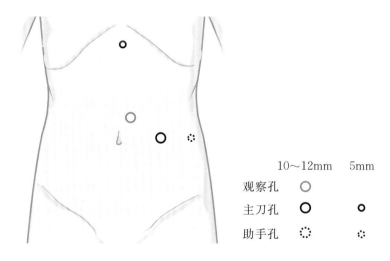

	10～12mm	5mm
观察孔	◯	
主刀孔	⬤	◦
助手孔	⬚	⬚

图4-3-2 Trocar孔布局

3.解剖脾动静脉主干。打开胃结肠韧带及脾胃韧带(图4-3-3),在胰腺上缘找到脾动静脉主干并用血管吊带阻断(图4-3-4)。再次探查脾脏损伤情况,可见脾上极及脾中极背侧部位撕裂伴出血,脾下极未见明显挫裂伤(图4-3-5),遂决定行脾部分切除。

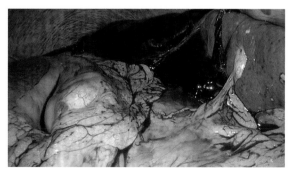

图4-3-3 探查腹腔,打开胃结肠韧带及脾胃韧带

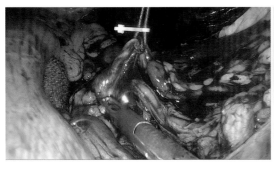 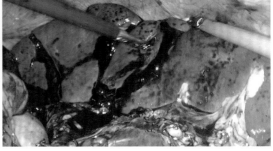

图 4-3-4　阻断脾动静脉主干　　　　　图 4-3-5　探查脾脏损伤情况

4. 游离预切除部分脾脏。脾脏损伤部位主要位于脾上极,充分游离脾胃韧带、脾膈韧带和脾肾韧带上半部分。

5. 解剖并离断分支血管。沿脾动静脉主干向脾门方向解剖脾动脉,供应不同脾叶的脾叶动静脉,解剖游离供应病变部位的血管分支,上血管夹夹闭后离断(图 4-3-6),可松开脾动静脉主干阻断,观察缺血分界线(图 4-3-7)。

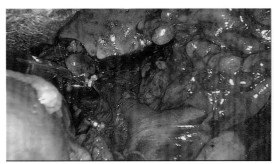 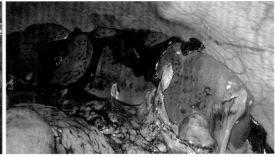

图 4-3-6　解剖、离断分支血管　　　　　图 4-3-7　观察缺血分界线

6. 切除病变部分脾脏。采用超声刀或 Ligasure,在缺血分界线内 0.5～1cm 处开始切除病变部分脾脏,明显创面出血可用双极电凝凝闭创面(图 4-3-8)。

7. 创面处理。切除病变之后,再次松开脾动静脉阻断(图 4-3-9),检查创面并冲洗(图 4-3-10),使用 4-0 Prolene 线缝扎断面血管,创面渗血予以双极电凝充分止

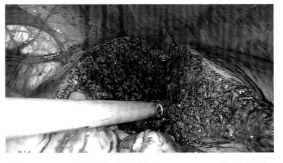

图 4-3-8　沿缺血分界线内 0.5～1cm 离断脾脏

血,于创面放置止血材料。止血处理时,注意避免损伤脾门及保留侧血管。

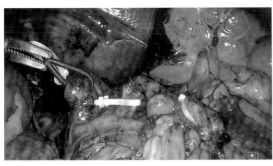 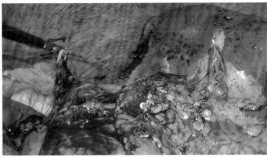

图4-3-9 松开脾动脉阻断   图4-3-10 检查创面并冲洗

8.冲洗腹腔,再次探查肝脏及各段肠管未见明显损伤,放置脾窝及盆腔引流管各1根,关闭各切口,手术结束。

▶▷ 术后管理

术后第1天,复查血常规、生化检查、凝血功能;患者术后尽早开放饮食及早期下床活动;观察腹腔、盆腔引流管有无引流液及引流量多少。根据患者病情、症状(发热、腹胀、腹痛等)以及引流液情况,如果无明显不适症状,引流量少,可早期拔除腹腔、盆腔引流管。术后复查腹部增强CT,了解残脾供血等情况。

腹部增强CT(图4-3-11):脾脏部分切除术后改变。盆腔少量积液。

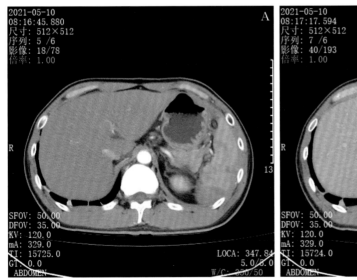 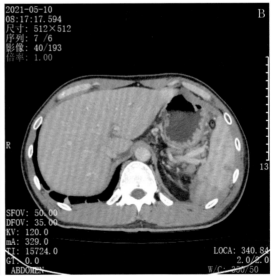

图4-3-11 脾部分切除术后增强CT检查结果。A:脾部分切除术后,腹腔无明显积液;B:脾部分切除后残脾供血良好

▶▷ 病例点评

手术治疗是目前治疗创伤性脾破裂的常用方案,手术方式可为开放和腹腔镜形式。随着研究的深入以及技术的进步,对于脾脏损伤程度较轻的患者,越来越多选择保守治疗或者介入栓塞治疗。手术治疗适用于各个等级的脾损伤患者,仍是拯救生命、降低病死率的重要治疗方法,其缺点是形成创伤。保脾治疗虽然创伤小,但是需要绝对卧床时间长,相对来说恢复时间慢,不确定因素较多。近年来随着介入技术的发展,脾动脉栓塞也被广泛应用于脾脏损伤的治疗中,有非常大的价值;但与部分脾切除相比,脾动脉分支的栓塞术后仍有很多病例出现发热、局部疼痛等脾梗死症状。

腹腔镜脾部分切除术的主要技术难点是脾脏二级脾蒂的游离解剖。Liu 等报道 850 例脾脏标本中,有 86% 的标本存在 2 个脾叶动脉分支,12.2% 的标本存在 3 个脾叶动脉分支,而且相邻脾脏分叶之间有相对无血管区。因此,术中结扎脾脏一叶的动静脉可在脾脏表面形成缺血分界线,以精准地切除病灶,同时在脾实质切除过程中减少失血。但对于创伤性脾破裂患者,由于已经存在局部损伤和术野积血,解剖难度增加了,第一时间阻断脾动脉主干也是手术成功的关键。脾动脉主干阻断首选血管阻断钳,在没有血管阻断钳的情况下也可以使用血管阻断带或金属钛夹(图 4-3-12),金属钛夹的效果优于血管阻断带且使用方便。而在脾动静脉解剖过程中,对脾静脉主干及保留侧脾静脉分支的保护也尤为重要,回流通畅可有效减少创面渗血,提高部分脾切除的成功率。因此,创伤性脾破裂部分脾切除的关键步骤在于脾动脉主干阻断后,充分探查脾脏损伤情况,清理术野积血,尽可能恢复脾门的原始解剖状态,再进行二级脾蒂的游离解剖,解剖过程中如不能明确分支血管是否为保留侧,可用金属钛夹暂时夹闭,特别是静脉系统。即使保留侧分支动脉有损伤,也可以通过网膜血管来代偿脾脏供血,并不影响保脾手术的进行。我们曾对两例合并脾门损伤的病例进行了仅保留网膜供血的脾部分切除术(图 4-3-13),也取得了良好的效果。因此,我们体会手术的关键是二级脾蒂的游离解剖,将病变一级的血管离断。脾周韧带离断应避免过度游离,保证残脾血供,脾上极可由胃短动脉、脾上极血管供血,脾下极可由胃网膜左动脉、脾结肠韧带内侧支血管供血。为减少脾脏手术时创面的出血,我们一般从缺血分界线向病变侧退 0.5～1.0cm 离断脾脏实质,这样可以减少术中创面的出血。也有报道借助微波消融术进行腹腔镜部分脾切除术,但在创伤性脾破裂手术中,要尽可能减少手术步骤,缩短手术时间。脾脏实质横断面止血方式较多,包括使用超声刀联合双极电凝离断脾实质,使用 Ligasure 离断脾实质,使用超声刀联合单极电凝止血离断脾实质。对于残脾创面,我们一般采用双极电凝止血;对于脾脏创面明显的活动性出血,可采用 Prolene 线缝合止血。关键点仍然是在处理靠近脾门创面出血时,务必注意保护静脉系统。因此,在部分脾切除手术中,最关键的是静脉系统的保护,这样不仅可以提高手术成功率,而且在理论上也可以减少远期区域性门静脉高压的发生。

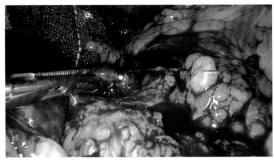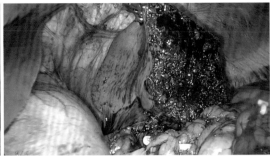

图 4-3-12　金属钛夹阻断脾动脉主干　　　图 4-3-13　保留网膜供血的脾部分切除术

　　总之,在创伤性脾破裂患者的治疗选择上,应遵循生命优先的原则,在充分评估患者脾脏损伤情况以及全身状态的基础上,合理选择治疗方案,不能一味盲目地追求保脾或激进地选择脾切除术。此外,术者应充分掌握手术适应证,选择合适的患者。当决定进行手术干预,采用腹腔镜下脾部分切除术时,术者需做到术前充分评估,术中仔细探查脾脏损伤部位及与脾门等结构的关系,精细操作,掌握技术要点,灵活、及时地进行个体化处理。因此,笔者认为针对一些脾破裂患者,腹腔镜脾部分切除术是一种安全、可行的治疗手段,且术后疗效满意,值得临床推广应用。

（陶　亮　张军港）

▶▷ 参考文献

[1]Li Q, Liu Z, Hu M, et al. Laparoscopic partial splenectomy of benign tumors assisted by microwave ablation [J]. J Cancer Res Ther, 2020, 16(5): 1002-1006.

[2]Ouyang G, Li Y, Cai Y, et al. Laparoscopic partial splenectomy with temporary occlusion of the trunk of the splenic artery in fifty-one cases: experience at a single center [J]. Surg Endosc, 2021, 35(1): 367-373.

[3]朱凯,姚磊,郝顺心,等.脾动、静脉主干预先阻断技术在创伤性脾破裂腹腔镜全脾切除术中的应用[J].创伤外科杂志,2021,23(4):272-275.

四、荧光导航腹腔镜脾动脉瘤切除术

▶▷ 引言

脾动脉瘤(splenic artery aneurysm, SAA)是一种少见的血管病变,通常采用动脉瘤切除或介入治疗的方法。然而,脾动脉瘤切除后可能导致脾脏血供不足,引起脾脏缺血、坏死,因此保护正常脾动脉血流是保留脾功能的关键。荧光导航腹腔镜手术是在普通腹腔镜的基础上增加荧光染色显像技术,通常选用ICG经外周静脉注射后,随血液循环至目标检测区域,在激光或近红外线波长的光激发下发出荧光而显影。我们将ICG增强荧光应用于腹腔镜脾动脉瘤切除术中以提示患者的脾脏血供保留情况。若组织血流灌注良好,则在目标区域1min内可见荧光显影;对血供较差者,则可考虑改变术中决策及手术方式。

▶▷ 病情简介

患者,男性,50岁,入院3天前于当地医院体检,腹部增强MR检查提示:胰腺后方结节,脾动脉瘤考虑。胰腺螺旋CT增强提示:胰腺后方脾动脉走行区异常密度影,脾动脉血管瘤伴血栓形成考虑。患者为求进一步治疗,遂来门诊。门诊拟"脾动脉瘤"收入院。患者否认外伤史。

▶▷ 入院实验室检查

血常规:白细胞计数$4.46×10^9$/L,红细胞计数$4.84×10^{12}$/L,血小板计数$198×10^9$/L,血红蛋白153g/L。

凝血功能:凝血酶原时间10.9s,部分凝血活酶时间25.8s。

肝功能:白蛋白38.3g/L,总胆红素22.3μmol/L,谷丙转氨酶18U/L,谷草转氨酶15U/L。

▶▷ **入院影像学检查**

CT及三维重建图像（图4-4-1和图4-4-2）提示胰体后方脾动脉走行区局部动脉迂曲扩张,最宽处径约13mm,平扫边缘见软组织密度影及多发颗粒状钙化,增强CT未见明显强化。诊断为脾动脉瘤伴血栓形成可能。

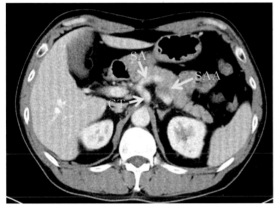

图4-4-1　CT提示胰体后方脾动脉瘤

（SA:脾动脉;SAA:脾动脉瘤;CT:腹腔干）

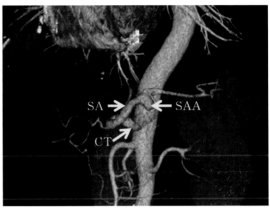

图4-4-2　三维重建图形

（SA:脾动脉;SAA:脾动脉瘤;CT:腹腔干）

▶▷ **术前管理**

◆ **术前评估**

术前充分评估患者的病情,包括血常规、心肺功能和凝血功能等。进行全面的影像学检查,如超声、CT扫描、三维重建等。术前准备还包括禁食。术前联合介入科评估脾动脉瘤的情况。

◆ **手术策略**

考虑本例患者脾动脉瘤直径为3.5cm,距离腹腔干约3cm,动脉瘤侵及胰腺实质,治疗指征明确。我们选择脾动脉瘤切除,而没有选择介入或其他手术,主要有以下考虑:①脾动脉瘤突出到胰腺实质并形成血栓,可能导致胰腺相关性感染;②如果脾动脉瘤的侧支循环没有被完全阻断,可能会复发;③脾动脉瘤的解剖位置靠近腹腔干,介入治疗导致再通和弹簧圈迁移的风险高。

▶▷ **手术步骤**

1.麻醉成功后,患者取平卧位,常规消毒铺巾。

2.Trocar孔布局。脐上弧形切开1cm,进气腹针,充入CO_2气体形成12~14mmHg气腹压。进11mm Trocar作为观察孔。腹腔镜探查后,将患者体位调整为头高脚低,右侧倾斜30°。于左右侧腋前线肋缘下、左右锁骨中线平脐水平分别置入Trocar大小如图4-4-3所示作为操作孔,探查腹腔。

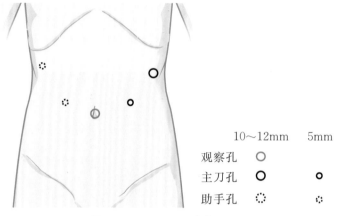

	10～12mm	5mm
观察孔	○	
主刀孔	◯	∘
助手孔	⊙	⊙

图4-4-3 Trocar孔布局

3.游离胃结肠韧带,显露胰缘,识别脾动脉和脾动脉瘤,分别将脾动脉瘤的近端和远端分离,用丝线悬吊,脾动脉远端结扎离断(图4-4-4～图4-4-7)。

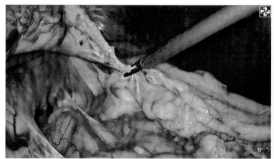

图4-4-4 打开大网膜囊

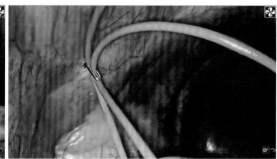

图4-4-5 用导尿管悬吊胃,方便显露胰腺

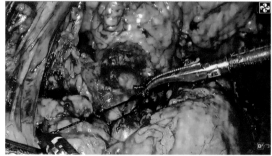

图4-4-6 结扎动脉瘤远端脾动脉

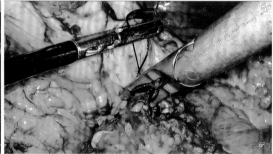

图4-4-7 离断脾动脉远端

4.动脉瘤大小约为3.5cm×3.0cm,位于距腹腔干根部约3cm处,已侵犯腹膜后胰腺实质,并紧密黏附于脾静脉。动脉瘤部分破裂并形成0.5cm的裂隙,突出胰腺实质形成

血栓。完全离断动脉瘤的侧支血管(图4-4-8),再分离动脉瘤胰腺粘连(图4-4-9)。

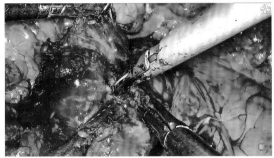 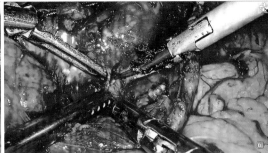

图4-4-8 完全离断动脉瘤的侧支血管　　　　图4-4-9 分离动脉瘤胰腺粘连

5.游离脾动脉瘤近端(图4-4-10),予以腹腔镜下直线切割闭合器切除(图4-4-11)。

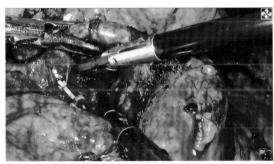 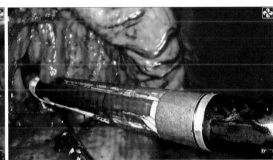

图4-4-10 游离脾动脉瘤近端　　　　图4-4-11 腹腔镜下直线切割闭合器切除

6.手术结束前,向外周静脉注射2.5mg ICG,6min 50s后整个脾脏呈绿色,注射ICG后12min 20s脾脏颜色完全消失(图4-4-12～图4-4-14)。用生理盐水冲洗手术野,并放置腹腔引流管。手术时间约140min,出血量50mL。

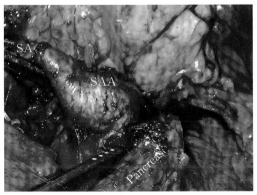 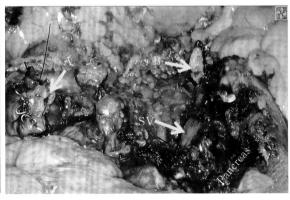

图4-4-12 动脉瘤切除前全貌　　　　图4-4-13 动脉瘤切除后全貌(A:脾动脉近
(SA:脾动脉;SAA:脾动脉瘤)　　　　端断端;B:脾动脉远端断端;SV:脾静脉)

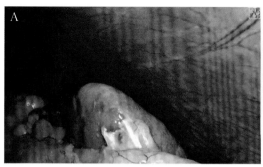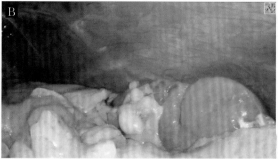

图 4-4-14　A:ICG 注射前的脾脏;B:ICG 注射后 6min 50s,整个脾脏被染成绿色

▶▷ 术后管理

　　术后予以预防感染、补液等对症处理。术后 3 天,拔除腹腔引流管,各时间点血小板计数正常,未使用抗凝或止血药物,术后无腹痛、肝功能不全、无胰漏。1 周后复查 CT,无动脉瘤复发,无脾梗死,术后创口恢复良好(图 4-4-15 和图 4-4-16)。

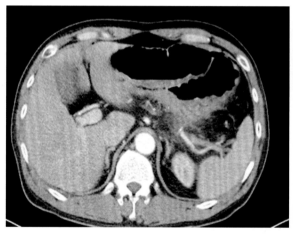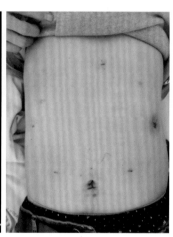

图 4-4-15　术后 1 周 CT 增强　　　　　　　图 4-4-16　术后切口

▶▷ 病例点评

　　脾动脉瘤是最常见的内脏动脉瘤,占所有病例的 60%～70%,患病率约为 1%。脾动脉瘤的早期识别和治疗十分重要,因为 2%～10% 的脾动脉瘤会破裂,导致死亡率在 25%～70%,但脾动脉瘤是否易破裂主要取决于动脉瘤的类型和直径的大小。根据文献报道,未破裂脾动脉瘤的平均直径为 2.2cm,而破裂脾动脉瘤的平均直径为 3.1cm,所以研究认为脾动脉瘤切除的标准为动脉瘤直径大于 2cm。对于无症状脾动脉瘤的处理,仍然存在争议;而对于同时具有破裂高危特征(如病变大小≥2cm、有持续增大趋势、妊娠、门静脉高压症)的脾动脉瘤,应予以积极治疗。

　　目前,脾动脉瘤在临床上常采用手术治疗或介入治疗方式。手术治疗适用于瘤体较大直径≥2cm,且有增大趋势,以及准备妊娠或妊娠期间发现的脾动脉瘤。手术方法有脾动脉瘤切除、脾动脉重建,及脾动脉瘤连同脾脏一并切除。介入治疗主要为动脉栓塞术或者植入小的覆膜支架。随着介入治疗水平的提高,对脾动脉瘤越来越多采用介入治疗。但有些原因限制介入治疗的开展,如:介入栓塞的过程中可能会造成远端分支动脉栓塞;部分靠近腹腔干的介入治疗有弹簧圈迁移的风险;介入治疗后在长期随访中血管再通破裂,可能增加后续并发症和再干预的风险;介入耗材的费用相对高等。该患者脾动脉瘤的解剖位置靠近腹腔干,突出到胰腺实质并形成血栓,所以根据脾动脉瘤的解剖位置、破裂的可能性及患者经济情况,选择手术切除治疗。

　　在手术治疗过程中,无论脾动脉瘤大小如何,都存在需要切除脾脏的可能。部分脾动脉瘤切除后同时予以血管重建。但即使保留脾脏,手术或介入治疗后也可能发生脾梗死。最常见的缺血事件是栓塞后综合征,表现为发热、腹痛、白细胞计数水平升高和多发脾梗死。脾脏残余血流量不足会导致脾梗死并可能演变为脾脓肿。虽然有部分学者认为,切除脾动脉瘤在保证胃网膜左血管和脾胃血供的情况下并不需要进行脾动脉端端吻合,因为在结扎或切除脾动脉瘤后,脾脏极少发生缺血,但是如果有较好的实时评估脾脏血供的手段,对于指导手术方式仍有重要意义。

　　术前评估脾脏的血供对于确定最佳的手术策略是至关重要的。术前通常采用三维重建和术中超声来确认脾脏残余血流。然而,由于胃后壁和胰尾有丰富的血管迂曲围绕脾门,导致脾门侧支血管难以确定。在本例中,脾侧支血管过于丰富和细小,在三维图像显示欠清晰。

　　ICG因荧光成像的特殊属性,已被广泛应用于肝段染色、肝癌定位、胆管显像、吻合口血供评价等。根据ICG的特点,结合荧光成像引导下腹腔镜肝切除术的经验,我们将其用于检测脾脏节段性血供、可视化辅助腹腔镜脾切除术以及部分脾脏切除术。对该例患者,在手术结束前从外周静脉注射2.5mg ICG,6min 50s后整个脾脏被染成绿色,荧光染色完全,脾血供良好;注射ICG 12min 20s后,染色完全消退,提示脾静脉回流正常,潜在充血性脾大的风险低,遂保留脾脏。术后1周复查血小板计数正常,无腹痛、胰漏,无脾动脉瘤复发,无脾梗死。这也提示ICG荧光成像是可以用于评估脾脏残余血供、判断脾动脉瘤术后是否保留脾脏的一种安全、简便、有效的方法。

(尚敏杰)

▶▷ **参考文献**

[1] Rottenstreich A, Kleinstern G, Spectre G, et al. Thromboembolic events following splenectomy: risk factors, prevention, management and outcomes[J]. World J Surg, 2018, 42: 675-681.

［2］Lakin RO, Bena JF, Sarac TP, et al. The contemporary management of splenic artery aneurysms［J］. J Vasc Surg, 2011, 53: 958-64；discussion 965.

［3］Zhu C, Zhao J, Yuan D, et al. Endovascular and surgical management of intact splenic artery aneurysm［J］. Ann Vasc Surg, 2019, 57: 75-82.

［4］Marone EM, Peri A, Argenti F, et al. Robotic treatment of complex splenic artery aneurysms with deep hilar location: technical insights and midterm results［J］. Ann Vasc Surg, 2020, 68: 50-56.

［5］Carr SC, Mahvi DM, Hoch JR, et al. Visceral artery aneurysm rupture［J］. J Vasc Surg, 2001, 33: 806-811.

［6］Varnavas G, Dolapsakis C. A giant splenic artery aneurysm［J］. CMAJ, 2020, 192: E608.

［7］Abbas MA, Stone WM, Fowl RJ, et al. Splenic artery aneurysms: two decades experience at Mayo clinic［J］. Ann Vasc Surg, 2002, 16: 442-449.

五、机器人辅助脾动脉瘤切除术

▶▷ 引 言

内脏动脉瘤是指内脏动脉及其分支动脉的瘤样扩张性疾病,脾动脉瘤是其中最常见的,约占内脏动脉瘤的60%。脾动脉瘤多无典型症状,往往是体检或因其他疾病就诊才被发现。对无症状的内脏动脉瘤的处理指征多依据瘤体直径,文献报道直径≥2cm需要手术治疗。对于脾动脉瘤手术治疗,微创技术具有创伤小、恢复快等诸多优点;机器人手术由于其放大的视野效果和灵活的手腕操作功能,在血管切除重建上更具优势,使脾脏保留的比例大幅提升。

▶▷ 病情简介

患者,女性,65岁,因"右上腹痛4个月,再发加重5天"入院。患者4个月前无明显诱因下出现右上腹胀痛,无恶心、呕吐,无寒战、发热,无尿频、尿急、尿痛等不适,未予以重视;5天前,患者症状再次发作,性质同前。遂至本院查腹部CT,提示脾门脾动脉走行区结节,大小约为15mm×21mm。为进一步诊治,收入院。

▶▷ 入院实验室检查

血常规:白细胞计数$5.34×10^9$/L,红细胞计数$4.18×10^{12}$/L,血小板计数$270×10^9$/L,血红蛋白121g/L。

凝血功能:凝血酶原时间11.0s,部分凝血活酶时间25.6s。

肝功能:白蛋白38.5g/L,总胆红素10.3μmol/L,谷丙转氨酶15U/L,谷草转氨酶19U/L。

肿瘤标志物:甲胎蛋白2.4μg/L,糖类抗原19-9 22U/mL;癌胚抗原2.4μg/L。

▶▷ 入院影像学检查

腹腔动脉CTA:脾动脉局部瘤样膨出,大小约为21.5mm×14mm,管壁散在钙化(图4-5-1)。

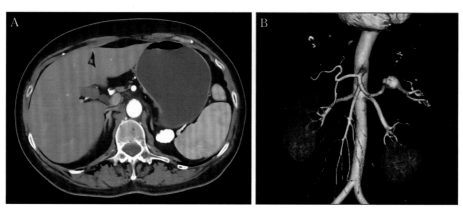

图4-5-1 术前CTA检查结果。A:CT动脉期可见胃后脾动脉主干有一圆形强化;B:CTA成像性是动脉瘤所在位置与分支的关系

▶▷ 术前管理

◆ 治疗决策

结合病史及入院检查结果,患者术前诊断考虑脾动脉瘤,根据动脉瘤的解剖位置、直径大小、破裂可能性,决定治疗方案。该患者脾动脉瘤位于脾动脉中段,瘤体直径均>2.0cm,考虑脾动脉瘤切除术后重建脾动脉张力不高,可切除动脉瘤并重建脾动脉来保留脾脏功能。目前,患者肝功能Child-Pugh A级,心肺肾等重要脏器功能评估无殊,无明确手术禁忌,拟行机器人辅助下腹腔镜脾动脉瘤切除+脾动脉重建术。

▶▷ 手术步骤

1.体位及Trocar孔布局(图4-5-2):脐周做小切口,用气腹针穿刺,建立人工气腹,压力为12~14mmHg。拔除气腹针,以8mm穿刺器穿刺腹腔,经穿刺器放入机器人腔镜。镜头明视下再置入4个Trocar,大小分别为8mm及12mm,放入各种操作机械臂。

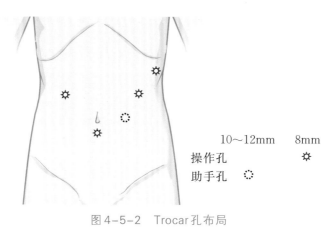

图4-5-2 Trocar孔布局

2.探查所见:肝脏表面光滑,质地红润,脾脏正常大小,脾门、食管胃底静脉未见曲张,脾动脉中段可见一大小约为2.2cm×1.5cm的肿块,边界清,伴钙化,位于胰腺后方,与脾静脉粘连致密。

3.超声刀沿胃大弯侧离断胃结肠韧带,向上离断部分脾胃韧带后打开小网膜,胃后壁穿过8#导尿管,经腹壁穿刺上提胃(图4-5-3),显露手术视野。

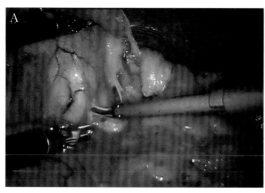
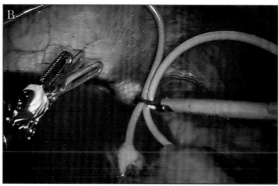

图4-5-3 离断胃结肠韧带(A),用导尿管经小网膜悬吊胃(B)

4.打开后腹膜,显露腹腔干,沿着脾动脉走行,从动脉近端游离,上提脾动脉,钝性分离动脉近端,用3-0丝线绕过脾动脉后方、上提,以备阻断。于脾动脉瘤近端约2cm,打开胰腺包膜,游离脾动脉近端,以备血管夹阻断(图4-5-4)。

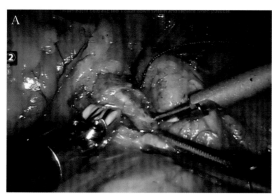
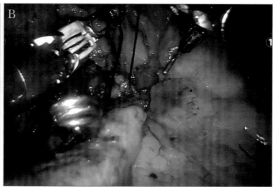

图4-5-4 游离悬吊脾动脉。A:在胰腺上方游离脾动脉;B:用红线悬吊脾动脉

5.用血管夹阻断脾动脉瘤近远端后,打开后腹膜胰腺包膜,沿着脾动脉瘤胰腺包膜,用超声刀打开胰腺实质,仔细游离脾动脉,注意保护脾静脉主干,直至完整切除动脉瘤(图4-5-5)。

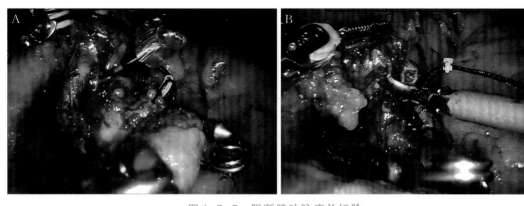

图4-5-5　阻断脾动脉瘤并切除

6.采用4-0 Prolene线间断行脾动脉端端吻合(图4-5-6),使用肝素0.9%氯化钠注射液冲洗脾动脉吻合口。经外周静脉注入稀释的ICG 2mg,荧光显像下可见脾脏完全染色,血供良好。冲洗腹腔,确认无出血,取出脾动脉瘤,创面放置腹腔引流管1根,逐层关闭各Trocar孔。

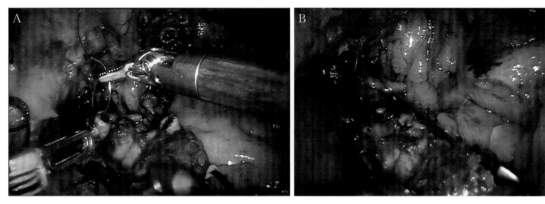

图4-5-6　脾动脉端端吻合

7.术后病理:脾脏肿物大小为2.2cm×1.5cm,"脾动脉肿物"畸形扩张的血管壁组织伴钙化及胶原变性。

▶▷术后管理

术后常规第1天进流质饮食,第2天进半流质饮食,鼓励患者早期下床活动。

术后第1天、第3天及第5天,动态监测血常规、肝功能、凝血功能等指标,未见明显异常。术后第3天,复查腹部增强CT,见腹腔内无明显积液,脾动脉血供良好,腹腔引流管引流量逐日减少;拔除腹腔引流管后,患者于术后第6天出院。

患者术后病理提示脾动脉瘤,为脾脏良性肿瘤,后续无须进一步治疗。

▶ ▷ 病例点评

脾动脉瘤是第三大最常见的动脉瘤,发生率高达10.4%。女性患病率较高,大多数在影像学检查中偶然发现。目前,脾动脉瘤手术指征缺乏统一标准,有症状的脾动脉瘤患者或瘤直径>2cm或随访过程中发现脾动脉瘤明显增大,具有明确的手术适应证;妊娠期女性,因激素会刺激动脉瘤生长,可增加动脉瘤破裂的风险,同样建议早期手术治疗。本病例为一名有非特异性腹痛的中老年女性,进行腹部增强CTA和血管三维重建,结果显示脾动脉瘤瘤体位于脾动脉中段,瘤体直径>2.0cm,瘤体切除后动脉两侧张力较小,根据术中脾动脉阻断后脾脏缺血是否明显,决定是否行脾动脉重建。经过MDT讨论,进行了机器人辅助下腹腔镜脾动脉瘤切除术联合脾动脉重建,保留了脾脏。患者围手术期病程平稳,无并发症。

目前关于脾动脉瘤治疗的个案报道较多,治疗方法包括手术治疗、血管腔内栓塞、覆膜支架置入等。有学者认为开腹手术仍然是治疗脾动脉瘤的金标准,不过存在一些不足之处,如开腹手术创伤大、术后住院时间明显长等。随着血管腔内技术的发展,采用动脉瘤内弹簧圈栓塞、覆膜支架置入技术等进行治疗,成功率可达97%,因其在局部麻醉下完成,所以适用于老年患者特别是全身情况差的患者。血管腔内介入治疗可替代一部分手术治疗,但也存在一定并发症,其栓塞血管再通及脾梗死的发生率远高于开放手术,脾动脉瘤的位置、形态、脾动脉扭曲程度、医师技术等成为腔内隔绝是否成功的关键点。腹腔镜手术因具有创伤小、术后恢复快、并发症少、术后住院时间短等优势,已逐步取代开放手术。机器人手术在血管分离上的优势更加明显,其在视野放大倍数、精确性和稳定性方面均优于腹腔镜手术,操作也更加灵活,可消除操作时的震颤,减少周围组织损伤,同时可以更好地控制小静脉和动脉,更方便进行血管吻合,已被广泛用于复杂血管手术缝合过程。

达芬奇机器人手术系统切除脾动脉瘤是一种高效可行的方法,但仍然存在一定局限性,特别是达芬奇机器人手术系统缺乏有效的触觉反馈。因此,术者在使用手术机器人进行血管吻合的过程中,需密切观察血管吻合口两端、血管缝合线的形变,以判断局部张力变化等情况。在缝合的过程中,需注意避免夹持缝合线,以减少缝线的损伤断裂。此外,如果术者发现在机器人辅助连续缝合过程中出现缝线滑动而造成血管吻合松动,则需在最后打结前仔细检查每一针的缝线是否收紧,以避免缝线松动处漏血。因此,应用机器人手术系统进行血管吻合的术者应具备一定的直视下血管缝合经验,并经过大量机器人手术训练,具有丰富的经验。

ICG由于具有荧光成像的特殊属性,被广泛用于普通外科手术,用于肝段染色、肝癌定位、胆管可视化和吻合口血液供应评估等。基于ICG的特点和荧光成像引导腹腔镜肝切除术的经验,ICG可以使脾脏可视化,以评估脾脏血液供应。基于ICG可视化的特点,向外周静脉注射ICG,全脾脏被染成绿色,提示荧光染色完成,脾脏血液供应满意;

ICG染色后完全消退,提示脾静脉回流正常,充血性脾大的风险低。随访期间,术后各时间血小板计数正常,未见腹痛、胰腺功能不全或动脉瘤复发及脾梗死。ICG荧光成像是评估脾脏血液供应并确定脾动脉瘤手术治疗后是否保留脾脏的有效方法。

对于脾动脉瘤治疗,目前缺乏随机对照研究,因此无标准方案,需要结合患者全身情况及脾动脉瘤局部情况制定合理策略。脾动脉瘤切除重建具有符合解剖、手术效果好等优点。本中心认为瘤体大小无明确界限,需根据瘤体与脾动脉相对大小及动脉张力而定。瘤体位于脾动脉中段,与胰腺周围组织无粘连或虽有粘连但能安全游离,瘤体直径均>2.0cm,术中脾动脉阻断后脾脏明显缺血,瘤体切除后动脉两侧张力较小,均可行脾动脉重建,重建后脾脏血液供应不受影响。笔者认为,机器人脾动脉瘤切除重建是安全可行的,但需具备丰富的血管吻合和机器人手术经验。

(张军港　尚敏杰)

▶▷ 参考文献

[1]朱中飞,何天霖.达芬奇机器人脾动脉瘤切除重建一例[J].中华腔镜外科杂志(电子版),2021,14(2):112-115.

[2]施龙青,朱力,张悦.脾动脉瘤手术治疗24例[J].中华普通外科杂志,2022,37(3):216-217.

[3]陈尚雄,肖航,张荣杰,等.达芬奇机器人手术系统辅助脾动脉瘤切除重建术近期临床疗效分析[J].中华腔镜外科杂志,2022,15(6):376-380.

缩略词表

（按英文缩写字母排序）

英文缩写	英文全称	中文名
AFP	alpha fetoprotein	甲胎蛋白
AFV	anterior fissure vein	前裂静脉
AJCC	american joint committee on cancer	美国癌症联合会
ALPPS	associating liver partition and portal vein ligation for staged hepatectomy	联合肝脏离断及门脉结扎的分次肝切除术
ANC	acute necrotic-collection	急性坏死物积聚
AP	acute pancreatitis	急性胰腺炎
BBEAS	benign bilioenteric anastomotic stricture	胆肠吻合口良性狭窄
BDI	bile duct injury	胆道损伤
CNLC	China liver cancer staging	中国肝癌分期方案
CRP	c-reactive protein	C反应蛋白
CUSA	cavitron ultrasonic surgical aspirator	超声吸引装置
DPPHR	duodenum preserving pancreatic head resection	保留十二指肠的胰头切除术
ERCP	endoscopic retrograde cholangio-pancreatography	内镜下逆行胰胆管造影术
ETD	endoscopic transluminal drainage	内镜下经胃后壁胰腺坏死引流
ETN	endoscopic transluminal necrosectomy	内镜下经胃后腹膜胰腺坏死清创术
FLR	future liver remnant	预留肝体积
HCC	hepatocellular carcinoma	肝细胞癌
ICC	intrahepatic cholangiocarcinoma	肝内胆管癌
ICG	indocyanine green	吲哚菁绿
ICGR15	ICG retention rate at 15min	吲哚菁绿15分钟滞留率
IPMN	intraductal papillary mucinous neoplasm	胰腺导管内乳头状黏液性肿瘤
IPN	infected pancreatic necrosis	感染性胰腺坏死
LC	laparoscopic cholecystectomy	腹腔镜下胆囊切除术

续表

英文缩写	英文全称	中文名
LSED	laparoscopic splenectomy and esophagogastric devascularization	腹腔镜下全脾切除联合断流术
LSSP	laparoscopic splenectomy by secondary pedicledi vision	腹腔镜下二级脾蒂离断法脾切除术
MALT	mucosa associated lymphoid tissue type	黏膜相关淋巴组织
MDT	multi-disciplinary treatment	多学科会诊
MRCP	magnetic resonanced cholangio-pancreatography	磁共振胰胆管成像
MRI	magnetic resonance imaging	磁共振成像
MVI	microvascular invasion	微血管侵犯
OS	overall survival	总生存时间
PD	pancreaticoduodenectomy	胰十二指肠切除术
PFS	progress free survival	无进展生存时间
PPPD	pylorus-preserving pancreaticoduodenectomy	保留幽门的胰十二指肠切除术
PTCS	percutaneous transhepatic cholangioscopy	经皮经肝胆道镜取石术
PVE	portal vein embolization	门静脉栓塞术
RAMPS	radical antegrade modular pancreatosplenectomy	顺行模块化胰脾切除术
SAA	splenic artery aneurysm	脾动脉瘤
SLV	standard liver volume	标准肝体积
TACE	transcatheter arterial chemoembolization	经导管动脉化疗栓塞术
TP	total pancreatectomy	全胰腺切除术
TPN	total parenteral nutrtion	全胃肠外营养
VAD	video assisted debridement	腹腔镜视频辅助清创
WON	walled-off necrosis	包裹性坏死